# 胸部肿瘤（第2版）
# 放射性粒子治疗学

**主　编**　柴树德　郑广钧

**副主编**　霍小东　韩明勇　霍　彬　李成利　梁吉祥

**主　审**　申文江　王俊杰

人民卫生出版社

图书在版编目（CIP）数据

胸部肿瘤放射性粒子治疗学 / 柴树德, 郑广钧主编. —2 版.
—北京：人民卫生出版社，2018
ISBN 978-7-117-26160-9

Ⅰ. ①胸… Ⅱ. ①柴…②郑… Ⅲ. ①胸腔疾病－肿瘤－放
射治疗学 Ⅳ. ①R730.55

中国版本图书馆 CIP 数据核字（2018）第 039007 号

| 人卫智网 | www.ipmph.com | 医学教育、学术、考试、健康，购书智慧智能综合服务平台 |
| 人卫官网 | www.pmph.com | 人卫官方资讯发布平台 |

**胸部肿瘤放射性粒子治疗学**

第 2 版

主　　编：柴树德　郑广钧
出版发行：人民卫生出版社（中继线 010-59780011）
地　　址：北京市朝阳区潘家园南里 19 号
邮　　编：100021
E - mail：pmph @ pmph.com
购书热线：010-59787592　010-59787584　010-65264830
印　　刷：北京铭成印刷有限公司
经　　销：新华书店
开　　本：889×1194　1/16　印张：29
字　　数：898 千字
版　　次：1998 年 6 月第 1 版　　2018 年 3 月第 2 版
　　　　　2018 年 3 月第 2 版第 1 次印刷（总第 2 次印刷）
标准书号：ISBN 978-7-117-26160-9/R·26161
定　　价：120.00 元
打击盗版举报电话：010-59787491　E-mail：WQ @ pmph.com
（凡属印装质量问题请与本社市场营销中心联系退换）

# 编委会名单

**主　　编**　柴树德　郑广钧

**主　　审**　申文江　王俊杰

**副 主 编**　霍小东　韩明勇　霍　彬　李成利　梁吉祥

**特邀编委**　申文江　滕皋军　吴沛宏　王俊杰　张红志　张福君　曹秀峰　郭金和
　　　　　　王海涛　张遵城　王　娟

## 参编人员

| | | | |
|---|---|---|---|
| 申文江 | 北京大学第一医院 | 朱旭东 | 青岛大学附属医院 |
| 滕皋军 | 东南大学附属中大医院 | 张宏涛 | 河北省人民医院 |
| 吴沛宏 | 中山大学肿瘤医院 | 姚　波 | 长沙泰和医院 |
| 王俊杰 | 北京大学第三医院 | 韦长元 | 广西医科大学附属肿瘤医院 |
| 张红志 | 中国医学科学院肿瘤医院 | 王德祥 | 聊城国际和平医院 |
| 张福君 | 中山大学肿瘤医院 | 白红升 | 天津赛德生物制药有限公司 |
| 郭金和 | 东南大学附属中大医院 | 刘美洲 | 天津医科大学第二医院 |
| 柴树德 | 天津医科大学第二医院 | 邢　刚 | 天津市泰达医院 |
| 郑广钧 | 天津医科大学第二医院 | 杨连海 | 天津医科大学第二医院 |
| 韩明勇 | 山东省立医院 | 薛新生 | 天津医科大学第二医院 |
| 李成利 | 山东省医学影像研究所 | 霍　彬 | 天津医科大学第二医院 |
| 张遵城 | 天津医科大学第二医院 | 霍小东 | 天津医科大学第二医院 |
| 曹秀峰 | 南京市第一医院 | 王舒滨 | 天津医科大学第二医院 |
| 王　娟 | 河北省人民医院 | 王长利 | 天津医科大学第二医院 |
| 黄学全 | 陆军军医大学第一附属医院 | 梁吉祥 | 天津医科大学第二医院 |
| 周付根 | 北京航空航天大学 | 毛玉权 | 天津医科大学第二医院 |
| 王海涛 | 天津医科大学第二医院 | 王春利 | 山西省肿瘤医院 |
| 牛立志 | 广州复大肿瘤医院 | 张双平 | 山西省肿瘤医院 |
| 张开贤 | 山东省滕州市中心人民医院 | 蔡新生 | 潍坊市中医院 |
| 杨瑞杰 | 北京大学第三医院 | 冯　震 | 天津医科大学第二医院 |
| 陈宝明 | 唐山市人民医院 | 李家亮 | 广州复大肿瘤医院 |
| 姜　杉 | 天津大学 | 韩　乐 | 陕西省肿瘤医院 |
| 雷光焰 | 陕西省肿瘤医院 | 吕金爽 | 天津医科大学第二医院 |

# 主编简介（一）

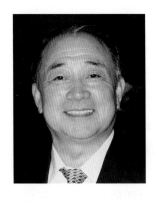

柴树德

　　山东邹平人，主任医师，教授。1969 年毕业于第四军医大学。数十年来从事胸心外科的教学、科研和临床医疗工作，著作颇丰，兼有专著及发明。自 2001 年开始，致力于放射性粒子治疗胸部肿瘤的临床研究，成功将美国治疗前列腺癌原理移植于肺癌，经临床应用取得突出成效，发表本专题论文近 30 篇。先后于 2001—2006 年 5 次获天津市卫生局颁发的填补新技术空白证书。2005 年《应用三维立体种植放射性粒子治疗晚期肺癌》获天津市科技成果奖，同年获天津市科技进步二等奖，并被授予五一劳动奖章。2006 年该奖项入围中华医学科学奖。2007 年主编我国首部《放射性粒子植入治疗胸部肿瘤》专著，成为学习放射性粒子植入治疗的肿瘤医生的必读书籍。参与编写我国《放射性粒子植入治疗肿瘤规范》及其他微创治疗专著 6 部。2008 年，成功研制了放射性粒子植入校准仪，新型植入器。2011 年，首次发表了《放射性粒子植入术中实时剂量优化》的开创性理论论文。2012 年，主编出版了第 1 版《胸部肿瘤放射性粒子治疗学》。2013 年，研制成功了单侧开环倾角数字显示定位导航系统。2014 年，研制成功了粒子植入手术专用骨钻。2015 年，研制成功了 CT 平床板连床真成形袋体位固定技术。参与的《$^{125}I$ 粒子植入治疗肺癌的质量评估及临床剂量优化研究》获得 2015 年天津市科学技术进步二等奖。2016 年参与研制了粒子植入计划治疗系统（TPS）和 3D 打印共面植入模板，并成功应用于临床。研制成功了肺微小结节活检穿刺模板及 3D 打印非共面粒子植入模板。目前，正在联合天津大学研发粒子植入单侧开环多自由度机械臂以及手术机器人技术。近 10 年来，研制的粒子植入治疗肿瘤的医疗器械已获多项国家专利证书并被国家食品药品监督管理总局批准注册为国产医疗器械。多次获得中国抗癌协会突出贡献奖和医疗器械开发奖。

　　2012 年出版的《胸部肿瘤放射性粒子治疗学》，成为了学习放射性粒子植入治疗的肿瘤医生的普及提高教材。现任多种期刊、杂志的编委及审稿专家，天津市和国家卫生和计划生育委员会创新科技评审专家。中国抗癌协会肿瘤微创治疗专业委员会粒子治疗分会第一、二届副主任委员。中国抗癌协会肿瘤微创治疗专业委员会粒子治疗分会指导专家，中国医师协会放射性粒子植入治疗专家委员会顾问，中国老年学学会微创分委会指导专家。中华医学会核医学分会放射性核素介入及靶向精准治疗工作委员会顾问。中华医学会北京分会泛京津冀一体化放射性粒子治疗（多中心）协作组副组长。

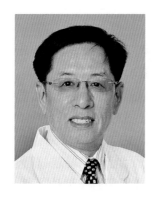

郑广钧

　　主任医师，1984 年毕业于天津医科大学。二十多年来一直从事临床的教学、科研和医疗工作，发表了学术论文 30 余篇。自 2001 年以来，从事胸部肿瘤放射性粒子植入的临床和科研工作。获 2001—2007 年天津市卫生局颁发的填补新技术空白证书。作为课题组主要成员参加了《CT 引导下三维立体种植放射性 $^{125}$I 粒子近距离治疗晚期肺癌》的研究，并获 2005 年度天津市科技成果证书、2006 年获天津市科技进步二等奖、2007 年入围中华医学科学奖。参与的《$^{125}$I 粒子植入治疗肺癌的质量评估及临床剂量优化研究》获得 2015 年天津市科学技术进步二等奖。2007 年主编首部《放射性粒子植入治疗胸部肿瘤》专著。于 1999 年和 2016 年，参与编写了我国首部《放射性粒子治疗肿瘤临床应用规范》，2012 年，主编《胸部肿瘤放射性粒子治疗学》。自 2007 年起，担任中国抗癌协会肿瘤微创治疗专业委员会粒子治疗分会委员。2012 年起，担任中国抗癌协会肿瘤微创治疗专业委员会粒子治疗分会常委、中国医师协会放射性粒子植入治疗专家委员会委员。

# 主审简介(一)

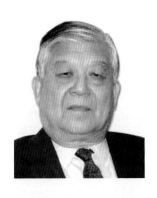

申文江

北京大学医学部放射肿瘤学系终身名誉教授。教授,主任医师。享受国家特殊津贴。擅长各种恶性肿瘤的放射治疗及综合治疗,掌握各种先进治疗设备的技术应用。

曾任中华医学会放射肿瘤学会常委、中华医学会科学普及学会主任委员、北京医学会放射肿瘤专业委员会主任委员;现任 CSCO 指导委员,中国老年肿瘤协会常委,国家标准委员会放疗分标委员会主任委员,北京医师协会放疗专家委员会主任委员,北京医师协会放疗医师(技师)分会会长,医学参考报放射肿瘤治疗学频道主编。

主编著作 10 余部,参编 10 余部,发表论文 40 余篇,科技著作 800 余篇。

获国家科技成果奖一项,中国科学院及北京市成果奖多项,获北京医学会 80 周年工作贡献奖,北京医学会专业领军专家称号,荣立中国人民解放军三等功两次。

# 主审简介(二)

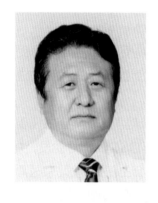

王俊杰

教授、主任医师、博士、博士研究生导师。现任北京大学第三医院肿瘤放疗科主任、北京大学国际医院放射治疗科主任。北京大学医学部放射肿瘤学系主任、北京大学医学部近距离治疗与研究中心主任。中华医学会放射肿瘤学分会候任主任委员。中国医师学会粒子植入治疗专家委员会执行主任委员、中国抗癌协会肿瘤微创治疗专业委员会副主任委员、中国老年肿瘤专业委员会微创分会主任委员、北京医学会放射肿瘤专业委员会主任委员。中华放射医学与防护专业委员会常委。中华放射医学与防护杂志副主编、中华医学杂志、中华放射肿瘤学杂志、中国微创外科杂志、中华肿瘤防治杂志编委。

1995—1997 年王俊杰教授在美国加州大学旧金山分校进修学习期间,接触到了放射性粒子近距离治疗前列腺癌的肿瘤微创内照射放疗技术,回国后于 2001 年在北京大学第三医院泌尿外科与超声诊断科合作完成我国首例经直肠超声引导会阴部平面模板辅助放射性 $^{125}$I 粒子植入治疗前列腺癌,开启了我国放射性粒子植入近距离治疗的全新里程。2002 年王俊杰教授将 CT 引导技术引入放射性粒子植入治疗领域,开展头颈部、胸部、腹部、盆腔和脊柱等部位各种复发和转移肿瘤治疗,创新和发展了放射性粒子治疗临床的内涵和应用范围。2009 年作为大会主席的王俊杰教授在北京举办首届国际放射性粒子治疗肿瘤学术大会,全面展示了中国学者在放射性粒子治疗领域的创新性工作。2012 年王俊杰教授与北京航空航天大学合作,将术中计算机治疗计划系统与 CT 模拟定位机实现对接,解决了放射性粒子植入治疗术中剂量优化技术难题。其后关于肺癌和复发直肠癌放射性粒子植入治疗研究结果被美国近距离学会和 2014 年、2015 年和 2016 年 NCCN 指南收录。2015 年王俊杰教授团队又研发出 3D 打印非共面个体化模板和共面坐标模板技术,结合 CT 引导全面提升了头颈部、胸部、腹部和盆腔肿瘤部位粒子植入治疗精度,一定程度上解决了因人体曲度变化、解剖结构干扰和器官运动而导致粒子植入剂量学冷点和热点难题。建立了可计划、可评估、可普及、可规范、可推广的临床粒子植入治疗规范与标准,将有效提高粒子植入治疗精度、粒子治疗质量和粒子治疗效率。2016 年王俊杰教授又携团队成功研发出 3D 打印高剂量率后装施源器,真正做到个体化和适形近距离照射。为进一步普及推广粒子治疗规范和后装近距离技术,王俊杰教授举办全国放射性粒子治疗学术研讨会 16 届、粒子治疗学习班 8 届、3D 打印手术演示会 3 届。举办妇科肿瘤技术进展学习班 3 届,2015 年举办首届中国近距离治疗肿瘤国际研讨会 1 届,发表 SCI 文章 40 余篇。获得国家自然基金 3 项、首都重大专项和首都发展基金各 1 项,教育部博士点基金 1 项、国家自然科学基金重大专项 1 项、十三五重大课题分课题 1 项。主编《放射性粒子治疗肿瘤临床应用规范》《放射性粒子组织间近距离治疗前列腺癌》《肿瘤放射性粒子治疗规范》《3D 打印技术与精准粒子植入学》《影像引导高剂量率后装精准近距离治疗学》等专著。获得教育部科技创新二等奖和华夏医学创新三等奖。多次应邀到美国、日本和韩国讲学。2006 年荣获北京医学会评选的百名优秀青年医师奖。

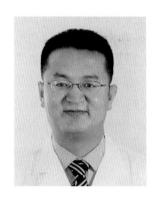

**霍小东**，肿瘤学博士，副主任医师，天津医科大学第二医院肿瘤科医师。现任中国抗癌协会肿瘤微创治疗专业委员会粒子分会青年委员、北京医学奖励基金会肺癌青年医学专家委员会委员、北京健康促进会胸部疾病精准活检分会青年委员、中国医药教育协会介入微创专业委员会青年委员。多年从事放射性粒子植入治疗肺癌基础及临床研究，完成粒子植入手术数千例。参与 3D 打印共面模板及粒子植入设备研发，获得国家发明专利实用新型 1 项。以第一作者发表 SCI 及中华期刊论文 10 余篇，以第一完成人获得天津市科技成果 1 项，承担 2 项放射性粒子近距离治疗肺癌省、部级课题。2016、2017 年在美国近距离治疗肿瘤年会（ABS）发表关于肺癌放射性粒子近距离放疗演讲，参编粒子植入治疗肿瘤专著 3 部。

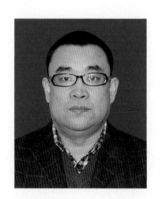

**韩明勇**，山东省立医院保健肿瘤科主任，主任医师，教授，山东大学博士生导师。兼任中国抗癌协会肿瘤微创治疗专业委员会放射性粒子分会常委，山东医师协会肿瘤介入医师分会放射性粒子亚专业委员会主任委员，国家自然科学基金评审专家。主要研究方向是 $^{125}I$ 粒子植入治疗肺癌的临床研究。目前承担课题：国家自然科学基金项目两项，山东省自然科学基金项目一项，山东省科技发展计划一项，山东省博士基金计划一项，山东省医药卫生科技发展计划，山东省科技攻关项目一项，参与山东省科技攻关项目一项。发表文章 23 篇，其中 SCI 收录文章 11 篇。

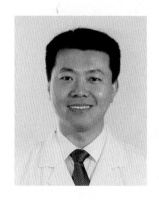

**霍彬**，天津医科大学第二医院肿瘤科，肿瘤学硕士。现任中国抗癌协会肿瘤微创治疗专业委员会粒子治疗分会青年委员，北京医学奖励基金会肺癌青委会介入学组秘书长，北京健康促进会中青年专家委员会胸部疾病精准活检分委会常委，中国抗癌协会肿瘤微创治疗专业委员会影像技术分会委员，北京医学奖励基金会肺癌青年医学专家委员会委员。在影像引导、机器人辅助微创治疗及粒子剂量学优化方面有深入研究。多次受邀参加美国世界近距离大会进行口头发言。获得国家发明专利实用新型 9 项。发表 SCI 及中华医学系列论文十余篇，参编人民卫生出版社《肿瘤放射性粒子治疗规范》《腹部肿瘤放射性粒子治疗技术》及北京大学医学出版社《3D 打印技术与精准粒子植入治疗学》《3D 打印技术与精准穿刺学》。

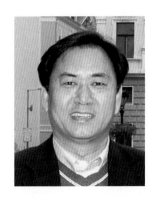

**李成利**，主任医师，教授，博士生导师，山东省医学影像学研究所磁共振微创介入科主任，中国肿瘤微创治疗创新联盟磁共振介入专业委员会主任委员，第三届亚洲冷冻治疗学会候任主席，中国抗癌协会肿瘤微创治疗专业委员会副主任委员，国家肿瘤微创治疗产业技术创新战略联盟专家委员会副主任委员，中国抗癌协会肿瘤微创脑肿瘤微创综合治疗分会主任委员。专业特长：影像技术（磁共振）导引肿瘤的微创介入性诊断与治疗，神经放射学诊断。研究方向：①影像微创诊疗技术临床应用；②肿瘤微创主导的序贯综合治疗；③神经系统疾病的影像学诊断与微创治疗。

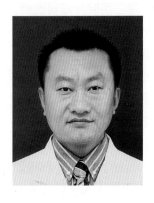

**梁吉祥**，医学博士，2000年本科毕业于天津医科大学临床医学专业，2014年毕业于天津医科大学获得外科学博士。目前在天津医科大学第二医院超声科工作。师从肺癌放射性粒子植入资深专家柴树德教授，多年从事放射性粒子植入治疗肺癌基础及临床研究，尤其在超声引导下颈部淋巴结，全身浅表肿瘤粒子植入方面颇有建树。发表多篇中华期刊论文，参与编写了《胸部肿瘤放射性粒子治疗学》。

# 序　一

恶性肿瘤治疗方法迅速进入精准、规范化时代，治疗方法及综合治疗的进步提高了肿瘤的治疗效果，降低了治疗的毒副作用，得到业界专家的认识和赞许，在恶性肿瘤治疗的主要方法中，放射治疗的地位有了明显提升。

放射治疗中外照射拓展了适应证，进入精准医学的前沿，明显发挥了重要作用。放射性粒子植入的临床研究和应用丰富了近距离放射治疗的理论和方法。放射粒子植入的影像指引，应用3D非共面模板，达到了等同于外照射的影像指引，高度适形立体定向放射、治疗肿瘤的作用。放射性粒子植入在中国的临床研究与实践部分达到了国际水平。

天津医科大学第二医院柴树德、郑广钧教授，致力于胸部肿瘤放射性粒子植入的临床治疗，多年来在临床上做出许多相关的创新研究，研制并推广了多种适合临床操作的设备工具，取得众多发明专利，在粒子植入理论上进入深入钻研探讨，结合实践，在医、教、研、产、学各方面均有突出收获。并在临床治疗中认真总结经验，提高医疗水平，在临床胸部肿瘤治疗领域独辟蹊径，做出众多贡献。

《胸部肿瘤放射性粒子治疗学》出版后，深受读者欢迎，已经成为本专业内外医务工作者的重要工具和参考书。近年来，作者在临床中又有新获，因此撰写第2版。我欣喜发现第2版中增加了关于不同模板的描述，影像指引及导航设备的作用、剂量学探讨，专用工具的制备使用，机器人的研制，粒子植入治疗的规范化流程。这些内容具有高度的实用性，并具有规范化教程，充分反映了作者的睿智、才智和渊博学识和作者认真治学的科学精神。

承作者厚爱，谨此作序。

北京大学医学部放射肿瘤学系　终生教授

申文江

2017.6.25

# 序　二

2001 年，申文江、王俊杰教授将放射性粒子规范化治疗前列腺癌的理论与方法引入我国，并成功举办各种类型的讲习班，普及和推广放射性粒子的应用，为我国肿瘤粒子治疗事业奠定了基础。

自 2002 年开始，柴树德团队将前列腺癌粒子植入技术的原理成功地移植到肺癌的治疗上，历经 15 年的创新性探索，已建立了我国肺癌粒子植入的一整套临床操作技术流程，基本上解决了肺癌粒子植入的方法学问题，特别是在解决术中剂量优化方面也有所创新和突破。与此同时，开发研制了一系列医疗仪器、设备和器械，如体位固定、定位导航、专用骨钻、模板技术等，引领肺癌粒子植入治疗的发展。为粒子植入的规范化、标准化治疗及临床剂量学研究打下了坚实的基础。

滕皋军、郭金和团队经过系统的基础理论和临床研究，创新性研发了功能性食管粒子支架，取得了重大突破，继而在气管支架，乃至胆道支架的研发上也取得了令人瞩目的成果。张建国在颌面肿瘤、王娟在腹部肿瘤、胡效坤在颅内肿瘤粒子治疗方面也取得了令人鼓舞的成绩。

我国粒子植入治疗已历经 17 年，有关基础理论、技术操作、设备研发等方面均取得了长足的进步，但是，这毕竟是一门新兴的学科，还有许多未解之谜需要经过长期的基础理论研究及临床实践去探索、揭示、解答。建立临床多中心协作组已成为今后重要的研究合作方式。期待在不久的将来能够作出更大成绩。

柴教授及其编写团队在 2012 年出版的《胸部肿瘤放射性粒子治疗学》一书的基础上，又组织专家团队重新作了修订，对近 5 年来在粒子植入治疗胸部肿瘤领域的最新研究成果，作了系统、全面介绍，同时也指出了存在问题和今后研究方向，是一本临床实用型的好书，可作为从事粒子植入工作人员的参考书。

受柴树德教授之邀，欣然作序。

2017 年 6 月

# 前　言

对外科医生而言，治疗肿瘤最熟悉的手段自然是手术切除。我自从医以来，几十年从未离开外科治疗第一线，用手术刀为数不清的肿瘤患者解除了病痛，一度挽救了他们的生命，自己也从中获得了很大的满足，充满成就感。如同大多数治疗方法一样，外科手术并不能根本解决肿瘤局部复发和转移，多数患者在手术后经历不太长的正常生活后出现了肿瘤局部复发与转移，而外科医生往往显得束手无策。所以，衡量一个外科医生的最终成功不单在于其手术做得多么彻底、完美，而在于患者能长时间有质量地存活。我秉承"外科医生必须放弃单靠手术刀治疗肿瘤的'冷兵器'思维方式，转而采用综合治疗"的理念，首先采取术中肿瘤瘤床预处理的方法，以期减少术后局部复发，延长患者生存时间。

自2001年始，在对肿瘤瘤床的局部化疗、热疗、加速器电子线术中放疗的一次次尝试的基础上，我们认识到放射性粒子的局部高剂量、周围低剂量，是解决瘤床复发的一个崭新的方法。于是，将放射性粒子固定在与瘤床适形的明胶海绵纱布块上，术终时将其固定于瘤床，实施局部适形放疗，减少了局部复发率，提高了患者生存时间。

放射性粒子植入治疗前列腺癌，已取得了与外科手术切除相同的根治效果。能否"将其治疗原理与原则移植到肺癌的治疗上"这一想法促使我们在2002年对1例周围型肺癌患者实施了CT引导下经皮穿刺放射性 $^{125}$I 粒子植入治疗，3个月后肿瘤完全消失，达到完全缓解。原来创新与成功竟在一念之间。这一尝试的成功使我们大受鼓舞，从此开始了肺癌放射性粒子植入的探索路程。

外科医生要进入放射性粒子治疗肺癌的这一新领域，首先要完成治疗理念的转变。之前对于放射肿瘤的治疗理念与基础知识几乎是一张白纸。所幸的是我遇到了放射粒子治疗肿瘤的先行者申文江、王俊杰、张红志教授，从他们那里学到了有关放射肿瘤的物理学、剂量学、放射生物学、治疗方法学等系统理论。经过了十五年的认真学习、琢磨与反复实践。目前已初步掌握了这些理论，可谓粗通门径。之后，团队在探索粒子植入施行"术中实时剂量优化"这一创新理论上作出了点滴建树，并在短时间内获得广大同行的认可，现已列入粒子植入治疗计划中不可缺少的一环。在这十五年的时间里在与三位专家交往中受益匪浅，建立了真挚的友谊，是我的良师益友。

2003年，在肺癌治疗探索中，选择并使用了处方剂量、粒子活度、应用计划治疗系统，改进了植入模板、植入导丝，解决术中气胸用的负压吸引装置等，使肺癌粒子植入逐步走上探索规范化治疗轨道。

2004年，本人在《中华放射肿瘤杂志》发表了CT引导下肺癌粒子植入的论文。2005年，《应用TPS三维立体种植 $^{125}$I 粒子近距离治疗晚期肺癌》研究获天津科学技术成果证书，并获天津市科技进步二等奖。2007年，主编出版了《放射性粒子治疗胸部肿瘤》一书。2008年至2010年，发明研制了旋转式模板、放射性粒子植入校准仪、放射性粒子植入器，获得了国家专利，并取得了国家食品药品监督局的医疗器械注册证。发明了集放射性粒子装载、运输、消毒一体化装置。2010年底，与北京大学第三医院开展肺癌粒子植入的多中心Ⅱ期临床研究。

2012年开始，为了从根本上解决在粒子植入术中肋骨遮挡，造成植入针道不能完全按照术前计划布针的问题，我们开始了粒子植入专用骨钻的研制。经过近百次的实验，于2014年，成功研制了粒子植入专用骨钻。

2013 年，引入三轴直角坐标系理念，成功研制了单侧开环倾角数字显示定位导航系统，使粒子植入做到了精准穿刺，精准植入。

2015 年，成功研制了 CT 平床板连床真空成形袋体位固定技术，使得患者在整个手术全程始终与 CT 机床的相对位移保持为零，进一步提高了穿刺精度。参与的《$^{125}$I 粒子植入治疗肺癌的质量评估及临床剂量优化研究》获得 2015 年天津市科学技术进步二等奖。

2016 年，参与研制成功了粒子植入计划治疗系统（TPS）和 3D 打印共面植入模板、肺微小结节活检穿刺模板及 3D 打印非共面粒子植入模板，并将 3D 打印共面植入模板率先应用于临床治疗，取得满意效果。目前，正在联合天津大学研发粒子植入单侧开环多自由度机械臂以及手术机器人技术。

2014 年，参与成立北方粒子植入治疗肿瘤多中心协作组肺癌组，对肺癌进行多中心临床研究，现已经撰写并发表了《放射性粒子植入治疗肺癌技术操作流程》，正在编写《放射性粒子植入治疗肺癌专家共识》。争取在未来时间里，规范化、标准化、更具实用性的放射性粒子治疗肿瘤方法在临床可以推广应用，以期取得中国自己的科学数据，走向世界。

2007 年出版的《放射性粒子植入治疗胸部肿瘤》一书，其着眼点是介绍治疗胸部肿瘤起步阶段的工作实践、技术操作、心得体会，是一本学习放射性粒子植入的启蒙读物，入门教材。在随后的 5 年时间里，放射性粒子治疗肿瘤有了突飞猛进的发展，全国各地涌现出一大批有特色的专家。为及时总结国内治疗胸部肿瘤的创新性工作，2012 年，邀请国内有突出特色的专家将其最新的工作撰写成《胸部肿瘤放射性粒子治疗学》一书并出版，可视为肺癌粒子植入的普及教材。因为肺癌放射性粒子治疗工作尚有许多未解之谜，期待今后探讨、研究、发现与总结。

自 2012 年以来，我国放射性粒子植入的基础和临床研究进入了一个新的迅猛进发展阶段，经历了一个由数量到质量的发展历程，即由量变到质变的过程。

这一阶段所取得的成果有以下几个方面：①肿瘤的标准化、规范化治疗操作流程取得了越来越多的专家共识，更多的人在按照这一流程进行粒子植入。②有关肿瘤的基础理论有了新的突破，如粒子植入术中实时剂量优化，特别是有关剂量学的临床研究更加深入。③一大批新的具有独立自主知识产权的设备和器械的研制成功，诸如食管粒子支架、气管支架、3D 打印粒子植入共面模板、3D 打印粒子植入象限模板、超大型 3D 打印粒子植入共面模板、3D 打印粒子植入非共面模板、3D 打印肺小、微结节穿刺活检模板、单侧开环机械臂定位导航系统、新一代植入器、TPS 的研发成功及应用。④各种更新颖的、行之有效的治疗方法，如粒子植入联合冷消融、热消融、免疫治疗等应用于临床。⑤各单病种多中心协作组的成立及数据库的建立，标志着我国粒子植入事业进入了一个更高的发展阶段。

为了将这些最新成果及时介绍给大家，近期，我们又一次组织专家对 2012 年版的《胸部肿瘤放射性粒子治疗学》进行了全面修订，力求将近几年我国粒子植入治疗肿瘤所取得的成果囊括其中。如顺利成书，可作为初期学习粒子植入医师的参考书，以及正在举办的《放射性粒子植入治疗肺癌规范化培训班》的培训教材。

由于本人才疏学浅，孤陋寡闻，难免挂一漏万，错误之处在所难免，恳请各位专家及读者批评指正。

申文江、滕皋军、王俊杰、张红志等教授在百忙之中抽时间为本书作序，撰写重要章节并作主审工作，使本书的学术地位及水平有很大提高。对此，特向几位专家致以由衷的谢意。此外，撰写各有关章节的专家也给予了全力支持，陈庆祥主任为本书拍摄多幅精美照片，深圳麦吉尔健康科技有限公司张益先生鼎力相助，在此一并致以诚挚的谢意。

柴树德

2017 年 7 月于天津

# 目　录

## 第一篇　基 础 理 论

# 第二篇　设备研发与应用

# 第三篇　治 疗 各 论

## 第四篇　相关法律法规及附件

# 概　　论

2000 年谢大业教授开始应用放射性 $^{125}I$ 粒子植入治疗首例肺癌患者，2001 年申文江、王俊杰教授将放射性粒子植入治疗肿瘤的理论与方法引入我国，王俊杰教授率先使用肿瘤治疗计划系统、植入模板、经直肠超声治疗了前列腺癌，开创了我国规范化粒子植入之先河，并主编了我国第一部介绍放射性粒子组织间近距离治疗肿瘤专著，以后又有多部专著问世。此后的十七年中连续举办了全国粒子植入学术大会及多种题目的学术研讨会，学习班、进修班，组织成立了治疗肿瘤多中心协作组，培养了一大批优秀人才，为粒子植入事业做出了巨大贡献，成为我国粒子植入的领军人。

自 2002 年后，罗开元报道了术中放射性粒子植入方法，有效率 94%；胡建林在模拟机定位下对 20 例周围型肺癌行粒子植入；马旺扣对 12 例肺癌患者采用胸腔镜辅助小切口行肿瘤局部楔形切除加粒子植入，射频热疗加粒子植入，局控率达 83%；张福君报告了肝癌肝移植后肺内转移粒子植入；李成利报告了开放磁共振下粒子植入；牛立志报告了粒子植入加冷冻治疗肺癌；曹秀峰报告了食管癌的治疗；付改发、雷光焰报告了粒子植入加化疗治疗；王振豫总结了十种胸部肿瘤粒子植入穿刺方法；王德祥发明了经后外侧进针穿过大气管植入 4L 组纵隔转移淋巴结的方法。2012 年前后，滕皋军、郭金和团队研制发明了功能性食管粒子支架，张福君发明了可降解粒子链，张建国、王俊杰发明了 3D 打印非共面个性化粒子植入模板等创新性发明。十七年间，全国有数百家三级医院相继开展了放射性粒子植入，目前已扩展到二级甲等医院。

天津医科大学第二医院自 2001 年开始，在我国著名放射肿瘤专家申文江、王俊杰教授，以及著名放射物理学专家张红志教授的指导下，结合胸部解剖、生理及病理生理学特点对胸部肿瘤的放射性粒子进行了由浅入深的探索与研究。自 2002 年起，将 CT 引导下经皮穿刺粒子植入治疗肺癌应用于临床，使用计划系统制定术前计划，术中使用模板进行粒子种植，术后即刻质量验证，术后定期随访。至 2015 年底已治疗胸部肿瘤 3000 余例，病人最长存活已达 12 年，取得满意的治疗效果。

2004 年，选择 53 例晚期肺癌病人，给予处方剂量 80Gy，粒子活度 $25.9 \times 10^7 Bq$（0.7mci），在 CT 引导下使用模板行 $^{125}I$ 粒子植入，近期有效率达 99%。发明了利用负压吸引装置控制气胸，使操作术中更加顺利、便捷。同年，发表了第一篇 CT 引导下共面模板辅助放射性粒子植入治疗肺癌的文章。2005 年该项技术被评为天津市科学技术成果。2006 年获天津科学技术进步二等奖。2007 年出版了我国首部《放射性粒子治疗胸部肿瘤》专著。2008 年至 2009 年间，发明了可旋转式植入模板、三维立体定向放射性粒子植入校准仪、放射性粒子植入器及便携式粒子装载、消毒、运输器等，上述发明获得多项国家专利及国家食品药品监督管理总局颁发的医疗器械注册证，使放射性粒子植入有了国产化器械设备。为了使 CT 引导下经皮穿刺放射性 $^{125}I$ 粒子植入术进一步标准化、规范化，于 2010 年制定了胸部肿瘤放射性粒子标准化规范化操作流程，为普及推广这一新技术打下了物质基础和理论基础。2012 年，主编出版了《胸部肿瘤放射性粒子治疗学》一书。

自 2012 年以后，我国放射性粒子植入的基础和临床研究进入了一个新的迅猛进发展阶段，经历了一个由量变到质变的过程。诸如肿瘤的标准化，规范化治疗操作流程取得了越来越多的专家共识。有关粒子与肿瘤关系的基础理论有了新的突破，特别是有关剂量学的临床研究更加深入。一批新的具有独立自主知识产权的设备和器械的研制成功，各种更新颖的行之有效的治疗方法应用于临床。如滕皋军、郭金和团队经过系统的基础和临床研究，创新性研发了功能性食管粒子支架，取得了重大突破，继而在气管支架、胆道支架的研发上也取得了令人瞩目的成果。王俊杰、柴树德、张建国等不断开发研制出体部、颌面部 3D 打印模板等。多中心协作组成立及数据库的建立等，标志着我国粒子植入事业进入了一个新的发展阶段。

自 2004 年起，以申文江、王俊杰，张福君为首的专家会同国内放射性粒子植入有关专家在总结经验的基础上，逐年起草修订我国放射性粒子治疗肿瘤的相关规范，编写了指导粒子植入的指南与专家共识。2011 年和 2016 年，编写了两部《放射性粒子治疗肿瘤临床应用规范》并正式出版发行，规范了我国放射性粒子治疗肿瘤工作的行业行为。

目前，我国放射性粒子植入近距离治疗肿瘤工作已进入了一个新的发展期，临床研究取得了重大进展。目前，这项工作整体仍处于初始阶段，治疗行为亟待规范，其临床安全性、有效性均需长时间、多中心研究、大样本观察。因此,我们要认真仔细、实事求是、力戒浮躁、脚踏实地开展工作,在全国同道共同努力下,力争在今后不长的时间里,将这一颇具前景的技术做成具有中国特色的肿瘤治疗手段,纳入肿瘤治疗的主流技术,为人类抗癌事业贡献一份力量。

（柴树德）

# 第一篇

## 基 础 理 论

# 第一章

# 放射性粒子近距离治疗的基本概念

放射治疗是治疗恶性肿瘤的主要手段之一，在肿瘤治疗中起着重要的作用。放射治疗不仅可以根治恶性肿瘤，而且还配合手术、化疗和分子靶向药物等手段，对肿瘤进行综合治疗。放射治疗包括外照射与内照射两种方式，在临床应用最多和最普遍的是外照射，而近几十年来，国内外普遍开展了放射性粒子植入的近距离治疗，对放射性粒子植入的近距离治疗肿瘤的理论与实践进行了深入细致的工作，在临床开展了扩大适应证、探讨禁忌证、细微观察副作用的Ⅰ、Ⅱ期研究，取得了极为可喜的成果。至今，放射性粒子植入治疗癌症已经开创了新的篇章。

## 第一节　放射肿瘤学的进展

### 一、外照射

放射肿瘤学实际包括三部分：放射物理学、放射生物学与放射治疗学。放射肿瘤治疗有两项内容：外照射与近距离治疗，两者在放射物理学、放射生物学及放射治疗学等方面均有相同的理论基础，但也有不同的放射物理、放射生物及临床治疗的特点。

外照射（teletherapy）是采用体外放射源发生的射线，按照治疗计划，对体内肿瘤目标（靶区）进行照射，用射线杀死肿瘤细胞。常用射线种类有光子（γ射线、X线、电子线）、中子射线、质子射线、重离子射线等。这些射线因能量不同，穿透组织深度不同，对肿瘤组织及肿瘤周围正常组织产生不同的作用和影响。常用的常规照射方法，照射区（野）内包括肿瘤，还包括相当多的正常组织。给予肿瘤的放射线剂量，常受周围正常组织耐受剂量的限制，因此难以达到根治肿瘤的剂量。换句话说，若给予肿瘤以根治放疗剂量，可能先损伤和杀死周围正常组织细胞。为保护周围正常组织，很难杀死全部肿瘤。

随着数字化医疗设备的进步与发展，在放射治疗外照射方面有了极大的进步，陆续开展了三维适形放射治疗（three dimensional conformal radiation therapy，3-DCRT）、调强放射治疗（intensity modulation radiated therapy，IMRT）和影像指导下的放射治疗（imaging guided radiated therapy，IGRT）。这些治疗方向在不同程度上提高了外放疗的精确性与准确性，使外照射的射线集中到肿瘤靶区，避免照射到肿瘤周围的正常组织。这样就不必考虑正常组织的损伤，尽量提高肿瘤靶区的剂量，使肿瘤得到根治剂量的照射。最新的进展是IGRT，放疗时用治疗机旁或治疗机上安装的影像设备（CT或X线机定位系统），在治疗前或治疗中实时描绘或跟踪肿瘤靶区进行照射，就可能将肿瘤靶区每次治疗时的摆位误差和器官在体内的运动误差减至最低程度，尽可能提高了治疗的准确性和精密度，达到根治肿瘤，提高局部控制率，进而提高总生存率的效果，同时也会减少放射治疗的急性损伤和晚期毒副作用。IGRT是目前最精确、准确的外照射，使3-D治疗进展到4-D水平。

国际辐射单位及测量委员会（International Commission on Radiation Units and Measurement，ICRU）第29、50、62号报告中对肿瘤外照射的靶区轮廓有明确规定。肿瘤区（gross tumor volume，GTV）是肿瘤的临床病灶，为一般诊断手段（包括CT、MRI和其它影像学方法）能够诊断出的可见的具有一定形状和大小的恶性病变范围，包括转移的淋巴结和其他转移的病灶。临床靶区（clinical target volume，CTV）包括肿瘤靶区周围的亚临床病灶及肿瘤可能侵犯的范围。计划靶区（planning target volume，PTV）包括照射过程中呼吸和器官运动可能影响 CTV 的变化。此外，每次治疗摆位也会产生误差。将这两部分误差进行校正，就产生 PTV。

外照射治疗精确的关键是治疗计划系统（treatment planning system，TPS）。开始全部治疗之前，应当先做定位 CT，或定位 CT-MRI 融合图像，再在定位图像上勾画 GTV、CTV 及 PTV。再布置设计射线进入肿瘤的方向、角度、数目和权重。如果是 IMRT，应该设计每个照射野中子野的数目和权重。如用 IGRT，应该设计拉弧照射的角度、射线数目与安排。特别应该注意靶区周围或靶区内的危及器官［要害器官、重要器官（organ at risk，OAR）］是否得到保护，不能超过 OAR 的耐受剂量。用剂量体积直方图（dose-volume histogram，DVH）可以得出 OAR 受量及器官接受某一剂量的体积百分数。此外还应注意靶区内热点及冷点的所在位置，调整剂量热点不在 OAR 及其附近，同样也不应存在冷点，以免因剂量不足引起肿瘤残存及复发。

靶区剂量应分布均匀，覆盖全面，即适形度达到要求。

## 二、内照射——近距离照射

内照射亦称为近距离治疗（brachytherapy）。"Brachy"来源于希腊字，是"近"的意思。

近距离治疗是指腔内、管内、组织间、手术中及敷模治疗。

近距离治疗虽有很长的历史，但长期未能运用剂量学概念，以致不能使之发扬、发展。现代放射性粒子植入在放射物理学和放射生物学的支持下，有了明显突破性进展。

近距离治疗包括后装治疗（暂时性放射源组织间植入治疗）和放射性粒子永久性组织间植入治疗。放射性粒子植入治疗的特点是局部剂量高，足以达到根治肿瘤细胞所需用的剂量。剂量分布不均匀，但边缘剂量应当达到预期的处方剂量。在粒子照射的靶区内，剂量由多个粒子释放的剂量叠加而成，剂量分布不均匀，近源处剂量较高，离源越远，剂量越低，剂量分布常与源的距离平方呈反比。放射性粒子植入后缓慢释放射线，一般按三个半衰期计算总的剂量。

放射性粒子植入一般均有影像引导，CT、MRI 或超声均可作为影像工具进行粒子植入的引导。在影像引导下的粒子植入，可以完全符合肿瘤轮廓，达到适形度准确，射线完全覆盖靶区。放射性粒子植入治疗肿瘤，比外照射治疗肿瘤的精确度、准确性及适形性更加提高。从治疗目的上衡量，放射性粒子植入是真正近距离治疗水平的 IGRT。而且，能够利用选择放射性粒子的活度（强度）达到预期的处方剂量。肿瘤靶区可以得到根治肿瘤的剂量，而肿瘤周围的正常组织受量很低，不会发生严重的急性或晚期损伤。

近距离治疗按剂量率可分为低、中、高剂量率三种。每小时释放低于 2～4Gy 都算低剂量率，因此放射性粒子基本属于缓慢持续释放的低剂量率放射源。目前常用的放射性粒子主要是 $^{125}$I（碘）和 $^{103}$Pd（钯）。美国、日本和欧洲各国等用来治疗早期或低危前列腺癌，同时也在临床上开展了大量扩大适应证的 I、II 期试验，例如用肺段切除术 + 术后切缘放置放射性粒子代替肺癌手术金标准的肺叶切除，取得了相似的疗效。我国用放射性粒子治疗医疗原因不能手术切除的早期非小细胞肺癌，或晚期不能手术的非小细胞肺癌，取得了可喜的成绩。我国的临床放疗学者和其他医生协作，治疗了我国常见和多发的恶性肿瘤，都取得了有益的经验，扩大了放射性粒子植入治疗恶性肿瘤的适应证。

放射性粒子临床应用技术包括了三个步骤：制定治疗计划、粒子植入、术后质量评估。其中以术后质量评估最为关键，因为植入后评估肿瘤治疗剂量，正常组织所受剂量等要素，才能预估治疗患者的治疗质量及预后，包括植入后的局部控制率、急性和晚期毒副作用发生率等重要参数。

现代近距离治疗的放射性粒子植入，特点是准确、安全、有效。近年来在临床上大量开展的 I、II 期试验，为进一步深入研究奠定了坚实的基础。今后放射性粒子植入与外照射、热疗、化疗、分子靶向药物治疗组合成有效的综合治疗，有望进一步提高放射治疗的疗效。

## 第二节 放射性粒子植入的物理学概念

放射性粒子植入需要有精确的治疗前计划(preplan)和剂量计算,而且植入后必须进行再次治疗后计划(postplan)验证,得出真实的植入后治疗剂量分布,得到一系列的剂量 - 体积参数,评估治疗质量。放射性粒子植入要求放射治疗医师、外科或相应手术科室医师、放射治疗物理师、放射防护师等四部分人员组成的协作团队,密切合作,共同完成临床治疗任务。全部工作人员均应经过专业培训,有上岗证书,按照规范和治疗计划要求熟练操作。

### 一、临床常用的放射性粒子种类

临床常用的放射性粒子种类(表 1-1-1)。

表 1-1-1 临床常用的放射性粒子种类及特征

|  | $^{125}$I | $^{103}$Pd | $^{192}$Ir |
|---|---|---|---|
| 半衰期(d) | 60.2 | 17 | 74 |
| 平均能量(Kev) | 27.4 | 21 | 380 |
| 初始剂量率(cGy/h) | 7.7c | 18 | 40 |
| 剂量率(cGy/h) | 8~10 | 20~24 |  |
| 半价层 | 0.025mmpb | 0.008mmpb | 6.3cm 组织 |
| 释放96% 剂量时间(d) | 240 | 68 |  |
| RBE(相对生物效应) | 1.4 | 1.9 |  |

### 二、放射性粒子的活度

放射性粒子的活度是放射性粒子所具有的放射性强度。这个强度指每个粒子的放射源强度。临床放射肿瘤学医师在制定患者的治疗计划时,根据患者肿瘤的病种、分化程度、生物学特性等特点,肿瘤大小及所在位置,选择不同活度的放射性粒子。文献报告,10 年前放疗专家常选择 0.9~1.1mCi $(3.33×10^7~3.63×10^7 Bq)$ 的放射性粒子活度,较高的粒子活度容易达到局部高剂量,但不宜匹配,副作用较大。经过临床使用验证,粒子活度在 0.4~0.7mCi $(1.48×10^7~2.59×10^7 Bq)$ 为宜。这种粒子活度在植入肿瘤中较容易匹配均匀的剂量分布,植入后毒副作用小,在制定治疗计划时或临床植入后,不会造成剂量过度不均匀,或冷、热突出,调整粒子位置时对剂量分布的影响小。因此,近年来文献普遍推荐使用中等活度的放射性粒子。

肿瘤植入的全部粒子总活度,应当根据治疗计划满足处方剂量要求。肿瘤植入的粒子数量是由肿瘤的处方剂量和每个粒子的活度共同决定的。放射性粒子活度的单位应为 MBq,但因这个国际标准单位(SI)尚未让临床全部接受,所以仍习惯性沿袭使用 mCi 为活度单位,1mCi=37MBq,以 $^{125}$I 粒子为例,1mCi 能产生 182Gy,1MBq=4.92Gy。

计算肿瘤治疗所需要的总活度(mCi)= 期望组织所吸收的剂量(即肿瘤处方剂量,Gy)× 肿瘤重量(克)/182。肿瘤靶区体积可以用 CT 图的肿瘤轮廓计算。这个公式也可改为:

$$总活度(MBq)= 期望的肿瘤剂量(Gy)× 肿瘤重量(g)/4.92。$$

### 三、处方剂量

根治治疗肿瘤的剂量即为处方剂量(prescription dose, PD)。PD 是根据经验所得,一般从外照射的大量临床经验得出。肿瘤植入粒子之后,肿瘤的边缘剂量即匹配周缘剂量(matched peripheral dose, MPD)应当即为 PD。只有当 MPD 等于 PD 时,才能保证肿瘤植入粒子后不复发。肿瘤边缘的最低或最小剂量(minimum peripheral dosage, mPD)亦应为 PD,同样是为保证肿瘤不再可能复发。

美国近距离治疗协会（American Brachytherapy Society，ABS）特别强调，90% 的肿瘤靶区得到 90% 的 PD，才能达到肿瘤的根治，双 90% 定律是放射性粒子治疗的基本要求。肿瘤靶区若 90% 的体积达不到 PD，复发率高。实际上肿瘤靶区 95% 的体积应达到 PD，即 V100（被 100% 处方剂量覆盖的靶体积百分比）>95%，95% 以上的靶体积得到 100% 以上的 PD。

放射性粒子植入时应从最低剂量点（mPD）处开始，顺序植入。靶区剂量一般不超过 2PD。

## 四、放射性粒子的半衰期

不同种类的放射性粒子的半衰期不同，临床应用的适应证及分期也有区别。$^{125}$I 的半衰期 60.2d，是 $^{103}$Pd 半衰期的 3.5 倍，达到 PD 的时间，$^{125}$I 会比 $^{103}$Pd 长，因此，$^{103}$Pd 沉积的总剂量时间是 $^{125}$I 的 1/4。

$^{125}$I 的半衰期长，正常组织耐受较好，防护要求低，常用于增殖较慢、分化较好的肿瘤，$^{103}$Pd 的半衰期较短，使受损伤的癌细胞修复减少，肿瘤再增殖及再分布减少，常用于治疗分化差、恶性程度高的肿瘤。

## 五、放射性粒子的剂量率

剂量率是单位时间内粒子释放的射线强度。剂量率与活度有关，随活度下降，剂量率呈指数下降。放射性粒子 $^{125}$I、$^{103}$Pd 均属于低剂量率水平。近距离治疗的剂量率是按治疗区内参考点单位时间（h）所受到的放射剂量来决定。剂量率直接影响放射治疗时的生物效应。任何时间的剂量率 = 初始活度 × 1.44 × 半衰期。PD 可用剂量率描述，$^{125}$I 的 PD 160Gy 时为 7.72cGy/h，$^{103}$Pd 144Gy 时为 7.00cGy/h。

## 六、放射性粒子的剂量分布

放射性粒子植入后的剂量分布取决于四个条件：①选择使用的放射性核素种类；②放射性粒子的活度；③植入的粒子数；④粒子植入的位置。上述四个条件均为变量，均可按病人治疗的实际需要进行调整，在不同的治疗计划中有不同的体现。以 $^{125}$I 粒子为例，粒子的放射线辐射射程为 1.7cm，但 80% 的剂量在 1cm 之内。

放射性粒子植入后常发生植入位置的偏差，其原因有：①间距不准确；②导针偏斜。一般允许植入粒子移动的误差为 0.5cm。

植入放射性粒子应严格按照术前作出的治疗计划，但植入过程中常进行优化处理，改变原有的治疗计划。治疗计划的优化十分必要，及时纠正植入过程中出现的偏差，校正植入剂量的不足。一般的经验，在原设计的总活度基础上增加 15%～20% 的剂量，可明显提高疗效。粒子源的分布不影响平均外周剂量，但影响最小外周剂量。靶区内粒子均匀一致时，剂量肯定分布不均匀，中心剂量较高。如采用中心稀疏植入，使中心剂量区达到规定的处方剂量，减少并发症的发生。

粒子植入后的剂量分布，按放射源的距离平方呈反比方式下降，源表面的剂量最高，随距离增加，剂量迅速下降，但落差梯度逐渐减缓。距离 1～2cm 之间的剂量变化为 4 倍，距源 3～4cm 之间只差 1.8 倍，距源 2～4cm 之间的剂量减小为 80%～93%。

## 七、放射性粒子植入的基本原则

植入放射性粒子的原则有两种。第一种是整齐排列，横竖均成行列。这种粒子植入的方法也称为巴黎原则，其剂量分布肯定中心为高剂量区，甚至能超过 PD 的数倍。除非使用不同活度的粒子，边缘植入高活度粒子，而中心植入活度较低的粒子，才能校正剂量的均匀性。第二种是边缘密集中心稀疏的植入方法，使剂量分布更均匀。这种方法在临床使用最多的是前列腺癌粒子植入治疗，因多需保护前列腺中心的尿道，因此中心稀疏的植入方法，使尿道周围形成低剂量分布区。临床使用哪种方法更合理，需根据病情个体化设计。

按巴黎原则植入的粒子，放射源呈直线排列，相对平行，各放射源（粒子）之间应为等距离（1.5～2.0cm）。放射源应与过中心点的平面垂直。所有放射源的线比释动能率必须相等。放射源断面排列为等边三角形或正方形。各放射源之间的中心剂量率之后的平均值为基础剂量（参考剂量的 85% 范围之内）。

### 八、放射性粒子植入的计算公式

$$[(肿瘤靶体积的长+宽+高)\div3\times5]\div每个粒子的活度=植入粒子数$$

上述公式仅是粗略计算，供参考，实际需要仍应用 TPS 证实。

### 九、放射性粒子的术中植入

放射性粒子术中植入是由临床外科医生作出适应证的选择及使用粒子的决定，下列情况应为术中植入粒子的适应证：①切缘阳性；②切缘太近（<0.5cm），边界不充分；③不全切除，肿瘤有残余；④肿瘤可能侵入周围组织，如神经、血管受侵；⑤手术未按规范根治方式进行。术中植入放射性粒子要比术后辅助外照射治疗有明显优势。放射性粒子可根据手术需要，做到完全适形植入，局部可达到根治肿瘤的剂量，获得很高的局部控制率。对周围正常组织很少损伤，甚至没有严重并发症。植入粒子在直视下操作，准确无误。治疗过程简单，操作相对容易，病人痛苦小，手术时间短。

术中植入能为手术"保驾"，使手术安全性增加，部分手术可因使用粒子植入作为补充和辅助治疗，缩小手术方式。术中植入粒子的方式多数系用直视下直接植入瘤床周围组织或残余肿瘤部位，也可植入手术切缘。平面植入粒子时，用可吸收的纱布贴敷到创面，粒子缝在纱布上，每个粒子应间距相等（一般间距 1cm）。有些情况下，可采用胸腔镜或其他内窥镜下植入，或用机器人系统植入。

术中植入粒子技术要求较高，外科医师与放疗科医师共同评估镜下或肉眼残存病灶的风险，并估算需植入粒子的瘤床或病灶大小。植入粒子至少应比估计的边界外扩 1cm。病灶范围或粒子部位也应在计算机计划系统上作出计划，计算剂量的叠加及累积。粒子固定在可吸收的纱布上之后，纱布至少有 1cm 以上空余，以便缝合到组织上。完成手术后同样应行安全检查。

术中植入放射性粒子还需要注意植入面的情况，平面植入与弧形面植入形成的曲线不同，后者影响剂量分布的均匀性。弧面植入的凸面剂量不足，凹面剂量过高。术后应做 CT 扫描，观察粒子的位置，通过治疗计划系统，估算肿瘤瘤床、周围区域及重要器官的受量。术中植入粒子应预先设定 PD，一般通过肿瘤外照射剂量进行估计，例如肺癌，一般从植入中心轴到 0.5cm 或 0.7cm 处达到 PD 100Gy，这个剂量就是术中植入粒子预期的 PD。选择植入粒子的 PD 时应考虑下列因素：①粒子植入是否同步给予化疗药物、分子靶向药物和放射增敏药物；②瘤床及周围是否进行广泛清扫；③危及器官的位置（术中所见及术前影像）；④植入粒子的位置等。术中植入粒子时应注意粒子与组织间的距离，可以用明胶海绵、网膜、肌瓣、骨蜡（bone wax）填塞在粒子与组织之间，加大粒子与正常组织的距离。

### 十、放射性粒子植入的靶区

若为实体肿瘤，GTV 为 CT 或 CT/MRI 融合图像的肿瘤边缘。CTV 为 GTV 的边缘外放，不同肿瘤、不同方向的边界外放值不同。一般 CTV 不做粒子预防性植入，只比 GTV 外放 0.5cm 的边界。PTV 一般与 CTV 相似，但应说明，PTV 的边缘应视为 MPD 区域，即得到 100% 的 PD。

## 第三节　放射性粒子植入的临床应用

### 一、放射性粒子植入治疗的适应证

放射性粒子植入适用于治疗局部局限性肿瘤，无远位转移，肿瘤最大径应≤7cm，生长缓慢，分化较好，患者一般状况的计分标准（Kamofaky performance status，KPS）60 以上，无重要脏器功能不全。

目前放射性粒子植入治疗早期前列腺癌有较好疗效，已获得肿瘤学界和医学界公认。此外，放射性粒子植入治疗肺癌、肝癌、胰腺癌、脑肿瘤、盆腔复发肿瘤、软组织和骨肉瘤、眶内肿瘤、头颈颌面部肿瘤以及乳腺肿瘤等,均在临床Ⅰ、Ⅱ期研究之中。粒子植入治疗已经受到外科医师重视,还将不断扩大适应证。

## 二、放射性粒子植入的治疗计划系统

美国近距离治疗协会规定,所有进行粒子植入治疗的患者必须有术前治疗计划,给出预期的剂量分布,重要器官的受量。典型的做法是先用 CT、MRI、超声图像等影像学方法确定靶区。根据肿瘤轮廓、横截面等制定植入导针数、粒子数量及单个粒子活度、总活度等。通过 TPS 制定 DVH 观察剂量分布、重要器官受量(受照射的体积与所受剂量)。以此为根据调整导针及粒子位置,得到最佳的剂量分布。

对术前计划的剂量学有明确的要求。首先应当对肿瘤靶区进行认真确定,画出正确的 GTV 及 PTV 轮廓。要求靶体积比(target volume rate, TVR)=给予处方剂量的总体积÷肿瘤的总体积,TVR 应在 1.5~2.0 之间。TVR 若大于 2.0~3.0,降低了适应性,意味着正常组织受照射的体积和剂量增加。粒子植入后的位置影响剂量分布,粒子位置正确,剂量分布合理均匀,提高疗效和局部控制率。如果粒子植入位置不正确,植入到肿瘤周围的软组织中很容易发生迁移。

肿瘤靶区+边界的剂量应当是 100% 的 PD,重要器官的剂量应在 150% 的 PD 之下,否则,易引起并发症。前列腺用 $^{125}$I 粒子植入时,150% 的等剂量体积不能超过前列腺 60% 的体积;如用 $^{103}$Pd 则不超过 65% 的前列腺体积。

粒子植入时应当先按治疗计划插入全部治疗针,然后顺序植入粒子。不准插 1 支导针种完粒子再植入下一支针,否则位置难以准确。

术中剂量优化有两种方式:交互式计划及动态计算剂量优化。目前多使用后者,在植入中决定植入粒子的最佳位置,以得到最佳剂量分布。优化过程中必须注意剂量分布均匀,如术中发现靶区 100% 的体积剂量 <80% 的 PD,86% 的患者出现"剂量缺口",得不到局部控制,即治疗失败。

最关键的是植入后质量评估。质量评估是依靠治疗后计划(postplan)来实现。评估质量需 3 个数据。第一是体积参数 Vn:PD 的靶体积(V),PD 用百分数表示,标在右下角。如 $V_{80}$=93%,即 93% 的靶体积(区)接受 80% PD。治疗结束后应当报告 $V_{80}$、$V_{90}$、$V_{100}$、$V_{150}$、$V_{200}$ 等参数。第二是剂量参数 Dn:是靶区(V)达到处方剂量(PD)的百分数,标在右下角,例 $D_{90}$=128Gy,即 90% 靶区的体积得到 128Gy 的剂量。第三是靶区体积和 PD 等剂量线的体积比(靶-体积比 TVR),理想的 TVR=1。以上 3 项在每个病例均应有记录表达。

评估 TPS 有 5 个常用方法,包括:①等剂量曲线,用以表达空间信息和剂量信息,进行剂量分析。临床常用 100%、90%、80%,甚至 110%、150% 等剂量曲线。② DVH 图,表示靶区及周围正常组织某剂量区所含体积的百分比。DVH 可分为积分、微分两种。Z-DVH 是表示 Z 平面上的 DVH,属微分 DVH。组织表面的剂量,用表面剂量直方图表示(dose-surface histogram, DSH)。显示某一器官、管腔、神经血管束的剂量,用线性剂量直方图(DLH)。③剂量均匀参数(DHI):靶区内 100%~150% PD 区域,为剂量均匀体积。如果靶区 25cc,有 20cc 剂量均匀(100%~150% PD 区内),只有 5cc 的剂量 >150% PD,DHI=(20-5)÷20=75%。④剂量不均匀度(DNR):>150% 的 PD 体积与 PD 体积百分比,或 DNR=1-DHI。⑤此外还有一种微分剂量体积直方图(defferential dose-volume histogram, D-DVH),用最大的 D-DVH 之半的宽度作一条水平线,从水平线向下的下降线减去上升线的剂量,得数越小表示剂量分布越比较均匀;得数较大,说明分布不均匀。上述评估方法称为半峰高宽值(full width at half maximum of the DDVH, FWHM),表示剂量分布均匀的标准。这些方法中,前三种是必须在治疗病例中总结的内容。

评价 TPS 的指标有 5 项:①靶区的剂量适形 $D_{90}$>mPD,即有 90% 的靶区所受照射剂量超过 PD,意味着植入质量很好。②匹配周缘剂量(matched peripheral dosage, MPD),表示靶体积表面的平均剂量,应为 PD。③适形度(conformation number):PD 的靶体积与全部靶体积之比。④剂量不均匀度最好不超过 20% 的 PD。术前计划中若有超高量区,用减少植入粒子数来解决。⑤正常组织受量。

上述 TRS 及相关剂量学内容,均为粒子植入的规范,必须按规范要求进行。在 ABS 的规范中特别强调,规范即"戒律"(commandments),意即无条件的执行内容。

### 三、放射性粒子植入的副作用

放射性粒子植入后可能出现不同程度的毒副作用,且与粒子植入的部位有关。文献报告粒子植入后急性毒副作用是局部水肿,以前列腺癌粒子植入为例,$^{125}$I 粒子植入后水肿半衰期大约 25～30 天,而 $^{103}$Pd 的水肿半衰期约为 14 天。此外,常见的毒副作用为瘘和脏器穿孔。国外文献介绍了 13 例粒子植入后产生医疗纠纷的病例,12 例是植入后发生瘘或穿孔。

放射性粒子植入后,粒子游走迁徙较为常见,文献报告前列腺粒子植入后,粒子游走到肺、骶骨内,甚至到冠状动脉引起心肌梗死(图 1-1-1)。

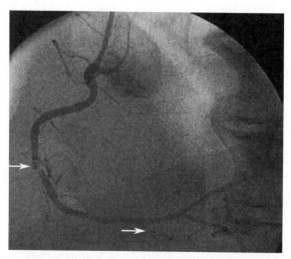

**图 1-1-1 前列腺癌粒子植入后粒子游走到冠状动脉**

预防发生穿孔和瘘的方法是尽量避免在管腔壁附近植入粒子,若必须植入粒子,应计算好剂量要求,选取适宜活度的粒子。为防止粒子游走,可以用粒子链植入,或在植入粒子后在导针口送入明胶海绵栓塞。

### 四、放射性粒子植入的防护

放射性粒子植入时应注意粒子与皮肤、血管、气管、尿道、内脏器官均应距离 1cm 左右。

粒子植入后应检查手术室、手术床及工作环境有无失落粒子。此外应密切观察病人,检查病人排泄物等,有无失落粒子。如有粒子丢失、移动应立即寻找,回收失落的粒子。

植入粒子的局部皮肤可放置冰袋,减少肿胀疼痛。鼓励患者进水及流食,减少酸性及富含氨基酸的食物。粒子治疗后可口服抗生素 1 周,酌情使用镇痛剂及对症处理药物。

粒子射线辐射范围大多在患者体内,治疗后 1～2m,孕妇、儿童应与患者距离在 15.24cm 以上。

$^{125}$I 粒子持续作用最长时间为 18 个月(m)。植入后第 1 天(d)、第 4～6 周随访,其后每 3 个月一次,随访 2 年(y)。

工作人员目前进行粒子植入工作所受剂量,均在安全范围之内。按规定医师每年受量不应超过 3rem(Röntgen equivalent man,rem),物理师、剂量师、技术员所受剂量不会超过规定标准。家属在距离患者 1 米处,剂量率 <5.0mCi/h。在前列腺粒子植入患者腿部 1 小时受量仅几个毫居,比乘飞机在高空受到的放射线辐射还低。前列腺癌植入 $^{125}$I 粒子,患者身体前面为 2～4mCi/h,侧面为此剂量的 1/100。植入 $^{103}$Pd 粒子,患者身体前面仅 1mCi/h。

(申文江)

## 参 考 文 献

1. Garran C, Ciervide R, Cambeiro M, et al. Relationship between day O dosimeters and biochemical relapse-free survival

in patients treated with fransperineal permanent prostate interstitial brachytherapy with $^{125}$I seeds. Brachytherapy, 2010, 9: 8-14.

2. Rivard MJ, Melhus CS, Sioshansi S, et al. The impact of prescription depth, dose rate, plaque size, and source loading on the central axis using $^{103}$Pd, $^{125}$I, and $^{131}$Cs. Brachytherapy, 2008, 7: 327-335.

3. Pignol J, Rakovitch E, Keller B, et al. Final tolerance and acceptance results of a phase I/II clinical trial of permanent breast $^{103}$Pd seed implant. Brachytherapy, 2008, 7: 111-121.

4. Adkison JB, Thomadsen B, Howard SP. Systemic iodine-125 activity after Glia Site brachytherapy: Safety considerations. Brachytherapy, 2008, 7: 43-46.

5. Revard MJ, Bulter WM, Devlin WM, et al. American Brachytherapy Society recommends no change for prostate permanent implant dose prescriptions using iodine-125 or palladium-103. Brachytherapy, 2007, 6: 34-37.

6. Potters L, Calugaru E, Jassal A, et al. Is there a role for postimplant dosimety after real-time dynamic permanent prostate brachytherapy? Int J Radiation Oncology Biol phys, 2006, 65: 1014-1019.

# 第二章

# 放射性粒子永久性植入近距离治疗物理学特点

放射性粒子永久性植入近距离治疗，是肿瘤放射治疗中近距离治疗的一种技术，已有很长的历史。过去由于相关技术的限制，如可供临床选择的放射性核素较少，植入方法过于粗糙等，制约了这一技术在临床上的应用。近二十几年来，随着 $^{125}$I、$^{103}$Pd 等低能量放射源的开发，影像设备和技术的快速发展，以及计算机技术在临床医学中的广泛应用，使这一治疗技术有了很大的发展。特别是对某些部位肿瘤的治疗，如早期前列腺肿瘤的治疗，显示了很好的前景。据文献报道，1998 年美国前列腺肿瘤的发病率约为 18 万，过去仅有 2.2% 的患者接受了近距离治疗，而今天这一比例在可选择的病例中已上升到 30%。

目前，国内放射性粒子永久性植入治疗发展迅猛，许多医院的肿瘤放射治疗中心，甚至核医学科、外科、放射学科、介入治疗科等，都在开展这一治疗技术。的确，放射性粒子永久性植入近距离治疗需要多学科专业技术人员的参与，更要求相关参与者能很好学习和掌握肿瘤学、放射肿瘤学、放射肿瘤物理学、放射生物学的相关知识，了解和把握治疗的适应证，这才可能使这一治疗技术安全有效地实施，并得以正确发展，不断造福于肿瘤患者。本节仅从放射肿瘤物理学的角度，参考目前较为成熟的临床经验，特别是前列腺肿瘤治疗的经验，简要介绍这一技术的特点和发展。

## 第一节　永久性植入治疗应用的放射性核素

目前近距离放射治疗所使用的放射源，多由低能量、短半衰期的放射性核素制成。尤其是永久性插植治疗，出于安全防护，更好地保护正常组织等方面的考虑，更是如此。这一类型放射源的物理学特点和剂量计算方法，与常规近距离治疗使用的放射源有所不同，临床中应予以注意。

### 一、放射源的物理学特点

早期永久性植入治疗使用的放射性核素是 $^{198}$Au，20 世纪 80 年代以后，逐渐并越来越多地使用 $^{125}$I 和 $^{103}$Pd 等放射性核素。临床中使用的 $^{125}$I 和 $^{103}$Pd 放射源辐射的光子能量、包壳尺寸、剂量分布等都较为相似。临床常用的 6711 型 $^{125}$I 和 200 型 $^{103}$Pd 放射源的结构图如图 1-2-1 所示。

$^{125}$I 和 $^{103}$Pd 都是经过电子俘获辐射 γ 射线。根据美国医学物理学家学会（American Association of Physicists in Medicine，AAPM）2005 年发表的数据，$^{125}$I 辐射 γ 射线的加权平均能量为 28.37keV，铅的半值厚约为 0.025mm，半衰期为 59.4 天。临床常用放射源的空气比释动能强度为 0.4～1.0U（1U = 1μGy m$^2$ h$^{-1}$ = 1cGy cm$^2$ h$^{-1}$），约为（1.11～2.96）×10$^7$Bq（0.3～0.8mCi）。6711 型 $^{125}$I 源的剂量率常数约为 0.965cGy/（h·U），照射 90% 总剂量的时间约为 197 天。$^{103}$Pd 辐射 γ 射线的加权平均能量为 20.74keV，铅的半值厚约为 0.008mm，半衰期为 16.99 天。临床常用放射源的空气比释动能强度为 1.4～2.2U，约为（4.11～6.29）×10$^7$Bq（1.1～1.7mCi）。200 型 $^{103}$Pd 源的剂量率常数约为 0.686cGy/（h·U），照射 90% 总剂量的时间约为 56 天。$^{125}$I 和 $^{103}$Pd 放射源剂量率和累积剂量随时间变化特点如图 1-2-2 所示。

近距离治疗用的放射源，供应商出厂时会给予校准，一般会注明其不确定度为 10%。放射源的校准，是近距离治疗患者剂量计算的基础。因此，在永久性植入治疗时，每一批次准备用于植入的放射源,植入前都应给予校准,最少每一批次放射源,应校准其中的10%。永久性植入治疗用的 $^{125}$I 和 $^{103}$Pd 放射源是低能,超低剂量率,不适合使用指形电离室校准,一般应使用特殊的井形电离室(也称 4π 电离室),并在正式使用前必须经国家技术监督部门的检定。

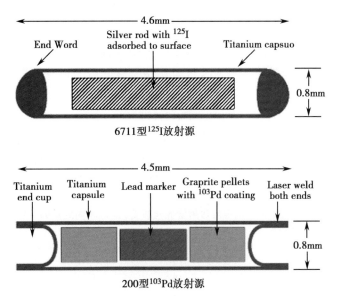

图 1-2-1　6711 型 $^{125}$I 和 200 型 $^{103}$Pd 放射源的结构图

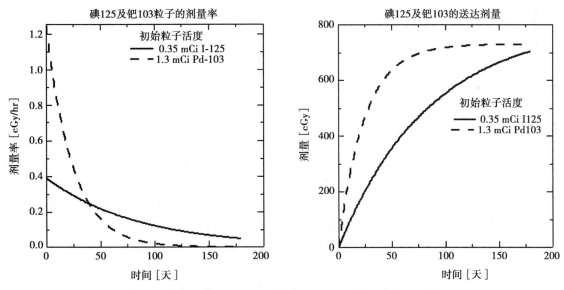

图 1-2-2　$^{125}$I 和 $^{103}$Pd 放射源剂量率和累积剂量随时间变化示意图

## 二、剂量计算方法

在近距离治疗中,放射源周围剂量分布的计算,过去基本都采用 Sievert 积分方法。而永久性植入治疗用的放射源,物理结构及滤过设计复杂,辐射能量较低,Sievert 积分方法不适合处理这类放射源的剂量计算。20 世纪 90 年代中期,AAPM 第 43 任务组提出了近距离植入治疗放射源剂量计算的新方法。其基本公式是:放射源周围一点 P(r, θ)的剂量率为

$$D(r, \theta) = \Lambda \, S_k \, G(r, \theta)/G(1, \pi/2)g(r)F(r, \theta)$$

式中:D(r, θ)P 点的剂量率;Λ 剂量率常数;$S_k$ 空气比释动能强度;G 几何因子;g 径向剂量函数;F 各向异性函数。

应该指出,公式中的相关参数是针对于特定型号放射源的。即相同核素不同型号的放射源,由于

其物理结构不同,公式中的参数值也不相同。临床中常用型号放射源的相关参数,是经实际测量或利用蒙特卡罗方法计算得出(相关参数可查阅 AAPM 第 43 任务组的报告)。目前,近距离治疗剂量计算基本都采用这一方法。

对于近距离植入治疗,经过 t 时间后的累积剂量 $D_c$ 应为

$$D_c = D_0(1.44T_{1/2})(1 - e^{-0.693t/T_{1/2}})$$

式中: $D_0$ 初始剂量率; $T_{1/2}$ 半衰期,$1.44T_{1/2}$ 为该核素的平均寿命。

在永久性插植治疗中,接受的总剂量应是放射源完全衰变后的辐射剂量,即上式中的 t ≫ $T_{1/2}$,则上式可改写为

$$D_c = D_0(1.44T_{1/2})$$

表 1-2-1 给出了临床常用的 6711 型 $^{125}$I 和 200 型 $^{103}$Pd 放射源,1U 空气比释动能强度完全衰变后,距源不同距离所接受的平均剂量。可以看出,$^{125}$I 和 $^{103}$Pd 由于能量低于高剂量率后装治疗使用的 $^{192}$Ir 一个量级,其剂量衰减得更快。这一特点在临床应用中须予以特别重视。

**表 1-2-1　1U 空气比释动能强度放射源完全衰变,距源不同距离的平均剂量(Gy)**

| 距离(cm) | 6711 型 $^{125}$I | 200 型 $^{103}$Pd |
|---|---|---|
| 0.5 | 77.98 | 20.19 |
| 1.0 | 18.74 | 3.91 |
| 1.5 | 7.71 | 1.33 |
| 2.0 | 3.90 | 0.56 |
| 2.5 | 2.19 | 0.27 |
| 3.0 | 1.32 | 0.13 |
| 3.5 | 0.83 | 0.07 |
| 4.0 | 0.54 | 0.04 |
| 4.5 | 0.37 | 0.02 |
| 5.0 | 0.26 | 0.01 |

# 第二节　永久性植入治疗技术特点

放射性粒子永久性植入治疗,特别是应用这一方法治疗早期前列腺肿瘤,已经是一种较为成熟的技术。经直肠超声引导粒子植入治疗前列腺肿瘤技术示意图(图 1-2-3),其基本特点是:使用 TPS,以图像引导方法为基础,完成治疗的全过程。具体为:放射性粒子植入前,获取患者图像,设计治疗计划

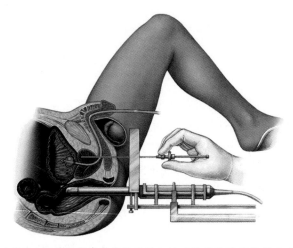

**图 1-2-3　经直肠超声引导粒子植入治疗前列腺肿瘤技术示意图**

和完成放射性粒子的准备；植入时，图像引导，实时计划修正，完成粒子植入；植入后，图像重建，作剂量评估。其他部位肿瘤的治疗，具体方法会有些差异，如使用的影像设备可能不同，但基本原则和实施步骤应是一致的。

## 一、植入前计划

植入前计划即设计将予以实施的治疗计划，它包括：获取患者的影像资料并定义靶体积（volume study）；确定 PD；使用 TPS 得到理想的剂量分布；计算粒子强度及数量；确定植入粒子的方法；订购粒子。

一个满意的治疗计划应该是：

1. PD 应包括整个靶体积，同时敏感器官的剂量应在临床可接受的水平；

2. 控制剂量的不均匀程度；

3. 技术上植入方法应尽可能简单。植入前计划一般在实施治疗前 1 周内完成（根据订购粒子的周期而定），以避免时间过长，患者肿瘤靶体积的变化。

植入前计划首先应由放射肿瘤学医生及相关专业的医生，根据患者的 CT、MRI 和（或）超声等影像学资料，定义靶体积和邻近的敏感器官（图 1-2-4）。并根据这些资料，由治疗计划系统完成剂量计算和优化。近距离治疗剂量优化可采用模拟退火或遗传算法，自动设置植入粒子的位置和强度，使求解的剂量分布能满足临床要求，基本原则是：

1. 计划靶体积（PTV）表面的剂量均匀；

2. 限制 PTV 内超高剂量，即大于 PD 1.5～2 倍剂量的范围；

3. 在 PTV 以外剂量跌落陡峭，即有效地保护正常组织，特别是敏感器官。

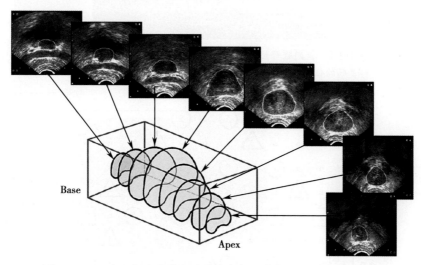

**图 1-2-4　经直肠超声所获取的前列腺部位横截面图，并定义靶体积**

## 二、植入中计划

植入中计划是手术中的实时计划，是永久性植入治疗技术中非常重要的步骤，也是图像引导近距离治疗技术最显著的标志和优势。术中完全实施植入前计划，可能会有以下几个问题：首先治疗中患者的体位，很难完全保持与植入前计划时相一致，这会使靶体积的相对位置有所改变；其次手术中的麻醉措施，可能会引起局部肌肉的收缩，而使靶体积的形状不同于无麻醉时的情况；另外时间间隔也可能使靶体积的形状发生变化；最后手术时插入固定针，这一刺激也有可能引起靶体积位置和形状的变化。因此永久性插植治疗决不能采用粒子盲插方法，即使术中直视下，如胰腺肿瘤插植治疗，也应使用适宜的影像设备，如术中超声探头引导放射性粒子的植入。

植入实时计划最重要的是，根据实时获取患者的影像资料，确定粒子的分布。前面已经提到，永久

性植入治疗使用的 $^{125}$I 和 $^{103}$Pd 是低能量放射源。因此不能像后装治疗中的 $^{192}$Ir 那样，按照巴黎系统的布源规则确定粒子的分布。通常植入 $^{125}$I 或 $^{103}$Pd 粒子的间距为 1cm，即每颗粒子之间，中心至中心为1cm，每排粒子（即植入针）之间也是 1cm。这种方式称为均匀植入（uniform loading），植入平面中心剂量相对较高，需用较多低强度的粒子。临床实施中考虑正常组织耐受剂量的限制，如前列腺肿瘤治疗时，为降低尿道的剂量，往往要去掉中心部位的粒子，这种方式称为周边植入（peripheral loading）。实施这种方法并保证最小周边剂量（mPD），包括整个靶体积，每颗粒子的强度将会增加。

治疗计划系统可根据目标函数的设置，在剂量优化过程中，自动调整和设置植入粒子的位置。前列腺肿瘤治疗术中计划的横断面超声图像（图 1-2-5），标注了靶体积，尿道和直肠的位置，以及 250Gy、140Gy 和 110Gy 等剂量曲线。同时给出了这一层面植入粒子的位置。计划系统给出植入引导模版显示的植入针位置，起始层面和包含的粒子数目（图 1-2-6）。以此作为粒子植入的依据。

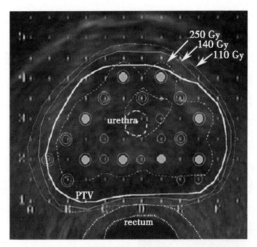

**图 1-2-5** 前列腺部位超声横断面图像，以及显示靶体积，尿道和直肠的位置，以及 250Gy、140Gy 和 110Gy 等剂量曲线

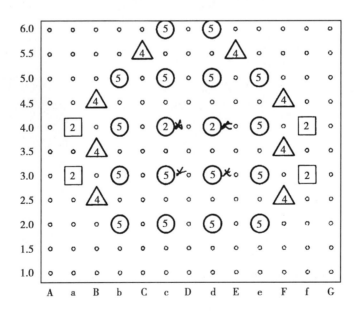

| Retraction Legend | | | | | |
|---|---|---|---|---|---|
| Plane 0 | Plane 1 | Plane 2 | Plane 3 | Plane 4 | Special |
| 0.00cm | 0.50cm | 1.00cm | 1.50cm | 2.00cm | other |
| ○ | △ | □ | ◇ | ▽ | ○ |

**图 1-2-6** 植入引导模版显示的植入针位置，起始层面和所含粒子数目

### 三、植入后计划

永久性植入治疗的质量很大程度上依赖于实际操作者的经验和技能。由于不同患者解剖结构的差异，以及某些部位的限制，即使很有经验的操作者，植入粒子的实际分布，也很有可能与植入中计划的设计有所差别。因此，患者实际接受的剂量必须通过植入后计划予以确认和评估。

植入后计划的剂量评估，常规采用诊断 X 线平片。这一方法虽然可以重建粒子的相对位置，但无法准确显示靶体积和正常组织的三维体积，不能计算剂量和体积的关系。因此现代永久性植入治疗的植入后计划，应以患者的 CT 和（或）MRI 影像为基础实施。

具体做法和步骤应包括：

1. 在每一幅 CT 图像上定义靶体积和需评价的敏感器官；

2. 植入的每一颗粒子重定位；

3. 在三维空间完成剂量计算，并给出等剂量曲线；

4. 生成靶体积和每一敏感器官的 DVH（剂量——体积直方图）。

植入后计划的剂量评估，如同现代外照射三维治疗技术，应利用治疗计划系统生成的靶体积和敏感器官的 DVH，给出相应的 $D_{100}$、$D_{90}$、$D_{50}$，即 100%、90%、50% 的靶体积或正常组织所接受的剂量，以及 $V_{200}$、$V_{100}$、$V_{90}$、$V_{50}$，即获得 200%、100%、90%、50% PD 的靶体积和正常组织所占的份额。靶体积的 $D_{100}$ 即是靶体积的最小剂量（mPD）。

以上论述可以看出，放射性粒子永久性植入治疗是一个复杂的过程，也还存在尚需完善和进一步研究的方面。如适应证的选择、植入技术的改进、不同阶段计划的衔接和评估、剂量计算和剂量优化准确性的提高等。同时，这一技术的开展需要多学科专业技术人员的参与和使用多种复杂的专用设备，特别是需要配置专用的治疗计划系统、放射性粒子校准和环境监测仪器等。而欲使这一技术安全有效的实施，并得到健康的发展，必须建立完善的质量保证体系。它包括人员组成和技术培训，设备配置和质量控制，操作流程和技术规范等多方面内容。只有这样，才可能使这一技术在肿瘤治疗中发挥其应有的作用。

（张红志）

# 第三节  肺癌放射性粒子植入的物理及剂量学问题

掌握放射性粒子植入的物理学和生物学特性是安全合理地应用该技术，并最大限度地发挥其优势的基础。与外照射放射治疗的分割照射方式不同，粒子植入是通过一次性手术完成，相应地在能量沉积方面，外照射的总剂量是通过多次分割的方式累积，每次的治疗时间从几分钟到十几分钟不等，总治疗时间通常需要几周；而粒子植入的总剂量是通过连续几个月到一年的时间，以指数衰减的超低剂量率照射的方式累积，这就导致了粒子植入在放射生物效应方面有明显的特点。外照射和分次高剂量率后装治疗中，分次照射间亚致死性损伤完全修复，而粒子植入中亚致死性损伤不完全修复。另外，与外照射中使用的高能 X 射线或 $^{60}$Co 相比，现代粒子植入使用的放射性核素发射的是低能 X 射线和 γ 射线，具有高线性能量传递（linear energy transfer，LET）、高相对生物效应（relative biological effectiveness，RBE）和低氧增强比（oxygen enhancement ratio，OER）的特性。与 $^{60}$Co 比较，$^{125}$I 和 $^{103}$Pd 粒子的 RBE 分别为 1.45 和 1.75。$^{125}$I 和 $^{103}$Pd 粒子的 OER 约为 1.6~1.7，而高能 X 射线或 $^{60}$Co γ 射线外照射的 OER 为 3 左右。

### 一、粒子植入中常用放射性核素的一般物理学特点

20 世纪 50 年代初就有使用放射性粒子永久性植入治疗肿瘤的报道。当时使用的放射性核素是 $^{198}$Au，初始剂量率是 30~100cGy/h，高于目前常用 $^{125}$I 和 $^{103}$Pd 粒子的 5~20cGy/h。$^{198}$Au 的半衰期是 3.8 天，发射光子平均能量为 412keV，半价层为 2.5mm 铅，由于使用不便及辐射安全方面的考虑，目前只有

少数单位还在使用。永久性粒子植入技术中一个非常重要的进展就是中长半衰期（10～60 天）、低能（20～40keV）放射性核素的出现。20 世纪 60 年代初 Lawrence 首次提出使用 $^{125}$I 粒子进行永久性植入，并于 1965 年在纽约纪念医院进行临床研究，用于治疗肺癌和术中植入治疗前列腺癌等。Henschke、Lawrence 和 Russell 分别于 1965 年和 1987 年首次提出使用 $^{131}$Cs 粒子和 $^{103}$P$_d$ 粒子，但直到最近才出现商业的 $^{131}$Cs 粒子。目前永久性植入中最常用的粒子是 $^{125}$I 和 $^{103}$Pd 粒子。与 $^{198}$Au 相比，$^{125}$I、$^{103}$P$_d$ 的半衰期较长，应用方便，能量较低，易于防护。8cm 厚的组织会使其照射量下降 10 倍，0.2mm 厚的铅箔就可以提供安全的防护。$^{131}$Cs 粒子在发射光子能谱分布等物理学特性方面与 $^{125}$I 类似，但其半衰期更短，对治疗快速生长的肿瘤可能更有生物学上的优势。表 1-2-2 给出了永久性植入中常用放射性粒子的一般物理学特点。

**表 1-2-2　永久性植入中常用放射性粒子的一般物理学特点**

| 粒子 | 光子平均能量（keV） | 半价层（mm 铅） | 半衰期（天） | 水中剂量率常数 [cGy/(hr•U)] | 沉积90%能量的时间（天） |
|---|---|---|---|---|---|
| $^{125}$I | 27 | 0.025 | 59.6 | 0.965 | 197 |
| $^{103}$P$_d$ | 21 | 0.008 | 17.0 | 0.686 | 56 |
| $^{131}$Cs | 29 | 0.028 | 9.6 | 0.915 | 33 |

注：表内数据针对的分别是 6711 型 $^{125}$I、200 型 $^{103}$Pd 和 Cs-1 型 $^{131}$Cs 粒子的值，其他粒子的具体值可能有细微差异。

## 二、单个粒子的一般剂量学特性

$^{125}$I、$^{103}$Pd 和 $^{131}$Cs 三种粒子几何结构类似，发射光子的平均能量接近，其总体剂量学特性也非常类似。其中 $^{131}$Cs 和 $^{125}$I 粒子发射光子的能谱更为接近，其径向剂量分布函数类似，远距离处 $^{131}$Cs 粒子径向剂量分布函数值比 $^{125}$I 粒子稍高，原因是 $^{131}$Cs 粒子使用的 X 线透视标记是金，而 $^{125}$I 粒子使用的是银，$^{131}$Cs 粒子和 $^{125}$I 粒子衰变产物与其相互作用产生的 X 射线能量分别为 67～80keV 和 22～26keV。将两者的剂量学特性数据输入治疗计划系统，经计划系统证实相同布源方式情况下两种粒子的等剂量分布也极为接近。与 $^{131}$Cs 和 $^{125}$I 粒子相比，$^{103}$Pd 粒子的穿透力稍弱。由于粒子结构设计上的改进，$^{131}$Cs 粒子的各向同性比 $^{125}$I 和 $^{103}$Pd 粒子好，其在近源（0.5～1.0cm）小角度（0°～10°）范围内的各向异性函数值约为 0.71，而 $^{125}$I 和 $^{103}$Pd 粒子的相应值为 0.3～0.8，$^{131}$Cs 粒子的平均各向异性因子为 0.964。

## 三、粒子植入的剂量率特性

外照射放射治疗实施的是分割照射，而放射性粒子永久性植入采用的是指数衰减的超低剂量率连续照射。放射性粒子衰变产生的能量是在几个月到一年的时间连续沉积给肿瘤和正常组织，其间随着时间的推移，剂量率指数衰减。随着剂量率的衰减，RBE 会逐渐增加。RBE 的增加和肿瘤的缩小会部分补偿因剂量率下降导致整体生物效应的下降，要描述这些因素间的相互作用和计算放射性粒子永久性植入的生物等效剂量，需要非常复杂的模型。另外，根据 ICRU 38 号报告，近距离放射治疗中参考点剂量率 0.4～2Gy/h（临床实践中经常为 0.3～1Gy/h）的剂量模式为低剂量率照射，剂量率在 2～12Gy/h 范围内为中剂量率照射，剂量率大于 12Gy/h 为高剂量率照射。在放射性粒子永久性植入中，是在几个月到一年的时间以极低的剂量率（$^{103}$Pd 和 $^{125}$I 粒子治疗前列腺癌常用的初始剂量率分别是 0.2Gy/h 和 0.07Gy/h 左右）给予肿瘤高剂量的照射，属于超低剂量率照射。另外，还有一种脉冲剂量率照射（pulsed dose rate，PDR），即短间隔、小分次量多次照射，目的是达到在相同时间（通常是几天）内与低剂量率照射相同的生物学效应，脉冲剂量率照射期间亚致死性损伤不完全修复。

## 四、永久性粒子植入的临床剂量学特性

### （一）靶区内剂量分布特性

在外照射放射治疗中，靶区内剂量通常比较均匀。而在放射性粒子永久性植入中，因近距离平方

反比定律和指数衰减规律的作用，剂量随距源距离的增加而迅速下降，形成单源周围高剂量梯度，临床应用中多源剂量合成后靶区内剂量分布还是相对不均匀。Ling 等使用放射生物学模型探讨了前列腺癌粒子植入中剂量分布不均匀性的问题，从细胞杀伤角度上讲，作者认为靶区内有部分区域接受超过 PD 20% 以内时可能会有治疗上的优势，但当剂量再高时就成为"多余"（wasted）剂量。但临床经验和大量的研究表明，前列腺癌粒子植入中可以接受一定程度的靶区内剂量不均匀性。靶区内剂量分布的均匀性与粒子能量、活度、数目和植入方式等有关，通过逆向优化可以更好地控制靶区剂量分布的均匀性。

**（二）靶区外的剂量分布特性**

在外照射放射治疗中，尤其是立体定向放射治疗和调强适形放射治疗中，接受中低剂量照射的正常组织体积较大。而在放射性粒子永久性植入中，因近距离平方反比定律和指数衰减规律的作用，靶区邻近正常组织剂量迅速跌落。近距离治疗中，剂量分布也是其剂量率分布。随着距源距离不同，剂量率的变化会导致不同的生物学效应。Van 等研究了经典的 6 天低剂量率连续照射 60Gy 情况下，30Gy 和 120Gy 等剂量线处生物学效应的差异。120Gy 等剂量线处对应的剂量率为 0.83Gy/h，应用 Thames 等的不完全修复模型评价宫颈癌的早反应组织和晚反应组织的生物等效剂量分别是 133Gy 和 165Gy。30Gy 等剂量线处剂量率为 0.21Gy/h，早反应组织和晚反应组织的生物等效剂量分别是 28Gy 和 24Gy。两条等剂量线间的剂量梯度和剂量率梯度为 4，而早反应组织和晚反应组织的生物等效剂量梯度分别为 4.7 和 6.8，生物学梯度要明显大于物理学梯度。

对于放射性粒子永久性植入的超低剂量率照射，其剂量、剂量率分布效应与经典的连续低剂量率照射类似，只不过针对不同组织，其具体参数不同。大量的临床经验和相关研究也表明放射性粒子永久性植入中即使植入粒子处（或附近）组织剂量远高于外照射中的组织耐受剂量，但组织却能够很好地耐受。其重要原因就是剂量率效应和体积效应造成的，即很小的体积可以耐受很高的剂量。

## 五、粒子移位和迁移的剂量学效应

外照射放射治疗中，剂量分布会受患者及其内部器官运动、摆位误差的影响，因此要投入大量的资源开展和实施影像引导的放射治疗。与外照射放射治疗相比，放射性粒子永久性植入一个重要特征就是剂量分布不受患者或其内部器官运动的影响，对单个粒子的位置误差相对不敏感，粒子移位和迁移对剂量分布的影响较小。Beaulieu 等研究了 $^{125}$I 粒子永久性植入治疗前列腺癌中粒子移位和迁移的剂量学效应。作者发现对于各种粒子在临床使用的活度范围（0.4～0.7mCi）内时，粒子移位和迁移对靶区和危及器官剂量分布的影响较小，通过逆向优化、模板和影像引导可以控制和减小粒子移位和迁移对靶区和危及器官剂量分布的影响，保证更好地实现计划的靶区和危机器官剂量分布。因为粒子移位和迁移更容易影响靶区周边的剂量分布，所以前列腺体积越大，粒子移位和迁移对靶区 $D_{90}$（90% 靶体积接受的剂量）的影响越小。临床经验和研究也已经证实粒子移位和迁移对肿瘤控制和正常组织的副反应影响不大，但其前提是良好的治疗计划、植入技术及其严格的质量保证和质量控制。

## 六、肺癌粒子植入的物理剂量学问题

肺癌组织间近距离治疗自 20 世纪 50 年代就有应用，随着放射性粒子、影像引导、模板及治疗计划技术的发展，以及对肿瘤放射生物学行为的认识，肺癌粒子植入技术发展很快。肺癌粒子植入有体积植入和平面插植。植入部位包括纵隔、肺实质、肺表面（次叶切除后）、胸壁和椎旁等。

对于因心肺功能不适合做肺叶切除、高危切缘阳性的非小细胞肺癌患者，楔形切除结合粒子植入可以降低肿瘤的局部复发。这类患者推荐 PD 80～120Gy（距离切缘 0.5～1cm）。对于肺癌的平面插植，通常术中确定植入靶区，术前实施计划定制。对于肺癌粒子植入的体积植入，没有前瞻性随机临床实验确定需要的 PD，通常推荐 100～125Gy，外照射后加量或二程放疗，剂量推荐 50～80Gy。对于肺癌的体积植入，粒子植入前应该进行 CT 扫描和治疗计划设计，以确定粒子活度、数目和植入针进针路径，粒子植入后应再次行 CT 扫描和术后验证计划，以确定靶区和危及器官剂量。术中使用实时计划优化模板影像引导植入粒子，可以通过改变粒子活度和间距调整剂量分布。

## 七、粒子植入的物理学及剂量学问题小结

现代放射性粒子永久性植入中常用的放射性粒子是中长半衰期、发射低能 X 射线和 γ 射线的 $^{125}$I、$^{103}$Pd 和 $^{131}$Cs 粒子,应用方便,易于防护。三种粒子的几何结构和总体剂量学特性类似。放射性粒子永久性植入的能量沉积是通过指数衰减的超低剂量率连续照射的方式实现的。其剂量学特性表现为单个粒子周围高剂量梯度,靶区内剂量分布相对不均匀、靶区邻近正常组织剂量迅速跌落,粒子植入中小体积正常组织可以耐受很高剂量的照射。剂量分布不受患者或其内部器官运动的影响,对单个粒子的位置误差相对不敏感,粒子移位和迁移对剂量分布的影响较小。

与外照射和其他近距离治疗技术相比,粒子植入是一种简单、微创、颇具特点的近距离治疗技术,粒子植入在物理学和生物学方面有其显著的特点。但技术优势本身不能自然转变为临床疗效的优势,相关人员一定要熟悉其物理学特性和生物学特性,具有定量剂量学的概念,在治疗计划、影像引导、植入技术等方面严格实施技术和流程的质量控制,保证植入质量,最大限度地发挥该技术的优势。粒子植入治疗低危前列腺癌在临床、物理和技术方面均已经非常成熟,在治疗其他肿瘤方面存在的主要技术问题是植入技术和影像引导问题。相信在临床需求、技术进展和理念创新的推动下放射性粒子永久性植入技术将会取得前所未有的进展,在肿瘤治疗中扮演越来越重要的角色。

模板影像引导、术中实时计划优化、物理剂量学质量保证是肺癌粒子植入的关键要素,也是肺癌粒子植入规范化开展的重要内容,高质量的临床研究必将会将肺癌的粒子植入提升到新的高度。

(杨瑞杰　王俊杰)

# 参 考 文 献

1. Y.Yu, L.L.Anderson, Z.Li, et al. Permanent prostate seed implant brachytherapy: Report of the American Association of Physicists in Medicine Task Group No. 64, Med. Phys. 26. 10, October 1999.

2. J.Van Dyk. The Modern Technology of radiaton oncology. Wisconsin: Medical Physics Publishing, 1999.

3. J.F.Williamson, W.Butler, L.A.DeWerd, et al. Recommendations of the American Association of Physicists in Medicine regarding the impact of implementing the 2004 task group 43 report on dose specification for $^{125}$I and $^{103}$Pd interstitial brachytherapy. Med. Phys, 2005, 32(5).

4. R.Nath, L.L.Anderson, G.Luxton, et al. Dosimetry of interstitial brachytharepy sources: Recommendations of the AAPM Radiation Therapy Committee Task Group No. 43, Med. Phys, 1995, 22: 209-234.

5. Gerbaulet A. The GEC ESTRO Handbook of Brachytherapy. ESTRO, 2002.

6. Jeffrey F Williamson. Brachytherapy technology and physics practice since 1950: a half-century of progress. Phys Med Biol, 2006, 51: R303-R325.

7. Zelefsky MJ, Kuban DA, Levy LB, et al. Multi-institutional analysis of long-term outcome for stages T1-T2 prostate cancer treated with permanent seed implantation. Int J Radiat Oncol Biol Phys, 2007, 67: 327-333.

8. 王俊杰, 张福君. 放射性粒子组织间近距离治疗前列腺癌. 第 2 版. 北京: 北京大学医学出版社, 2007.

9. 殷蔚伯, 谷铣之. 肿瘤放射治疗学. 第 3 版. 北京: 中国协和医科大学出版社, 2002.

10. Ling CC, Li WX, Anderson LL. The relative biological effectiveness of I-125 and Pd-103. Int J Radiat Oncol Biol Phys, 1995, 32: 373-378.

11. Wuu CS, Zaider MA. Calculation of the relative biological effectiveness of 125I and 103Pd brachytherapy sources using the concept of proximity function. Med Phys, 1998, 25: 2186-2189.

12. 廖安燕, 王俊杰. $^{125}$I粒子持续低剂量率照射对人前列腺癌细胞的抑制作用. 中华放射医学与防护杂志, 2007, 27: 12-15.

13. Ling CC, Spiro IJ, and Mitchell J, et al. The variation of OER with dose rate. Int J Radiat Oncol Biol Phys, 1985, 11: 1367-1373.

14. Teh BS, Berner BM, and Carpenter LS, et al. Permanent gold-198 implant for locally recurrent adenocarcinoma of the prostate after failing initial radiotherapy. J. Brachytherapy Int, 1998, 14: 233-240.

15. Murphy M K，Piper R K，and Greenwood L R，et al. Evaluation of the new cesium-131 seed for use in low-energy x-ray brachytherapy. Med. Phys，2004，31：1529-38.

16. Armpilia CI，Dale RG，Coles IP，et al. The determination of radiobiologically optimized half-lives for radionuclides used in permanent brachytherapy implants. Int J Radiat Oncol Biol Phys，2003，55：378-385.

17. Dale RG，Jones B，Coles IP. Effect of tumour shrinkage on the biological effectiveness of permanent brachytherapy implants. Br J Radiol，1994，67：639-45.

18. 胡逸民，张红志，戴建荣. 肿瘤放射物理学. 北京：原子能出版社，1999.

19. Ling CC，Roy J，Sahoo N，Wallner K，et al. Quantifying the effect of dose inhomogeneity in brachytherapy：Application to permanent prostatic implant with 125I seeds. Int. J. Radiat. Oncol Biol Phys，1994，28：971-978.

20. Battermann JJ，Boon TA，Moerland MA. Results of permanent prostate brachytherapy，13 years of experience at a single institution. Radiother Oncol，2004，71：23-28.

21. Potters L，Morgenstern C，Calugaru E，et al. 12-year outcomes following permanent prostate brachytherapy in patients with clinically localized prostate cancer. J Urol，2005，173：1562-1566.

22. Martin AG，Roy J，and Beaulieu L，et al. Permanent prostate implant using high activity seeds and inverse planning with fast simulated annealing algorithm：a 12-year Canadian experience. Int J Radiat Oncol Biol Phys，2007，67：334-341.

23. JJ Mazeron，P Scalliet，E Van Limbergen et al. Radiobiology of brachytherapy and the dose-rate effect. The GEC ESTRO handbook of brachytherapy，2002，95-121.

24. Beaulieu L，Archambault L，Aubin S，et al. The robustness of dose distributions to displacement and migration of 125I permanent seed implants over a wide range of seed number，activity，and designs. Int J Radiat Oncol Biol Phys，2004，58：1298-1308.

25. Hilaris BS，Martini N. Interstitial brachytherapy in cancer of the lung：a 20 year experience. Int J Radiat Oncol Biol Phys 1979，5：1951-1956.

26. 杨瑞杰，张红志，王俊杰. 放射性粒子组织间永久性植入的物理学特性. 中国肿瘤临床与康复杂志，2008，15（6）：96-98.

27. 林蕾，王俊杰. 放射性 125I 粒子植入治疗非小细胞肺癌进展. 癌症进展，2013，11（2）：122-125.

28. Yingdong Zhang，Junjie Wang，Feng Liu，et al. EGFR inhibitor C225 increases the radiosensitivity of human lung squamous cancer cells. Cancer Cell International，2010，10：39.

29. Ang Qu，Hao Wang，Jinna Li，et al. Biological Effects of 125I Seeds Radiation on A549 Lung Cancer Cells：G2/M Arrest and Enhanced Cell Death. cancer investigation，2014，32（6）：209-217.

30. 赵楠，杨瑞杰，王俊杰. 放射性粒子剂量学特性研究进展. 中华放射医学与防护杂志，2015，35（10）：797-800.

31. Yang R，Wang J，Zhang H. Dosimetric study of 131Cs，I-125，and Pd-103 seeds for permanent prostate brachytherapy. Cancer Biother Radiopharm，2009，24：701-705.

32. 赵楠，杨瑞杰，王俊杰. 热释光探测器的剂量学特性研究. 中华放射医学与防护杂志，2015，35（9）：696-699.

33. 霍小东，郑广钧，柴树德，等. CT 引导下 125I 放射性粒子植入治疗Ⅲ期非小细胞肺癌疗效分析. 中华放射医学与防护杂志，2012，32（2）：199-203.

34. Jiang P，Liu C，Wang J，et al. Computed tomography（CT）-guided interstitial permanent implantation of（125）I seeds for refractory chest wall metastasis or recurrence. Technol Cancer Res Treat. 2015，14（1）：11-18.

35. 江萍，王俊杰，柳晨，等. 转移胸壁肿瘤 CT 引导 125I 粒子治疗疗效初探. 中华放射肿瘤学杂志，2013，22（3）：209-212.

36. 赵楠，杨瑞杰，王俊杰. 125I 放射性粒子植入计划制定研究. 中华放射医学与防护杂志，2014，34（1）：54-58.

37. 杨瑞杰，王俊杰. 放射性粒子植入计划系统剂量计算准确性验证. 中华放射医学与防护杂志，2011，31（4）：493-495.

38. 杨瑞杰，姜玉良，李金娜，等. 复发性直肠癌 CT 引导 125I 粒子植入的剂量学验证. 中国肿瘤，2009，8（10）：848-850.

# 第三章

# 放射性粒子近距离治疗的生物学基础

肿瘤治疗包括外科、放疗和化疗三大手段。其中有 70% 的患者需要通过放射治疗达到治愈、姑息或者配合手术治疗的目的。放疗分为外放疗和内放疗两种。外放疗是利用放疗设备产生的各种射线（光子、电子或粒子线），经体外聚焦将射线由体外传输到体内，对肿瘤细胞 DNA 进行有效破坏，杀灭肿瘤细胞，达到控制肿瘤的目的。内放疗是利用具有放射性的核素，经人体天然管道或组织间直接插植到肿瘤靶区，对肿瘤细胞进行定点清除。近距离治疗一词"brachytherapy（BT）"源于希腊文。包括：腔内、管内、组织间、术中和模照射 5 种模式。其中高剂量率后装近距离治疗和低剂量率组织间永久插植治疗应用比较普遍。高剂量率后装主要适用于子宫颈癌、子宫体癌治疗，也可用于乳腺癌和前列腺癌组织间插植治疗，其特点为分次进行，需要特殊防护。组织间永久插植治疗主要适用于实体肿瘤，如肺癌、胰腺癌、前列腺癌、软组织肿瘤和各种复发转移癌治疗，其特点为一次完成，防护简单。

放射性粒子组织间永久近距离治疗也叫粒子植入治疗，是一种非常有效的局部治疗手段。1901 年法国 Pierre Curie 首先提出近距离治疗概念，优势包括物理学和生物学两个方面。生物学优势包括：①局部照射可增加肿瘤与正常组织的剂量分配比；②由于持续低剂量率照射而使肿瘤细胞增殖减少；③由于剂量率的降低而使氧增比减少，即射线对肿瘤细胞杀伤时对氧依赖性降低，进而克服因肿瘤乏氧对射线产生的抗拒作用。物理学优势包括：①局部可实现高剂量照射；②易于防护。

粒子植入治疗使用放射性核素包括：$^{198}$Au（$T_{1/2}$ = 2.7 天）、$^{103}$Pd（$T_{1/2}$ = 17 天）和 $^{125}$I（$T_{1/2}$ = 60.2 天）。早期永久植入（permanent implant，PI）是氡粒子，后被相对危险性低的 $^{198}$Au 粒子源取代。$^{198}$Au 粒子源又被光子能量更低的 $^{125}$I 粒子源取代。$^{125}$I 粒子植入治疗肿瘤取得了非常理想的局部控制率，但是目前其放射生物学机制尚不十分清楚。

近来放射性粒子 $^{103}$Pd 研制成功，半衰期为 17 天，临床应用更加便利。目前临床应用最多的短暂植入（temporary implant，TI）放射性核素是 $^{192}$Ir 和 $^{137}$Cs。

## 第一节　放射性粒子植入治疗体内和体外试验研究

1965 年美国纽约 Memorial Sloan-Kettering 医院肿瘤中心完成首例前列腺癌 $^{125}$I 粒子治疗，结果证明局部控制率很高、并发症发病率很低。对不能手术切除的肺尖癌，与外放疗比较，粒子植入治疗可提高 5 年生存率达 3.2 倍。过去几十年间放射性粒子植入治疗进展十分迅速，尤其前列腺癌治疗已经成为标准治疗手段之一。2001 年北京大学第三医院率先在全国引进放射性粒子植入治疗前列腺癌技术，2002 年又将 CT 引导技术全面引入到粒子植入治疗领域，大大提高了粒子植入治疗精度，扩大了粒子植入治疗的应用范畴。2012 年实现术中计算机计划系统与 CT 模拟机对接，实现术中适时计划。2015 年研发出 3D 打印共面和非共面模板技术，实现人体各部位粒子植入治疗可计划、可优化和可评估。

### 一、细胞剂量-存活曲线研究

$^{125}$I 粒子是 PI 治疗最常用的放射性核素，其物理特性包括释放软 X 线（平均能量 28keV）、半衰期较长（60.2 天）、便于保存（半价层为 0.003cm 的铅）、操作人员易于防护和剂量迅速衰减等特性。

与常规分次放疗相比，$^{125}$I 粒子植入治疗的生物等效剂量仍没有结论性的定论。因为不同放射性核素衰变规律不同，所以常用不同的 PD 来获得等效生物效应。Orton 提出时间 - 剂量因子（time-dose factor，TDF）概念来评估粒子植入治疗的生物效应。它利用高剂量率的短暂 TDF 数据，推论低剂量粒子植入时间 - 剂量因子，结果发现与临床结论相一致。Orton 计算 $^{125}$I 粒子 MPD（匹配周缘剂量）的 TDF 是 115，相当于 7 周 70Gy 外照射或 $^{192}$Ir 短暂插植 6.5 天的 65Gy 剂量，但与 $^{125}$I 粒子相对生物效应（relative biological effectiveness，RBE）无相关性。$^{125}$I 和 $^{137}$Cs 粒子源体外细胞实验研究参数见表 1-3-1。

表 1-3-1　细胞存活曲线参数

| 核素 | 剂量率（cGy/h） | α | β |
| --- | --- | --- | --- |
| $^{137}$Cs | 72 | $(1.58 \pm 0.03) \times 10^{-3}$cGy$^{-1}$ | 0 |
| $^{125}$I | 65～76 | $(2.02 \pm 0.04) \times 10^{-3}$cGy$^{-1}$ | 0 |
| $^{137}$Cs | 35 | $(1.56 \pm 0.03) \times 10^{-3}$cGy$^{-1}$ | 0 |
| $^{125}$I | 21～24 | $(1.72 \pm 0.04) \times 10^{-3}$cGy$^{-1}$ | 0 |
| $^{137}$Cs | 24 | $(1.42 \pm 0.03) \times 10^{-3}$cGy$^{-1}$ | 0 |
| $^{125}$I | 8～10 | $(1.56 \pm 0.08) \times 10^{-3}$cGy$^{-1}$ | 0 |
| $^{137}$Cs | 13 | $(1.34 + 0.07) \times 10^{-3}$cGy$^{-1}$ | 0 |

## 二、放射性粒子植入的相对生物效应

$^{125}$I 粒子的 RBE 值尚没有确切的定论。相对于硬 X 线，$^{125}$I 粒子源释放低能光子，具有增加 RBE 的作用。与 $^{137}$Cs（或 $^{192}$Ir）相比，它的剂量平均比（LET$_D$）在 1.2cm 深度是 1.8，根据辐射双击理论，它代表了低剂量时 RBE 极限值。提高 RBE 值的机制可能是低能 X 线增加了高线性能量传递（Linear Energy Transfer，LET）次级电子数量，进而推测，次级电子可增加 DNA 双链断裂和不可修复性 DNA 损伤。细胞剂量 - 存活曲线具有较小的肩区，而且由于高 LET 辐射降低了亚致死性损伤的修复，使剂量率对细胞剂量 - 存活曲线影响减小。理论上讲，由于低剂量率射线作用细胞时，细胞亚致死性损伤的修复能力提高，$^{125}$I 粒子的 RBE 值最大。

Alphieri 等通过对小鼠体内肿瘤研究发现，剂量率为 45cGy/h $^{125}$I 粒子 RBE 为 1.0～1.3。增殖缓慢小鼠腺癌 RBE 值最低为 1.0，纤维肉瘤 RBE 值最高为 1.3。结肠癌 RBE 值为 1.2。Freeman 等对对数生长期 CHO 细胞（具有很大的肩区）在剂量率为 5～53cGy/h 范围进行分析，发现剂量率为 13～46cGy/h 时，对数生长期 CHO 细胞的 RBE 比值是 1.3；剂量率为 5～7cGy/h 时，RBE 比值增加到 2。其他学者对与 $^{125}$I 粒子能谱相似的软 X 线 RBE 值进行了比较，利用对数生长期的 S3 子宫颈癌细胞（具有较小肩区），给予 15～130cGy/min 剂量率的照射，结果 40keV（平均能量 23keV）X 线与 $^{60}$Co 比值 RBE 是 1.3～1.4。剂量率从 130cGy/min 降低到 15cGy/min，RBE 从 1.1～1.2 增加到 1.4。$^{125}$I 粒子 RBE 值变化范围为 1.0～2.0，大多数在 1.2～1.5 之间。许多研究证明，随剂量率降低，$^{125}$I 粒子 RBE 比值升高、双链断裂相对增加。高 RBE 值对有丝分裂延迟的意义目前尚不清楚。Scaife 等用人肾 T 细胞研究发现，100keV X 线与 $^{137}$Cs X 线（剂量率 50cGy/min）比，RBE 比值是 1.15，细胞存活曲线肩区减小。作者同时发现对于有丝分裂延迟时相细胞的 RBE 比值是 2。高 LET 重离子也具有较高的有丝分裂延迟效应。Bonura 等利用 50keV X 线照射 E.Coli，K-12 细胞系，研究证明 RBE 是 1.47，细胞存活曲线肩区减小。同时用琼脂糖凝胶梯度电泳研究单、双链断裂的相对数目，结果单链断裂 RBE 值是 1.33，双链断裂 RBE 值是 1.93。

Marchese 等对小鼠卵巢细胞系（C3H/10T-1/2）研究得出相反的结论，剂量率低于 10cGy/h 时，RBE 值并没有随剂量率的降低而改变。尽管人们希望通过降低高 LET 射线剂量率来减少亚致死性损伤修复，以提高 RBE 值，但是在 10～76cGy/h 这一剂量率区间，C3H/10T-1/2 细胞 RBE 值无明显改变。同时软 X 线在低剂量率时对增加 RBE 值的作用，由于对数生长期细胞接触抑制的影响使得有丝分裂延迟作用减低，大多数细胞是处于细胞间期，而这种情况与人体大多数肿瘤细胞相似。

高剂量率 $^{125}$I 粒子和低剂量率 $^{125}$I 粒子与 $^{137}$Cs 比较，总剂量 80Gy 时，$^{125}$I 粒子高 RBE 值可引起 1.2～1.4 倍对数级细胞杀伤效应。总剂量 160Gy 时，低剂量率照射时可产生 2 个对数级（$1.8 \times 10^2$）细胞存活差别。目前仍不清楚 $^{125}$I 粒子这种 RBE 效应是否具有临床意义。另外，需要强调的是 $^{125}$I 粒子 RBE 值在正常组织和人恶性肿瘤细胞中是否具有差异目前尚不清楚。

### 三、放射性粒子植入治疗对细胞增殖的影响

为了进一步验证低剂量率连续照射条件下 $^{125}$I 粒子 RBE 值的变化，Marchese 等利用 $^{125}$I 粒子和 $^{137}$Cs 对 C3H 细胞进行低剂量率持续照射，研究 $^{125}$I 粒子 TI 和 PI 后 1～12 天细胞周期对存活分数影响。结构研究证明不同人体肿瘤细胞的周期是 0.6～9.0 天，大多数是 1～5 天。假定粒子剂量率一定，进入细胞周期的分数为 15%，那么超过 14 天的 $^{125}$I 粒子 TI，细胞增殖几乎对细胞存活分数没有任何影响。另一方面，$^{125}$I 粒子在 PI 后的最初 33 天，剂量为 80cGy，结果对于细胞周期少于 4 天的存活分数显示了明显的增加作用。因此，$^{125}$I 粒子 PI 并不适于生长快速的肿瘤治疗。而对软 X 线，有丝分裂延迟作用可能较大，这样有可能抵消细胞增殖的作用。剂量率低于 7～10cGy/h 的 PI，对人体肿瘤细胞周期的延迟作用目前仍不十分清楚，对于生长缓慢的前列腺癌，细胞增殖效应可以忽略。

$^{125}$I 粒子 PI 治疗，取得了令人鼓舞的肿瘤局部控制率。由于粒子植入是在 CT 引导下进行的，而且根据术前计划进行排布，因此，粒子在靶区内剂分布可实现最佳适形度，正常组织并发症明显降低，与外照射相比，降低了每次照射剂量单位的生物损伤效应。同时许多临床研究证明，分化差的肿瘤不能很好地被 $^{125}$I 粒子植入治疗控制。这主要是因为分化差的前列腺癌细胞有较短的细胞周期或细胞群体中有较高的增殖比例。

## 第二节　剂量率的影响

放射性粒子植入治疗与其他外照射、高剂量率后装治疗不同，粒子植入治疗持续时间较长，在治疗过程中肿瘤细胞可再增殖、再修复、再氧合。同时粒子植入治疗的剂量率较低，其生物学效应也与其他放疗技术不同。其中剂量率是影响肿瘤生物学效应的主要因素。根据剂量率的不同，分为四个范围：

1. 较高剂量率　以 μs 或 ns 计算脉冲的照射，在 109～1012Gy/min 的剂量率内，主要用于放射生物实验研究。目前外照射设备可以达到这个量级，如射波刀、True Beam 加速器等。

2. 高剂量率　1～10Gy/min，为目前临床常用外照射剂量率。

3. 低剂量率　剂量率范围是 $10^{-7}$～$10^{-8}$Gy/min、1Gy/min 或 0.1～1Gy/h，主要用于组织间和腔内后装治疗。

4. 非常低的剂量率　主要用于粒子植入治疗，可长达几周、几个月，甚至几年。

### 影响剂量率效应的因素

放射治疗过程中剂量率效应主要是由于延长照射时间导致在治疗过程中发生亚致死性损伤的修复。每个剂量（$D_2$、$D_3$、$D_4$ 等）均按等分次剂量 D 进行照射，分次间隔时间有足够的时间完成亚致死性损伤修复，每次照射剂量 - 存活曲线都有肩区的再现。如果只测定相当于等剂量增量的单个实验点，就会看到以波折线表示的存活曲线没有"肩区"。因此，可以把连续低剂量照射当做无数个极小的分次照射，此时剂量 - 存活曲线也没有"肩"，而且其斜率比一次大剂量照射的剂量 - 存活曲线斜率小。

为了进一步阐明剂量率效应，Hall 和 Badford 用剂量率 7.3～9.5cGy/h 测定离体培养 HeLa 细胞剂量 - 存活曲线。发现随剂量率降低，细胞存活曲线斜率越来越平坦，外推数趋向 1。由于潜在致死损伤而出现的剂量率效应在 1～100cGy/min 最有意义，高于或低于这一范围，剂量 - 存活曲线的参数只有缓慢的变化。不同类型的细胞，因潜在致死性损伤而引起的剂量率效应差别很大。

实验动物体内肿瘤研究提示剂量率效应比一般离体培养细胞小，这是因为实验肿瘤体内含有一定比例的乏氧细胞，它对肿瘤一次大剂量照射反应起决定性作用。当照射时间延长到几天时，在照射期

间会发生再氧合。在此情况下，由于潜在致死性损伤而降低的生物效应或多或少被再氧合而增加的生物效应抵消。当照射时间再延长时，这两个过程向相反的方向起作用，减少对细胞的杀伤，而再氧合增加了照射对原来抗拒乏氧细胞的杀灭。这样在相当宽的剂量率范围内，没有剂量率效应，同时也不降低肿瘤的放射反应。

延长照射时间、降低剂量率可使正常组织损伤明显减少，而对肿瘤细胞杀伤没有影响。因此，降低剂量率可提高治疗比，这是低剂量率组织间插植治疗和分次照射放射生物学基础。腔内和组织间照射时，所使用的正是处于生物效应因剂量率不同而有很大变化的剂量率区间。因此，对正常组织的影响，不仅与照射体积有关，而且与剂量率有关。为了获得既定的生物疗效，照射剂量必须根据剂量率的变化进行调整。根据临床经验以每 7 周 60Gy 为标准治疗，随剂量率变化而给不同剂量照射。

高剂量率照射细胞剂量 - 存活曲线都有明显的肩区，随剂量率降低和照射时间延长，越来越多的亚致死性损伤在照射期间得到恢复，剂量 - 存活曲线逐渐趋于平坦，肩区也逐渐消失。当所有亚致死性损伤都被修复的时候就达到了极限斜率。此时的细胞周期 $G_2$ 期阻滞，不再进展，分裂停滞。由于 $G_2$ 期对射线敏感，所以剂量 - 存活曲线又变得陡峭起来，这就是所谓"逆剂量率效应"（inverse dose-rate effect）。当剂量率进一步降低时，细胞通过 $G_2$ 期进入有丝分裂期。如果剂量率很低，而且照射时间比细胞有丝分裂周期长，那么照射期间就可能发生细胞增殖，进而造成了生物学效应进一步下降，因为此时细胞增殖与细胞死亡趋于平衡。不难看出剂量率对放射生物效应的影响是上述三个因素综合作用的结果。

## 第三节　剂量率效应的临床应用

### 一、低剂量率的持续照射

低剂量率持续照射具有超分割照射所有生物学优点。延缓增殖细胞周期进程，这种作用可在放射敏感时相出现。低剂量率和超分割都可引起细胞周期时相的再分布，增减其对射线作用的敏感性，但是前者比后者更明显，晚反应组织则没有自身增敏作用。在靠近放射源的高剂量率区域，肿瘤细胞丢失全部增殖能力的可能性很大，如果考虑细胞杀死的对数性质，其实际杀伤肿瘤细胞作用并不大。例如：杀死 50% 肿瘤细胞的剂量，仅能节省掉一次常规分次照射剂量（250～300cGy）。

### 二、高剂量率分次放疗

高剂量率后装近距离治疗具有令人信服的疗效。然而从放射生物学角度看，高剂量率后装近距离治疗存在问题与大分割照射相似，主要包括以下几个方面：

1. 靶细胞剂量 - 效应特点（α/β 比值）的不同可失去在晚反应组织和肿瘤之间治疗区别。
2. 细胞周期再分布的效应减少。
3. 乏氧细胞对肿瘤放射反应的潜在影响增加。

根据放射生物学早反应组织和晚反应组织模型分析，放射性粒子植入治疗具有不利的一面，因为晚反应组织积累了大量的剂量，而又不像早反应组织那样可以通过再生而得以幸免。如果在一个较长的时间内必须限制总剂量，那么在开始时必须用低剂量率，这样除大部分慢增殖肿瘤组织外，可使所有组织都能通过生长或再增殖来加速"逃脱"。

## 第四节　放射性粒子植入治疗的线性二次模型

放射性粒子植入与分次外照射的剂量效应不同，主要表现在剂量率对放射反应的影响。由于不同放射性核素具有各自特定的时间 - 剂量效应，所以为了获得等效放射生物效应，临床上所需要的 PD 也不一样。1977 年 Orton 提出了一种放射性核素的生物效应相对于另一种放射性核素的评估方法，即时间 - 剂量 - 因子（TDF），这一概念主要描述了剂量率对放射效应的影响。

近年来许多学者利用线性二次模型或 α-β 模型作为评估临床放射疗效的基础,其中的 α 和 β 是细胞存活曲线线性二次系数。Dale 在此基础上将这一模型外推到评估短暂和永久粒子植入治疗。其中影响因素包括:在粒子植入过程中亚致死性损伤修复、肿瘤倍增时间、生长延迟和不同照射剂量。

目前临床评估放疗疗效的基础是利用细胞杀伤的线性二次模型,对于一个疗程的外照射,分次数是 n,分次量为 d,生物效应剂量(BED)的线性二次等式为:

$$BED = nd[1 + d/(\alpha/\beta)] - 0.693T/(\alpha \cdot Tp) \quad (1)$$

克隆细胞存活分数为 exp(−αBED),α 和 β 是细胞存活曲线线性二次系数。Tp 是肿瘤潜在倍增时间(tumor potential doubling time),T 是总的治疗时间。

Dale 外推这一模式到近距离治疗,但是他并没有考虑剂量率的影响,尤其是短半衰期的放射源,生物效应剂量在时间 t 时为:

$$BED = D[1 + 2(d_0 \cdot \lambda)(\beta/\alpha) \cdot \kappa/(\mu - \lambda)] - 0.693t/(\alpha \cdot Tp) \quad (2)$$

$$\kappa = [1/(1 - \varepsilon)]\{1 - \varepsilon2\}/2\lambda - [1 - \varepsilon \cdot \exp(-\mu t)]/(\mu + \lambda)\} \quad (3)$$

其中:D = 总剂量;$d_0$ = 初始剂量;λ = 放射源的衰变常数;μ = 亚致死性损伤修复;ε = exp(−λt)。

肿瘤再生长延迟时间是 Td 时,当 T 或 t>Td 时,等式(1)和(2)中的第二项可以被 0.693(T−Td)/(α·Tp)和 0.693(t−Td)/(α·Tp)替代,因此,永久性粒子植入放射生物学因素至少包括:通过延长照射时间灭活肿瘤细胞;持续照射过程中亚致死性损伤的修复;肿瘤细胞的再增殖;剂量率的指数衰减。以上各因素综合作用超越了一定的效应时间($T_{eff}$),即使进一步延长照射时间,也没有 BED 的增加,存活分数的下降。$T_{eff}$ 可以通过如下等式获得:

$$T_{eff} = (1/\lambda)\ln[1.44d_0 \cdot \alpha \cdot Tp]$$

在 $T_{eff}$ 时,肿瘤再增殖与射线连续不断的照射达到了平衡。如果在 $T_{eff}$ 时仍有活的肿瘤细胞,那么粒子植入治疗认为是无效的。$T_{eff}$ 值取决于 PD(PD 决定初始剂量率)和 Tp。从以上公式为出发点考虑,作者选择了与临床 PD 相应的 $D_0$ 值,与 $^{198}$Au、$^{103}$Pd 和 $^{125}$I 粒子总量 60Gy、120Gy 和 160Gy 相对应,其 $D_0$ 值分别为 0.64Gy/h、0.20Gy/h 和 0.077Gy/h。

由于计算公式主要考虑的是肿瘤控制效果,所以通常 α/β 比值定为 10。根据临床和实验研究推测,α 值为 0.3Gy$^{-1}$,位于放射敏感区的中间。与 2Gy 分次外照射相对应,α/β 为 0.5。亚致死性损伤修复一半所需的时间,作者定为 1 小时。无论生长快速或缓慢的肿瘤,其倍增时间(Tp)为 5~30 天。以上等式执行的是 PD 或相应的 mPD,而没有考虑到剂量分布的不均匀性,另外也没有考虑到不同性质射线 RBE 的变化。

三种放射性核素 BED 有一过性增加。BED 峰值分别在 $T_{eff}$ 14 天,58 天和 120 天。当时间大于 $T_{eff}$,肿瘤再增殖超过了剂量率下降时的辐射效应,BED 值下降,存活分数增加。当时间超出 $T_{eff}$,放射性粒子植入后因衰变而无辐射效应时,曲线中断。对于这样一些参数,$^{198}$Au 粒子植入可引起 7~8 个对数级的细胞杀伤效应,$^{125}$I 粒子为 8~9 个对数级细胞杀伤,而 $^{103}$Pd 的细胞杀伤为 11 个对数级别。而外照射相对生物效应,共 30 次 60Gy,每次 2Gy,BED 值为 53.5Gy,可产生 7 个对数级别的细胞杀伤效应。

在以上这些影响 $T_{eff}$ 参数当中,λ 对于每一种放射性核素是恒定不变的,而 $D_0$ 和 α 变异非常局限。Tp 变化范围非常大。对于 $^{198}$Au 粒子植入,Tp 从 5 天到 30 天,而 $T_{eff}$ 只有轻微变化(14~20 天)。这一点也不难理解,因为放射性粒子的半衰期较短,所以剂量率迅速下降,使肿瘤再增殖速率的变化显得并不十分重要。相反,$^{125}$I 粒子植入后 Tp 的变化,可引起 $T_{eff}$ 大幅度改变,这主要是因为其剂量率衰变非常缓慢的缘故。需要特别强调的是 Tp 在同样变化范围内,$^{125}$I 粒子 $T_{eff}$ 是 2.3 倍的变化(120~275 天)。$^{103}$Pd 粒子植入的变异介于其他两种核素之间。

如果粒子植入后照射时间超过 $T_{eff}$ 时,多余照射是无效应的。有 5% $^{198}$Au 粒子剂量是无效的,而 $^{125}$I 粒子无效剂量为 5%~30%,$^{103}$Pd 粒子是 3%~15%。

因为 $T_{eff}$ 对 Tp 非常敏感,BED 和相应的存活分数也是如此,尤其对于半衰期较长的放射性核素。利用三种放射性核素标准植入后存活分数作为肿瘤倍增时间的一个函数,$^{198}$Au 的 $T_{eff}$ 相对恒定,当 Tp 变化时,存活分数仍没有明显的改变。相反,当 $^{125}$I 粒子 Tp 从 5 天增加到 30 天时,其植入存活分数下降大约 9 个对数级，而 $^{103}$Pd 粒子下降 3～4 个对数级。这样对于较大 Tp 值 $^{125}$I 和 $^{103}$Pd 粒子植入，可获得大幅度细胞杀伤效应，$^{125}$I 粒子植入变异较大。这两种核素的变异程度差异引起了曲线的较差，提示对于 Tp 小 10 天的 $^{103}$Pd 粒子植入更为有效，而具有高 Tp 值 $^{125}$I 粒子植入也非常有效。

对于特定的放射核素和 Tp 的双重影响，可产生大于 11～12 个对数数量级细胞杀伤的效应。如果克隆源细胞分数只有大约 0.1%，那么期望这样的细胞灭活水平是没有必要的，许多研究都得出了相同的结论。但是对于长半衰期放射性核素，存活分数是独立于 Tp 值的。由于不同肿瘤 Tp 值的差异，对于一个肿瘤在不知道 Tp 值的条件下，优先给予的剂量可能是一个非常高的 PD，这一 PD 在某些肿瘤可能引起过度杀灭。另外，计算得出的存活分数也取决于预决定的 α、β（0.3Gy$^{-1}$～0.03Gy$^{-2}$）和 μ 值，这样 $^{125}$I 粒子和 $^{103}$Pa 粒子植入对于那些内在放射敏感性相对抗拒的肿瘤更加适合和必要。

对于 Tp 值是 5 天的肿瘤，不同粒子植入 PD 对存活分数的影响不同，参考剂量 $^{198}$Au 粒子是 60Gy，$^{103}$Pd 粒子是 120Gy，$^{125}$I 粒子是 160Gy。可通过调整剂量达到我们所需要的细胞杀伤水平。例如一种放射性粒子植入和另一种核素效应的匹配，是为了获得同样细胞杀伤的疗效。如果 $^{125}$I 粒子总剂量是 160Gy，那么，$^{103}$Pa 粒子植入应该是名义 PD 为 120Gy 的 0.84 倍，或者大约 100Gy。在正常的 α、β 和 μ 值范围内是有效的。

再增殖延迟对存活分数的影响可通过生存曲线进行评估，除去再增殖延迟 20 天的影响，后者是一种简便的形式。对所有三种放射性核素，20 天再增殖延迟的效应可增加大于 1 个对数级的细胞杀伤效果。这主要是由于增加了再增殖延迟的 $T_{eff}$。

对于生长缓慢的肿瘤（Tp 为 15 天），在 $T_{eff}$ 时，计算三种放射性粒子存活分数作为剂量函数，与 $^{198}$Au 粒子效应是相似的。$^{103}$Pd 粒子植入可增加疗效 3 个对数级，而 $^{125}$I 粒子提高疗效是 5～6 个对数级。对于生长迅速的肿瘤，如果 $^{103}$Pd 粒子植入要想获得与 $^{125}$I 粒子植入 160Gy 同样的疗效，必须提高比标准剂量 120Gy 更高的 PD。

粒子植入治疗很大程度上取决于能够获得适当物理特性的放射性核素。对于粒子植入治疗来讲，早期使用的镭粒子已经被危险性较小的 $^{198}$Au 粒子取代，而 $^{198}$Au 粒子又被光子能量更低的 $^{125}$I 粒子取代。$^{103}$Pa 粒子半衰期更短。这些放射性核素半衰期相差为 2.7～60.2 天，相对于短暂植入放射性核素剂量分配来讲，即使是相同的吸收剂量，其生物学效应也不同。临床验证这些参数部分是根据实验，部分是根据时间 - 剂量因子。相对于永久植入的 $^{125}$I 粒子，有些问题需要考虑，如初始剂量率照射的效应和几个半衰期后的照射剂量的浪费，$^{103}$Pd 粒子放射性核素的出现就是基于这样的考虑。

最早提出的线性二次模式是根据实验体系来解释细胞的杀伤效应，在过去几十年间，根据时间 - 剂量效应评估演化到指导临床放射治疗。但是，这一模型延伸到组织间近距离治疗仍需要进行重新探讨。回顾 Dale 的研究，可以发现 $T_{eff}$ 这一概念在评估不同放射性核素的相对效应时是非常有价值的，尤其在 $T_{eff}$ 时计算的存活分数，提供了一个重要的潜在评估放射生物预后参数。而其影响存活分数的参数（如 α、β、μ 等）对不同放射性核素这些数值不是十分重要。根据肿瘤倍增时间不同，Tp 是决定选择永久粒子植入放射性核素的重要因素。除了 $^{198}$Au 具有较短的半衰期外，$T_{eff}$ 和在 $T_{eff}$ 时的存活分数对于 Tp 值是非常敏感的。另外，半衰期越长，$T_{eff}$ 和相应的存活分数变异越大，由于以上这些因素，计算的存活分数随 Tp 值增加而下降，$^{125}$I 粒子存活分数最低。$^{103}$Pd 粒子和 $^{125}$I 粒子植入的放射生物效应随 Tp 增加而升高，但是当 Tp 低于一定的阈值后，$^{103}$Pd 粒子更有效，而 $^{125}$I 粒子在高 Tp 时也非常有效。其中的最低精确阈值主要取决于最低初始剂量率，而其他参数没有明显的影响。对于标准 PD（$^{125}$I 粒子是 160Gy 和 $^{103}$Pd 粒子是 120Gy）和选择的其他放射生物学参数，作者的计算提示 Tp 阈值是 10 天。如果前列腺癌 Tp 阈值是 30 天，那么 $^{125}$I 粒子的杀伤效应将是最大的。

在给定 $T_{eff}$ 后，总剂量中的部分剂量是无效剂量，因为这一部分剂量对目的病灶没有任何贡献，也就是对肿瘤的根除效应没有贡献。从本文的公式提示可知，部分无效剂量主要取决于 Tp 和 $T_{eff}$ 值，对于一个中等度增殖动力学的肿瘤（Tp＝10 天），无效剂量为 10% 或更少。比较而言，$^{103}$Pd 粒子植入治疗的无效剂量为 2%～12%。

通过以上线性二次方程，提供了一种使用不同放射性核素相对放射生物学效应的比较模型，这样可以通过调整种植的 PD 而产生相同的生物学效应。根据这一模型,在同一 PD 的条件下,$^{198}$Au 粒子治疗的疗效低于 $^{103}$Pd 粒子和 $^{125}$I 粒子。这一点非常明显,临床 $^{103}$Pd 粒子和 $^{125}$I 粒子 PD 非常高,这样对于在 $T_{eff}$ 时间内不能消灭的肿瘤再增殖可产生明显的优势。如果肿瘤细胞 Tp 是 10 天,比较 $^{103}$Pd 粒子和 $^{125}$I 粒子,目前给予的 PD 可产生同样的放射生物学效应。对于生长快速的肿瘤(Tp<5 天),$^{103}$Pd 粒子可产生较高程度的细胞杀伤效应,而对于生长较缓慢的肿瘤(Tp=15 天)效应也是同样。

关于 $^{103}$Pd 粒子 RBE 研究目前还没有报道,北京大学第三医院研究报道前列腺癌、胰腺癌、大肠癌 $^{125}$I 粒子的 RBE 值为 1.39~1.41。1989 年,Dale 在前列腺癌种植治疗过程中,比较了 $^{198}$Au 和 $^{125}$I 粒子生物学效应,揭示两者早期效应是相同的,而 $^{125}$I 粒子显示了较高的晚期效应。参数值:Tp=3 天,SLD 的半修复时间为 1.5 小时,α 值为 0.12Gy$^{-1}$,早、晚期反应的 α/β 比分别为 10 和 3。2Gy 单次照射的存活分数为 0.75,提示这是一个非常抗拒的肿瘤。如果 α 值为 0.3Gy$^{-1}$,其他参数不变,那么 160Gy $^{125}$I 粒子 PI 的 BED 为 134Gy,晚期效应为 169Gy。如果 BED 为 134Gy,植入 $^{198}$Au 的 PD 需要 110Gy,相对晚期 BED 为 208Gy。因此,对于所需要的放射性核素,由于选择的参数不同,需要的计算公式也不一样。

## 第五节　放射性粒子植入治疗时间-剂量-体积考虑

1965 年,美国 Memorial Hospital 开展了 $^{125}$I 粒子治疗。临床经验提示 $^{125}$I 粒子治疗比高于 $^{222}$Rn。由于 $^{125}$I 粒子半衰期较长(60.2 天),肿瘤累积照射剂量,随时间延长,肿瘤体积缩小,治疗体积内剂量分布发生变化,这一点对于增殖快速的肿瘤在粒子植入后的早期阶段更加明显。肿瘤体积缩小,可引起肿瘤接受较初始计划更高的剂量。这一方面可以使某些肿瘤局部控制率提高,另一方面可导致意想不到的高剂量引起损伤。美国 Memorial Sloan Kettering 肿瘤治疗中心对 122 例头颈部淋巴结转移患者行 $^{125}$I 粒子植入治疗,探讨时间-剂量-体积与肿瘤局部控制率之间的关系,以及 $^{125}$I 粒子连续照射对皮肤的反应。

利用自行设计的计算机剂量分析系统,对每例患者的三维剂量分布进行分析。根据等剂量曲线和剂量-直方图推出 MPD。MPD 是指粒子植入后 12 个月植入靶体积内接受的剂量,假设在这期间没有肿瘤体积发生变化。而事实上,肿瘤的植入体积在粒子植入后发生了变化,实际 MPD 与初始推测的 MPD 有区别,根据这种变化将 MPD 定义为 MPDc。MPD 与 MPDc 的比值为 f。前 12 个月,98% 总剂量释放,残留活度为 1.5%。

Henschke 和 Cevc 根据尺度平均方法(dimension averaging method)建立了一个剂量-体积公式。这种方法假设植入的粒子呈均匀分布,以平方根的形式利用 Quimby 原则指导粒子植入,对于 $^{125}$I 粒子,将公式加以调整以吻合实验所得到的数据。

MPD 可以表示为:MPD=CAV-6

式中:C 是常数,V 是植入体积,单位是 ml;A 是总活度,单位是 mCi;C 是由粒子植入量决定的常数。当植入后体积发生变化时,粒子衰变活度表示为 EXP(-λt),MPDc 为 MPD 的校正值,可表示为:

MPDc=C Aof{V(t)}-cEXP(-λt)dt。

V(t) 是时间功能体积。种植体积认为是椭圆体。根据肿瘤退缩情况,可得到一系列的 f 值。体积变化记录是根据临床触诊和(或)X 线片检查在图中退缩曲线进行叠加以计算 f 值,为的是计算 MPDc。粒子植入治疗皮肤剂量可通过每例患者 X 线片上皮肤标记点的等剂量曲线获得,也可以通过计算机治疗计划系统计算。

(王俊杰)

## 参 考 文 献

1. Marchese MJ, Hall EJ, Hilaris BS, et al. Encapsulated iodine-125 in radiation oncology. Am J Clin Oncol, 1984, 7: 607-611.

2. Freeman Ml, Goldhagen P, Sierra E, et al. Studies with encapsulated $^{125}$I sources: Determination of the relative biological effectiveness using cultured mammalian cells. Int J Radiat Oncol Biol Phys, 1982, 8: 1355-1361.

3. Dale RG. The application of the linear-quadratic dose effect equation to fractionated and protracted radiotherapy. Br J Radiol, 1985, 58: 515-528.

4. Siva VF, Gutin PH, Deen DF, et al. Relative biological effectives of $^{125}$I sources in a murine brachytherapy model. Int J Radiat Oncol Biol Phys, 1984, 10: 2109-2111.

5. Dale RG. Radiobiological assessment of permanent implants using tumor repopulation in the liner-quadratic model. Br J Radiol, 1989, 62: 241-244.

6. Denekamp J. Normal tissue response to radiation. In Bleehan N edi. Radiology in Radiotherapy, Berlin: Springer Verlag, 1988, 17-29.

7. Henschke UK, Lawrence DC. Caesium-137 seeds for permanent implants. Radiology, 1985, 1117-1119.

8. Hall EJ. Radiation dose rate: a factor of importance in radiobiology and radiotherapy. Br J Radiol, 1972, 45: 81-97.

9. Ling CC. Permanent implants using $^{198}$Au、$^{103}$Pa and $^{125}$I: Radiobiological considerations based on the liner quadratic model. Int J Radiat Oncol Biol Phys, 1984, 10: 2109-2111.

10. De Silva VF Gutin PH, Deen DF, et, al. Relative biological effectiveness of $^{125}$I sources in a murine brachytherapy model. Int J Radiation Oncology Biol Phys, 1984, 10: 2109-2111.

11. Marchese MJ, Zaider M, Hall EJ et al. Dose-rate effects in normal and malignant cells of human origin. Br J Radiol, 1987, 60: 573-576.

12. Wheldon TE, Amin AE. The linear-quadratic model. Br J Radio, 1988, 62: 700-702.

13. Begg AC, Moonen L, Hofland E et al. Human tumor cell kinetics using a monoclonal antibody against IUdR: intratumor sampling variation. Radiother Oncol, 1988, 11: 337-347.

14. Eric B, Hall MA, Phil D, et al. Radiation dose-rate: a factor of importance in radiobiology andradiotherapy. Br J Radiol 1972, 45: 81-97.

15. Ling CC, Anderson LL, Shipley WU, et al. Dose inhomogeneity in intersitiial implants using $^{125}$I seeds. Int J Radiat Oncol Biol Phys, 1979, 5: 419-425.

16. Ling CC, Huang DY, Barnett C, et al. Improved dose distribution with customized $^{125}$I source loading in temporary interstitial implants. Int J Radiat Oncol Biol Phys, 1988, 15: 769-774.

17. Ling CC, Huang DY, Narnett C, et al. The variation of OER with dose rate. Int J Radiat Oncol Biol Phys, 1988, 15: 769-774.

18. Trott KR, Kummermehr W. What is known about tumour proliferation rates to choose between accelerated fractionation and hyperfractionation. Radiother Oncol, 1985, 3: 1-9.

19. Mitchell JB, Bedford JS, Bailey SM. Dose-rate effects in mammalian cells in cultre. III Comparison of cell killing and cell proliferation during continuous irradiation for six different cell lines. Radiat Res, 1979, 79: 537-551.

20. Orton CG. Time-dose factors (TDFs) in brachtherapy. Br J Radiol, 1974, 47: 603-607.

21. Orton CG, Webber BM. Time-dose factor (TDF) analysis of dose rate effects in permanent implant dosimetry. Int J Radiat Oncol Biol Phys, 1977, 2: 55-60.

22. Philips T, GoffinetDL, Fu K, et al. Brachytherapy. Cancer Treat. Symp, 1984, 1: 119-126.

23. Shipley WU, KopelsonG, Novack DJ, et al. Preoperative iiradiation, lymphadenectomy and $^{125}$I implant for selected patients with localize prostatic carcinoma: a correlation of implant dosimetry with clinical results, J Uro, 1981, 24: 639-624.

24. Genest P, Hilaris BS, Nori D, et al. Iodine-125 as a substitute for iridium-192 in temporary intersititial implants. Endocur Hypertherm Oncol, 1985, 1: 223-228.

25. Goffinet D, Ling CC, Mariscal M, et al. Using of 125I in breast implants. Endocur Hyperthem Oncol, 1987, 3: 121-125.

26. Thames HD, Withers HR, Peters LJ, et al. Changes in early and late radiation response with altered dose fractionation: implications for dose-survival relationships. Int J Radiat Oncol Biol Phys, 1982, 8: 219-226.

27. Wilson GD, McNally NJ, Dische S, et al. Measurement of cell kinetics in human tumours in vivo using bromodeoxyuridine incorporation and flow cytometry. Br J Can, 1988, 58: 423-431.

# 第四章
# 胸部肿瘤放射性粒子植入的剂量学研究

## 第一节　共面模板辅助下肺癌粒子植入治疗的剂量学临床研究

共面模板技术,始于前列腺癌近距离治疗。2001 年,美国西南医院 Gordon 教授指导北京大学第三医院王俊杰教授完成我国首例共面模板辅助下经直肠超声引导前列腺癌粒子植入,开启了我国模板引导下放射性粒子植入治疗肿瘤的全新里程。2002 年,天津医科大学第二医院柴树德教授团队将共面模板引导前列腺癌粒子植入的技术原理成功地运用在肺癌的治疗上,历经 15 年的创新性探索,已建立了我国共面模板辅助下肺癌粒子植入的一整套临床操作技术流程,基本解决了肺癌粒子植入的方法学问题,并开展了一系列临床剂量学研究。

天津医科大学第二医院柴树德等报道,2002～2004 年,53 例共面模板引导下非小细胞肺癌术后平均照射剂量为 150.5Gy,mPD 84.6Gy,$D_{90}$ 为 92.4Gy,$D_{90}$>mPD。靶区瘤体外 1cm、2cm 接受的平均照射剂量迅速衰减为 20% 和 5% 左右,即 31.6Gy 和 7.7Gy。瘤体 CR 率为 27%,PR 率为 73%。1 年生存率为 95%。郑广钧等报道 2002 年 7 月～2006 年 12 月,CT 引导共面模板辅助治疗 82 例肺转移癌(共 126 个病灶),术后剂量验证,靶区瘤体接受的平均照射剂量(159.3±34.5)Gy,中位剂量(118.6±33.2)Gy,$D_{90}$ 为(90.3±8.2)Gy,$V_{90}$ 为 90.1%±6.1%,MPD 为 82.2Gy。粒子植入 6 个月复查 CT,CR 25.4%,PR 64.3%,SD 6.3%,PD 4.0%,有效率(CR+PR)89.7%。霍小东等报道 2002～2009 年 247 例Ⅲ期 NSCLC 患者共面模板辅助下放射性粒子植入治疗,按 $D_{90}$≤80Gy、$D_{90}$ 80～110Gy、$D_{90}$>110Gy 分为 3 组,1 年、3 年、5 年生存率差异有统计学意义;多因素分析也显示其为独立性预后的影响因素。手术后 $D_{90}$>110Gy 预后较好,提示手术前处方剂量>110Gy 可能使Ⅲ期肺癌患者受益。1 年、3 年、5 年生存率分别为 82.8%、23.8% 和 11.5%;中位生存时间为 24.8 个月。其中Ⅲa 期 5 年生存率为 14.7%,中位生存时间为 29.7 个月;Ⅲb 期 5 年生存率为 11.2%,中位生存时间为 24.0 个月。1 年、3 年、5 年局部控制率分别为 92.2%、63.8% 和 25.7%。

3D 打印共面模板联合肋骨钻孔技术的出现,是放射性粒子植入治疗肺癌技术的又一里程碑意义进展,对于临床剂量学研究的贡献尤为突出。2015 年,天津医科大学第二医院粒子团队在原有共面模板的基础上,引入 3D 打印技术,发明 3D 打印共面模板。它是在保证平行进针的前提下,利用病人的医学影像数据为其量身定制出与其解剖结构相匹配的模板,且模板孔径、厚度可按要求订制,适当增加厚度,可使穿刺针在模板中行程加长,减少组织内偏移,从而增加穿刺精度。3D 打印共面模板为一次性使用,消除了劳动密集型清洗、浸泡和重复消毒的操作步骤,同时减少了生物及化学污物残留以及不同病人反复使用交叉感染的风险。肋骨钻孔技术的发明,更是较好地解决共面模板遇肋骨后术前计划无法实施的技术难题,真正以剂量学为指导布针,实现了术前计划与术中实施的吻合,使肺癌粒子植入在剂量学方面的质量控制得到有力保障。

天津医科大学第二医院霍彬等报道肺癌放射性粒子植入按经验徒手穿刺植入粒子,术后质量验证满意率不足 40%。2015～2016 年其收集采用 3D 打印共面模板联合肋骨打孔技术治疗 NSCLC 患者 21 例,术后剂量验证满意率为 90.5%,远高于按经验徒手穿刺植入粒子模式。术后剂量验证靶区的体积、粒子数、针数、$D_{90}$、$V_{100}$ 及 $V_{200}$ 的平均值分别为 47.6cc、33 颗、10 支、12 765.1Gy、92.6%、34.8%。术前计划分别为 46.4cc、33 颗、10 支、12 433.8Gy、95.2%、28.8%，$P=0.012$、0.930、0.267、0.179、0.032、0.003。山东省滕州市中心人民医院邢超等报道 2015 年 11 月至 2016 年 12 月实施 3D 打印共面模板联合肋骨钻孔辅助粒子植入肺癌患者 9 例，植入前后 $D_{90}$、$D_{100}$、$V_{90}$、$V_{100}$、$V_{150}$、$V_{200}$、CI、EI、HI、GTV 体积及粒子数目参数配对 T 检验，各指标手术前后比较差异均无统计学意义（均 $P>0.05$）。术后 $V_{150}$ 和 $V_{200}$ 均值分别为 70% 和 45%，在满足 $D_{90}$ 的前提下，尽可能降低 $V_{150}$ 和 $V_{200}$，既降低粒子的数目，又满足靶区剂量学要求。此一系列研究，彰显了共面模板技术在肺癌放射性粒子植入治疗方面对于临床剂量学的显著优势。

（霍　彬　袁　苑　张开贤）

## 第二节　共面模板辅助下纵隔 4R 组淋巴结转移瘤粒子植入剂量学研究

当纵隔 4R 组淋巴结转移灶明显肿大并对上腔静脉产生严重压迫时，会导致上腔静脉综合征（superior vena cava syndrome，SVCS）。SVCS 是肺癌的严重并发症，外科旁路手术因创伤及风险较大，在临床的应用受限；同步放化疗近期有效率可达到 80%～90%，但药物毒副作用明显，远期可带来放射性肺损伤、放射性食管炎等不良后果；经皮穿刺置血管内支架，虽能暂时缓解症状，但患者仍在短期内因癌转移或上腔静脉综合征加重而死亡。

对于不依从或不适合外放疗的患者，粒子植入的手段和临床效果逐渐得到认可，但纵隔 4R 组淋巴结周围分布有上腔静脉、奇静脉、主动脉等重要血管，且与大气管及右肺上叶支气管相邻，CT 引导下穿刺出血风险大，传统徒手穿刺布针和植入粒子多数依靠个人经验，容易造成粒子分布不合理，出现剂量冷区和热区而影响疗效，而靶区内合理的剂量分布是治疗的关键，其取决于术前对粒子排布的设计和术中对计划的精准实施。

天津医科大学第二医院 2008 年 1 月至 2014 年 12 月对 32 例 4R 组纵隔淋巴结转移灶的肺癌患者进行放射性粒子植入治疗，其中男性患者 22 例，女性患者 10 例，年龄 45～84 岁（中位年龄 58 岁），鳞状细胞癌 20 例，腺癌 12 例。PD 120Gy，放射性粒 $^{125}$I 粒子活度 $(18.5～29.6)×10^7$MBq。

术中未发生重要血管及气管损伤等严重并发症。术毕常规 CT 扫描，10 例患者出现气胸，发生率 31.3%，其中 4 例行胸腔闭式引流术，6 例行胸腔穿刺抽气。8 例患者出现肺内出血，发生率 25.0%，其中 3 例伴有咯血，无进行性血胸。8 例患者止血处理后咯血停止。

术后剂量验证，靶区平均剂量 $(232.5±30.2)$Gy，$D_{90}=(150.8±16.6)$Gy，$D_{100}=100.4±12.6$，$V_{100}=(94.1±2.6)\%$，$V_{200}=(33.0±5.7)\%$，CI$=0.75±0.06$，EI$=(22.7±5.8)\%$，上腔静脉剂量 $(19.3±7.2)$Gy，主动脉剂量 $(12.1±5.1)$Gy。术后 6 个月胸部 CT 判定疗效 CR 15.63%（5/32），PR 68.74%（22/32），SD 9.38%（3/32），PD 6.25%（2/32），有效率（CR＋PR）84.37%。

全部患者术后 1 年生存率为 87.5%，3 年生存率为 59.4%，中位生存时间 34 个月。定期复查胸部 CT，未发现明显肺部放射性损伤及大血管损伤出血等改变。

由于纵隔淋巴结位置较深且周围重要组织及血管较多，又有肋骨遮挡使穿刺路径的选择具有一定局限性，可能造成粒子排布无法达到理想状态，势必影响治疗效果。因此术前计划选择适合的体位和进针路径减少对血管的损伤，术中采用肋骨钻孔技术和共面模板辅助，按照术前计划进针植入粒子是保证剂量学达标的重要因素。

本研究统计结果显示术后验证与术前计划的主要剂量学指标吻合度较好（表 1-4-1），$D_{90}$、$D_{100}$、$V_{100}$、$V_{200}$、CI、EI 等剂量学参数的差异均无统计学意义，标志着采用肋骨钻孔技术和共面模板辅助可以对术前计划的精准实施。

从疗效和并发症观察，治疗纵隔 4R 组淋巴结转移瘤应用 PD 120Gy，放射性粒子活度 $(18.5～29.6)×10^7$MBq 适合，但需要大样本的观察以得出客观数据。

表1-4-1　术后验证与术前计划的剂量参数($\bar{x} \pm S$)

| 剂量参数 | 术前计划 | 术后验证 |
|---|---|---|
| 处方剂量(Gy) | 120 | 120 |
| 靶区平均剂量(Gy) | 222.1±30.6 | 232.5±30.2 |
| $D_{90}$(Gy) | 144.7±15.4 | 150.8±16.6 |
| $D_{100}$(Gy) | 97.4±11.4 | 100.4±12.6 |
| $V_{100}$(%) | 94.5±2.0 | 94.1±2.6 |
| $V_{200}$(%) | 30.9±4.9 | 33.0±5.7 |
| CI | 0.77±0.05 | 0.75±0.06 |
| EI(%) | 20.5±5.3 | 22.7±5.8 |
| 上腔静脉剂量(Gy) | 18.1±7.3 | 19.3±7.2 |
| 主动脉剂量(Gy) | 11.1±4.5 | 12.1±5.1 |

（吕金爽　郑广钧　张圣杰）

# 第三节　共面模板辅助下胸壁肿瘤粒子植入剂量学研究

胸壁恶性肿瘤包括原发和继发肿瘤，组织来源复杂，病理类型多样。主要临床表现为胸壁肿块和疼痛，随肿瘤增长患者疼痛逐渐加重，严重影响生活质量。胸壁恶性肿瘤的主要治疗方法是手术切除，但手术后复发率高。对于无法手术或术后复发以及转移性胸壁肿瘤的患者可给予外放疗、化疗、射频消融以及氩氦刀治疗，但效果并不理想。近年来，放射国内学者采用放射性 $^{125}$I 粒子植入治疗胸壁转移或复发恶性肿瘤取得较好的疗效。

天津医科大学第二医院自 2005 年 7 月至 2015 年 7 月应用 CT 引导共面模板辅助放射性 $^{125}$I 粒子植入治疗转移或复发的胸壁肿瘤患者 31 例，其中女性患者 15 例，平均年龄（57.6±8.9）岁（31～79 岁）。原发灶肺癌 11 例、恶性纤维组织细胞瘤 6 例、胸壁软组织肉瘤 3 例、恶性胸腺瘤 3 例、食管癌 2 例、子宫平滑肌肉瘤 1 例、肝癌 1 例、乙状结肠癌 1 例、肌上皮癌 1 例、宫颈癌 1 例、恶性神经鞘瘤 1 例。全部患者术前体力状态评分（KPS）>60 分，WBC≥4.0×10$^9$/L，预期生存 6 个月以上。粒子活度 2.59×10$^7$Bq（0.7mCi），PD 110Gy。

术后 $D_{90}$ 为（138.27±8.51）Gy，$D_{100}$ 为（103.54±3.77）Gy，$V_{90}$ 为（98.85±1.14）%，$V_{100}$ 为（94.76±1.75）%，术前术后各剂量学参数差异无统计学意义（$P>0.05$）（表1-4-2）。

表1-4-2　术前、术后各参数比较

| 指标 | 术前 | 术后 | T 值 | P 值 |
|---|---|---|---|---|
| $D_{90}$(Gy) | 141.03±3.76 | 138.27±8.51 | 1.62 | 0.116 |
| $D_{100}$(Gy) | 105.12±3.09 | 103.54±3.77 | 1.87 | 0.071 |
| $V_{90}$(%) | 99.32±1.21 | 98.85±1.14 | 1.67 | 0.102 |
| $V_{100}$(%) | 95.32±1.92 | 94.76±1.75 | 1.37 | 0.176 |
| 粒子数量(颗) | 40.7±17.7 | 41.0±18.0 | 1.541 | 0.134 |

术后 6 个月复查胸部 CT，CR 25.8%（8/31），PR 51.6%（16/31），SD 6.5%（2/31），PD 16.1%（5/31），有效率（CR+PR）77.4%，局部控制率 83.9%（26/31）。

全组术中未出现气胸及血胸，未出现皮肤溃疡及纤维化。13 例患者出现局部皮肤色素沉着，因患者无特殊自觉不适，未给予特殊处理。

放射性 $^{125}$I 粒子植入治疗肿瘤能否取得良好的效果取决于以下两点：①术前使用 TPS 制订合理的治疗计划；②术中对治疗计划的准确执行。早期的粒子植入治疗胸壁恶性肿瘤，多在 CT 或 B 超引导下徒手操作，完全靠术者个人经验进行穿刺布针，不能有效地进行质量控制，易出现局部剂量冷区，导致肿瘤复发。王克海等采用自制格栅贴于进针大体位置引导穿刺,在一定程度上改善了上述不足。但格栅引导不能保证完全平行进针,仍不能克服粒子排布不均。柴树德等通过改良前列腺癌粒子植入术所使用的平面模板,研制出新的模板,并将此项技术应用于胸部肿瘤粒子植入术中,而且取得了良好的效果。新模板的使用提高了穿刺插植的精确性,所有针道可一次性排布,既缩短了手术时间,又减少了患者和术者的术中辐射剂量。新模板的应用使穿刺进针角度可控、穿刺针平行排布,保障靶区内粒子合理分布,有效地解决了粒子植入术中质量控制这一难题。

本组患者粒子植入过程全部在 CT 引导下应用模板辅助下进行,术前计划与术后验证计划的在剂量学参数上无明显差异,手术前后主要剂量学参数:$D_{90}$、$D_{100}$、$V_{90}$、$V_{100}$ 以及粒子数量的差异均无统计学意义。CI:$0.951 \pm 0.13$,EI:$(6.5 \pm 0.9)\%$,说明靶区内剂量分布良好,达到靶区内高剂量,靶区外低剂量。

术后 6 个月复查 CR 25.8%(8/31),PR 51.6%(16/31),SD 6.5%(2/31),PD 16.1%(5/31),有效率(CR+PR)77.4%,局部控制率83.9%(26/31)。全部患者胸痛均有不同程度旳缓解。患者 3 年生存率较低,主要因为患者均处于病程晚期,而且本组患者中恶性程度高的肺癌患者比例较高(11/31)有关。全部患者术中、术后未出现气胸及血胸。随访过程中全组患者无皮肤溃疡及纤维化,有 13 例患者出现皮肤色素沉着,考虑原因为局部高放射剂量,患者无明显自觉不适,未予特殊处理。本组患者取得了良好的近期疗效,提示粒子活度 $2.59 \times 10^7$Bq($0.7$mCi),PD 110Gy 治疗胸壁转移或复发恶性肿瘤,疗效肯定。

(石树远　郑广钧　张圣杰)

# 第四节　共面模板辅助下脊柱转移瘤粒子植入治疗剂量学研究

脊柱转移瘤是临床治疗难题之一,常首选放射治疗。由于脊髓耐受量的限制,无法提高肿瘤内的剂量,而不能获得更好的局部控制率。

放射性粒子的适形植入应用于治疗脊柱转移瘤,10 余年来对肿瘤局部控制和缓解疼痛等方面疗效明显,但如何控制肿瘤靶区和脊髓辐射受量仍然是影响整体疗效的主要因素。

天津医科大学第二医院于 2006 年 1 月~2015 年 1 月间,12 例原发肿瘤病理学明确、经影像学诊断脊柱转移瘤患者,其中男性 9 例,女性 3 例,年龄($55 \pm 19$)岁,中位年龄 61.3 岁。肿瘤来源分别为肺部 7 例、肝脏 2 例、乳腺 2 例、肾脏 1 例。脊柱转移瘤灶 16 个,部位为胸椎 7 个、腰椎 9 个。转移瘤灶直径($2.310 \pm 1.49$)cm。疼痛评价按(NVS)0~10 数字疼痛分级法:0 为不痛,1~3 表示轻度疼痛,4~6 表示中度疼痛,7~9 表示重度疼痛,10 为极度疼痛。本组 12 个病人轻度疼痛 3 例,中度疼痛 5 例,重度疼痛 4 例。患者拒绝外放射治疗,行 CT 下模板辅助放射性 $^{125}$I 粒子植入术,粒子活度($1.48$~$2.59$)$\times 10^7$Bq($0.4$mci~$0.7$mCi),PD80Gy。

术后质量评估结果靶区 $D_{90}$:($115.29 \pm 7.87$)Gy,$D_{100}$:($76.59 \pm 5.53$)Gy,$V_{90}$:($99.30 \pm 0.51$)%,$V_{100}$:($98.06 \pm 1.15$)%,CI:$0.981 \pm 0.012$,EI:$0.012 \pm 0.007$,接受的平均照射剂量为($209.21 \pm 37.16$)Gy。脊髓接受的平均照射剂量为($30.47 \pm 4.83$)Gy。与术前计划间差异 $\alpha = 0.05$,均 $P > 0.05$,无统计学意义(表 1-4-3)。

表 1-4-3　术前、术后靶区计量学参数比较

| | 例数 | 粒子数(颗) | $D_{90}$(Gy) | $D_{100}$ | $V_{90}$ | $V_{100}$ | CI | EI | 脊髓受量(Gy) |
|---|---|---|---|---|---|---|---|---|---|
| 术前 | 16 | $23.3 \pm 7.4$ | $115.4 \pm 8.38$ | $76.90 \pm 5.96$ | $99.49\% \pm 0.45\%$ | $97.54\% \pm 1.35\%$ | $0.975 \pm 0.014$ | $0.014 \pm 0.009$ | $31.11 \pm 4.67$ |
| 术后 | 16 | $24.4 \pm 8.0$ | $115.29 \pm 7.87$ | $76.59 \pm 5.53$ | $99.30\% \pm 0.51\%$ | $98.06\% \pm 1.15\%$ | $0.981 \pm 0.012$ | $0.012 \pm 0.007$ | $30.47 \pm 4.83$ |
| t 值 | | $-0.379$ | $0.060$ | $0.146$ | $-0.181$ | $1.558$ | $1.469$ | $-0.627$ | $0.370$ |
| P 值 | | $0.708$ | $0.953$ | $0.884$ | $0.228$ | $0.250$ | $0.247$ | $0.135$ | $0.713$ |

术后3个月病灶CR 18.8%（3/16）；10个病灶缩小30%以上，PR 62.5%（10/16），PD 6.25%（1/16），SD 6.25%（1/16），局部控制率81.3%；瘤灶直径（3.15±0.93）cm，植入前与术后3m病灶直径的组间差异 $\alpha=0.05$，$t=9.19$，$P=0.0001$，$P<0.05$，具有显著性差异。按疼痛疗效评定标准分级：完全缓解25%（3/12），部分缓解58.3%（7/12），轻度缓解16.7%（2/12），无效0，有效率（完全缓解＋部分缓解）83.3%。随访12例患者全部已死亡，中位随访时间25个月（11～39个月），无病例失访。1年生存期100%（12/12），2年生存期50%（6/12），3年生存期8.3%（1/12），5年生存期0（0/12）。中位生存期24个月。16例病灶完成后均无出现脊髓损伤并发症，1例患者出现局限性气胸（肺压缩<20%），自行吸收。

$^{125}$I粒子植入近距离治疗有持续照射肿瘤细胞，放射范围与肿瘤体积高度适形，靶区高剂量，靶区外剂量呈指数迅速衰减的生物学优势，对脏器所造成的损伤基本可以有效地控制。但粒子植入的过程中如果不能严格地按照术前计划执行，很容易造成靶区剂量偏差，粒子植入中因距离平方反比定律和指数衰减规律的作用，距源距离的稍许变化，即可导致剂量分布的明显改变。放射性粒子植入治疗的疗效直接取决于放射剂量分布，而剂量分布在很大程度上取决于植入针的空间分布（间距，深度、角度、平行程度等）。为了达到良好的治疗效果且减少并发症的发生，质量控制是十分关键的，特别是靶区和脊髓距离很近甚至肿瘤已侵入脊髓腔中的患者。因此质量控制的第一步是做好术前计划，术前计划重要的特点是接近脊髓第一排的粒子要距离脊髓0.5～1cm并满足剂量学要求。第二步是使用共面模板，因为在徒手穿刺操作时不容易使每层面的穿刺针到位，在术中优化尚未普及的情况下植入粒子，有可能造成剂量的偏差，甚至损伤脊髓。使用共面模板可以基本按照术前计划一次插入全部植入针，进针路线遇骨组织遮挡可使用骨钻或骨穿刺针钻穿。CT扫描进针到位后即按计划植入粒子，这样可保证粒子空间排布、剂量分布与术前计划符合以保障靶区治疗剂量和脊髓的低剂量。共面模板的辅助，提高了粒子操作的精确性和准确性，可以最大限度地实现术前计划的目的，提高了肿瘤的治疗剂量。从而实现术前计划，达到放射治疗要求的适形与调强，取得良好的治疗效果。

常规放疗受脊髓耐受剂量的限制。脊髓受量剂量达到50Gy后，5年内发生坏死、梗死的比率为达25%～50%；因此脊柱和椎体转移瘤常规放射治疗的最大安全照射剂量为45Gy。共面模板辅助CT下粒子植入达到放射治疗要求的适形与调强，本组脊髓接受的平均照射剂量为（30.47±4.83）Gy，低于脊柱放疗剂量限制的45Gy，故无脊髓损伤发生。本研究提示PD 80Gy治疗脊柱转移瘤可以达到较好的临床效果减少脊髓并发症的发生。

（冯　震　黄学全　何　闯　张圣杰）

## 第五节　3D打印非共面模板辅助下肺癌粒子植入剂量学研究

前列腺癌粒子植入因其经直肠超声引导模板植入的标准术式而广泛开展，治疗计划系统的应用可使其术前计划剂量完美实施，术后剂量与术前计划剂量有很好的一致性，在美国已经广泛应用。究其原因主要是因为前列腺位置固定，移动度小，加之模板引导，穿刺准确，操作简便，容易重复，术前计划可被准确无误的实施，剂量准确。我国粒子植入已广泛应用于全身各部位实体肿瘤，但因没有标准术式，操作复杂，需要有经验的医师手术操作，术前计划与植入手术不能完美结合，粒子位置不能与术前计划一致，剂量不可控。霍彬等应用共面模板引导下对肺癌行粒子植入，取得了很好的效果，明显提高了术后剂量满意率，但由于其进针路径必须相互平行，使用肋骨打孔有一定的创伤，且潜在有损伤肋间动脉及神经的风险。

3D打印非共面模板的引导下粒子植入可以取任意角度进针，有效避开血管、骨骼，准确的穿刺至术前计划的位置，误差小，剂量分布更适形，可以很好地满足剂量学要求。前期研究已经得出3D打印非共面模板可应用于各部位实体肿瘤的粒子植入，能让术后验证剂量满足术前计划要求。另外，我们将徒手植入的剂量与应用3D打印非共面模板引导植入的剂量进行比较，发现模板引导明显优于徒手植入。最近我们尝试将其应用于肺部肿瘤的粒子植入，对其在肺部肿瘤中应用的可行性及术前、术后剂量分布的吻合度进行了初步研究。

河北省人民医院于 2015 年 8 月至 2017 年 5 月对 8 例原发和转移性肺肿瘤患者进行 3D 打印非共面模板引导放射性粒子植入治疗，其中男性 7 例，女性 1 例，年龄 57～79 岁。PD 80～145Gy，放射性粒$^{125}$I 粒子活度 $(18.5～29.6) \times 10^7$MBq。其中 7 例手术成功实施，1 例失败，改为 CT 引导下徒手植入。1 例患者为左肺腺癌患者，手术时发现针道偏移，为了避免穿刺位置偏差引起的剂量误差，我们在术中所有植入针到位以后行术中实时计划，在实际针道上重新排布粒子位置，以保证剂量分布满足术前计划要求。然后，按术中实时计划植入粒子，有效避免了穿刺误差引起的剂量偏差。另一例患者，肿瘤位于左侧肺门处，穿刺第一针后即出现气胸，纵隔向左侧整体移位将近 2cm，3D 模板无法继续应用，遂转为 CT 引导徒手植入，其余患者均顺利完成手术。术中未发生重要血管及气管损伤。术毕常规 CT 扫描，3 例患者出现气胸，发生率 33.3%，均行胸腔闭式引流术。2 例伴有咯血，无进行性血胸。

本研究手术前后剂量学参数如下：术前计划剂量，$D_{90}$ $(107.40 \pm 28.11)$ Gy，$V_{90}$ $(94.63 \pm 1.36)$%，$V_{100}$ $(90.99 \pm 1.19)$%，$V_{150}$ $(60.98 \pm 6.31)$%。术后剂量验证，$D_{90}$ $(103.12 \pm 35.06)$ Gy，$V_{90}$ $(92.0 \pm 4.73)$%，$V_{100}$ $(88.43 \pm 5.24)$%，$V_{200}$ $(63.03 \pm 7.40)$%，各项指标手术前后比较均无统计学差异。可见 3D 打印非共面模板可很好引导肺部肿瘤放射性粒子植入，术后验证剂量与术前计划相一致，满足靶区剂量学要求。

3D 打印模板在肺部肿瘤的应用中主要优势为可任意角度进针，避开血管、肋骨等器官，精准穿刺肿瘤，得到与术前计划一致的剂量分布，弥补了共面模板需要肋骨打孔的不足。但肺部肿瘤在手术过程中会随着呼吸运动，而模板却与患者体表固定在一起，术中一旦患者肿瘤位置与体表发生相对位移，无法调整模板针道方向，会导致无法继续应用模板。如果肿瘤位置较为深在，穿刺路径过远时，会导致针道位置发生偏移，从而引起剂量误差。

在 3D 打印非共面模板应用于肺部肿瘤的临床实践中我们总结了如下经验：

1. 按标记点固定模板后再次扫描 CT 确认模板的穿刺引导孔与术前计划是否一致，如有偏差，应调整位置后再行穿刺。

2. 穿刺时应先用 1～2 根定位针穿刺到胸壁近胸膜处，然后 CT 扫描确认植入针位置，如位置无误在患者平静呼吸情况下穿过胸膜到达肺内至少 1cm 以上，防止针尖将胸膜划伤导致气胸。

3. 定位针到达肿瘤内部以后可将肿瘤与模板相对位置固定，此时再穿刺其他植入针，如果术前计划针尖距离大血管较近，切勿一次进针到计划深度，应分步进针，以防损伤大血管。

4. 如果穿刺定位针时出现少量气胸，需仔细观察肿瘤与模板的相对位置，如无明显位移，此时不可处理气胸，应先将定位针穿刺入肿瘤内部将肿瘤固定，如患者无呼吸困难，可待其他植入针穿刺入肿瘤后再处理气胸。

3D 打印非共面模板可避开肋骨、血管等器官准确引导穿刺肺部肿瘤，植入粒子后各项剂量学指标与术前计划有很好的一致性。但因为肺部肿瘤在术中会随着呼吸而运动，在植入过程中需要特别注意模板与靶区相对位置的一致性。一旦因体位变化、呼吸运动、气胸等原因导致靶区明显位移会，便会导致模板不能继续应用。

（张宏涛　王　娟）

## 第六节　处方剂量与肺癌粒子植入治疗效果关系的观察

放射性粒子植入使靶区达到根治性处方剂量（radical prescribed dose，RPD），即 mPD 达到 RPD，而周围正常组织未受到明显损伤，要求粒子排布与瘤体有很好的适形性，使 PD 达到完全覆盖靶区并对正常组织尽量减少辐射。美国近距离治疗学会对于前列腺癌治疗已经给出明确的 PD，即 $^{131}$Cs、$^{125}$I 和 $^{103}$Pd 分别为 115Gy、145Gy 和 125Gy。近 10 年来，$^{125}$I 粒子植入已逐步应用于肺癌的治疗中，疗效肯定。但肺癌治疗的 PD 尚处于研究与探索阶段，至今没有明确结论。

天津医科大学第二医院通过对 2002 年 6 月～2009 年 6 月之间接受 $^{125}$I 放射性粒子植入治疗的 247 例非小细胞肺癌（non-small cell lung cancer，NSCLC）患者，以不同的 PD 进行了对比性临床研究。

选取 247 例经病理或细胞学证实为 NSCLC 患者，其中鳞癌 134 例（54.3%），腺癌 105 例（42.5%），大细胞癌 3 例（1.1%），未区分类型 5 例（2.1%），均未经手术或放、化疗治疗。男性 147 例，女性 100 例，年龄 35～89 岁，中位年龄 70 岁。治疗前按 1997 年 AJCC 分期标准确认Ⅲa 期患者 39 例（15.8%），Ⅲb 期患者 208 例（84.2%）；中央型肺癌 158 例，周围型肺癌 89 例。

研究分为两组，PD 80Gy 为一组（125 例），110Gy 为二组（122 例），植入完成后行术后验证。验证结果显示，PD 80Gy 者 $D_{100}$（82.31±9.3）Gy，$D_{90}$（94.6±10.0）Gy，平均剂量（156.2±17.5）Gy；PD110Gy 者 $D_{100}$（112.6±13.3）Gy，$D_{90}$（151.7±21.7）Gy，平均剂量（244.9±12.1）Gy。按照验证结果 $D_{100}<80$Gy、80～110Gy、>110Gy 分为三组，统计学分析患者 1 年、3 年、5 年局部控制率、生存率等随访结果。结果发现 PD 110Gy 组 1 年、3 年、5 年局控率及生存率均高于 80Gy 组。

肺癌的发生发展是多因素综合作用，其治疗也需采用个体化综合治疗。分析肺癌治疗效果，不能单从 PD 一个方面分析局控率及生存率，还应包括患者年龄、卡氏评分、吸烟与否、病理类型、肿瘤分期、肿瘤大小、粒子植入后是否进行综合治疗，甚至病人治疗前血红蛋白数值等因素均强烈影响着患者局控率、生存率。而且肺癌治疗效果，除局控率、生存率外，也还包括众多其他参考指标，如疼痛或刺激性咳嗽缓解程度，围术期发生手术并发症概率等。

但通过对不同 PD 治疗肺癌效果做探索性研究，结果显示 PD 110Gy 对患者的治疗效果优于 80Gy，且并未增加放射性副损伤。而进一步提高 PD 到 120Gy、130Gy 和 150Gy，意味着单位体积需要植入更多的粒子或者用更大的活度的粒子，理论上会增加手术风险、手术并发症及术后放射性损伤的机会，增加穿刺次数也会增加气胸发生的几率。这就需要进行多中心、大样本研究。预计再用 5～10 年的时间进行临床研究，可能对肺癌粒子植入的 PD 会有一个相对合理的剂量范畴。

（郑广钧 霍小东）

# 参 考 文 献

1. 柴树德，郑广钧，毛玉权，等. CT 引导下经皮穿刺种植放射性 $^{125}$I 粒子治疗晚期肺癌. 中华放射肿瘤学杂志，2004，13（4）：291-293.

2. 郑广钧，柴树德，毛玉权，等. CT 引导下放射性粒子植入治疗肺转移癌. 中国微创外科杂志，2008，8（2）：125-127.

3. 霍小东，郑广钧，柴树德，等. CT 引导下 $^{125}$I 放射性粒子植入治疗Ⅲ期非小细胞肺癌疗效分析. 中华放射医学与防护杂志，2012，32（2）：199-203.

4. 霍彬，王磊，王海涛，等. 模板联合肋骨钻孔技术辅助放射性粒子植入治疗肺癌的可行性. 山东大学学报（医学版），2017，55（2）：26-31.

5. Kovtun KA，Wolfsberger L，Niedermayr T，et al. Dosimetric quality and evolution of edema after low-dose-rate brachytherapy for small prostates：Implications for the use of newer isotope. Brachytherapy，2014，13（2）：152-156.

6. 徐启明，周乃康，刘颖，等. 105 例胸壁肿瘤的诊断和外科治疗. 中国肿瘤临床，2007，34（13）750-753.

7. 刘传波，姜敏，李全旺，等. 氩氦冷冻治疗癌性疼痛的临床观察. 临床肿瘤学杂志，2011，11：1020-1022.

8. 江萍，王俊杰，柳晨，等. 复发转移胸壁肿瘤 CT 引导 $^{125}$I 粒子治疗疗效初探. 中华放射肿瘤学杂志，2013，22（3），209-212.

9. 王克海，马存梅，胡效坤，等. CT 引导下植入 $^{125}$I 放射粒子治疗胸壁转移瘤的应用研究. 医学影像学杂志，2013，23（08）：1211-1215.

10. 霍彬，侯朝华，叶剑飞，等. CT 引导术中实时计划对胸部肿瘤 $^{125}$I 粒子植入治疗的价值. 中华放射肿瘤学杂志，2013，22（5）：400-402.

11. Liepe K，Kotzerke J. Internal radiotherapy of painful bone metastases. Methods，2011，55（3）：258-270.

12. 黄海航，高国伟，陈利军. 放射治疗癌症骨转移 52 例疗效观察. 中国现代医药杂志，2010，（01）：91-92.

13. 柳晨，王俊杰，孟娜，等. CT 引导下放射性 $^{125}$I 粒子置入治疗脊柱转移性肿瘤的价值. 中国脊柱脊髓杂志，2011，21（3）：226-229.

14. 俊杰，唐劲天，黎功. 放射性粒子组织间植入治疗肿瘤. 北京：北京医科大学出版社，2001.

15. 孙燕，管忠震，廖美林，等. 肺癌骨转移诊疗专家共识（2014 版）. 中国肺癌杂志，2014，17（2）：57-72.

16. 元建华，彭大为，李建旺，等. 唑来磷酸联合放疗治疗骨转移癌的临床分析. 实用癌症杂志，2012，27（4）：415-416.

17. 崔荟楠,唐晓红,王立涛. CT 引导下经皮穿刺 $^{125}$I 放射性粒子植入治疗椎体转移性肿瘤临床应用的安全性及疗效. 中国实用医药, 2016, 24(11): 63-64.

18. 姜玉良,王皓,吉喆,等. CT 引导辅助 3D 打印个体化非共面模板指导 $^{125}$I 粒子治疗盆腔复发肿瘤剂量学研究. 中华放射肿瘤学杂志, 2016, 25(9): 959-964.

19. Wang JJ, Yuan HS, Ma QJ, et al. Interstitial $^{125}$I seeds implantation to treat spinal metastatic and primary paraspinal malignancies. Med Oncol, 2010, 27(2): 319-326.

20. 张宏涛,底学敏,于慧敏,等. 3D 打印模板引导 $^{125}$I 粒子植入术前术后剂量对比. 中华医学杂志, 2016, 96(09)712-715.

21. Hongtao Z, Xuemin D, Huimin Y, et al. Dosimetry study of three-dimensional print template-guided precision $^{125}$I seed implantation., 2016, 12: C159-C165.

22. Rivard R, Buder WM, Devlin PM, et al. American brachytherapy society recommends no change for prostate permanent implant dose prescriptions using iodine-125 or palladium-103. Brachytherapy, 2007, 6: 34-37.

23. Yue N, Heron D, Komanduri K, et al. Preseription dose in permanent(131)Cs seed prostate implants. Med Phys, 2005, 32: 2496-2502.

24. 杨瑞杰,张红志,王俊杰. 前列腺癌 $^{131}$Cs 和 $^{125}$I 及 $^{103}$Pd 粒子植入剂量学研究. 中华放射肿瘤学杂志, 2009, 1(18): 22-25.

# 第五章
## 放射性粒子植入治疗胸部肿瘤辐射安全性

### 第一节　放射性粒子基本特性对辐射安全性的影响

放射性 $^{125}I$ 粒子能量辐射半径小，为 1.0～1.7cm，随着距离的增加，其放射能量呈几何倍数锐减，1 粒 $^{125}I$ 粒子，其中心点的放射能量 182Gy，在 1cm 的距离迅速衰减为 20%，即 31.6Gy，在 2cm 距离上衰减为 5%，即 7.7Gy，用于肿瘤内照射治疗的优势包括物理学和生物学两个方面。生物学优势包括：①局部照射可增加肿瘤与正常组织的剂量分配比；②由于持续低剂量率照射而使肿瘤细胞增殖减少；③由于剂量率低氧增比少，即射线对肿瘤细胞杀伤时对氧依赖性降低，进而克服因肿瘤乏氧对射线产生的抗拒作用。物理学优势为局部可实现高剂量照射和易于防护。

放射性 $^{125}I$ 粒子以其物理生物学特性决定了治疗肿瘤有适形程度高、肿瘤靶区高剂量、周围组织损伤小、无明显全身反应等优点，临床应用时结合 $^{125}I$ 粒子的物理生物学特点，规范化标准化植入，可以有效地避免肿瘤靶区周围重要组织器官的严重放射性损伤，提高其临床治疗的安全性。

天津医科大学第二医院治疗的千例肺癌患者和国内相关的文献报道中未发现大面积肺纤维化、心脏大血管损伤以及骨髓抑制，表明了按照治疗计划实施粒子植入对患者是安全的。

临床使用放射性 $^{125}I$ 粒子植入治疗时，根据不同位置、不同体积大小肿瘤，经过 TPS 计算后，植入不同活度、不同数量的放射性粒子。如肿瘤直径 4cm 左右，体积 50cm$^3$ 左右，植入大约 50 个 $2.59 \times 10^7$Bq（0.7mCi）活度的粒子，肿瘤接受的平均剂量在 130Gy 左右，并且在 6 个月内持续释放射线。尽管能量在逐日衰减，但对于密切接触的人员如家属、护理人员都有可能接受到辐射。

石树远等将 20 名护理人员随机分为实验组和对照组，实验组护理人员对接受 $^{125}I$ 放射性粒子手术后患者（植入部位皮肤表面置放 0.18mm 铅当量含铅手套）进行日常护理，对照组护理人员在本研究进行期间护理常规患者（不接触进行粒子植入治疗的患者）。分别在研究开始后第 3 个月和第 6 个月比较两组护理人员白细胞计数变化并与实验前比较，同时观察其是否出现急性辐射损伤的相关症状。结果显示实验组护理人员均未出现急性辐射损伤的相关症状（包括皮肤黏膜改变、消化系统和泌尿生殖系统病变）。两组护理人员在实验研究期间外周血白细胞计数均位于正常值范围内，个体均未出现白细胞计数急剧升高或者下降情况。两组护理人员在试验不同时间点白细胞计数平均水平均无明显统计学意义（$P > 0.05$）；实验组护理人员第 3 个月白细胞计数平均水平较实验前无明显改变，$t$ 检验无明显统计学意义（$P > 0.05$），第 6 个月白细胞计数平均水平较实验前有所下降，$t$ 检验有轻度统计学意义（$0.05 < P < 0.1$）；对照组护理人员第 3 个月和第 6 个月白细胞计数平均水平较实验前无明显改变，$t$ 检验无明显统计学意义（$P > 0.05$）。提示对接受 $^{125}I$ 放射性粒子植入治疗的患者（植入部位覆盖 0.18mm 铅当量含铅橡胶手套）进行日常护理不会对护理人员造成急性辐射损伤，放射性粒子组织间近距离治疗对临床护理人员及周围公众所造成的辐射剂量在一定的防护条件下是可以接受的。

放射性 $^{125}I$ 粒子物理学特点还在于它缓慢而持续地释放低剂量率射线，半衰期长、正常组织耐受性良好、防护要求低。从时间损伤上观察，受损伤的程度和接受放射的时间累计有关，接触时间越长、身体累剂量越大。以 1 个医生 1 年内参加粒子植入 200 次，每次植入 20 粒，操作时间为 30 分钟，操作使用 0.25mm 铅当量橡胶衣的防护为例，1 年内累计接受照射量仅相当于一次普通胸部透视所接受照射量的 1/5。张继勉等根据我国《电辐射防护与辐射源安全基本标准》中规定职业照射的剂量限量为年平均有效剂量不超过 20mSv 的标准,推论出施行放射性粒子组织间植入治疗的手术操作医师,在具备屏蔽防护的条件下,在距离放射性粒子最近(1cm)操作放射性粒子活度(1.85×10$^9$Bq)的情况下,每年进行这样的手术不超过 31 例时,所受的年辐射剂量低于国家标准规定的年剂量限制。通常 B 超和 CT 引导下植入粒子,时间不长,整个植入过程几乎全封闭操作,泄漏少,受照射很小。国家卫生监督部门对天津医科大学第二医院 CT 引导下植入粒子全过程进行监测,从第一个粒子植入到完成操作,30 个粒子,13 分钟,在距粒子源 50cm 距处检测到的辐射剂量为 5μSv/h。监测的每季度个人所受放射剂量无异常。反映了严格穿戴有效防护用品,如铅衣、围脖、手套、眼镜等,可完全阻挡粒子的低能量射线辐射,放射性粒子植入治疗对操作人员是安全的。

卓水清等人检测了粒子植入术后即时、2 个月、4 个月、6 个月,距植入部位皮肤 0cm、15cm、30cm、50cm、100cm 的辐射剂量,发现植入术后即时皮肤表面接受到 60μSv/h 的放射剂量,距皮肤 30cm 接受到 15μSv/h 的放射剂量,提示住院期间与患者距离 30cm 内长时间进行护理的人员和家属有受到辐射的可能。所以在患者住院期间,最好安排患者住单人病房,患者穿戴 1mm 厚度,含铅 0.25mm 当量的局部防辐射背心、胸带或围脖,可以有效屏蔽射线以保护家属、护理人员和密切接触者。

放射性 $^{125}$I 粒子有激光焊接的钛合金壳,密闭性能好,如不破裂放射性核素不会进入患者体液中随尿排出而污染环境。我国国家强制性安全管理规定:患者植入 100 粒、活度为 3.74×10$^7$Bq(1.0mCi)的放射性 $^{125}$I 粒子后第二天意外死亡,可直接火化不必取出粒子,足以说明其使用对周围环境的安全性。

## 第二节　剂量学在辐射安全性中的重要意义

### 一、肿瘤靶区的辐射安全性

放射性粒子植入治疗肿瘤的核心问题在于靶区接受的辐射剂量,国际放射防护委员会(ICRP)2000 年 86 号报告中提出,按放射事故照射损伤分类:低于处方剂量(PD)25% 作为 A 类损伤,因为欠剂量照射不能控制病情发展,延误了治疗时间,失去了治疗的最佳时间。高于处方剂量 25% 属于 A 类损伤,因为在 5 年内并发症死亡概率为 50%。

从王俊杰引进正规前列腺癌粒子治疗以来,国内开展粒子植入已有十几年的时间,治疗范围扩展到头颈部、体部肿瘤治疗。由于除少数外放疗医生外大多从事粒子治疗人员对放射剂量学只有粗浅的认识或者根本不了解,不重视剂量学,更谈不上对肿瘤靶区和周围危险器官的辐射安全性的认识。加之除前列腺癌粒子治疗外,体部肿瘤 CT 下粒子植入几乎没有可以借鉴的国外医疗经验,也没有专门的植入设备,使得临床病例数量多却不规范,肿瘤靶区和周围危险器官的辐射安全性得不到保证。如图 1-5-1～图 1-5-3,肺癌靶体积 30cm$^3$,PD 110Gy,植入粒子 27 粒,粒子植入后剂量验证 $D_{90}$ 95.7Gy,$D_{100}$ 55.2Gy,平均剂量 199Gy,$D_{100}$ 未覆盖 CTV,剂量缺欠,3 个月复查 CT 肿瘤进展。如图 1-5-3～图 1-5-6,靶体积 53cm$^3$,PD 110Gy,植入粒子 94 粒,$D_{90}$ 226Gy,$D_{100}$ 111Gy,平均剂量 305Gy,超量明显,6 个月复查 CT 出现放射性肺炎改变(图 1-5-1、图 1-5-4 见文末彩图)。

由此看可见粒子植入操作的每一根植入针、每一颗粒子都和肿瘤靶区的辐射安全性有关。都与是否执行相关的国家、部门法律规定、行业指南息息相关。按照指南标准化程序进行粒子植入包括植入前粒子活度检查,确定 PD,靶区认定、勾画,使用植入模板、TPS 术前计划、术中优化、术后剂量验证等是保障肿瘤靶区的辐射安全性的重要条件。

放射性粒子植入治疗的疗效直接取决于放射剂量分布,而剂量分布在很大程度上取决于植入针的空间分布(间距、深度、角度、平行程度等),更重要的是使粒子在靶区的空间分布合理。植入的过程中如果不能严格按照术前计划执行,很容易造成靶区剂量偏差,在粒子植入中因距离平方反比定律和指数衰减规律的作用,距源距离的稍许变化,即可导致剂量分布的明显改变。王娟等研究了 $^{125}$I 粒子不同分布组织间植入对荷人胃癌裸鼠移植癌疗效的影响,发现粒子分布的方式直接影响疗效。王俊杰等研

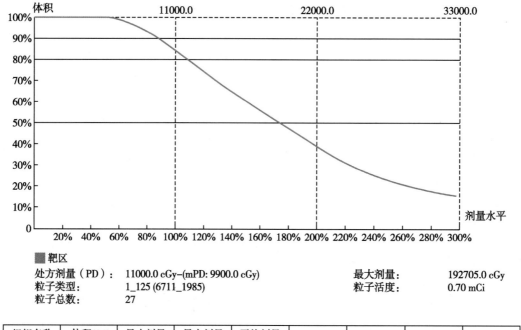

靶区

| | | | | | |
|---|---|---|---|---|---|
| 处方剂量（PD）： | 11000.0 cGy-(mPD: 9900.0 cGy) | | 最大剂量： | 192705.0 cGy | |
| 粒子类型： | 1_125 (6711_1985) | | 粒子活度： | 0.70 mCi | |
| 粒子总数： | 27 | | | | |

| 组织名称 | 体积(CC) | 最小剂量 | 最大剂量 | 平均剂量 | D100 | D90 | V100 | V90 |
|---|---|---|---|---|---|---|---|---|
| Target | 30.0 | 5518.9 | 192705.0 | 19981.5 | 5518.9 | 9570.0 | 25.3(84.3%) | 26.7(89.0%) |

图 1-5-2　肺癌粒子植入后 DVH 图 $D_{90}$ 95.7Gy，$D_{100}$ 55.2Gy

究了同活度、同数量 $^{125}$I 单平面布源的剂量分布，认为同活度、同数量 $^{125}$I 粒子不同分布模式直接影响周边剂量。因此模板的应用是保障粒子植入位置基本准确的重要因素之一。

在 3D 共面模板辅助 CT 引导下肺癌的粒子植入中，由于呼吸、肋骨、肿瘤距体表深度、肿瘤硬度、术者熟练程度等因素影响会出现偏针等现象，可使粒子植入位置出现偏差，进而影响到剂量的分布，那么术中剂量优化就具有重要的价值。霍彬等对此进行了探讨，认为植入针插植完成后各种影响因素已成为既定条件，此时术中计划系统中所添加的模板及模拟植入针要与真实术中模板及植入针影像重叠，布源时同步显示 $D_{90}$ 剂量曲线观察靶区剂量覆盖情况以增减粒子数目消除剂量冷点和热点，逐步达到剂量学要求后按计划植入粒子。随着 CT 和 TPS 的不断升级，尤其是 DICOM 医学影

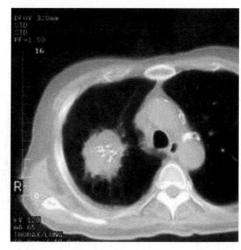

图 1-5-3　粒子植入后 3 个月复查病变进展

像传输标准制定后，TPS 可以直接通过网络传输获得术中 CT 影像数据进行术中剂量优化，从而显著提高粒子植入质量，提高疗效，减少辐射并发症，达到安全有效的目的。

采用 3D 非共面模板辅助 CT 下引导粒子植入治疗头颈部、体部肿瘤，可以更准确地实现术前计划，粒子位置偏差已控制在较小的范围内，具有广泛的应用前景。用于肺部肿瘤时从多角度进针以避开肋骨和大血管遮挡，按术前计划植入粒子，实现靶区剂量合理分布。但临床应用 3D 非共面模板时不可避免地受到呼吸、气胸、肿瘤硬度、术者熟练程度、模板复位等因素影响，出现偏针、粒子植入位置偏差等，术中剂量优化和粒子链的研发会使采用 3D 非共面模板辅助 CT 下引导粒子植入的靶区剂量分布更加合理。

精确计划、精确插植是保障肺癌粒子植入治疗靶区剂量安全的关键。应用模板是保障靶区粒子空间分布合理的主要手段。不使用模板徒手穿刺、不使用或在没有 TPS 的支持下盲目增加、减少粒子数目或改变粒子植入位置等是应该逐渐被摒弃的。

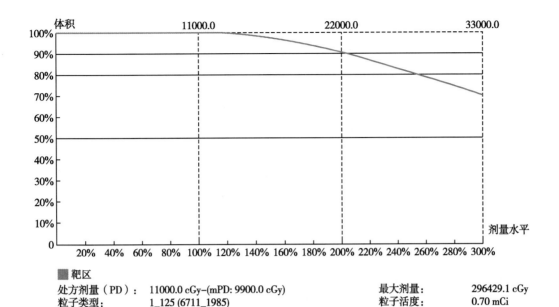

■ 靶区

| 处方剂量（PD）: | 11000.0 cGy-（mPD: 9900.0 cGy) | 最大剂量: | 296429.1 cGy |
| 粒子类型: | 1_125 (6711_1985) | 粒子活度: | 0.70 mCi |
| 粒子总数: | 94 | | |

| 组织名称 | 体积(CC) | 最小剂量 | 最大剂量 | 平均剂量 | D100 | D90 | V100 | V90 |
|---|---|---|---|---|---|---|---|---|
| Target | 52.7 | 11081.7 | 296429.1 | 30482.2 | 11061.7 | 22550.0 | 52.7(100.0%) | 52.7(100.0%) |

图 1-5-5　肺癌粒子植入后 DVH 图 $D_{90}$ 226Gy, $D_{100}$ 111Gy

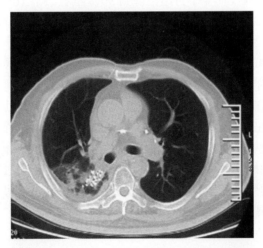

图 1-5-6　粒子植入后 6 个月复查出现放射性肺炎

## 二、周围危险器官的辐射安全性

放射性粒子植入在杀灭肿瘤细胞的同时对周围正常组织器官存在一定损伤,特别是对肺组织、气管、食管、大血管及神经等重要组织器官的放射损伤引起了国内外学者的关注,有学者分别在实验动物的气管、食管、神经和大血管附近植入粒子后将动物处死,取相应部位作组织学检查。结果发现植入后短期各组织有轻度放射性损伤,大都是可逆的,可通过自身修复,一部分局部放射性肺炎演变为局灶性纤维化。

韦长元等将不同剂量的放射性粒子 $^{125}I$ 植入兔大动脉周围,在不同时间,用光镜、电镜等方法观察兔大动脉组织的变化。结果显示:同剂量,作用于不同时间的放射性 $^{125}I$ 粒子植入大动脉旁后,光镜观察动脉外膜有炎细胞浸润,中膜、内膜层无改变。电镜观了粒子活度为 $2.15 \times 10^7 Bq$（0.58mCi）,植入30 天的放射性粒子和活度为 $5.92 \times 10^7 Bq$（1.6mCi）,植入 20 天的放射性粒子两组,显示动脉内膜的微绒毛变形,嵴变平。粒子活度为 $5.92 \times 10^7$Bq,植入 30 天一组,显示动脉内膜细胞嵴变平,微绒毛大部分消失,但无内膜破溃。因而得出结论,认为放射性 $^{125}$I 粒子植入对正常血管组织损伤小,为可逆性,血管无穿孔、出血的严重损害。

李运等将 42 只家兔随机分为 7 组,其中第 1~6 组为实验组。再分为"剂量梯度组"(第 1 组、第 4 组、第 5 组、第 6 组)和"时间梯度组"(第 2 组、第 3 组、第 4 组),第 7 组为对照组。全身麻醉下在每只兔气管和食管之间(于颈部)植入 4 枚 $^{125}$I 粒子,活度分别为 $1.11 \times 10^7$Bq(0.3mCi)(第 1 组),$1.85 \times 10^7$Bq(0.5mCi)(第 2 组、第 3 组、第 4 组),$2.59 \times 10^7$Bq(0.7mCi)(第 5 组)和 $3.33 \times 10^7$Bq(0.9mCi)即临床实用剂量高限(第 6 组)。对照组植入模拟假源(0mCi)。时间梯度组中第 2 组于术后第 1 个月末处死,第 3 组于第 2 个月末处死,其余各组术后第 3 个月末全部处死。切取受照气管和食管进行病理学检查,病理切片可见实验组气管壁之黏膜下层均呈慢性炎症改变,各组间及与对照组比较无差异,上皮退变在高剂量组以及植入后第 2 个月末较对照组和低剂量组显著增多。食管病理改变相对轻微,各组比较无差异。揭示家兔 $^{125}$I 粒子组织间插植对紧邻的气管、食管的辐射损伤表现为管壁的轻度慢性炎症和黏膜上皮的轻度损伤,呈可复性趋势,急性期和亚慢性期是安全的。

张福君等选择 30 只健康新西兰家兔,分为 2 周、2 个月及 4 个月 3 组,每组 10 只,直视下在兔的实验侧坐骨神经旁植入 $^{125}$I 粒子 10 粒。对照侧植入无放射活性空粒子 10 粒。术后 2 周、2 个月及 4 个月行双侧坐骨神经神经电生理测定及大体观察、光镜观察和电镜观察。发现实验组和对照组坐骨神经近心端、远心端动作电位强度,近心端、远心端动作电位最大振幅,坐骨神经神经传导速度均无显著性差异。大体学观察和光镜观察实验侧坐骨神经病理学改变不明显;电镜观察可见到有髓神经鞘分层、塌陷、崩解等变性改变;神经鞘膜细胞和神经轴突内可见线粒体肿胀、空泡化。非特异性变化 2 周组为 60%~70%,2 个月组为 50% 左右,而 4 个月组下降到 30% 左右,3 组比较差异有统计学意义。结论为实验剂量下放射性 $^{125}$I 粒子对家兔坐骨神经的组织影响以超微病理下的非特异性变化为主,对神经的生理功能影响微小。

胸部肿瘤放射性粒子植入后对正常肺组织和肺功能的影响,国外报导在术后 3~6 个月后 CT 检查显示有极小的肺纤维变和放射性肺炎。术前和术后肺功能测试,结果发现 FVC 和 $FEV_1$ 均不受影响。

天津医科大学第二医院在粒子植入过程中,曾发生粒子迁移至远端肺组织或坠入胸腔,观察一年后未发现有放射性肺损伤。在为一例周围型肺内肿瘤型粒子植入术 11 个月后又行病变局部肺楔形切除,术后病理检查,发现肿瘤中心坏死,周边纤维化,外周的肺组织检查发现支气管壁纤毛细胞正常(图 1-5-7~图 1-5-13)。提示治疗剂量下仅对周围的肺组织有一定影响(图 1-5-9~图 1-5-13 见文末彩图)。

随访中可见一部分患者其局部放射性肺炎演变成局灶性纤维化,并不可恢复(图 1-5-14~图 1-5-19),但对患者的肺功能无显著影响(图 1-5-18 见文末彩图)。

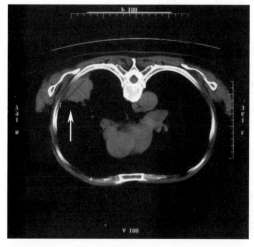

图 1-5-7　粒子植入前胸 CT 显示右周围型肺癌

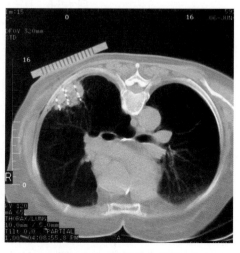

图 1-5-8　粒子植入完成

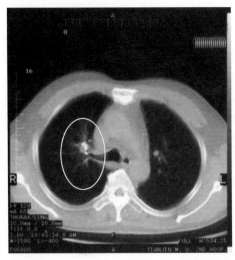

图 1-5-14 粒子植入后 1 个月,靶区周围出现
放射性肺炎改变

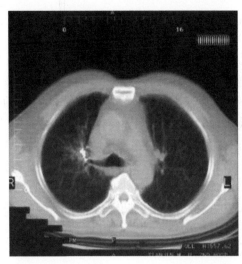

图 1-5-15 粒子植入后 3 个月,靶区周围放射
性肺炎加重

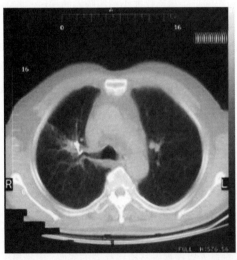

图 1-5-16 粒子植入后 9 个月,靶区周围放射
性肺炎处逐渐变实

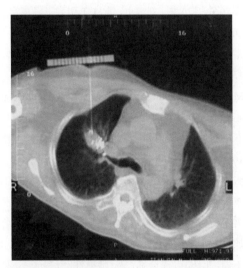

图 1-5-17 粒子植入后 12 个月,靶区周围放
射性肺炎处变实,取活检

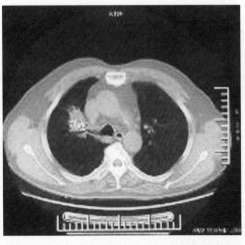

图 1-5-19 2010 年 9 月植入术后 3 年 9 个月胸部 CT 显示
靶区周围局灶性纤维化变化不可恢复

## 三、对其他组织器官的损伤

放射性粒子因其局部剂量过高，对皮肤、乳腺、颈部肿物，可致放射性坏死，是最严重的并发症，也可造成放射性溃疡、形成瘘道等损伤。

胸部肿瘤表浅淋巴结转移癌粒子植入，如果剂量过高或距离皮肤小于 0.5cm，导致皮肤的色素沉着是最常见的并发症（图 1-5-20～图 1-5-23，见文末彩图）。严重的可以出现皮肤溃疡，表现为局部组织苍白、溃烂、多伴疼痛，经常规换药处理，大多数一年内瘢痕愈合。

总之，放射性粒子植入治疗胸部肿瘤的放射性损伤多为轻度的局灶性损伤，对重要器官组织功能、骨髓造血系统无明显影响，也无恶心、呕吐、消化道出血等症状。合理使用粒子活度、剂量，合理安排植入程序，可以有效地减少并发症的出现。

（郑广钧　陈宝明）

## 参 考 文 献

1. 王锡明，李振家，武乐斌，等. CT 引导下组织间置入 $^{125}$I 粒子治疗肺癌的临床应用. 中华放射学杂志，2005，39（5）：490-492.

2. 柳立军，宋永彬，刘淑贞，等. CT 引导下经皮穿刺植入 $^{125}$I 粒子组织间近距离治疗非小细胞肺癌的探讨. 北京医学，2005，27（8）：462-464.

3. 雷光焰，付改发，许建秦，等. 放射性 $^{125}$I 粒子组织间永久植入治疗中晚期肺癌的研究（附 32 例）. 现代肿瘤医学，2005，13（1）：77-78.

4. Martinez R，Pagola M，Vivas I，et al. CT-guided permanent brachytherapy for patients with medically inoperable early-stage non-small cell lung cancer（NSCLC）. Lung Cancer，2008，61（2），209-213.

5. 石树远，俞国媛，郑广钧. 肺癌放射性 $^{125}$I 粒子植入术后对护士外周血白细胞影响的探讨. 医学信息，2014，27（5）：106-107.

6. 张继勉. 放射性粒子组织间永久插植放射治疗的辐射防护研究. 中国辐射卫生，2006，12（4）：407-411.

7. 卓水清，陈林，张福君，等. $^{125}$I 放射性粒子植入术后患者周围辐射剂量的监测. 癌症，2007，26（6）：666-668.

8. 姜玉良，王皓，吉喆，等. CT 引导辅助 3D 打印个体化非共面模板指导 $^{125}$I 粒子治疗盆腔复发肿瘤剂量学研究. 中华放射肿瘤学杂志，2016，25（9）：959-964.

9. 王娟，王绍其，李金娜，等. 放射性 $^{125}$I 粒子不同分布组织间植入对荷人胃癌裸鼠移植癌疗效的影响. 中华核医学杂志，2008，28：313-316.

10. 王俊杰，田素青，李金娜，等. 放射性 $^{125}$I 粒子平面插植布源剂量分布研究. 中国微创外科杂志，2005，12：1061-1062.

11. 霍彬，侯朝华，叶剑飞，等. CT 引导术中实时计划对胸部肿瘤 $^{125}$I 粒子植入治疗的价值. 中华放射肿瘤杂志，2013，22（5）：400-403.

12. 吉结，姜玉良，郭福新，等. 3D 打印个体化非共面模板辅助放射性粒子植入治疗恶性肿瘤的剂量学验证. 中华放射医学与防护杂志，2016，36（9）：662-665.

13. 韦长元，李挺，扬伟萍，等. 放射性粒子 $^{125}$I 对兔大血管放射性损伤的实验研究. 外科理论与实践，2006，1（1）：59-60.

14. 李运，李剑锋，杨帆，等. 放射性 $^{125}$I 粒子植入对家兔正常气管、食管损伤初探. 中华胸心血管外科杂志，2010，26（2）：120-122.

15. 张福君，李传行，焦德超，等. 放射性 $^{125}$I 粒子植入对兔坐骨神经放射性损伤的实验研究. 中华放射学杂志，2008，42（8）：888-892.

16. 李小东，郭永涛，张遵诚，等. $^{125}$I 粒子植入治疗晚期肺癌的损伤效应与临床处置. 中华放射医学与防护杂志，2007，27（6）：565-568.

17. Johnson M，Colonias A，Parda D，et al. Dosimetric and technical aspects of intraoperative $^{125}$I Brachytherapy for stage Ⅰ non-small cell lung cancer. Phys Med Biol，2007，52（5）：1237-1245.

# 第六章
## 粒子植入相关的胸部应用解剖和生理及病理学基础

### 第一节　胸部应用解剖

1. 骨性胸廓　骨性胸廓是一个不典型的类圆锥形,前后直径窄,左右横径宽,顶部窄,底部宽,行粒子植入时应注意这一特点。上胸部肺癌平卧位穿刺进针时,模板放置须将模板与 CT 轴位断面垂直,确保进针不向足侧偏斜。

2. 肋骨　肋骨走行基本特点是在后胸部至肋骨角近乎水平,在侧胸部斜向下行,行至前胸部时转而向上,这一特点在植入时应充分考虑。在不同部位安放模板时,应使模板行列针孔尽量与肋骨走行相平行,即在后胸部水平放置,侧胸部斜向下,前胸部斜向上,便于穿刺针经肋间隙刺入肿瘤内。

3. 肋间隙　肋间隙从后向前逐渐变宽,上胸部较下胸部宽,前部较后部宽,并可随体位改变。

4. 肋间神经与血管　肋间神经、血管在肋间隙后部肋骨角内侧行走于两肋骨中间,其排列次序不定。在前部(肋骨角外侧)紧贴肋骨沟前行,依次为静脉、动脉和神经,神经一直沿其下缘前行。从解剖层次上看,肋间神经与血管位于肋间内肌两层之间(图 1-6-1),但其内层菲薄或并不是完整的一层,或称其内层为胸膜外脂肪。

5. 内乳动脉　内乳动脉又称胸廓内动脉,其行走的解剖学投影距胸骨外缘 1.0~1.5cm。穿刺时将其误伤可导致大量胸腔内出血。当肿物位于内乳动脉投影下方的肺或纵隔内时,垂直进针可伤及该动脉。解决的方法是:将植入模板的内缘(胸骨缘)与胸壁成 15° 左右夹角,然后再距胸骨缘 2.0cm 之外进针,方向为斜行刺入瘤体,即可避开内乳动脉。

在经皮穿刺粒子植入治疗肺癌时,使患者在无痛状态下接受手术,是确保手术顺利进行的重要一环节。麻醉范围不足,肋间神经阻滞不完全,患者会感到难以忍受的疼痛,甚至感到胸闷、憋气、血压下降、心率变慢、心律失常,出现血氧饱和度下降乃至烦躁不安,有时不得已终止操作。因此,局部皮下浸润和穿刺区的肋间神经阻滞麻醉是非常重要的,不能轻视和草率。在施术中,麻醉针尖一定要穿刺停留在肋间内肌两层肌肉之间,即通常所说的胸膜外脂肪层中,缓缓注入麻药反复抽吸避免麻药误入血管或胸膜腔内,以期在胸膜外脂肪层中浸润成团并使麻药在脂肪层内扩散将肋间神经浸润,从而阻断其传导,起到无痛作用,此点应牢记在心。

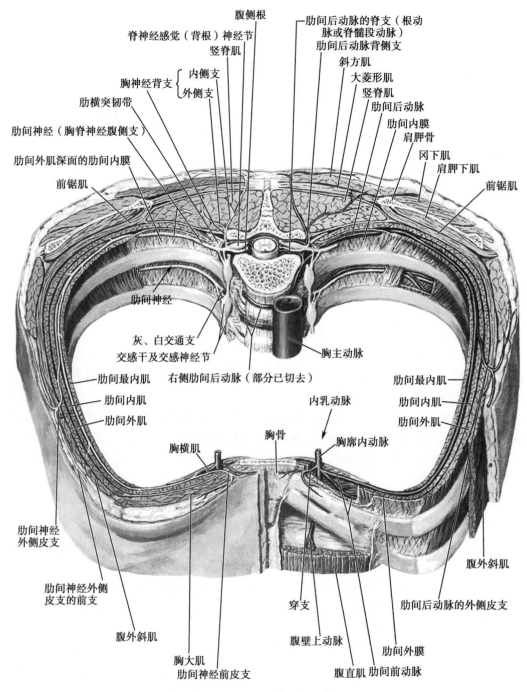

图 1-6-1 肋间神经与血管

## 第二节 纵隔淋巴结 CT 分区与粒子植入

  人体断层解剖学是用断层方法研究和表达人体正常形态结构和基本功能的科学。人体断层标本采用冰冻切片技术制作，层厚 1.0cm。胸部 CT 断层为螺旋 CT，层厚 0.5cm 连续扫描获得图像。研究胸部肿瘤的放射性粒子治疗，离不开影像学的正常解剖与相应病变的对照研究，特别是在影像学引导下的放射性粒子植入更要与人体解剖断层及 CT 影像学断层图像实时对照。精确了解肿瘤所导致的 CT 改变与正常解剖断面之间的关系，以准确判明肿瘤对器官的侵袭、压迫所造成的正常和受侵器官的移位与变形。只有熟练掌握两者之间的成像关系并熟记于心，在临床阅片与实际操作中正确判断，灵活运用，经过反复多次的临床实际操作，才能在影像学引导下将放射性粒子精确植入到肿瘤内部而不损伤正常的脏器。

## 一、胸部 CT 淋巴结分组

1996 年美国癌症协会（American Joint Committeeon Cance，AJCC）提出胸内淋巴结的 14 组新分类法，同年在国际抗癌联盟（The Union for International Cancer Control，UICC）通过，即 1996 AJCC-UICC 分类标准。1997 年获国际 TNM 分期委员会正式确认，成为国际权威标准。

1. 上纵隔淋巴结　①最上纵隔；②上气管旁；③血管前（3A）和气管后（3P）；④下气管旁（包括奇静脉淋巴结）。

2. 主动脉淋巴结　⑤主动脉下（主 - 肺动脉窗）；⑥主动脉旁（升主动脉或膈神经旁）。

3. 下纵隔淋巴结　⑦隆突下；⑧食道旁（隆突水平以下）；⑨肺韧带。

4. N1 淋巴结　⑩肺门；⑪叶间；⑫叶；⑬段；⑭亚段。

以纵隔胸膜返折点作为 N1 与 N2 的分界，其中第 1～9 组属 N2 淋巴结，当有锁骨上或对侧淋巴结转移时为 N3；第 10～14 组属 N1 淋巴结。

1996 年新标准使用了 CT 上较明显的解剖结构作为分界标准，因而在横断面的 CT 图像上淋巴结定位更为容易和准确（图 1-6-2）。在 CT 图像上，可根据假定的 6 条解剖上的水平线所划出的 CT 断面，方便地将 14 组淋巴结归入其中。

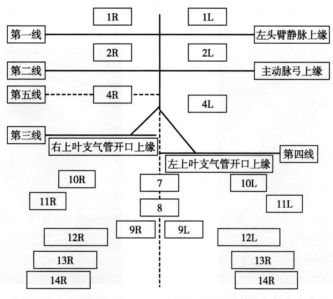

图 1-6-2　1996 年使用的分界标准

第 1 线：左头臂静脉上缘（图 1-6-3）；第 2 线：主动脉弓上缘（图 1-6-4）；第 3 线：右上叶支气管开口上缘（图 1-6-5）；第 4 线：左上叶支气管开口上缘（图 1-6-6）；第 5 线：气管隆突角（图 1-6-7）；第 6 线：右中叶支气管开口上缘（图 1-6-8）。

第 1 线以上为 1 区（图 1-6-9）；第 1、2 线之间为 2 区（图 1-6-10）；血管前、气管后为 3 区，以升主动脉前缘和气管后缘为界（图 1-6-11）。第 2～4 线之间为 4 区，第 2～3 线之间中线右侧为 4R 区，第 2～4 线之间中线左侧为 4L 区（图 1-6-12）；在主肺动脉窗内靠外侧者为 5 区，靠内侧者属 4L 区（图 1-6-13）；第 2 线下方升主动脉、主动脉弓或无名动脉前、外侧者为 6 区（图 1-6-14）；第 5 线以下至中叶开口处之隆突下为 7 区（图 1-6-15），第 6 线以下为 8 区（图 1-6-16）；肺韧带以下为 9 区（图 1-6-17）；肺门增大时可能为 10 区（图 1-6-18）或 11 区淋巴结共同增大（图 1-6-19）；12 区邻近叶支气管远端的淋巴结为右 / 左叶内组（图 1-6-20）；13 区肺段淋巴结位于后基底段支气管的前方（图 1-6-21）；14 区肺亚段淋巴结位于亚段支气管（弯箭）附近（图 1-6-22）。上述 14 区中的 1～4 区为上纵隔淋巴结，5、6 区为主动脉淋巴结，7～9 区为下纵隔淋巴结，它们均位于纵隔内，属于 N2 淋巴结，当有对侧或锁骨上淋巴结时为 N3 淋巴结。10～14 区淋巴结都位于纵隔胸膜反摺外，属于 N1 淋巴结，10 区为肺门淋巴结，11～14 区为肺内淋巴结,当胸片上见到肺门增大时可能为 10 区和 11 区淋巴结共同增大结果。除 1、7、8、9 区外,其他各区都要分为右(R)和左(L)侧,位于中线上的不分侧别的淋巴结(如 3 区)则认为是与原发肿瘤同侧的淋巴结。

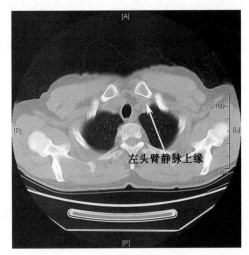

图 1-6-3　左头臂静脉上缘为第 1 线

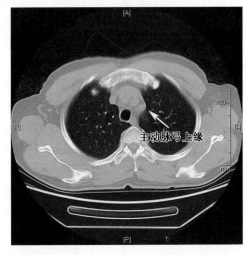

图 1-6-4　主动脉弓上缘为第 2 线

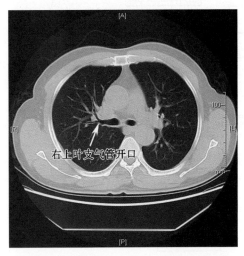

图 1-6-5　右上叶支气管开口上缘为第 3 线

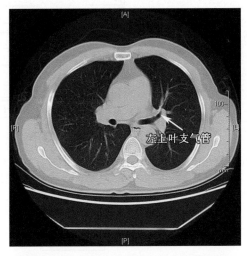

图 1-6-6　左上叶支气管口上缘为第 4 线

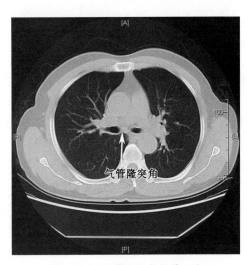

图 1-6-7　气管隆突角为第 5 线

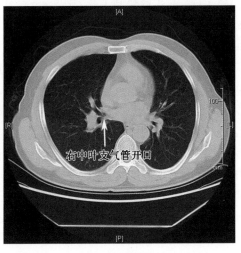

图 1-6-8　右中叶支气管开口上缘为第 6 线

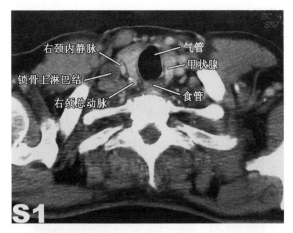

图 1-6-9　第 1 区，最上纵隔淋巴结，淋巴结位于左头臂静脉上缘水平线上方，即位于左无名静脉向上、向左行走跨越气管前方的中线处该静脉上缘水平以上

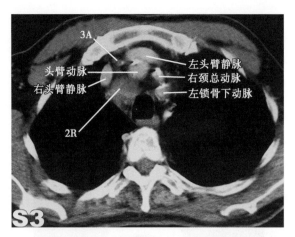

图 1-6-10　第 2 区，上气管旁组淋巴结，淋巴结（2R）位于主动脉弓（线 2）上缘水平线以上，前述线 1 以下，即线 1 和线 2 之间

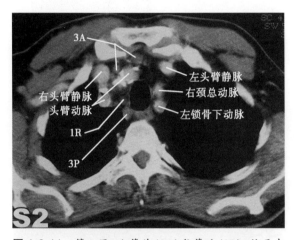

图 1-6-11　第 3 区，血管前（3A）气管后（3P），位于中线的淋巴结应属于同侧的淋巴结

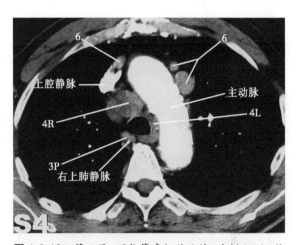

图 1-6-12　第 4 区，下气管旁组淋巴结，右侧（4R）：位于线 2 与线 3（右上叶支气管上缘和右主支气管相交处水平线之间，气管中线的右侧，左侧（4L）：位于线 1 与线 3（左上叶支气管上缘和左主支气管相交水平线），气管中线之左侧

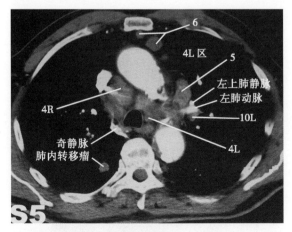

图 1-6-13　第 5 区，主动脉弓下淋巴结（主肺动脉窗淋巴结），淋巴结位于动脉韧带、主动脉和左肺动脉的外侧，左肺动脉第一分支的近侧，并位于胸膜反折点以内

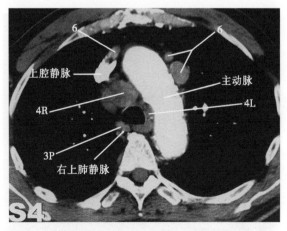

图 1-6-14　第 6 区，主动脉弓旁淋巴结（升主动脉、膈神经）淋巴结位于线 1 以下，升主动脉、主动脉弓及无名动脉的前方或外侧

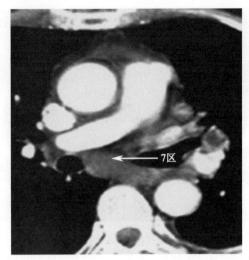

图 1-6-15 第 7 区,隆突下淋巴结,淋巴结位于气管隆突下方,但和肺内的下叶支气管和动脉不相连

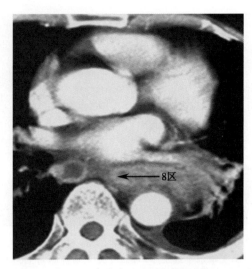

图 1-6-16 第 8 区,食管旁淋巴结,隆突水平以下,淋巴结位于食道两侧,邻近食道壁,不包括隆突下淋巴结

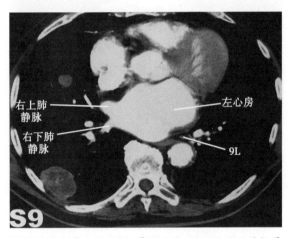

图 1-6-17 第 9 区,肺韧带淋巴结,淋巴结位于肺韧带内,包括位于下肺静脉后壁和下部的淋巴结

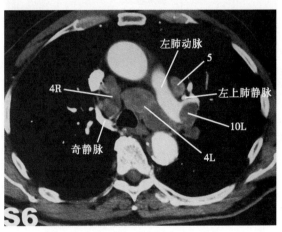

图 1-6-18 第 10 区,肺门淋巴结指叶近端部淋巴结,位于纵隔胸膜反摺外,右侧还包括邻近中间段支气管的淋巴结。X 线上,肺门和叶间淋巴结增大均可使肺门阴影增大

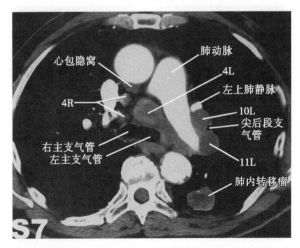

图 1-6-19 第 11 区叶间淋巴结,淋巴结位于叶支气管之间

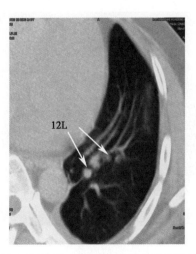

图 1-6-20 第 12 区,邻近叶支气管远端的淋巴结 - 为右 / 左叶内组(12R/L 组)

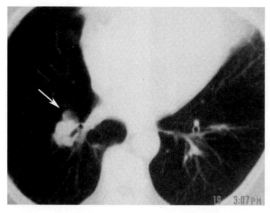 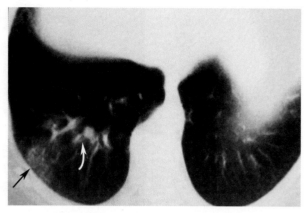

图 1-6-21 13区肺段淋巴结位于后基底段支气管的前方　　图 1-6-22 14区肺亚段淋巴结位于亚段支气管（弯箭）附近

## 二、AJCC 淋巴分组与粒子植入

根据放射性粒子植入治疗胸部肿瘤的特点，针对性的节选了刘树伟主编的《人体断层解剖学》图谱中与放射性粒子植入有关的几幅彩色人体解剖断层面，使读者在阅读相应 CT 片时，对淋巴分区有一个更加直观的层面比对，利于提高粒子植入的疗效和减少并发症。

1. 左头臂静脉上缘与肺尖部断层　此层面属最上纵隔，其淋巴结为 1 区（图 1-6-23，见文末彩图），与临床密切相关的是转移淋巴结和肺尖癌的放射性粒子植入。淋巴结发生转移时可经前正中穿刺路径行粒子植入。肺尖癌粒子植入时，进针通道因前由胸部血管走形遮挡，后由背部肩胛骨掩盖，只能采用单针多角度或多针多角度后背侧入路（图 1-6-24，图中箭头所指方向为进针方向和穿刺淋巴结的分组部位，下同）。

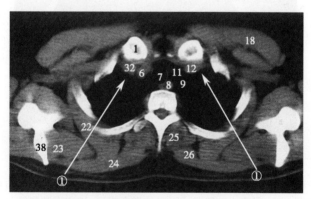

图 1-6-24　肺尖部解剖断层对应的 CT 断层

1：锁骨胸骨端；6：头臂干；7：气管；8：食管；9：左锁骨下动脉；
11：左颈总动脉；12：左头臂静脉
（肺尖癌患者俯卧或侧卧位，从背部进针粒子植入①。箭头所指
方向为进针方向和穿刺淋巴结的分组部位，下同）

2. 主动脉弓上缘及上腔静脉上缘　此组属 2 区，以正中线分左右，称为 2R 和 2L（图 1-6-25，见文末彩图），发生淋巴结转移时，可经前胸垂直进针或斜行进针，注意内乳动脉走行距离胸骨外缘 1.0～1.5cm，应避开勿损伤（图 1-6-26）。

3. 主动脉弓上缘至上叶支气管开口层面　此区属 4 区，位于主动脉弓上缘与右上叶支气管开口上缘平面之间，中线右侧为 4R 区；主动脉弓上缘与左上叶支气管开口上缘平面之间，中线左侧为 4L 区（图 1-6-27，见文末彩图）。4 区解剖关系较为复杂，重要器官有上腔静脉、主动脉弓、肺动脉、大气管和食道，多组淋巴结与大血管、气管关系密切。

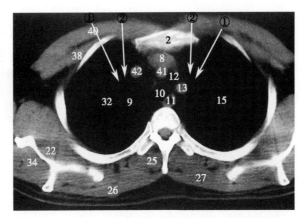

**图 1-6-26** 经第 1 肋胸肋结合的解剖断层对应的 CT 断层

4R 区与放射性粒子植入密切相关的有三组淋巴结,据其位置习惯分为:

(1) 上腔静脉下淋巴结,常称上腔静脉后淋巴结;

(2) 上腔静脉外淋巴结;

(3) 上腔静脉内淋巴结。当发生转移性肿大时,粒子植入通道有 3 个方向、4 条路径(图 1-6-28)。即①上腔静脉下淋巴结可由前胸部斜行入路;②上腔静脉外淋巴结可由侧胸部入路;③上腔静脉内淋巴结穿刺植入路径有两条,一条是当淋巴结增大明显,造成上腔静脉与主动脉弓"分离"出一间隙时,将针由斜方经上腔静脉与主动脉弓之"间隙"穿过,刺入瘤体;另一条路径是经后胸背部沿胸椎椎体斜行进针,刺入瘤体。

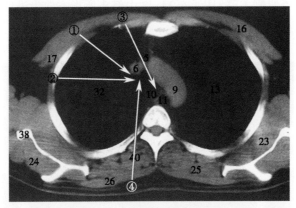

**图 1-6-28** 与经主动脉弓上份的横断层对应的 CT 断层
①上腔静脉下淋巴结可由前胸部斜行入路;②上腔静脉外淋巴结可由侧胸部入路;③当上腔静脉内淋巴结增大明显,造成上腔静脉与主动脉弓"分离"出一间隙时,将针由斜上方经上腔静脉与主动脉弓之"间隙"穿过;④上腔静脉下淋巴结可经后胸背部沿胸椎椎体斜行进针

4L 区转移淋巴结穿刺有其独特性(图 1-6-29,见文末彩图),穿刺路径因其与大气管位置关系分为两条,第一条是当淋巴结位于大气管前方偏左时,山东省聊城市王德祥首创由侧卧位后胸背部斜行入路,穿过右侧主气管刺入瘤体;第二条路径是经左前胸斜行经主-肺动脉窗刺入瘤体,因穿刺针经主-肺动脉窗时危险性大增,最好是主-肺动脉窗淋巴结(第 5 区)也同时发生转移性肿大时采用这一穿刺路径(图 1-6-30)。

4. 隆突下淋巴结　此组淋巴结属 7 区(图 1-6-31,见文末彩图),是肿瘤转移性淋巴结经常侵袭的部位,进针路径为经右后胸部进针,以椎体为屏障,斜行刺入瘤体(图 1-6-32)。

5. 食道旁淋巴结　此组淋巴结属 8 区,位于下肺静脉水平,左心房后、食道旁(图 1-6-33,见文末彩图),发生淋巴结转移时,肿大淋巴结可向前推挤左心房,但与左心房之间因心包阻隔,常有间隙存在,进针方向同隆突下淋巴结穿刺途径(图 1-6-34)。

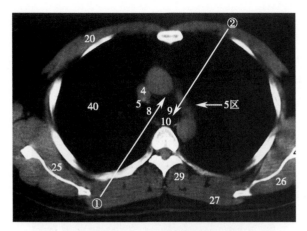

图1-6-30　与经主动脉弓下份的横断层对应的CT断层
①侧卧位后胸背部斜行入路，穿过右侧主气管刺入4L淋巴结；②经左前胸斜行经主-肺动脉窗刺入4L淋巴结

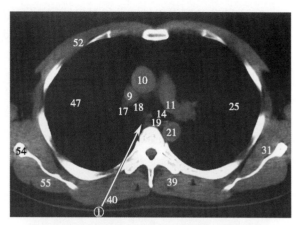

图1-6-32　与经左肺动脉的横断层对应的CT断层
隆突下淋巴结属7区，经右后胸部路径进针

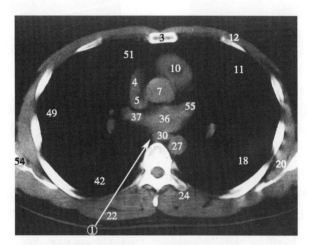

图1-6-34　与经右上肺静脉的横断层对应的CT断层
食管旁淋巴结属8区，位于上肺静脉水平经右后胸部路径进针

6. 肺韧带淋巴结　此组淋巴结属9区，位于下肺韧带，下段食道周围（图1-6-35，见文末彩图），穿刺路径同隆突下淋巴结（图1-6-36）。

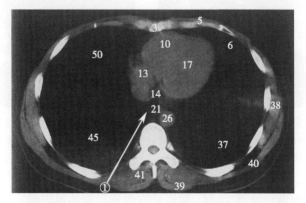

图1-6-36　与经第八胸椎体的横断面对应的CT断层
肺韧带淋巴结属9区，位于下肺韧带，下段食道周围，经右后胸部路径进针

7. 主肺动脉窗淋巴结 此组淋巴结属 5 区,位于主肺动脉窗内及左侧纵隔内,当转移淋巴结肿大到 1.5～2.0cm 以上时,可经左前胸部斜行穿刺,经主动脉弓下缘及肺动脉上缘刺入其间的瘤体(图 1-6-37)。

8. 主动脉淋巴结 此组淋巴结属 6 区,紧邻主动脉,穿刺要点是进针方向与主动脉弓走行方向平行,而与所穿刺之淋巴结成切线位,即使穿刺针滑过淋巴结,也不至于刺中主动脉(图 1-6-38)。

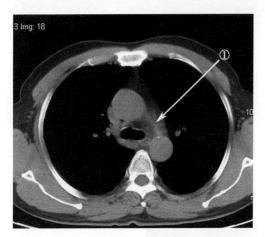

图 1-6-37 主肺动脉窗淋巴结属 5 区,位于主肺动脉窗内及左侧纵隔内,可经左前胸部斜行穿刺,经主动脉弓下缘及肺动脉上缘刺入其间的淋巴结

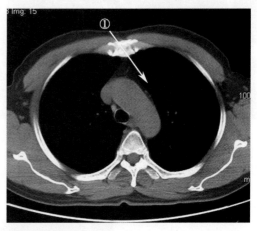

图 1-6-38 主动脉淋巴结属 6 区,紧邻主动脉,进针方向与主动脉弓走行方向平行,而与所穿刺之淋巴结成切线位

9. 肺门淋巴结 此组淋巴结属 10 区(图 1-6-39,见文末彩图),由环绕肺门的淋巴结在肺门部形成肿块。这一肿块同时可由中心型肺癌或是纵隔内淋巴(N2)共同组成。穿刺部位要依据肿瘤所生长部位不同而分别采用前胸、后背和侧胸不同入路(图 1-6-40)。

10. 肺内淋巴结 此组淋巴结属 11 区(图 1-6-41,见文末彩图),右侧常与下肺动、静脉包绕在一起,形成一个类似"象鼻"样团块。左侧除包绕肺门成团块外,有时会在下肺动脉与降主动脉之间的"夹角"内有转移性淋巴结肿大,穿刺进针前务必先行血管内强化,避免损伤周围血管,穿刺路径依肿瘤所占据位置多采用后背和侧胸入路(图 1-6-42)。

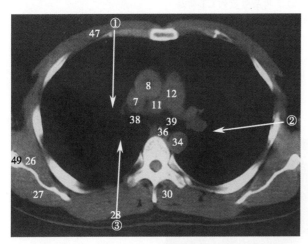

图 1-6-40 与经肺动脉叉的横断面对应的 CT 断层 肺门淋巴结 10 区,依据肿瘤所生长部位不同分别采用前胸①、侧胸②和后背③不同入路

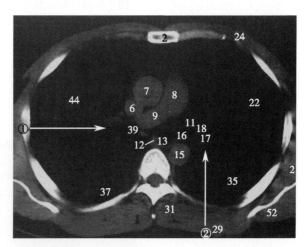

图 1-6-42 与经右肺动脉的横断面对应的 CT 断层 肺内淋巴结属 11 区,依肿瘤所占据位置多采用侧胸①和后背②入路

11. 肺内淋巴结 此组淋巴结属 12 区,邻近叶支气管远端的淋巴结 - 为右 / 左叶内组(12R/L 组)穿刺进针前务必先行血管内强化,避免损伤周围血管,穿刺路径依肿瘤所占据位置多采用后背和侧胸入路(图 1-6-43)。

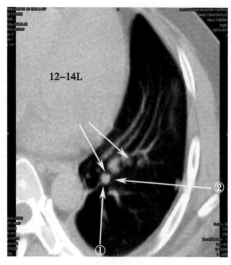

**图 1-6-43**  肺内淋巴结属 12 区，依肿瘤所占据位置多采用侧胸①和后背②入路

12. 13 区  13 区肺段淋巴结（淡红色）位于后基底段支气管的前方。穿刺进针前务必先行血管内强化，避免损伤周围血管，穿刺路径依肿瘤所占据位置多采用前侧和侧胸入路（图 1-6-44）。

13. 14 区  肺亚段淋巴结（淡红色）位于亚段支气管（弯箭）附近。穿刺进针前务必先行血管内强化，避免损伤周围血管，穿刺路径依肿瘤所占据位置多采用侧胸和后背入路（图 1-6-45）。

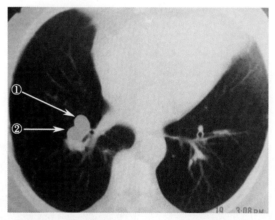

**图 1-6-44**  肺段淋巴结属 13 区，依肿瘤所占据位置多采用侧胸①和前侧胸②入路

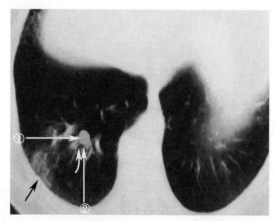

**图 1-6-45**  肺亚段淋巴结属 14 区，依肿瘤所占据位置多采用侧胸①和前侧胸②入路

# 第三节  胸部生理及病理学特点

生理学特点：胸廓在吸气时由于胸壁、肋间肌、肩胛带肌肉、膈肌等呼吸肌收缩，使胸腔体积增大，同时与肺组织的弹性回缩相互作用，而产生胸膜腔负压，进而使肺体积增大，空气经鼻孔进入肺内。肺部组织随肺的体积增大产生 1～2cm 的移动。呼气时肺组织恢复原位造成肺内肿瘤会随呼吸而发生 1～2cm 的移位。这使经皮胸壁穿刺肿瘤的精确度产生一定困难，特别是 1～2cm 左右小肿瘤更加明显。穿刺时屏气快速进针可克服这一不足。

穿刺肺组织，造成针道漏气，发生气胸，肺组织萎陷，肿瘤移位，使进针方向偏离瘤体，造成植入困难。发生气胸时应快速将胸腔内积气抽出，使肺复张，肿瘤回归原位，方能继续操作。

胸部肿瘤行经皮穿刺，$^{125}$I 粒子植入术中最常见的并发症是气胸，肺压缩在 10% 时可不用抽气，进行观察,术后待其自行吸收。肺压缩在 30% 以上,经胸穿抽气,肺短暂复张,很快又萎陷,说明肺漏气重,需行闭式引流术。

在临床实践中的两个问题需要提起注意:

1. 当肿瘤侵犯上纵隔,压迫、浸润甚至侵入上腔静脉后,会导致上腔静脉回流障碍,继而引起上身静脉血流回流受阻,静脉迂曲扩张,静脉压升高,患者面部、舌部、眼结膜因静脉回流不畅而变成蓝紫色。此时,禁止在上肢静脉穿刺输液。

2. 当肿瘤侵犯上纵隔,采用常规外放疗,特别是多次外放疗后,会使上腔静脉变得狭窄,且病变长度较长,同样导致静脉回流不畅,时间延长,使患者胸壁、肩胛部肌肉及皮下浅静脉迂曲扩张,且经由肌肉、皮下浅静脉与腹壁静脉沟通,使静脉血转而经下腔静脉回流入右心,更有甚者血管可借胸膜间粘连与肺内静脉连通而直接回流入左心。

上述两种情况会给粒子植入带来很大麻烦与风险,常见情况有两种:一种是当针穿过胸壁时会伤及迂曲扩张静脉,使压力高血流进入胸膜腔造成血胸;另一种是当针穿刺进入肺组织内将扩张静脉与肺内支气管贯通而发生术中患者咯血,当植入完成后将植入针完全拔除,压力高的静脉血流会通过贯通的支气管直接大量的涌入大气管内,造成严重大咯血,甚至危及患者生命。遇此情况,需仔细询问病史,特别是外放疗史,术前先行 CT 血管强化并行血管三维重建,判断侧支循环形成的严重程度,审慎评估术中及术后发生出血的概率以及大咯血、血胸带来的风险。

(柴树德 霍小东)

# 参 考 文 献

1. 王怀经,译. 奈特人体解剖彩色图谱. 第 3 版, 北京:人民卫生出版社,2005.
2. 刘树伟. 人体断层解剖图谱. 济南:山东科技出版社,2003.

# 第二篇
## 设备研发与应用

# 第七章
## 放射性粒子植入治疗计划系统研发与应用

### 第一节 引 言

放射性粒子植入治疗是一种结合微创介入手段的近距离放射治疗技术。该技术在术中影像（B超、CT等）引导下，通过经皮穿刺的方式将具有放射活性的粒子永久性植入到肿瘤组织中，借助放射性粒子长时间释放的低剂量 γ 射线对肿瘤进行持续照射，达到治疗肿瘤的目的，是已经被临床证明疗效显著的物理治疗手段。为达到理想的治疗效果，实施粒子植入治疗需要做到以下几点。首先，作为一种放射治疗技术，粒子植入治疗需要准确的确定治疗靶区的范围，通过合理的设计粒子植入的位置，在有效保护正常组织的基础上保证治疗靶区接收足够的照射剂量。此外，作为一种介入治疗手段，粒子植入治疗还需要设计合理的穿刺路径，在避开血管等重要组织的同时，使得治疗计划易于实施。为达到这些目的，粒子植入治疗需要治疗计划系统软件（treatment planning system，TPS）的支持。近年来，利用三维治疗计划系统软件（3D TPS）进行治疗计划的设计、导航和验证已逐渐成为粒子植入治疗的规范化流程，有效提高了治疗的精度和效果，被临床广泛采用。而且在政策层面上，国家也要求开展放射性粒子治疗技术必须配备治疗计划系统。可以说，TPS 已成为放射性粒子植入治疗必不可少的一部分，能否正确、高效地使用 TPS 对粒子植入治疗的疗效和效率具有比较大影响。本章首先回顾 TPS 的发展及国内外的研发情况，然后讨论 TPS 的主要概念和功能，最后介绍 TPS 典型的操作流程。

### 第二节 治疗计划系统的研发

#### 一、治疗计划系统的发展

在早期的放射治疗过程中，受计算机技术的限制，治疗计划的制订大多通过人工完成，放射剂量的计算也不够精确。事实上，由于无法给出真实的放射剂量场分布，当时的治疗计划只是给出一个定性的描述。随着计算机和网络通讯技术的发展，TPS 进入了飞速发展的时代。首先是计算机运算能力的提高，使得复杂剂量场的模拟和计算成为可能，大大缩短了计算时间，同时促进了剂量场计算精度的大幅度提高；其次，伴随着医学影像设备和计算机网络技术的发展，尤其在 DICOM 医学影像传输标准制定之后，TPS 可以通过网络直接获取、使用患者治疗部位完整的 CT/MRI 等影像数据，使 TPS 进入了3D 时代。3D 系统允许医生在患者的虚拟三维体空间中直接进行计划设计、优化，并提供三维评估工具为医生更为精确地设计放射剂量场提供了保障，使治疗计划的设计过程转变为虚拟治疗过程，有效提高了粒子植入近距离治疗的效率和疗效。

然而，随着治疗技术的发展，单纯的治疗计划软件系统已经不能很好地满足临床治疗的应用需要。放射性粒子植入治疗技术面临着一系列问题：

1. 治疗方案设计与治疗实施过程存在不同程度的脱节，手术前的计划和治疗过程无法关联；

2. 介入手术植入粒子过程严重依赖于医生的临床经验，粒子植入精度和效率不高，植入结果及疗效因人而异；

3.植入粒子的位置与手术计划设计的位置往往存在较大偏差,严重影响放射剂量场的分布,容易造成放射剂量冷点;

4.植入后放射性粒子及放射剂量的验证过程滞后,不利于采取补救措施。

以上问题严重制约了放射性粒子植入治疗的规范化发展以及临床应用的推广,同时也影响着治疗效果的提升。为此,将治疗计划设计和手术治疗实施过程融为一体的,并结合图像引导手术导航功能的近距离治疗计划系统成为广泛关注的焦点。

针对治疗方案设计和实施脱节的问题,结合粒子植入装置的 TPS 最先得到了发展和应用。这类系统一般都包括完善的 TPS 软件以及配套的、准确的定位定向系统硬件,将单纯的 TPS 软件拓展成软硬件结合的粒子植入系统。由于不同部位肿瘤粒子植入具有不同的特点,研发粒子植入系统需要针对不同部位设计合适的粒子植入装置以及配套的 TPS 软件。这种"软硬结合,因地制宜"的思想是目前粒子植入 TPS 设计的主要理念,在 3D 系统的基础上进一步提升了治疗的精度和质量。在国外,这些系统有针对粒子植入治疗眼肿瘤的 Plaque Simulator 系统、针对乳房肿瘤粒子植入的 TPS 等。在国内,北京航空航天大学针对颅内、头颈、胸腹等多个部位粒子植入的特点研发了多个配套的治疗计划软件系统。

虽然上述包括配套软硬件的粒子植入系统实现了治疗方案设计和治疗实施过程的统一,但是仍没有很好的解决粒子植入治疗技术所面临的所有问题。为提高放射性粒子植入精度,确保放射剂量适形率要求,提升治疗效果,基于图像引导的粒子植入 TPS 为广泛关注的焦点,是当前研究的主流。针对前列腺肿瘤介入治疗的需要,基于交互式计划设计的理念,国外已经广泛开展了这类设备的研究工作,其主要特点是:

1.引入了 CT、MRI 或 X 线等多模态影像的应用,以提高组织分辨能力和放射性粒子识别能力;

2.注重穿刺器械定位定向装置与 TPS 的融合,通过穿刺器械定位定向装置的反馈信息,在手术过程中修正治疗计划;

3.注重提高穿刺器械定位定向装置的自动化程度,有的甚至具备多通道自动进针和自动释放放射性粒子的功能。

此外在粒子剂量计算方面,目前所有商用 TPS 都是参照 AAPM TG-43 报告进行剂量计算的。然而,由于该计算方法将人体组织简化成均匀水平,而且没有考虑植入针和粒子本身对剂量分布的影响,其计算结果在一些情况下会存在比较严重的误差,影响治疗计划评估的准确。为此,AAPM TG-186 强调了考虑组织不均匀性的重要性并建议采用基于模型的剂量计算方法进行粒子剂量计算。采用更准确的剂量计算方法是 TPS 的发展方向之一。

## 二、国产治疗计划系统的研发

自 2001 年放射性粒子植入治疗技术的理论与方法引入到国内以来,经过 10 余年的发展,我国广大医学专家取得了许多原创性研究成果,将粒子植入治疗部位从前列腺拓展到全身多个部位,研究成果及临床应用疗效得到国外医学专家的充分认可。

在引进粒子植入治疗技术的同时,国外的粒子植入 TPS 也逐步引进到国内使用。然而,由于国外公司的产品比较昂贵,而且部分功能不完全适应国内临床应用的需要,其在国内的应用受到很大的限制,仅有少数几家医院使用。为此,国内的一些机构开展了国产 TPS 的研发。在早期,国内产品主要是参考和模仿国外的 TPS,采用了基于平面植入模板的布源方式,而且研制的主要是放射性粒子植入治疗计划软件,有关植入装置的研究较少。随着国内粒子植入临床治疗技术的发展,早期的 TPS 渐渐已不能满足临床治疗的需要。尤其是随着粒子植入技术在其他部位肿瘤治疗的拓展,由于不同部位肿瘤的粒子植入方式差异很大,国内外的 TPS 都不能很好地适用。治疗计划与实际手术之间产生严重脱节,治疗计划对治疗的指导意义大大降低,从而使得粒子植入治疗处于无据可依的情况,疗效当然很难保证。在这种情况下,国内一些研究机构应国内临床的迫切需求,针对不同部位肿瘤粒子植入治疗的特点,拓展了 TPS 的应用范围,形成了国产 TPS 的特色。

在前列腺粒子植入治疗方面,粒子植入系统的研发已比较成熟,已有多个国外厂商推出了相应的产品,国内机构也研发出了具有自主知识产权的粒子植入系统。北京航空航天大学研制的前列腺粒子植入 TPS 以及一整套移动式粒子植入系统,该系统包括一套 3D-TPS 以及与直肠 B 超结合使用的粒子植入导向装置。手术时,在固定患者体位之后,首先利用导向装置控制直肠 B 超探头采集一系列等距离间隔的 B 超图像并导入到 TPS;然后利用 TPS 进行靶区勾画和植入计划设计(图 2-7-1);随后,利用导向装置配备的单平面模板对植入针道进行定位、定向,在 TPS 和 B 超图像的引导下实施粒子植入。

对于颅内肿瘤的粒子植入治疗,为实现对穿刺位置和方向更准确的控制,研究人员提出采用脑外科手术立体定向框架来实现粒子植入的导向控制;另外,为更好地评估穿刺通道避免损伤重要的大脑组织和血管,其配套的 TPS 提供了更强大的针道评估功能(图 2-7-2),包括:

1. 可以在多个方位二维图像上显示通道穿透位置;

2. 基于 Plumb 面、Spin 面图像的通道评估,可以帮助医生从不同角度、直观地评估通道穿过的组织。其中,Plumb 面是垂直于穿刺通道的平面,并可以通过调整 Plumb 面与通道的交点位置观测不同位置处的组织结构;Spin 面是平行于通道的平面,并可以调整角度,使 Spin 面绕着通道旋转。如图 2-7-2 所示,为立体定向粒子植入 TPS 界面。

针对可携带粒子支架食管癌治疗方式,研究人员研制了食管粒子支架专用 TPS(图 2-7-3)。为更准确的评估粒子的剂量分布,在扫描计划 CT 前需要先用气囊将患者的食管撑开来模拟食管支架完全打开的情况,然而再扫描 CT 图像并导入到 TPS 进行计划设计。TPS 的计划设计模块提供了食管支架的相关参数(方位、直径、长度、每层粒子数等)设计功能,并可以在支架近似圆柱体的平面展开图上进行交互式的粒子位置设计。

对于其他部位肿瘤(头颈、胸腹等)的粒子植入,国内专家创新性地提出了 CT 引导下粒子植入方式,利用与 CT 扫描平面平行的针道进行粒子植入,得到比较理想的治疗效果。在粒子植入穿刺导向方面,早期植入系统借鉴前列腺癌粒子植入方式采用基于平面模板的穿刺导向方式。考虑到肋骨等组织对可布针道的限制,TPS 系统提供了基于多个平面模板的计划设计方式,为医生选择入针通道提供更多的选择(图 2-7-4)。对于平面模板的固定问题,早期曾使用手术贴膜等手段将模板固定在患者体表的方式,但效果不佳。随后,研究人员设计出了用于固定模板的机械支架系统,配合 CT 连床患者固定系统,在肺部肿瘤的粒子植入取得比较好的效果,并推广到胸腹部其他部位肿瘤的治疗。此外,研究人员还设计出了可旋转模板来应对骨骼对针道的遮挡。

研究人员还提出扇形布针的新型粒子植入方式来实施胸腹部粒子植入手术。在这种方式下,所有针道相交于一点并呈扇形分布。相比于平行入针的方式,扇形布针在穿刺通道受限的情况下有一定的优势。针对这种植入方式,研究人员研制了扇形布源粒子植入治疗计划系统,提供了功能完善的扇形布针治疗计划设计功能(图 2-7-5)。

近年来,随着 3D 打印技术的发展以及其在医学领域中的成功应用,国内研究人员开拓性的将 3D 打印技术引入粒子植入治疗中,尝试利用与患者体表曲面吻合的个体化适形模板来实现穿针导向和手术导航。个体化适形模板首先在头颈部肿瘤的粒子植入治疗中得到应用,随后被成功推广到身体其他部位的粒子植入治疗。利用 3D 打印个体化适形模板引导粒子植入手术,能够有效缩短粒子植入治疗的时间、有效简化粒子植入治疗的技术难度、有效提高粒子植入治疗的安全性、大大提高粒子植入技术普及推广的可行性。为配合基于个体化适形模板的粒子植入治疗,国内 TPS 也进行了相应的改造和升级,添加了基于单针布源的治疗计划设计功能,提供了方便、快捷的交互式布针工具,能够使医生灵活、快速地设计非平行,甚至非共面针道;提供了适形模板与治疗计划的一体化设计功能,能够在治疗计划系统中进行适形模板的设计。利用基于单针布源方式,可以灵活的设计出比较复杂的非共面穿刺通道来避开血管和骨骼(图 2-7-6);利用个体化适形模板可以一次手术治疗三个不同部位的靶区(图 2-7-7),大大提升治疗的效率。

此外,在粒子植入术中手术导航方面国内也开展了相关的研发。北京航空航天大学研制的粒子植入导航系统(图 2-7-8),该系统实现了与治疗计划系统的无缝连接,可以自动读取患者的影像数据以及待实施计划的信息;利用基于体表标记点的配准方法实现术前影像数据、术中患者和电磁系统三者的空间位置统一；可以在术中实时监测粒子植入针的位置和方向，并将其与术前影像数据和预设计划进行融合显示，引导医生进行植入针的定向和定位。导航系统还可以同穿刺器械辅助摆位机器人结合起来，实现穿刺针的快速定位、自动定向（图 2-7-1～图 2-7-8 见文末彩图）。

# 第三节　治疗计划系统的使用

## 一、治疗计划系统中的主要概念及术语

1. 医学数字成像和通信（digital imaging and communications in medicine，DICOM）的国际标准，提供了医学数字图像的采集、归档、通信、显示及查询等信息交换操作的协议。TPS 与影像系统或者 TPS 之间基于 DICOM 协议可以实现数据的共享访问。

2. 图像序列（study）　由影像设备一次扫描获取的一组图像导入到 TPS 后被称为一组图像序列。根据图像扫描的方向不同，图像序列可以分成：

（1）横断位（transverse）或轴位（axial）图像：其成像平面将人体分割为头脚两部分；

（2）冠状位（coronal）图像：其成像平面将人体分割为前后两部分；

（3）矢状位（sagittal）图像：其成像平面将人体分割为左右两部分。

TPS 应能支持多个同一方位的序列，如两个不同时间扫描的 CT 轴位序列等。用于制订治疗计划的 CT 图像序列在扫描时必须保证 CT 扫描线圈与 CT 床相互垂直。

3. 断层图像（slice）　一组图像序列通常包括多个扫描方向平行但位置不同的二维图像，其中每一幅二维图像称为一个断层图像。

4. 电子数据　通过光盘或网络获得的满足 DICOM 协议的影像序列称为电子数据。由 CT 机得到的电子数据按 CT 机给定的 CT 值到密度值的映射曲线，可以得到对应的组织密度值。

5. 轮廓线（contour）　由临床医生或物理师在断层图像上勾画的，界定肿瘤或敏感器官范围的封闭曲线。每一个器官对应一组轮廓线，需要在所有包含该组织的断层图像上逐一勾画。利用一组轮廓线可以重建出组织的三维轮廓面，在断层图像上勾画的肿瘤靶区、动脉、气管和体表轮廓线以及重建得到的三维轮廓面（图 2-7-9，见文末彩图）。

6. 靶区或治疗区（target volume，TV）　靶区是由临床医生定义的治疗范围，一般由轮廓线圈定。国际放射单位与测量委员会（ICRU）的第 50 号报告中的对各种靶区进行了定义，其中包括：

（1）GTV（gross TV）：指临床可见的或可触及的，可以通过诊断检查手段证实的肿瘤部位和肿瘤范围。

（2）CTV（clinical TV）：指除包括 GTV 以外，还包括显微镜下可见的亚临床肿瘤病变。

（3）PTV（plan TV）：指除 CTV 以外，还包括由照射中器官运动和日常摆位、治疗中靶位置、靶体积变化以及资料传输中的误差等不确定因素引起的扩大照射的组织范围。概括来说，即制订治疗计划时需要考虑的治疗范围。

（4）GTV、CTV、PTV 之间的关系：一般 GTV≤CTV≤PTV，相互之间存在一定的间隙。

7. 计算框　计算框界定了进行粒子剂量计算的立方体范围，至少需要包容靶区和其周边的危及器官。计算框的大小会影响计算剂量的速度。

8. 等剂量线（isodose line）和等剂量面（isodose surface）　在同一平面上由剂量值相同的点连成的曲线，主要在断层图像平面上显示。通过等剂量线可以直观地看到平面上给定剂量与靶区间的包容关系，红色的封闭曲线为靶区轮廓线，不同的等剂量线由不同的颜色填充显示（图 2-7-10，见文末彩图）。等剂量线也可以选择不填充显示。在三维空间内，由不同断层平面上的等剂量线经重建生成等剂量曲面。通过等剂量面可以直观地看到给定剂量与靶区的三维包容关系。

9. 处方剂量（prescription dose，PD）　为达到治疗肿瘤的目的，希望整个靶区承受的剂量，一般为靶区周边承受的绝对剂量值，由临床物理医师根据肿瘤类型指定。

10. 参考剂量（reference dose）和剂量百分比　参考剂量是为规范剂量显示建立的标准，一般与处方剂量相同；剂量百分比即相对于参考剂量的比例，是可能大于 100% 的数。

11. 剂量体积直方图（dose volume histogram，DVH）　剂量体积直方图从统计的角度反映靶区体积与承受剂量之间的关系，是评估剂量分布的主要手段。剂量体积直方图有微分 DVH 和积分 DVH 两种，临床中常用的为积分 DVH，DVH 横坐标为相对于参考剂量的百分比或者绝对剂量值；纵坐标为靶区和其他组织的体积百分比（图 2-7-11，见文末彩图）。由 DVH 可以计算出一些剂量统计值来快速、定量评估计划的质量：

（1）$V_x$，比如 $V_{100}$ 等：承受 $x$%（100%）处方剂量的组织体积大小；

（2）$D_x$，比如 $D_{90}$ 等：包容 $x$%（90%）组织体积的最大剂量值；

（3）覆盖率：处方剂量所包含的靶区体积占靶区总体积的百分比；

（4）最大、最小、平均剂量和中位剂量；

（5）适形指数（conformity index，$CI$）：描述三维空间中剂量场的分布与靶区形状、大小的一致程度，其计算公式为：

$$CI = \frac{V_{T,ref} \times V_{T,ref}}{V_T \times V_{ref}}$$

其中，$V_{T,ref}$ 为靶区接受处方剂量的体积；$V_T$ 为靶区体积；$V_{ref}$ 为接受处方剂量的体积。

## 二、治疗计划系统中的主要功能

### （一）图像数据的输入和整理

患者治疗部位的图像数据是治疗计划设计的基础，影像设备获取的图像数据如何输入到治疗计划系统以及图像数据的完整性将直接影响治疗方案的好坏。在整个治疗计划的设计过程中，患者治疗部位的图像数据主要用于以下几方面：

1. 为临床医生和物理师提供患者病变的临床诊断信息，包括：病变的性质、位置等；

2. 为临床医生和物理师提供治疗靶区及其与周围敏感器官、组织之间的相互关系；

3. 显示放射源的植入位置；

4. 显示放射源植入针的插植路径；

5. 显示和评估放射剂量的分布。

现代医学影像设备可以获取多源图像数据，如 CT、MRI、PET 等断层序列图像数据、B 超断层图像序列、X 线片和 DSA 图像等，由于多源图像在探测不同组织及几何精度方面的性能不同，综合使用多源图像有助于医生精确定义肿瘤及周围敏感组织和器官的位置和大小，因此在 TPS 中同时兼顾和处理多源图像数据十分重要。此外在 TPS 中还应兼容不同方位（轴位、冠状位和矢状位）的图像序列。

图像数据输入目前主要有三种途径：DICOM 电子数据通过网络或光盘输入、胶片扫描输入、视频图像采集输入。对于大数据量的 CT、MRI 影像数据一般采用 DICOM 网络传输方式；对于 B 超影像数据有时也采用视频图像采集的方式来实时输入图像。电子数据具有最佳的图像显示效果和最高的定位精度。另外，在 TPS 中最好使用薄层扫描方式获取层间距 2.5mm 以下的断层序列以确保三维显示效果和定位精度，扫描的范围一定要包含肿瘤的体积。

治疗计划系统的图像数据输入和整理功能应包括：

1. 支持 DICOM 3.0 标准和多种图像数据输入方法，包括网络连接电子数据传输、磁介质传输、视频采集和扫描输入等；

2. 支持电子数据图像和扫描图像并存；CT、B 超和 MRI 等多源图像并存；

3. 支持同时或分阶段输入不同检查设备的不同图像序列，为精确制订计划和术后患者的随访提供了足够的保障（例如术前、术中、术后的图像），便于不同时期计划的比较。

### （二）图像数据处理与测量定位

患者影像数据进入 TPS 后，需要进行图像数据处理和测量定位，以建立患者的体坐标数据，最终建立患者坐标系统,形成治疗计划和治疗实施的坐标基准。不同来源的图像序列(如 CT、MRI 等)需要单独进行测量定位,统一到同一患者坐标系下,为后续的图像融合和解剖结构的三维重建显示、放射剂量分布的计算、显示等建立基准。

众所周知,CT 影像具有较高的几何精度,MRI 影像具有较好的软组织分辨能力,而 PET 影像能够探测生物学靶区,在准确定义治疗靶区方面各有特色,事实上通过 CT、MRI、PET 影像显影的靶区的大小并不完全一致。在放射治疗过程中,严格、准确定义靶区是治疗成功的关键。为充分利用影像学设备的特点,使其在诊断肿瘤、定义靶区和敏感组织、器官方面相互补充、参考,就需要利用多源图像数据的融合技术,实现不同影像的叠加显示。图像数据融合是影像处理中一项复杂的工作,不仅要获取患者的多源影像数据,还涉及不同影像间几何位置的配准、影像的插值重建、叠加显示等多项内容。

在 TPS 中常用的配准途径有两种:

1. 基于标记点的配准方法　根据分别在两组图像序列上拾取的两组标记点来确定图像序列之间的空间关系,其中两组标记点之间具有一一对应的解剖位置。为准确求解图像序列之间的平移和旋转,通常需要多于四个标记点。标记点的数目越多,基于标记点的配准方法的鲁棒性越高。

2. 基于图像灰度信息的配准方法　根据图像灰度信息定义能够准确评估图像之间位置匹配度的相似性准则,并利用数值优化方法最大化相似性准则求解空间变换关系,比如基于图像互信息的多模态图像自动配准方法。

图像数据的处理则包括图像序列的插值重建等功能,如轴位的扫描序列插值重建出冠状位和矢状位的图像序列。

TPS 的图像数据处理与测量定位功能应包括:

1. 支持图像缩放、平移、翻转、漫游、窗宽和窗位调节;

2. 支持图像的多窗口显示及多模式显示;

3. 支持有框架和无框架定位方式;

4. 自动探测图像定位标记点和定位误差的评估及报警提示;

5. 断层图像序列按不同层间距的重新分层重建;

6. 断层图像序列的交互重建和剖切显示;

7. 原始图像数据与三维数据的融合显示;

8. 三维数据的透明和半透明显示;

9. 图像序列间的匹配和融合,包括术前、术中、术后图像的融合显示;

10. 图像的三维等值面和体素重建显示;

11. 图像的灰度、直线距离、角度和面积的测量和显示。

### (三)治疗部位解剖结构的定义和三维重建显示

计算机系统无法辨认病灶,更无法确认解剖结构。在 TPS 中,治疗部位(靶区)、敏感组织和器官需要由临床医生根据患者的影像数据来指定。定义解剖结构主要通过在断层图像序列上勾画轮廓线的方式来实现。一般来讲,每一个需要评估剂量分布的解剖结构都需要勾画轮廓线。轮廓线的勾画可以有自动、半自动或人工交互勾画等多种方式。

在不同断层上勾画的同一解剖结构的轮廓线经过三维重建技术可以得到描述该解剖结构的三维体数据和精确的体积大小,并进行三维显示,也可以在配准后的多源图像序列上相互映射显示。一般的TPS 都支持多个三维解剖结构同时显示,并支持三维方式下的透明、半透明和实体显示,以避免在不同方位观测时相互遮挡。

TPS 的解剖结构的定义和三维重建显示功能应包括:

1. 自动探测体表轮廓线;

2. 轮廓线项目的自定义;

3. 靶区和重要器官等目标轮廓的自动或交互提取,具有轮廓线缩放、插值功能;

4. 靶区和重要器官体积的计算。

5. 体表、靶区和重要器官等多目标的三维重建与显示。

## （四）粒子植入计划设计

粒子植入计划设计模块提供了用于设计穿刺针道和粒子植入位置的相关功能。不同部位肿瘤粒子植入方式不同，TPS 所提供的计划设计功能也有所不同。这里主要介绍针对胸部肿瘤粒子植入的计划设计功能。

粒子植入的计划设计主要包括穿刺针道设计和粒子位置设计两个环节。设计好穿刺针道后便确定了可以植入粒子的位置，而粒子位置设计就是从所有这些可布位置里选择植入粒子位置。治疗计划设计是一个优化调整过程，为得到理想的治疗计划，需要根据剂量分布的要求逐步调整穿刺针道和粒子位置。

针对胸部肿瘤的粒子植入，TPS 提供了基于平面模板和基于单针的针道设计方式。利用基于平面模板的针道设计方式，通过设计平面模板的位置和方向从而确定与模板开孔相对应的一系列平行穿刺针道。而当采用基于单针的针道设计方式时，需要单独设计每一个穿刺针道。为方便穿刺针道的设计，计划系统提供方便、快捷的交互式针道设计工具，包括穿刺针道的交互式添加、平移、旋转和复制功能、三维视图中的针道选择功能、穿刺针道的倾斜角和俯仰角调整功能等。

TPS 提供了手工布源和自动布源两种粒子位置设计方式。在手工布源模式下，可以利用鼠标操作实现粒子的交互式添加和删除。而在自动布源方面，系统又提供了几何优化自动布源和剂量优化自动布源两种方式。其中，几何优化自动布源参照临床上常用的经验性粒子布设方式自动选择粒子植入位置，实现的方法包括中心布源、周边布源和针道布源三种方式。其中，中心布源方法在靶区内部按照菱形分布的方式来布设粒子，用户可以调整粒子距离靶区边缘的距离以及粒子之间的间隔；周边布源方法围绕靶区边缘布设粒子，用户可以调整在头脚方向上的粒子布设层面的间隔；针道布源方法不考虑针道之间的粒子分布情况，而只是针对每一个针道在靶区内的部分按照一定的间隔均匀布设粒子。如图 2-7-12 所示，同一个层面上分别利用中心布源（粒子间隔 1cm，边缘距离 5mm）、周边布源（层间隔 1cm）和针道布源（粒子间隔 1cm）方式得到的粒子布设结果（见文末彩图）。中心布源是早期临床上常用的布源方式，由于粒子剂量的累加效应，这种方式下为使肿瘤的边缘达到剂量的要求，可能会在肿瘤内部形成剂量过高的区域。而在周边布源方式下，通过周围粒子对肿瘤内部的剂量累加并在靶区内部适当植入少量粒子，在保证肿瘤边缘剂量水平的同时肿瘤内部也能获得足够高的剂量，并有效避免了剂量热点。

剂量优化自动布源方法采用基于双重迭代启发性优化算法进行自动布源。该方法支持针对两种临床常用评价指标进行优化布源（$V_{100}$ 和 $D_{90}$），并支持"保留当前已植入粒子"和"仅使用当前针道"等选项。在默认情况下，该方法会首先清除所有已布设的粒子，然后从所有可布粒子位置中进行优选粒子位置来达到用户指定的优化目标。如果选中"保留当前已植入粒子"选项，那么该方法会保留目前已布设的粒子，然后从剩余的可布粒子位置中优选粒子的位置来达到优化目标；如果选中"仅使用当前针道"选项，那么该方法仅从已使用的针道上的可布粒子位置中优选粒子的植入位置。

总结粒子植入计划设计的要求，TPS 应提供下面几种计划设计手段：

1. 方便、快捷的模板或单针位置交互式布设工具；

2. 按照一定的准则（中心布源、周边布源准则），实现多个布源断层上的粒子自动布源；

3. 据临床剂量要求利用数学优化方法实现三维粒子自动布源；

4. 提供直观、灵活的交互手段，辅助临床医生快速增加、删除粒子、调整粒子的空间位置。

TPS 的粒子植入计划设计功能还应包括：

1. 粒子源的当前活度修正及实时剂量计算；

2. 支持多种粒子源（$^{125}$I-6711、$^{125}$I-6702、$^{103}$P-200），剂量计算精度满足国家标准的要求；

3. 交互式设计粒子植入计划，采用多窗口的断层图像显示方式，可以在同一图像序列的不同层面间自由移动或在不同图像序列上设计、修改计划参数；

4. 任意方位的模板设置，有效设计入针通道避开重要组织和器官；

5. 可变大小的植入模板设计,植入针长度可选;

6. 支持交互式设计粒子植入针和粒子的空间分布;

7. 支持遵循巴黎准则的自动布源,并自动布设针及模板位置;

8. 具有平行布针和扇形布针布源方式;

9. 支持同一计划多个模板设计、患者的多计划设计和计划数据的相互拷贝。

### (五)计划评估和优化

计划评估的目的是检验计划的合理性,并通过调整粒子的分布、数量等参数优化治疗计划。计划评估主要通过计划系统提供的一系列工具来实现:

1. 单点剂量的检测　感兴趣点 POI(point of interest)承受辐射剂量的大小;

2. 空间剂量的分布　等剂量线和等剂量面的剂量测量与显示;

3. 体积剂量直方图(dose volume histogram, DVH)　直观显示治疗靶区、敏感器官体积承受放射剂量的水平,反映的是承受某一剂量范围的器官体积占其总体积的百分比;

4. 各种评估图形的显示、打印;

5. 由 DVH 导出的统计参数,如最大剂量、最小剂量、平均剂量、中值剂量、$V_{100}$、$D_{100}$、$D_{90}$、$D_{2cc}$、适形度等参数。

计划评估遵循以下原则:

1. 肿瘤靶区承受足够多的剂量,一般要求95%以上的靶区体积承受的剂量达到处方剂量水平;

2. 治疗靶区内的剂量分布应尽量均匀;

3. 靶区外剂量迅速降低,保护敏感器官和组织;

4. 植入针道和粒子的数量少,治疗过程中操作尽量简便、损伤小。

计划评估按以下步骤进行:

1. 定义计算框,即需要显示剂量分布的范围。计算框应至少包括:靶区、敏感组织和器官的全部体积;

2. 显示、评测各种评估图形;

3. 根据评估图形调整粒子的分布和数量,甚至调整粒子的类型、活度、模板的摆位等;

4. 重新计算剂量分布,并转入步骤2进行剂量评估,直到剂量分布满足要求。

治疗计划系统的剂量评估和优化功能应包括:

1. 可以在轴位、冠状位、矢状位图像上显示模板、针及粒子的分布;

2. 可以在不同的图像序列的断层图像和冠状位、矢状位图像上直观地显示等剂量分布,支持多个等剂量线、等剂量面的同时显示;

3. 显示等剂量面与靶区及断层图像在三维空间中各个角度的吻合情况和相互关系;

4. 三维剂量场的半透明、实体显示及交互旋转;

5. 绝对剂量与相对剂量的实时显示;

6. 支持多种剂量评估方法,如 P.O.I、DVH 等;

7. 靶区和重要器官的体积剂量分析及统计结果,包括:DVH 图形,$V_{100}$、$V_{90}$、$D_{100}$、$D_{90}$、适形度等参数;

8. 打印输出所有的治疗计划数据、评估图形和图像;

9. 输出完整的预定粒子和实施植入计划报告。

### (六)剂量验证与计划比较

由于临床情况的复杂性,植入后粒子的实际分布与植入前的计划之间不可避免地存在着一定偏差。比如,粒子植入时可能由于创伤水肿导致靶区体积增大,致使粒子分布发生变化;治疗后水肿消退、肿瘤缩小可导致粒子聚集。为验证治疗的有效性以及评估预期疗效,术中或术后剂量验证是不可缺少的重要环节。剂量验证具有双重目的:

1. 确定粒子的实际植入位置和实际剂量场分布情况,决定是否需要补充植入粒子或增加外照射,以消除靶区内的照射冷点；

2. 治疗后跟踪随访患者，即时检查粒子在靶区内的分布和剂量场的分布情况。

术后剂量验证可以有两种途径：

1. 通过X线拍摄治疗后的正、侧位片，由软件探测粒子种植的位置和数量，再现粒子的三维分布，计算剂量场的分布；

2. 通过薄层CT（层间距最好小于2.5mm）扫描获取断层图像序列，由软件探测粒子种植的位置和方向，再现粒子的三维分布，计算剂量场的分布。

治疗计划的比较允许临床医生对多个治疗计划进行对照，以确定计划的优劣。在剂量验证时，允许临床医生对术前计划和术后验证计划进行对照，确定两者的差异，以制定补救措施。

治疗计划系统的剂量验证功能应包括：

1. 支持CT图像为基础的粒子定位，自动精确识别粒子的空间位置和方向；

2. 支持基于模拟机（X光机）正位、侧位片的粒子定位功能，自动识别粒子的空间分布；

3. 自动识别重复计数的粒子；

4. 支持粒子当前活度的计算；

5. 精确计算所植入粒子的整体剂量分布；

6. 二维等剂量线和三维等剂量面的精确显示；

7. 支持多种剂量评估方法，如P.O.I、DVH等；

8. 验证计划与术中、术前计划的融合与比较；

9. 靶区和重要器官的体积剂量分析及统计结果，包括：DVH图形，$V_{100}$、$V_{90}$、$D_{100}$、$D_{90}$、适形度等参数；

10. 验证文本输出，包括剂量分布、粒子位置和特性描述。

### （七）病例数据库管理

病例数据库管理主要包括患者资料、计划数据和图像序列管理功能，可以实现病例、计划和图像序列的新建、编辑、修改、删除等各项功能，同时兼顾数据资料的打包备份、恢复及检索查询功能，为资料的安全保存、快速查询提供保障。病例数据库管理一般以患者姓名、编号组合建立文件目录，将该患者的所有数据分类存储在该目录下，每个患者一个目录，从而查找十分方便。另外为便于术后剂量验证、随访，病例数据库管理应允许追加影像序列。

TPS的病例数据库管理功能应包括：

1. 具备完善的病例数据库管理，包括新建、编辑、修改、删除、查询等功能；

2. 计划数据的管理，包括新建、编辑、修改、删除等功能；

3. 图像序列的管理，包括新建、编辑、修改、删除等功能；

4. 病例数据的备份与恢复；

5. 用户密码及权限的管理功能；

6. 用户操作过程的自动记录。

### （八）治疗计划报告输出

治疗计划报告是执行治疗的依据，临床医师根据计划报告能够完成整个治疗过程。计划报告至少应该包括：

1. 粒子植入装置的设置，比如植入模板的型号和方位、针扇的入针点位置以及针的间隔角度、立体定向仪的靶点位置及定向角度等；

2. 植入针及粒子安装报告单，包括植入针的数目和各针的穿刺深度、粒子的类型和活度、每根植入针上粒子的数量和位置等；

3. 靶区和危及器官的DVH图形和相关的统计参数。

治疗计划报告还可以包括其他辅助内容，比如剂量场分布图形、穿刺路径显示图形以及各种三维图形等。

## 第四节　治疗计划系统中的操作流程

### 一、结合 TPS 的粒子植入治疗流程

为提升治疗计划与治疗实施的一致性,国内外专家根据临床中遇到的问题,对结合 TPS 的粒子植入治疗流程进行了改进。TPS 与治疗实施结合的越来越紧密,其作用从早期的离线指导逐步发展成当前的术中在线引导。比如,前列腺粒子植入计划流程经历以下几个发展阶段:

1. 术前计划(pre-planning)　在手术前采集患者的影像进行计划设计,确定粒子的活度和数目;在手术时,参考术前制定的计划进行粒子植入手术。由于术中术前患者的体位存在差异、靶区和其他组织的形态也可能发生变化等原因,粒子的实际植入位置很难与术前计划一致,影响治疗效果。

2. 术中预计划(intraoperative pre-planning)　首先通过制定术前计划或者经验性的确定粒子的活度和大概数目;手术中,在完成患者摆位之后扫描患者的影像再次制定手术计划,用于指导粒子植入手术。相比于术前计划方式,术中计划能够避免患者体位差异带来的影响,有效提升粒子植入的手术效果。但是,在经皮穿刺植入粒子的过程中,植入针的实际位置很难做到与计划完全吻合,从而无法达到计划设计的粒子剂量分布,影响治疗效果。

3. 交互式计划(interactive planning)　为解决术中预计划方式存在的问题,交互式计划方式在植入过程中分批植入针道,在每植入一部分针道后根据术中影像或者其他辅助装置探测穿刺针的实际位置并估计粒子的剂量分布,然后对后续植入针道进行优化调整,来避免植入针道偏差对计划质量的影响。

4. 动态剂量计划(dynamic-dose based planning)　动态剂量计划方式在交互式计划的基础上进一步考虑了植入过程中粒子位置的偏差问题,尝试利用在线影像或者其他设备在植入过程中实时探测粒子的实际位置,从而动态更新粒子的剂量分布并对治疗计划进行优化调整,从而保证最终粒子的剂量分布能够满足临床治疗的需要。

借鉴前列腺粒子植入的计划流程并结合 CT 引导粒子植入的特点,国内专家在常规计划流程的基础上提出了改进的治疗计划流程(图 2-7-13),强调在术中进行治疗计划的优化设计、治疗验证及补种,能够有效提升治疗效果。为配合改进的治疗计划流程,提升术中计划设计效率,TPS 提供了图像配准和融合功能以及计划拷贝功能。在对术前影像和术中影像进行配准对齐后,可以直接将术前计划中的轮廓和针道、粒子位置等计划数据拷贝到术中计划中,加快计划设计的效率。

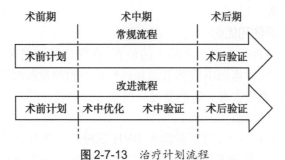

图 2-7-13　治疗计划流程

下面我们将结合两例病例来介绍一下改进的治疗计划流程。首先是一例利用 3D 个体化适形模板治疗上颌窦癌的病例。手术前,首先在患者体表布置定位标记点并扫描患者的 CT 图像进行术前治疗计划设计,制定穿刺针道、粒子的植入位置并设计 3D 适形模板(图 2-7-14);手术中,首先按照术前 CT 的患者体位进行复位、安装 3D 适形模板并按照术前计划经皮穿刺植入全部针道;扫描 CT 图像并导入到 TPS,根据针道的实际位置对术前计划进行调整,重新优化设计粒子的植入位置,得到术中计划(图 2-7-15);根据术中计划植入粒子,保留植入针在患者体内,再次扫描 CT 图像并导入到治疗计划系统,拾取粒子的实际位置进行术中剂量验证,如有需要则设计补救计划,补种粒子来消除剂量冷点(图 2-7-16);最后进行术后的剂量验证,评估治疗效果。

另外一例是利用共面模板治疗肺部肿瘤的病例。手术前,医生首先借助 TPS 设计植入针道,确定粒子的数目(图 2-7-17)。在手术中,首先根据术前计划以及患者的实际体位利用机械支架安装模板,然后经皮穿刺植入部分针道后扫描 CT 数据并导入到 TPS。利用 TPS 的计划设计功能,根据模板和植入针的实际位置设计虚拟模板以及针道,并根据术前计划布设粒子的位置进行剂量评估(图 2-7-18)。植入部分粒子后并根据术前计划经皮穿刺植入剩余植入针,然后再次扫描术中 CT 数据并导入到 TPS 中。利用 TPS 提供的粒子拾取功能确定已植入粒子的实际位置,并根据已经植入粒子的实际剂量分布优化设计其他粒子的植入位置,得到最佳的剂量分布(图 2-7-19)。TPS 提供了混合剂量计算功能,可以同时计算并组合已植入粒子的剂量和计划预植入粒子的剂量,方便医生进行评估。在完成粒子植入之后,再次扫描患者的 CT 数据进行计划验证,评估实际的剂量分布,必要时补种粒子(图 2-7-20);最后进行术后的剂量验证,评估治疗效果。

## 二、TPS 主要操作流程

### (一)接收患者影像数据

为方便临床治疗,治疗计划系统应能够接受多种数据来源提供的数据。一般来说,治疗计划系统能够通过网络从影像设备接收和读取符合 DICOM 3.0 标准的电子数据;对于扫描图像,部分计划系统则需要利用图像格式转换程序对数据格式进行转换;而对于术中实时图像(比如直肠 B 超图像),TPS一般需要利用视频采集卡进行数据的采集。

### (二)建立新患者 / 已有患者数据

当患者第一次治疗时,需要在 TPS 中为患者新建病例。当进行术后剂量验证时,为方便计划的比较,最好是将术后的影像数据导入到现有病例中,通过新建验证计划的方式实施验证。

### (三)图像处理与测量定位

利用图像数据进行计划设计前,需要确定图像的层间距、图像比例尺等信息从而建立图像的三维空间坐标系。对于电子数据,这些信息已经记录在数据信息中,TPS 会自动读取;而对于扫描和视频采集的图像,则需要用户通过图像测量工具进行测量并指定。此外,当操作患者的多组图像数据时,为实现不同时间或不同模态图像之间信息更好地融合,需要利用图像配准工具实现两组图像空间坐标系之间的统一。

### (四)确定治疗靶区和危及器官以及三维重建显示

轮廓线定义的目的是确定各个感兴趣组织在断层图像上成像的区域,从而重建出组织的三维形态以及组织间相互空间位置关系。

### (五)治疗计划的制定、评估和优化

治疗计划设计的目的就是合理布置植入粒子的位置,在保证肿瘤靶区承受足够高的剂量的同时,使得肿瘤内部剂量相对均匀,同时将周围敏感组织和器官承受的剂量控制在较低的水平之内。根据不同部位的植入方式,计划设计流程也有一定的差异。但整个计划设计的理念是一样的,都是一个制定,评估,优化,再评估的循环设计过程。

计划评估的手段主要有等剂量线、等剂量面和 DVH 三种。一个好的治疗计划应使每个断层图像上 100% 等剂量线能够比较好地包含靶区轮廓,没有较大的缺失。反映到 DVH 上来说,就是 $V_{100}$ 应该在 95% 以上。

### (六)术后剂量验证

术后剂量验证的操作步骤主要包括:

1. 根据术后的影像数据探测放射性粒子的实际植入位置;

2. 设定粒子的类型、活度,计算粒子的放射剂量场;

3. 利用各种评估手段验证治疗的效果,并确定可能需要的补充措施。

### (七)治疗和验证计划报告的输出

TPS 会根据不同的植入方式输出相应的治疗计划报告以及验证计划报告。医生可以通过屏幕截图,

获取具有重要临床参考意义或感兴趣的二维、三维图像打印到计划报告中,使报告的内容更为丰富,使治疗更具说服力。

### 三、治疗计划设计流程

共面模板和适形模板是目前两种常用的手术导航工具。在制定粒子植入计划时,需要首先选择采用那种导航方式。如果采用共面模板,可以按照以下流程进行治疗计划的设计:

1. 设计共面模板的方位和大小等相关参数。如有需要,可以添加多个植入模板。

2. 利用几何优化自动布源或者剂量优化自动布源方法,自动布设植入针道和粒子的位置。

3. 结合交互式计划调整工具以及剂量优化自动布源方法,进行治疗计划的优化调整。在进行剂量优化自动布源时,可以根据需要选择"仅使用当前针道"或"保留已植入粒子"等选项。

4. 输出治疗计划报告,用于指导粒子植入手术。

如果采用个体化适形模板,可以按照以下流程进行治疗计划的设计:

1. 利用基于共面模板和基于单针的针道设计工具,根据患者的解剖结构布设共面或非共面的针道。

2. 利用剂量优化自动布源方法进行自动计划设计。

3. 结合交互式计划调整工具以及剂量优化自动布源方法,进行治疗计划的优化调整。在进行剂量优化自动布源时,可以根据需要选择"仅使用当前针道"或"保留已植入粒子"等选项。

4. 完成治疗计划的设计后,进行 3D 适形模板的设计,并将生成 3D 适形模板文件发送给 3D 打印服务商进行后处理。

5. 导入处理后的 3D 适形模板文件,输出治疗计划报告,用于指导粒子植入手术。

### 四、3D 打印适形模板一体化设计流程

1. 首先根据上述治疗计划设计流程,设计出满足临床要求的治疗计划。

2. 选择工具栏上三维体显示中的 default 选项,将三维人体与计划针道同步显示,可以通过调节图像显示窗宽窗位来调整三维显示的效果。选中三维视图,将其放大到主窗体中。三维视图下,按住鼠标左键并移动即可旋转三维视角;按住鼠标右键并移动即可缩放视场;按住 shift 键并按住鼠标左键移动,即可平移视场。

3. 打开适形模板对话框,点击设置范围按钮,按住 ctrl 按钮,用鼠标左键在三维主窗体中的三维人体上沿顺时针或逆时针方向将适形模板所需覆盖的范围标记出来(图 2-7-21)。

4. 然后设置个体化适形模板的参数,包括模板的厚度和开孔直径、导向圆柱体的高度、直径和开口壁厚。系统提供了一组比较合适的默认参数,通常情况下不需要修改。

5. 点击适形模板对话框上的生成按钮,生成三维适形模板。如果对模板范围不满意,可以点击设置范围按钮重新选择。然后将患者病例发送给 3D 打印服务商进行适形模板后处理,添加针孔编号、模板标识等,最后打印出三维适形模板(图 2-7-22)。

6. 将 3D 打印服务商返回的适形模板文件导入 TPS,显示针道编号并确认适形模板是否正确,最后打印出治疗报告(图 2-7-14~图 2-7-22 见文末彩图)。

(周付根)

## 第五节　治疗计划系统在胸部肿瘤的应用

### 一、应用的意义

粒子永久性植入治疗的剂量率一般为 0.05~0.10Gy/h,放射性粒子活度在每粒 0.4~0.7mCi($1.48×10^7$~$2.59×10^7$Bq)之间,胸部肿瘤的粒子植入为永久性种植。

胸部肿瘤与其他部位的肿瘤不同的是它包括了肺、纵隔、气管、食管等组织器官的肿瘤,并与心血

管、正常肺组织及脊髓关系密切,为了保证治疗效果和减少损伤,TPS 在放射性粒子植入治疗胸部肿瘤过程中,从获取患者的影像学资料、制定治疗计划、实施治疗,到治疗结果的验证乃至于对患者的随访,发挥着巨大的作用,是不可缺少的。

## 二、TPS 与影像学检查的关系

TPS 的数据来源取决于影像学检查中肿瘤靶区的精确定位,影像学反映出的肿瘤大小、形态、内部液化范围,以及确切边缘等靶区信息,将直接影响手术中植入粒子的数量。而手术中植入粒子数量又直接影响了疗效。在以往的肺癌粒子植入术中,对于周围型肺癌,常规的 CT 平扫和增强扫描能够较为客观地反映靶区的位置和范围,并能够提供肿块内部的继发改变,为 TPS 输送了准确信息。而对于中心型肺癌伴发阻塞性肺不张的患者,常规的 CT 平扫和强化,往往不能够从不张的肺组织内准确地勾画出肿瘤靶区的边缘(图 2-7-23),只能凭经验标定靶区范围,由此对这种类型的肿瘤靶区定位,天津医科大学第二医院利用了磁共振(MRI)扫描进行初步的探讨。

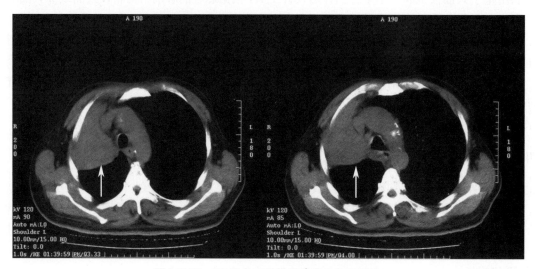

图 2-7-23　CT 检查不能提供清晰的靶区界限

11 例患者胸螺旋 CT 检查显示中心型肺癌肿块与肺不张界限难以区分,进行胸磁共振检查的重新定位。除 3 例仍无法区分外,8 例可以清晰显示肿块与肺不张的界限,提供勾画的肿瘤靶区体积平均约为 $60cm^3$,而胸部 CT 提供的肿瘤靶区体积平均约为 $126cm^3$。其中 1 例术前胸 CT 确定的肿瘤靶区体积为 $144cm^3$,MRI 重新确定的肿瘤靶区体积为 $72cm^3$,手术切除的肿瘤大体标本体积为 $80cm^3$。显示了 MRI 对于肺不张内肿瘤病变具有较大的价值(图 2-7-24)。

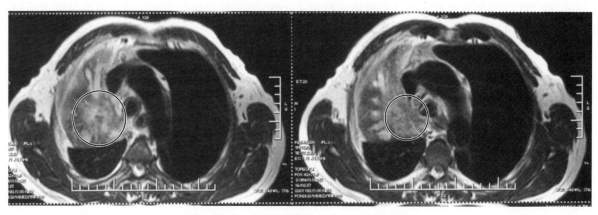

图 2-7-24　MRI 检查可提供清晰的靶区界限

对于依然无法区分的患者，正电子现象如 PET-CT 或 SPET-CT 检查对肿瘤靶区的确定有重要的意义（图 2-7-25，见文末彩图）。不足之处是，两种检查报告的图像无标尺显示肿瘤大小，现行的计划系统尚不支持此类图像。如果两者能够兼容，对治疗计划制定和随访必将起到积极的作用。

### 三、肿瘤靶区的勾画

植入放射性粒子的目的是杀灭肿瘤，而周围正常组织未受到明显损伤。因此，做术前治疗计划者对肿瘤靶区的勾画和粒子的排布要做出精心安排。

粒子植入是一次性永久性植入，不必像外放疗考虑分次放疗摆位等因素造成的偏差，实际上 CTV＝PTV。因此肺内肿瘤按 CT 肺窗所见肿瘤实体（包括肿瘤边缘可见"毛刺"）勾画作为 GTV，再外放 0.5～1cm 作为 CTV（PTV）（图 2-7-26）。纵隔淋巴结转移癌周围有大血管、气管和食管等重要脏器包绕，无外放空间，肿瘤靶区按强化造影的 CT 纵隔窗勾画（图 2-7-27），此时的 GTV＝CTV＝PTV。

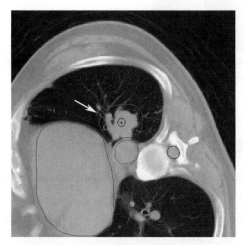

图 2-7-26　按 CT 肺窗所见实体（包括可见毛刺）作为 GTV，再外放 0.5～1cm 作为 PTV

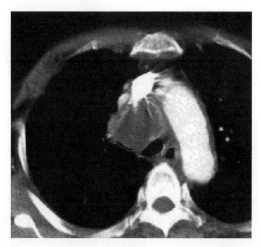

图 2-7-27　纵隔淋巴结转移癌靶区按 CT 纵隔窗所见实际大小勾画

天津医科大学第二医院曾对周围型非小细胞肺癌 [125]I 粒子植入术靶区的认定与勾画方式对肿瘤原位复发的影响进行了探讨，将 82 例患者，分为两组，组 I 40 人依据胸部 CT 肺窗沿瘤体边缘直接勾勒靶区，制定术前计划。组 II 42 人按照胸部 CT 肺窗沿瘤体边缘再外放 1cm 认定为靶区制定术前计划。粒子植入后，观察两组患者肿瘤原位复发率。结果发现组 I 中 6 例，组 II 中 2 例原位复发，统计学显著差异（$P<0.05$），提示按照胸部 CT 肺窗将沿瘤体边界外放 1cm 后进行肺癌 [125]I 粒子植入，可降低肿瘤原位复发。

### 四、胸部肿瘤的术后验证

前列腺癌粒子植入评估治疗质量的时间至今仍有争议，创伤可使前列腺体积平均增大 20%～50%。水肿消退半衰期为 10 天，消退率及时间与靶区剂量 - 体积相关。Van 等通过植入后水肿的生物效应剂量（BED）研究认为，[125]I 粒子植入后 25 天是粒子重建和评估剂量分布的最佳时间。植入后第 1 天可能低估 43% 的 BED，延长评估时间，BED 过高评估 22%。这一点与肺癌粒子植入明显不同。

粒子植入完成，穿刺针退出靶区后，常规 CT 扫描，观察粒子分布情况（图 2-7-28），决定是否补种。退出穿刺针后再次扫描作为术后验证的资料，同时观察并发症如气胸、肺出血程度。CT 引导下经皮穿刺，肺癌粒子植入术后可根据术后 CT 扫描图像捡拾粒子（图 2-7-29，见文末彩图），立即行质量评估（图 2-7-30，见文末彩图）。

肺癌粒子植入的术后验证有其本身的特点，在四年前肺癌粒子植入时进针途径多为沿斜行的肋间隙穿刺，同一排头尾两针可能相差 0.5cm 以上，CT 每间隔 1.0cm 一层扫描，有粒子遗漏现象。CT 每间隔 0.5cm 一层扫描,可能有 1 个粒子被 CT 两层都扫描到,两者都给术后验证时分层捡拾粒子增加了难度。这就需要植入时专人记录通道数和植入的粒子总数供术后验证参考,提高验证准确度。目前,在遇到肋骨阻挡时,使用专用骨钻钻穿肋骨,按术中计划准确植入粒子,基本上解决了这一难题。

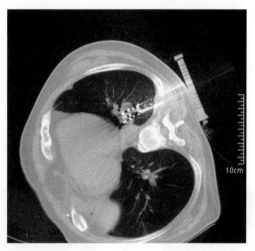

图 2-7-28　穿刺针退出靶区后,CT 扫描粒子分布情况

（郑广钧）

# 参 考 文 献

1. POLO A,SALEMBIER C,VENSELAAR J,et al. Review of intraoperative imaging and planning techniques in permanent seed prostate brachytherapy. Radiother Oncol,2010,94(1):12-23.

2. JIANG Y R,SYKES E R. A 3D computer-assisted treatment planning system for breast cancer brachytherapy treatment. International Journal of Computer Assisted Radiology and Surgery,2015,10(4):373-81.

3. POLO A. Image fusion techniques in permanent seed implantation. Journal of contemporary brachytherapy,2010,2(3):98-106.

4. NATH R,ANDERSON L L,LUXTON G,et al. Dosimetry of interstitial brachytherapy sources:recommendations of the AAPM Radiation Therapy Committee Task Group No. 43. American Association of Physicists in Medicine. Med Phys,1995,22(2):209-234.

5. RIVARD M J,COURSEY B M,DEWERD L A,et al. Update of AAPM Task Group No. 43 Report:A revised AAPM protocol for brachytherapy dose calculations. Med Phys,2004,31(3):633-674.

6. RIVARD M J,VENSELAAR J L M,BEAULIEU L. The evolution of brachytherapy treatment planning. Medical Physics,2009,36(6):2136-2153.

7. BEAULIEU L,CARLSSON TEDGREN A,CARRIER J F,et al. Report of the Task Group 186 on model-based dose calculation methods in brachytherapy beyond the TG-43 formalism:current status and recommendations for clinical implementation. Med Phys,2012,39(10):6208-6236.

8. 刘博,于新,周付根. 立体定向粒子植入治疗计划系统的开发及其关键技术研究. 生物医学工程与临床,2012,16(1):87-90.

9. LIANG B,ZHOU F,LIU B,et al. A novel greedy heuristic-based approach to intraoperative planning for permanent prostate brachytherapy. Journal of Applied Clinical Medical Physics,2015,16(1):229-245.

10. 郑广钧,邢刚,柴树德,等. 磁共振成像在放射性粒子植入治疗肺癌中的价值. 中华现代影像学杂志,2007,6(4):502-504.

# 第八章

## 放射性粒子治疗胸部肿瘤设备研发与应用

### 第一节 粒子植入治疗胸部肿瘤设备研发和国产化进程

2000年放射性粒子植入治疗肿瘤的技术引入我国。2001年王俊杰进行了首例前列腺癌放射性粒子植入，使用了全套美国进口、专门用于前列腺癌治疗的设备。随后治疗迅速扩展到全身多个器官的实体肿瘤，诸如头颈部、肺、肝、胰腺、盆腔等部位，而应用于体部肿瘤粒子植入设备，尤其是在肺癌领域植入设备国内外都是空白。随着科研人员的不断努力与反复实践，植入设备包括植入针、植入器（又称植入枪）、植入模板及校准系统等经历了从无到有，逐渐完善，并取得了自主知识产权，目前已应用于临床。

粒子植入设备由以下几个方面组成：

### 一、粒子植入针

#### （一）进口植入针

产于美国、日本等国家，严格地讲只有与粒子植入治疗前列腺癌植入器（如美国 Mick Radio-Nuclear 公司生产的 MICK 枪）匹配的 18cm 长、针芯尖为棱形的植入针才是专门用于粒子植入用的（图 2-8-1），其余的可统称为穿刺针。

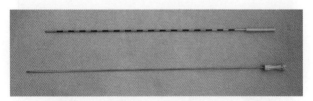

**图 2-8-1** MICK 枪匹配的进口植入针

#### （二）国产植入针

国产的粒子植入针（图 2-8-2、图 2-8-3），从外观上看基本都是注射针座的加长型，或是麻醉穿刺针的延长型。这些针的最大缺点是当多根针同时植入而进针深度较长时，针座紧紧相拥，宛如手捧"一束扎紧的鲜花"。加之植入器的前接乳头较短，造成在植入粒子过程中针挤针，操作困难，这是一个较难解决的问题。若设计更合适的植入针，需要投入较大的生产成本，一时还无法解决。

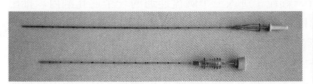

**图 2-8-2** 用于转盘型植入器的国产和进口植入针

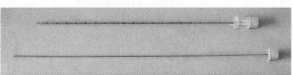

**图 2-8-3** 用于弹夹型植入器的国产植入针

（柴树德）

## 二、粒子植入器

### （一）进口粒子植入器

进口植入器俗称 MICK 枪（图 2-8-4），其主要优点：①为弹夹型粒子仓；②与相对应的滑杆底座；③带有多个尺寸的退针定位臼，使植入粒子有不同的空间排布；④植入针装卸卡榫，植入针装卸方便灵巧；⑤推杆保护套筒，确保植入针推杆长距离进退精确。不足之处：①整个枪体过长，完全伸展约 60cm，垂直方向操作，略显笨拙，适用于水平方向操作的前列腺癌粒子植入；②弹夹与弹夹膛内紧密相接触，肿瘤内回血会涌入弹夹内，造成粒子被浸泡在血泊当中继而血液凝固，粒子通过不畅；③手持环扣在操作时不易把持；④退针定位臼虽精准，但操作时卡阻并不明显，可造成粒子植入不匀；⑤退针定位臼与弹夹臼均由一压簧加钢珠组成，且为一次成型不能更换压簧与钢珠，使用过久，钢珠可磨损变平。血液一旦溢入其间隙，不易清洗干净，有交叉污染的可能，血液一旦凝固成痂，会使压簧失效；⑥价格昂贵，约数十万人民币。

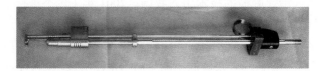

图 2-8-4　美国产 MICK 枪

### （二）国产粒子植入器

研制开发生产胸部及体部肿瘤的粒子植入器大致经历了四个阶段。第一阶段是无枪徒手操作阶段，植入的方法是将植入针刺中肿瘤后，拔出针芯，用长镊子夹住单个粒子直接丢进针座内（图 2-8-5），再用针芯或平头推杆将粒子调整对准针腔，然后推送至远端植入瘤体。按要求退针一定距离，再植入第二颗粒子。此种操作，既费时，又费力，加大了粒子对操作人员的辐射损伤，又增加了粒子因镊子夹持及推送过程粒子崩落的危险，一旦崩落很难寻找。

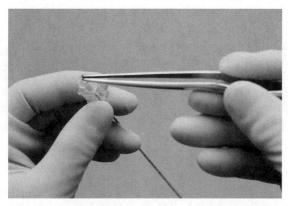

图 2-8-5　用长镊子夹住单个粒子直接丢进针座内的徒手操作

第二阶段可称为转盘式粒子植入器阶段。这一发明是设计三个同心孔的圆形钢盘，中间层可储存粒子，上层有一个喇叭口用于推送粒子，下层有一与针座相接的前乳头体，推出的粒子经其进入针腔。中心旋转轴外接一握柄。转盘每旋转一个刻度即有一颗粒子进入三个圆盘连通的一个通孔洞内。推出一颗粒子再旋转转盘体，下一颗粒子入通孔内继续推入针腔。整个植入过程靠手持旋转中间转盘来完成粒子植入，宛如左轮手枪击发后第二颗子弹进入枪膛一样，故俗称"左轮枪"（图 2-8-6）。

转盘式粒子植入器自问世以来又经过了几次不同的改型，在整个粒子植入过程中发挥了很大的作用，使人们摆脱了由单个粒子推入，实现了连续推入，大大节省了操作时间，也减少了对工作人员的辐射损伤。但它本身却有不可克服的缺点，就是旋转中容易卡住粒子（俗称"卡壳"）和旋转控制不精而发生粒子推空，重复推入或是转盘内残存粒子等问题。遇到肿瘤内出血沿针腔涌入转盘内，使整个转盘表面布满血液,加之不停研磨,造成操作困难。不管怎样,在粒子植入的发展上,转盘式植入器发挥了巨大作用,至今仍有人在使用。

第三阶段为弹夹式植入器使用阶段,这是在进口弹夹型植入器基础上的简化与改进,其小巧玲珑、便于操作,每推入一颗粒子弹夹中压簧即自动将下一颗粒子压入弹道内成待发状态(图2-8-7)。此型植入器一经面世,即大受欢迎,很快便取代了转盘式植入器。但这型植入器也有其自身缺点,一是结构过于简单,整个弹夹枪体是由三块矩形不锈钢及6个螺钉紧固而成。其内置固定弹夹钢珠及弹簧为一次性嵌入,当血液进入弹簧内难以清洗而形成血痂,经高压、高温消毒后血痂变性、坚硬使弹簧失去弹性功能,继而加重了钢珠的磨损,长久使用会使钢珠磨平而失去固定弹夹功能,造成弹夹在弹夹腔内晃动,影响粒子推送准确度。再是弹夹腔内没有排血通道,一旦肿瘤出血沿针腔回流涌入弹夹腔,便会造成弹腔内血海汪洋,很快使粒子与弹夹粘连成一片,造成粒子推送不畅。二是植入器前乳头与植入针座接合后,其间间隙过大,常常造成粒子斜卡在这一间隙中无法推入针腔内。三是枪的锁针尾翼之抓钩形制固定,只能适合与之配套的一个批次的植入针,但国产针型号与批次均有些许差异,更换另一批次植入针后会出现不能被抓针钩抓持或抓牢,也同样造成针座内卡住粒子。无论如何,这种弹夹型植入器较之转盘式植入器是前进了一大步。

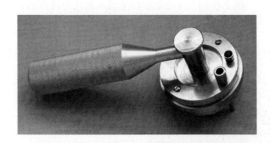

图 2-8-6  转盘式粒子植入器(左轮枪)

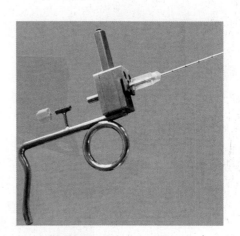

图 2-8-7  弹夹式粒子植入器

第四阶段是弹夹型粒子植入器创新阶段。综合上述植入器优点,结合我国粒子植入治疗病种多为体部肿瘤之现状,自2008年开始天津医科大学第二医院相继研制开发了Ⅰ-1型和Ⅰ-2型两组植入器。

Ⅰ-1型植入器借鉴了进口植入器,是带有抵座和手柄的长型植入器。分为Ⅰ-1-1型(图2-8-8)和Ⅰ-1-2型(图2-8-9)。Ⅰ-1-1型特点:①保留了抵座;②抵座导杆设计为矩形定位带数字齿条;③环扣改为手柄,便于把持;④弹夹腔改为长方形枪体,枪体外设有调节枪体在定位齿条上进退旋钮;⑤定位白定位齿条,此定位白由螺栓、压簧和钢珠作为阻销,准确定位进退尺度,弹夹仓亦有结构相同的定位白阻销弹夹仓;⑥为解决肿瘤内血液沿针腔回流入弹夹腔内,在腔内经过特殊工艺,加装了回血分流装置,使血在回流入腔之前已经分流,保证了弹夹仓及粒子干爽;⑦适形植入针抓钩,国内厂家生产的植入针每一批次都会有些许差异,甚至一个批次中针座的精度也存着细微差别,这给临床使用中带来了不小的麻烦,固定长度的抓针钩难以适应时时变化着的针座,造成植入针被抓针钩抓持时松动,针身摆动,导致粒子推出障碍,重者造成卡粒子。即使是进口植入器使用时间过长也会出现类似情况。适形植入针抓钩很好地克服了这个缺点,它的弹性结构可适应不同批次且有些许变化的针座,始终将植入针牢牢抓持且拆卸方便,解决了粒子通过不畅甚至卡粒子问题。Ⅰ-1-2型是Ⅰ-1-1型的改进型,将进退齿条、旋钮改装在手柄上,将抵座与手柄借两条圆形滑杆固定在一起。退针尺齿条则由固定改为可活动,更加方便了操作。

Ⅰ-2型是手枪式短型植入器,将底座、进退尺条、滑杆均省略,使植入器小巧玲珑,但需手工提拔退针尺度。Ⅰ-2-1型(图2-8-10)植入器沿用原来固定抓针钩。Ⅰ-2-2型(图2-8-11)改为适形抓针钩。

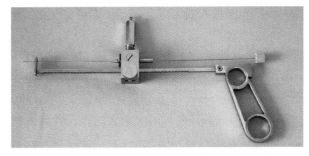

图 2-8-8　Ⅰ-1-1 型粒子植入器

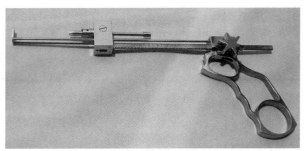

图 2-8-9　Ⅰ-1-2 型粒子植入器

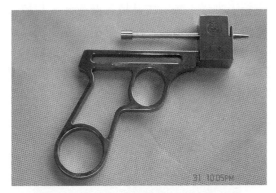

图 2-8-10　Ⅰ-2-1 型粒子植入器沿用原来固定抓针钩

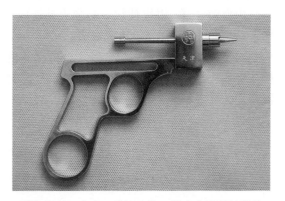

图 2-8-11　Ⅰ-2-2 型粒子植入器改为适形抓针钩

　　Ⅰ-3 型手枪式短型植入器，将适形抓针钩改为连接前列腺植入的专业植入针抓针钩，用来连接 MICK 专用植入针（图 2-8-12）。

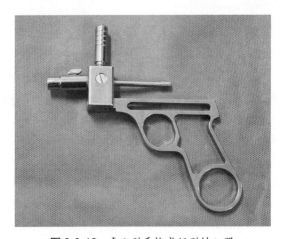

图 2-8-12　Ⅰ-3 型手枪式短型植入器

　　第五阶段为弹夹型笔式植入器。其主要改进：①将前乳头连杆加长，加大针乳头与弹夹膛的距离，这一改进使得弹夹膛远离诸多并排的穿刺针尾，便于前乳头和针尾旋转连接，而弹夹膛则"高高在上"不与其他针尾碰撞。②前端抓针钩设计为抓持"八光"和"麦克"针两种形制的进口或国产针，分别用于两种穿刺针的粒子植入术。③弹夹膛内除增加了排血孔外，还增加了粒子"自毁装置"，使得在操作不慎造成粒子"膛内卡壳"时，可用力拔出弹夹，"卡壳"的粒子弯曲变形，即可拔出膛外。将损毁的一颗粒子退出，再将弹夹装入膛内即能继续植入粒子。④将引导推杆入弹膛的后导柱加长。⑤将手枪式握柄改为笔式或双环式握柄，外观像钢笔式或手术剪或血管钳的双环手柄，环柄长度加长，便于把持，旋转、提针（图 2-8-13、图 2-8-14）。

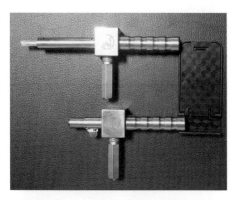

图 2-8-13　弹夹型笔式握柄植入器

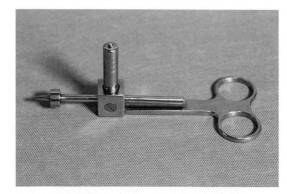

图 2-8-14　弹夹型双环握柄植入器

（柴树德）

### 三、粒子装载、运输、消毒系统

进口粒子装载系统由一手提式方形装载台（图 2-8-15）、运输台和消毒盒（图 2-8-16）组成，装载、运送、消毒三件分离，操作不便，且显笨重。改进型是设计凹型装载台，方便装填粒子（图 2-8-17），将手提式方形装载台与运输台合二为一（图 2-8-18），天津医科大学第二医院于 2009 年研制了新型装载手提系统，它为罐式，集装载、运输、消毒为一体（图 2-8-19），设计有消毒蒸汽与冷凝水分流与排气装置，外加一带提梁旋转螺栓旋紧，方便运输及消毒（图 2-8-20）。

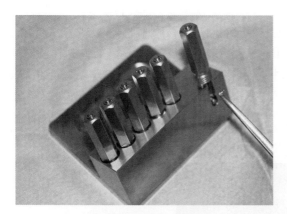

图 2-8-15　粒子装载台

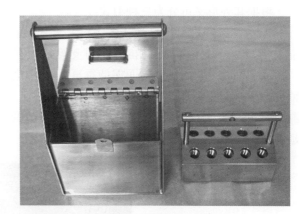

图 2-8-16　运输台和消毒盒

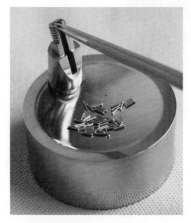

图 2-8-17　凹形装载台

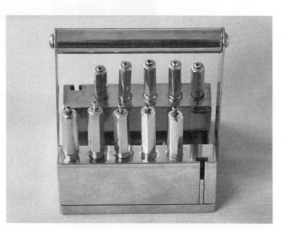

图 2-8-18　装载台与运输台合二为一

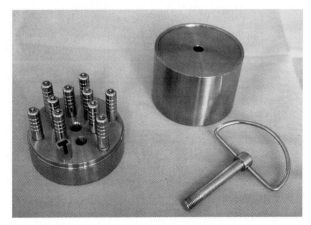

图 2-8-19 罐式系统,集装载、运输、消毒为一体

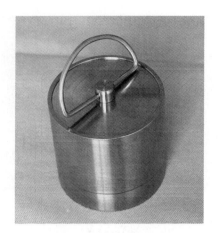

图 2-8-20 罐式系统整体图

## 四、粒子植入模板研发与应用

肺癌放射性粒子植入移植于前列腺癌,应遵循粒子植入曼彻斯特原则。但 2002 年前后,胸部粒子植入是靠医生的临床经验与手感而盲插植入针,植入后粒子分布不符合剂量分布原则。植入模板的使用保证了进针的间距相等、方向一致,按照改良的"巴黎原则"植入粒子来保障靶区的辐射剂量。即便是这一小小的进步,在临床实践中也经历了较长时间的摸索与曲折。以研发先后顺序,将粒子植入模板划分为三个系列:

### (一)制式模板

根据其外形又可分为三种型式:

1. 方形距阵式 2003 年天津医科大学第二医院仿照前列腺癌粒子植入原理研制的方形植入应用于临床(图 2-8-21)。由于没有相应的校准支架支撑固定,使用时只能将放在体表,下面适当加垫(图 2-8-22),使摆放平面与 CT 扫描轴位面保持垂直后,外用手术膜将固定在身体表面(图 2-8-23),以保证在扫描轴位上观察到穿刺针走行、针尖与肿瘤及周围脏器的位置关系。它的缺点是与水平面的角度摆放靠目测,精确度差。手术膜将固定后,便不能随意改变角度。如需要变换角度,就要重新更换手术膜固定,延长了手术时间。此种方法一直沿用到 2008 年。

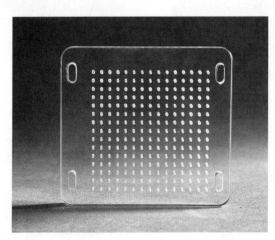

图 2-8-21 方形植入模板

2. 矩形矩阵式 2008 年,研制成功了矩形矩阵式模板。此型是与定位导航支架一同发明设计的。其近端与导航支架夹连接固定,远端用来作穿刺活检(图 2-8-24)。

3. 矩形矩阵内圆形可旋转式 即在圆形透明板材上制作阵列通孔,嵌入长方形透明模板框内圆形凹槽中,圆形模板在凹槽内可行 360° 旋转,使用时将行列通孔调整至与肋间隙走行相平行。长方形透

明模板近端与导航支架夹连接固定。此种设计是为了避开肋骨，使内圆形模板可作360度旋转，可选择任意无肋骨遮挡点做穿刺活检，方便灵活（图2-8-25）。

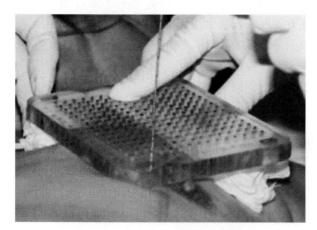

图2-8-22　模板放在体表，下面加垫

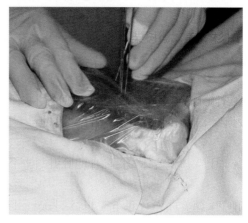

图2-8-23　外用手术膜固定

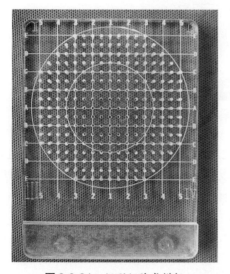

图2-8-24　矩形矩阵式模板

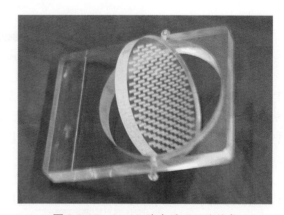

图2-8-25　矩形矩阵内圆形可旋转式

以上三型模板的优点是：①材质透明，容易看到皮肤上的穿刺标记点；②制作工艺简单；③可重复使用。

缺点是：①每次操作完成后都要反复清洗模板；②只能浸泡消毒而不能高温高压灭菌，严格意义上讲有交叉污染的可能；③长时间使用模板材质会变色，外观不良；④偏针。

（柴树德）

### （二）3D打印模板

3D打印技术是快速成型技术的一种。是根据计算机图形数据，通过逐层添加材料的方式来构造物体的技术。通过电脑软件辅助设计，建立数字化模型，然后将模型文件传给3D打印机，打印机根据模型文件将原材料逐层堆叠，直到物体形成。这一新技术与传统的机械加工方法相比，具有制造速度快、精度高等优点，原理上可以打印出任何形状的物体。3D打印技术在最近几年蓬勃发展，在个性化医疗领域也得到广泛应用。美国加州生物医学工程团队用生物材料进行生物分子3D打印，可以打出血管、骨骼。在牙科领域，3D打印的口腔种植牙导板已经逐渐取代石膏模型广泛应用于临床。

随着超声、CT、MRI等影像学技术的发展及计算机三维治疗计划系统的出现，放射性粒子植入应用于各种恶性肿瘤的临床治疗，并逐渐趋于规范化、精准化。近几年来，随着3D打印技术的发展与普及,有些临床医生尝试将 3D 打印技术应用到粒子植入领域,于是面向粒子植入的 3D 打印共面和非共面导向模板应运而生。3D 模板在通用导板的基础上进行了改进,根据患者 TPS 计划信息设计针刺通路,同时加入了病灶区域附近的体表信息,使粒子布源更加灵活、快速、精确,弥补了原有通用导板存在的缺陷。随着 3D 打印导向模板的出现,放射性粒子植入进入了个体化精确治疗时代。

　　3D 打印技术的具体过程(图 2-8-26):将零件模型导入 3D 打印机并进行参数设置,在开始打印时机器的送料系统驱动打印材料进行送料动作。固体打印材料在喷头中发生融化,融化的材料会随喷头的移动形成一定厚度的打印层,经过一层打印后,工作平台下降一个打印层厚度,打印喷头进行下一层的材料打印,最终形成整个零件。

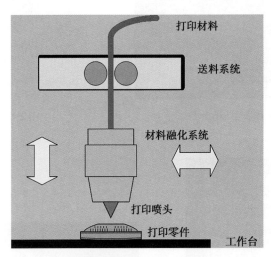

图 2-8-26　3D 打印示意图

　　由于 3D 打印的特殊生成原理,使其具有较多的加工优点。例如:可提高材料的利用率达到节省成本、可完成高精度及高复杂度产品、能极大地缩短产品开发周期等诸多优点。因此可利用该种加工方式的诸多优点,实现模板的快速造型和试制,并且可以完全保证模板的加工精度。

　　1. 3D 打印共面模板

　　(1)结构特点:共面模板(图 2-8-27)是放射性粒子植入治疗肿瘤过程中使用的重要辅助工具。共面模板首先被应用于对前列腺癌的穿刺粒子植入过程,随后在临床中被逐渐拓展应用于肺癌等体部肿瘤的治疗。在治疗实施过程中,模板会被夹持机构固定于患者体表,医生依靠模板的辅助定位完成肿瘤组织的活检或粒子植入手术。

　　共面模板的结构分为模板夹持部分和穿刺孔部分,其中模板的夹持部分是通过模板夹持机构对模板的固定作用来达到模板与肿瘤空间相对位置的固定;穿刺孔部分均匀排布矩形通孔,在实施治疗过程中,医生可通过模板上的穿孔将活检针或植入针导入到肿瘤靶区内。由于该类型的模板孔径断面在同一平面上,因此被称为共面模板。

　　模板上的孔径间距为 5mm,成矩阵排布,根据手术需要可设置不同的孔径大小,以适应不同直径的穿刺针,实现活检或粒子植入过程。孔径的一侧设置有锥形入针结构,通过锥面过渡的方式方便穿刺针插入。

　　(2)使用特点:共面模板的孔位间隔均匀,该孔位布置方式符合巴黎系统布源规则,即:放射源呈直线型排布、彼此相互平行、各线源等分中心位于同一平面、各源相互等间距、排布呈正方形、源的线性活度均匀且等值、线源与过中心点的平面垂直。

　　在对患者进行粒子植入手术治疗时,医生在肿瘤靶区上进行预进针规划,确定针道数及进针角度,此时便可通过共面模板的角度调整、固定,实现穿刺针精准、平行、进针角度一致。由于 CT 图像的扫描断层间距相等,模板上均匀间隔的孔位为植入针提供了精确的坐标引导,按术前计划排布,最终达到穿刺针的精准到位。

（3）研发：3D打印共面模板经历了一个持续研发、不断创新的过程。

1）第一代模板：外形与传统机制模板相同。在打印过程中适当加厚，进针孔由于是层层打印而成，孔径完全一致，从而增加了进针的顺畅性和持针的稳固性。使植入针在未遇到阻力的情况下能够与模板保持垂直，每根针走行之间保持平行，进针10cm深度误差小于1mm，较之机制模板，性能更加稳定，精度更加提高。这一创新的完成标志着共面模板制作由机械制造进入了3D打印时代（图2-8-28）。

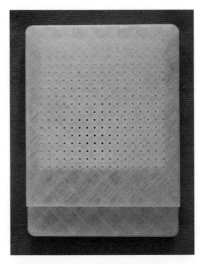

图2-8-27　3D打印共面模板

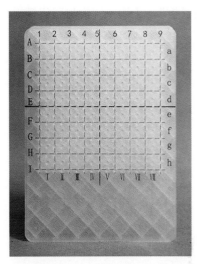

图2-8-28　第一代3D打印共面模板

这一创新研发的共面模板，于2016年5月，在天津医科大学第二医院临床应用中取得了圆满成功，标志着3D打印共面模板应用正式进入临床。

2）第二代模板：在正方形模板中线位置打印两条相互垂直的标志线，将模板孔划分为四个象限。于正中心孔插入第一针定位针，进行二次术中CT扫描。确定位于瘤体正中心后，根据肿瘤大小，在其上、下、左、右四个象限均匀布针，针间距为1.0cm，一次性完成全部植入针的插植（图2-8-29）。

3）第三代模板：在正方形模板中线位置打印的两条相互垂直标志线的两端，嵌入四个实心的金属棒，在正中心孔嵌入一个空心的金属管，其孔径恰能适合植入针穿过（图2-8-30）。它的纵横坐标与在皮肤上勾画的肿瘤靶区投影区的激光线标识线重叠、融合。CT扫描后，能清晰显示几个金属标识恰能将肿瘤作四象限式分割。使植入针按上、下、左、右间隔1.0cm插入瘤体时更加直观、准确。

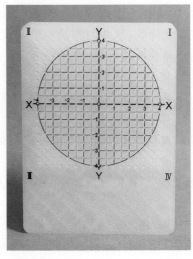

图2-8-29　第二代3D打印共面模板

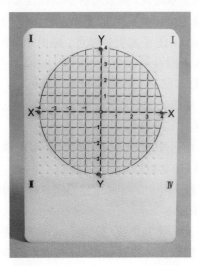

图2-8-30　第三代3D打印共面模板

4）第四代模板：在三代模板基础上，将正中心孔上、下、左、右各 0.5cm 的正方形植入针孔扩大为适合活检枪通过的八个专用肿瘤活检孔，用作瘤体穿刺活检取材用（图 2-8-31）。周围孔道仍旧作为粒子植入针穿刺孔道进行粒子植入。这样改进后，使用一块模板可同时完成活检取材和粒子植入手术。

5）第五代模板：根据 CT 扫描肿瘤靶区，由医生确认为超大肿瘤，一般认为直径 8cm 以上。此时，标准尺寸的 3D 打印模板已不能完整地将肿瘤靶区覆盖。设计打印一款与肿瘤大小相匹配的个性化 3D 共面模板成为临床的需要。这种专门为超大肿瘤设计、打印的 3D 共面模板，被称之为"个性化 3D 打印共面模板"。其基本结构与三代模板相同（图 2-8-32）。

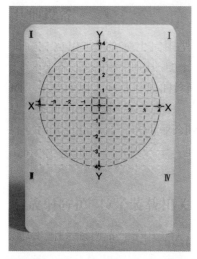

图 2-8-31　第四代 3D 打印共面模板

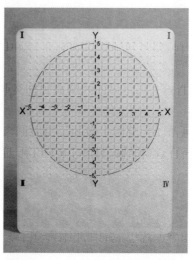

图 2-8-32　第五代 3D 打印共面模板

6）根据治疗目的的不同，又进一步将模板设计为：粒子植入模板、小微结节穿刺模板、消融模板微波，射频、氩氦、超声用模板等用于不同的治疗方法。

（霍　彬　王海涛　姜　杉　张　颖）

2. 3D 打印非共面模板　3D 打印非共面模板的设计打破了通用模板平行针道的原则，通过 TPS 系统制订手术计划，根据患者病灶周围信息打出 3D 模板，模板上的穿刺通路完全由患者 TPS 计划信息生成，通过模板上的每一个穿刺通道，经由穿刺针将放射性粒子送入肿瘤内部（图 2-8-33）。使用非共面模板辅助放射性粒子植入治疗具有以下优势：①模板具有很好的适形性，其形状完全根据人体扫描数据得来，能够实现人体表面的完美贴合；②模板上的穿刺通道完全由 TPS 系统计算得到，支持 TPS 系统中计算出的粒子分布空间模型，可确保患者术前计划准确执行；③打破了共面模板平行针道的限制，可支持复杂的手术进针，降低对解剖结构复杂区域的肿瘤进行植入操作的难度和风险；④能计算出植入针到达预定位置所需要穿刺的距离，减少术中扫描次数，缩短手术时间，提高手术效率；⑤能减少或避免骨骼打孔操作，使手术更加微创，减少患者痛苦；⑥手术的操作难度降低，医生只需简单培训就能操作，减少了人为因素造成的手术误差，提高了手术精度和疗效。由于该模板造价高，临床广泛推广有困难。

3D 打印非共面模板模板的设计流程：

（1）将患者肿瘤靶区的 CT 扫描图通过 DICOM 接口传入 TPS 系统，对靶区及危及器官进行勾画与三维重建（图 2-8-34）。

（2）由医生和物理师共同确定 PD、粒子活度、进针通道，载入模板进行自动布源并根据处方剂量进行调整（图 2-8-35）。

（3）载入单针，根据重建模型在空间中对其进行三维调整，确定单针位置后，在单针针道上添加空间粒子（图 2-8-36）。

（4）计算等剂量线，检查剂量分布并生成 DVH 曲线（图 2-8-37）。

（5）提取患者皮肤模型，在皮肤上选取一定范围生成 3D 模板（图 2-8-38，图 2-8-34～图 2-8-38 见文末彩图）。

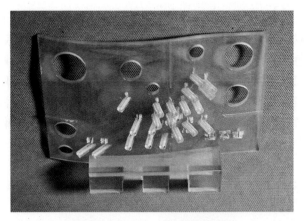

**图 2-8-33**　3D 打印非共面模板

（6）将 3D 模板保存并导出，进行后续处理，设计模板夹持部分（图 2-8-39）。

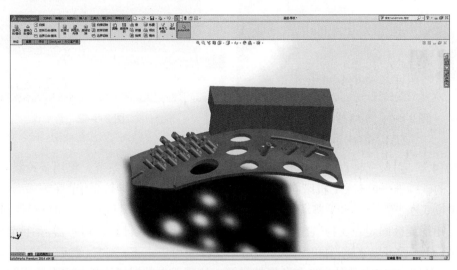

**图 2-8-39**　将 3D 模板保存并导出，进行后续处理，设计模板夹持部分

（7）利用 3D 打印技术打印出 3D 模板实体（图 2-8-40）。

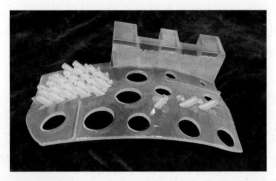

**图 2-8-40**　利用 3D 打印技术打印出 3D 模板实体

（姜　杉　韩明勇　张　颖）

## 五、导航定位系统的研发与应用

### （一）人工导航定位系统

经过潜心研究与反复的临床试用，2009 年适用于体部肿瘤的整套国产粒子植入校准系统终于研制成功，极大地提高了穿刺精度，缩短了操作时间，减少了患者在 CT 下植入粒子接受射线曝光次数。其

结构由三个主要部分构成(图2-8-41):①支撑架,由夹、升降组件、屈臂组件和转向组件组成的支撑架,矩形矩阵内圆形可旋转式模板固定在支撑架的夹上,夹和支撑架可以上下、左右、前后三维立体定向调整,满足了各种方向和角度的需要。②与CT机检查床弧度相适形的可拆卸矩形底板以及固定束带。使用时可拆卸矩形底板放于CT机检查床和患者之间,利用患者身体自重压住矩形底板,用固定束带将矩形底板与患者固定在一起,支撑架固定在矩形底板上。③角度导航仪(图2-8-42),用于测量倾斜角度。CT显示进针角度后,用倾角仪结合CT机上的激光定位线可一次性校准倾角,并与扫描断层面保持垂直。

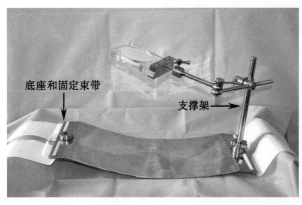

图2-8-41　校准仪

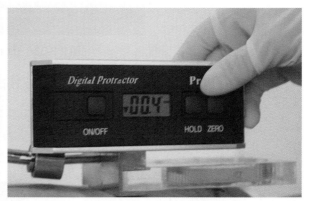

图2-8-42　倾角仪

　　2013~2014年,引入三轴直角坐标系理念,研发第二代定位导航系统。将用于诊断的普通CT床上加一块等大的碳纤维平板与CT机床固定,设计了连接平床板定位导航系统的定位底座,取代插接式弧形底座。定位底座上有一可水平移动的直角插榫,插接由模板夹、升降组件、屈臂组件和转向组件组成的支撑架。矩形模板固定在支撑架的模板夹上,模板夹上装有双轴倾角传感器,后面连接有X轴和Y轴的转向轴,使模板可以在X轴和Y轴上旋转。支撑架可以上下、左右、前后三维立体多自由度调整,满足支架在X、Y、Z轴上各种方向和角度的需要。传感器由数据线连接到平面数字倾角显示屏上,术中调节模板倾角以满足手术中精确定位(图2-8-43)。

　　同时使用真空袋体外固定技术,即在普通CT床固定碳纤维平板上面加一真空成形袋并连接负压真空泵。患者取适当手术体位卧于平床板及真空成形袋上适形贴附,开动负压泵,将患者固定于负压袋中,以保持患者与CT机床的相对位移为零,患者和CT机床连为一体,取代固定束带(图2-8-44)。这种固定体位在放射性粒子植入,肺小微结节穿刺活检,3D非共面模板制作前定位扫描中均很实用。

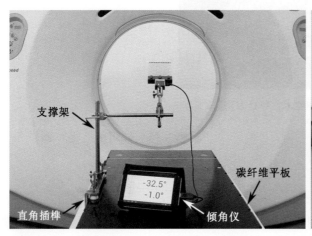

图2-8-43　第二代定位导航系统

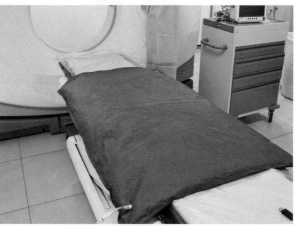

图2-8-44　真空袋

以上仪器设备先后获得多项国家专利，并取得国家食品药品监督管理总局颁发的注册证。目前已批量投放市场，为粒子植入设备的国产化进程奠定了基础。

### （二）自动导航定位系统

近距离粒子植入手术对医生的经验和技术要求较高，且长时间操作易造成医生的疲劳和辐射伤害。若使用机器人辅助手术可以缩短手术时间，提高定位效率和穿刺准确度，并且克服医生疲劳的问题。因此，关于使用机器人辅助医生完成经皮穿刺手术方面的研究已经开展了20多年，现在依然是国内外生物医学领域的研究热点。

截至目前，国际上关于代替医生完成肺部穿刺的机器人仍处于实验室研究阶段，还未有可以完全代替医生完成穿刺过程的机器人产品。现在全球唯一的可用于此类手术中辅助定位和固定手术器械的辅助设备是——德国某公司研制的ROBIO EX手术定位辅助系统（图2-8-45）。

它的主要功能是协助临床医生对CT引导的经皮穿刺手术进行精准的靶向定位、工具置放和术后验证。它适用于穿刺活检手术、针吸细胞学检查、疼痛治疗、引流、肿瘤消融和放射性粒子植入等。就胸部肿瘤的粒子植入手术而言，它可以协助临床医生对肿瘤进行定位，对植入针精准植入并进行术前、术中计划。该系统的优势在于可以免去反复穿刺，完成术中的扫描监测，提高手术速度，减轻患者的痛苦，减少患者辐射损伤。

由于近年来肺癌的发病率持续升高，肺部穿刺手术机器人系统的研制是目前医用机器人领域的研究热点。依据机器人的驱动方式可以将此类机器人分为直接驱动型和远程驱动型两类。LPR机器人是直接驱动型的代表（图2-8-46）。它的主要特点是：具有CT和MRI兼容性；采用气动作为驱动方式；整体置于床板上，结构紧凑且轻量化；独特的支撑结构可以消除外界意外情况的风险；夹持针的平台可以跟随患者的胸腹部表面做补偿运动。此外，LPR机器人的角度调整精度小于1°，且最终的穿刺精度小于2mm，以满足手术要求。

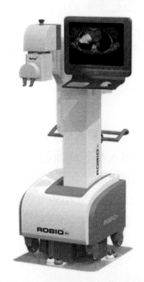

图2-8-45 ROBIO EX手术定位辅助系统

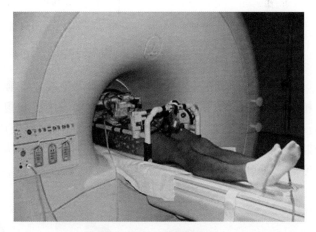

图2-8-46 LPR机器人

另外，远程驱动型中具有代表性的机器人是华盛顿大学研制的胸腹部穿刺机器人（图2-8-47）。该机器人的支架部分放置于地板上，仅前端的穿刺机构延伸至MRI扫描舱内部。本机器人为满足核磁兼容要求，同时缩减穿刺机械臂体积，本机器人的关节采用了远程驱动的方式，传动轴之间依靠万向关节连接，从而使运动的传递不受机械臂弯曲程度的影响。

国内天津大学、清华大学、上海交通大学、北京航空航天大学、哈尔滨工业大学，哈尔滨理工大学等高校都进行了粒子植入机器人相关技术和系统的研发，具有代表性的研究主要有两个。

1. 哈尔滨工业大学研制了freehand三维超声引导的穿刺手术机器人辅助系统（图2-8-48），该系统主要由6-DOF穿刺机器人、freehand三维超声和电磁定位三个子系统组成。其中，穿刺机器人可根据系统规划的运动步骤和计算的运动参数逐步完成穿刺手术,克服了临床手动穿刺时人手抖动问题,提高了穿刺手术的准确性和稳定性,减轻了医生的劳动强度。

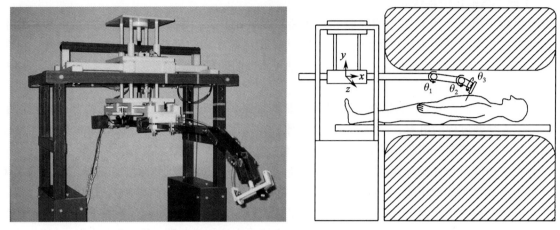

图 2-8-47　胸腹部穿刺机器人

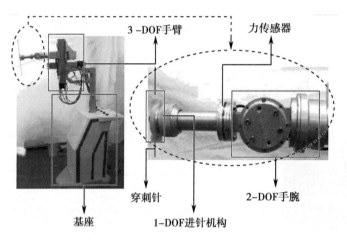

图 2-8-48　穿刺机器人辅助系统

2. 天津大学、天津医科大学第二医院、北京大学第三医院联合开发了 CT 引导下的面向肺癌的粒子植入机器人系统(图 2-8-49)。本产品主要应用于胸腹部肿瘤的粒子植入和其他微创治疗。其结构分为三部分:弧形支架模块、三向平移模块和角度调整模块,有多个自由度,通过集成的运动控制器进行控制,可以通过调整机器人末端执行机构的位姿,实现从患者胸部体表任意部位和角度进针,并且定位精度高,速度快,操作方便。该装置能够辅助医生快速、准确、方便地完成手术。

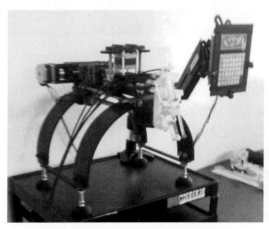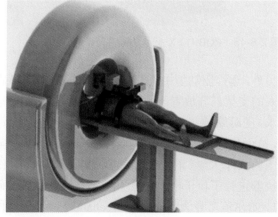

图 2-8-49　粒子植入穿刺机器人

本产品的先进性体现在 3 个方面：可以实现在患者仰卧位、侧卧位、俯卧位时进针，为医生提供更多的路径选择；采用丝传动远程驱动方式，在满足驱动器兼容性的同时，减小了末端执行器所占空间体积，使整体结构更加灵巧；通过实验，测得机器人对固定目标的定位及穿刺精度达到了国际上其他的机器人系统的精度水平，从而证明了此机器人的工作能力。

（柴树德　姜　杉）

## 六、粒子植入专用骨钻

无论使用徒手穿刺或使用模板，当穿刺针遇到肋骨阻挡时，术者便用手握住针尾用力加压旋转，强力钻穿肋骨，继续捻转直到刺入瘤体。这样的布针使得穿刺针与肋骨"结合"紧密，提插困难。当退针式植入粒子时不得不使用血管钳拔针。

使用普通骨钻钻穿肋骨，拔出钻头后，换上穿刺针则往往难以找到肋骨钻孔，术者费时费力，常因找不到肋骨钻孔而倍感沮丧。

自 2011 年起，天津医科大学第二医院开始对传统骨钻进行改进，经过三年近百次的实验，发明了粒子植入专用骨钻（图 2-8-50）。它是在原有骨钻的基础上使用特制的卡头，将穿刺针针尾"卡牢"，把穿刺针当做"钻头"，以取代传统的手术麻花钻头。开动手术钻，以慢速大扭矩开始，逐渐加速，用穿刺针自带限位钮作为"钻头"的限位器，以 1.2～1.3cm 深度钻穿肋骨。如遇骨质坚硬，可反复提插再钻，直至穿刺针顺畅通过肋骨钻孔。卸下卡头，轻推穿刺针至瘤体中。

使用手术专用骨钻肋骨钻孔技术，避免了沿肋间隙进针，穿刺针排布不合理的情况。使穿刺针能够按照术前计划排布，术后质量验证与术前计划高度符合。肿瘤的治疗效果可以预判。

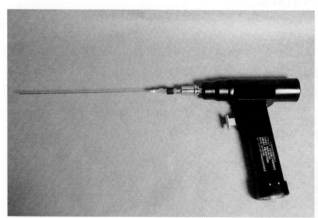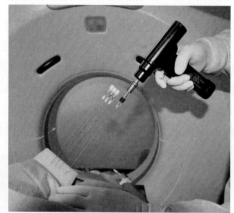

图 2-8-50　粒子植入专用骨钻

（霍　彬）

## 七、放射性粒子食管支架的研发

2004 年前，天津医科大学第二医院采用的是用丝线将粒子捆绑在支架上，外用手术膜黏贴固定的方法制成粒子支架。此方法费时、费力，粒子辐射暴露时间长。随后发明了将硅胶管一端封闭做成粒子仓，每个粒子仓间距 1.0cm，黏附在支架上，用环氧乙烷消毒灭菌，制成粒子覆膜支架（图 2-8-51）。使用时根据食管肿瘤长度，在无菌屏蔽状态将放射性粒子镶入粒子仓内，植入食管肿瘤部位。

东南大学附属中大医院滕皋军、郭金和团队自 2003 年开展放射性食管粒子支架的研发，尝试将 $^{125}I$ 放射性粒子捆绑于食管支架上制成食管内照射支架，体外测试结构稳定，生物相容性好，剂量分布均匀；动物实验结果表明食管内照射支架植入术是安全可行的，对食管及周围组织损伤轻微可逆；临床应用随访结果表明内照射支架是安全的，对局部肿瘤组织有一定的抑制作用，延长了支架通畅时间和患者生存时间。

　　食管支架型号：长 80～120mm，直径 16～20mm，合金丝 0.24mm，编织头数 12，为机织捆绑覆膜支架。CIAE-6711 型 $^{125}$I 密封粒子，应用硅胶管、PE 塑料管、TiNi 合金丝线、"三明治式"膜（硅胶＋PVA 发泡材料＋硅胶）固定（图 2-8-52）。

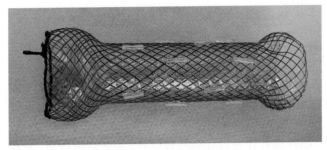

图 2-8-51　粒子覆膜支架

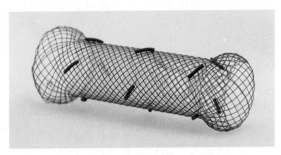

图 2-8-52　一体式食管粒子支架

（郭金和）

### 八、粒子支架植入器

　　采用食管覆膜支架植入器，在植入放射性粒子植入支架时，为屏蔽射线，采用了圆形铅管。使用时，将支架涂抹液状石蜡装入释放器中，套入铅管中屏蔽。由于东南大学附属中大医院新型食管粒子支架研发成功，这种粒子支架植入器已较少应用。

### 九、纤维支气管镜下放射性粒子植入的研发

　　纤维支气管镜（FFB）直视下放射性粒子植入设备也经历从无到有的过程，刚开展时是将粒子预先逆行放入 FFB 操作孔远端，当镜身到达大气管肿瘤处时，用活检刷将粒子推至肿瘤表面。天津医科大学第二医院设计的软管式 FFB 内植入器较为简单（图 2-8-53），根据心导管内含金属中层强度适中，适合用于 FFB 下大气管内粒子植入的优点，将其远端 15cm 柔顺部分斜形剪断，形成"穿刺针"样斜面，借助 FFB 操作孔直达肿瘤表面，刺入瘤体固定，然后将心导管导丝掉头，即将其坚硬推送部分作为穿刺部，刺入瘤体制造出植入通道，拔出导丝，将粒子送进导管，再用导丝推入粒子通道内，完成粒子植入。

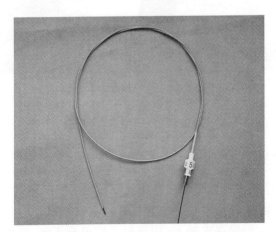

图 2-8-53　利用心导管制成的导管导丝

### 十、连续负压吸引装置

　　肺癌放射性粒子植入术中，气胸的发生率约为 30%。出现气胸后，肿瘤发生移位，使穿刺靶区困难并影响粒子植入的精确度，同时会造成患者术中血氧饱和度下降，缺氧引发其他并发症出现。这就需要及时、连续地抽吸胸腔内积气，使肺复张，肿瘤回归穿刺前位置，以保障穿刺到位，粒子植入准确。

由于传统的胸腔穿刺装置无法适应植入术中的抽气,2003年天津医科大学第二医院发明了连续负压吸引装置,它将一个负压吸引球连接在粒子穿刺针上,另一端接一个引流袋,便于收集抽气时连同抽出的胸腔内液体(图2-8-54)。负压吸引球每挤压一次即可利用其负压吸出约100ml的胸腔内积气,反复挤压,气体很快被抽净,保证了操作的顺利进行(图2-8-55)。

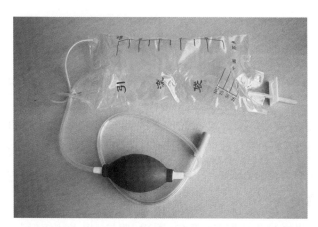

图2-8-54　负压吸引装置

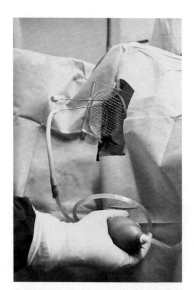

图2-8-55　负压吸引装置使用方法

(柴树德)

## 第二节　粒子植入治疗胸部肿瘤固定设备

2009年原卫生部颁布的放射性粒子植入治疗肿瘤规范(试行稿)中,对设备做出了明确规定,即要具有影像引导技术设备(如CT、MRI、超声、内镜等)和TPS等必备设备。

### 一、必备设备

1. TPS　用来进行制订粒子治疗的术前计划、术中优化和术后质量验证,预测粒子植入的治疗效果。美国产TPS主要应用于前列腺癌粒子植入(图2-8-56)。北京航空航天大学研发的TPS(图2-8-57),除可以应用于前列腺癌粒子植入外,也用于体部肿瘤的粒子治疗。

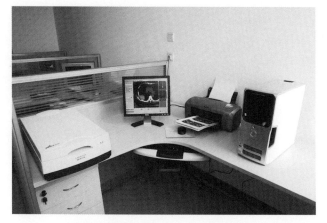

图2-8-56　美国Prowess公司产TPS

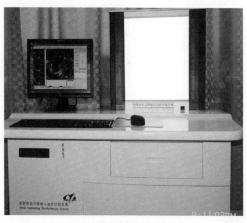

图2-8-57　国产TPS

2．CT 机　具备中位十字线，有测量进针点、进针距离及进针角度等定位功能，能观察进针走行的CT 机即可。具备上述功能的多排螺旋 CT，单位时间内还可获得更多的影像信息，节省手术时间。

3．超声　用于体部肿瘤粒子植入的超声设备必须具备导航系统，并有显示病灶周围的血流信号功能，以避开较大血管。

4．FFB　FFB 是大气管内肿瘤活检和粒子植入必备设备，要求器械操作孔直径为 2.8mm。

5．纤维胃镜　主要用于食管覆膜支架及放射性粒子支架植入。

6．X 光机　用于食管覆膜粒子支架植入。X 线检查是粒子植入后检查粒子位置的首选方法。

## 二、其他设备

1．胸腔镜　可用于胸腔镜下周围型肿物楔形切除、肺段切除、亚肺叶以及肺叶切除肺门、纵隔淋巴结清扫术，术中粒子块植入和内照明下粒子植入。

2．MRI　主要应用于胸部肿瘤的诊断及肺不张、阻塞性肺炎时肿瘤靶区的显示。开放性磁共振下粒子植入是一条新的治疗途径。

3．PET-CT 和 SPET-CT　这两种诊断设备为胸部肿瘤的诊断提供了肿瘤生物靶区的信息，并可作为观察粒子植入疗效的检查手段之一。虽然 SPET-CT 的功能低于 PET-CT，但作胸部检查有简便、节省费用等优点。

## 三、与放射防护、粒子装载相关的物品

与放射防护相关的物品有术中方法孔单、铅橡胶防护帽子、手套、围裙、眼镜，患者防辐射背心、粒子装载屏蔽板及反向粒子镊、粒子装载机械手、粒子储存和回收铅罐、袖珍粒子辐射表面沾污仪、伽马射线测定仪等。

（柴树德）

# 第九章

# 放射性粒子研发与应用

　　放射性粒子，也称放射性密封籽源或者放射性种子源，是将吸附有放射性核素的物质（源芯）装入外壳内，两端密封的微型放射源。要制备一个适合放射性粒子，要考虑合适的放射性核素、合适制备工艺和质量控制三个因素。

## 第一节　放射性核素的选择

　　1896 年，法国物理学家贝克勒耳在研究各种物质的磷光时，发现铀盐能够发出眼看不见的、穿透力强的射线。自 1896 年居里夫妇发现了放射性核素钋 -210 和镭 -226 以来，至今已有 100 多年的历史。人类发现的放射性核素达到 2500 多种，能够应用于医学研究、临床诊断和治疗的放射性核素仅仅上百种，而用于放射性粒子植入治疗仅有十几种。不同的放射性核素物理特征相差很大，它们在组织间的剂量学分布也会有较大的不同，将直接影响对肿瘤的治疗效果。临床上对不同放射性核素的选择是综合核素自身特征和肿瘤细胞生长、修复等特征的因素而考虑的。适合于放射性粒子植入治疗的放射性核素必须满足以下几点：①对组织有足够的穿透力；②对放射性粒子易于防护；③半衰期不能太长；④易于制成微型源。常用的放射性核素有 $^{125}I$、$^{103}Pd$、$^{131}Cs$、$^{198}Au$、$^{169}Yb$，它们的物理特性见表 2-9-1。

表 2-9-1　适合粒子植入治疗的放射性核素的物理特性

| 核素 | 半衰期 | 主要 β 射线（Kev）与绝对强度（%） | 主要 χ、γ 射线（Kev）与绝对强度（%） | 生成方式 |
|---|---|---|---|---|
| $^{125}I$ | 60.2 天 | | 35.49（6.67）<br>XL: 3.77（15.50）<br>XKβ: 31.00（25.90）<br>XKα2: 27.20（39.90）<br>XKα1: 27.47（74.50） | $^{124}Xe(n,\gamma)^{125}Xe(\varepsilon)^{125}I$ |
| $^{103}Pd$ | 17 天 | | 39.75（0.068）<br>357.45（0.022）<br>XKα1: 20.22（41.930） | $^{102}Pd(n,\gamma)^{103}Pd$<br>$^{103}Rh(p,n)^{103}Pd$ |
| $^{131}Cs$ | 9.7 天 | | XL: 4.11（9）<br>XKβ: 33.60（13.91）<br>XKα2: 29.46（21.09）<br>XKα1: 29.78（39.13） | $^{130}Ba(n,\gamma)^{131}Cs$ |
| $^{169}Yb$ | 32 天 | | 63.120（44.20）<br>109.78（17.5）<br>130.52（11.31）<br>177.21（22.20）<br>197.96（35.5）<br>307.74（10.05）<br>XKα1: 50.741（93.80） | $^{168}Yb(n,\gamma)^{169}Yb$ |

放射性粒子的活度测量用于放射性活度测量，是放射性粒子质量控制的重要指标，直接影响放射性粒子植入治疗的效果。由于用于放射性粒子植入治疗的放射性核素基本上都属于低能量 γ 或者 X 射线，影响放射性活度测量的因素很多如测量容器、几何位置、测量数量等，如何准确测量放射性粒子的活度就非常重要。金小海等人报道了用 CRC-15 放射性活度计测量放射性 $^{125}$I 粒子的研究，提供了用 CRC-15 放射性活度计测量放射性 $^{125}$I 测量的标准方法。具体方法为：①测量前，先要检验电离室本身的自检系统是否正常，然后用标准源（如 $^{57}$Co、$^{137}$Cs）校对。②选用材质为聚丙烯的标准尖底放免管（1ml）作为测量容器。③每次测量只能测量一个放射性粒子。④每次测量时，放免管要插入到电离室托盘的中心。

## 第四节　国内放射性粒子的生产与研制

在国内开展放射性粒子植入治疗的前期，放射性粒子从国外进口，影响了放射性粒子植入治疗在国内的临床应用。2000 年，上海科欣公司从美国引进了放射性 $^{125}$I 粒子生产线，开始了放射性粒子的国内生产。同时中国原子能科学研究院利用自身在核技术方面的优势，先后开始开展了放射性 $^{198}$Au 粒子、放射性 $^{125}$I 粒子和放射性 $^{103}$Pd 粒子的研究，2001 年成功地研制出了这三种放射性粒子，并建立了相应的规模化生产线，产品推向国内市场。此后，天津赛德公司等也加入放射性 $^{125}$I 粒子的研发，市场竞争使产品的制备技术不断地提高，目前，国内公司的焊接技术基本上采用先进的激光技术或者电子束焊接技术，建立各自的具有知识产权的规模化生产线，产品质量达到国家同类产品的质量水平，实现了放射性 $^{125}$I 粒子的国产化，满足了国内临床需要，估计年生产能力 50 万～100 万粒。

近几年国内在完善放射性 $^{125}$I 粒子的国产化和规模化外，根据临床的使用要求积极开展新的放射性粒子（如 $^{125}$I-$^{103}$Pd 复合放射性粒子的研究），开始了该放射性粒子的动物实验、毒性试验和质量控制的研究。预期在不久的将来，我国将出现一些新的放射性粒子，进一步丰富放射性粒子治疗，推动该项治疗技术的发展。

（白红升）

## 参 考 文 献

1. 王珂，任予，陈武科. 恶性肿瘤的放射性粒子植入治疗. 现代肿瘤医学，2004，5（12）：485-487.
2. David A，Pacheco T，Margot A，et al. Preparation of palladium and silver alloy membrane on a porous α-alumina tube via simultaneous electroless plating. J Membr Sci，2005，247：21-27.
3. Navaei A，Reza G，Rezaei M，et al. Preparation and thermal treatment of Pd/Ag composite membrane on a porousα-alumina tube by sequential electroless plating technique for H$_2$ separation. J Nat Gas Chem，2008，17：321-326.
4. 申文江. 放射性粒子植入的现状与进展. 中国微创外科杂志，2007，2（7）：118-119.
5. 孙亮，李君利，包雍镝，等. Monte-Carlo 方法确定 CS-1 型 $^{137}$Cs 近距离放射治疗源剂量计算参数. 原子能科学技术，2008，42（8），706-710.
6. 王建华，邱小平，刘卫，等. $^{131}$Cs，$^{125}$I 和 $^{103}$Pd 近距离治疗源的径向剂量函数研究. 核电子学与探测技术，2007，27（6）：223-1226.
7. 金小海，白红升，樊红强，等. 医用 $^{125}$I 种子源表观活度的电离室测量. 同位素，2004 年，17（1）：43-46.
8. Ting-ChiaHuang，Ming-ChiWei，Huey-IngChen. Preparation of hydrogen-permselective palladium- silver alloy composite membranes by electroless co-deposition. Sep Purif Technol，2003，32，：239-245.

# 第十章

# CT 在粒子治疗胸部肿瘤中的应用

## 第一节　胸部正常 CT 断面解剖

### 一、主肺动脉

主肺动脉起自右心室底部,向上走行约 5cm 发出左、右肺动脉。主肺动脉最靠前胸壁血管结构,在起始处常紧贴胸骨后,在同一平面位于升主动脉左侧。主肺动脉、左右肺动脉均位于心包内。

1. 左右肺动脉　右肺动脉在升主动脉后方、右主支气管前向右水平走行。左肺动脉为主肺动脉的延续,略向左及头侧走行呈弓形跨过左主支气管进入左肺门,两者直径相当,左侧略大于右侧。

2. 肺动脉分支　主肺动脉呈 2 分支型,两者直径相当。右肺动脉位于上腔静脉后、右主支气管前,首先分为前干支及叶间支,前干支供应右上叶尖段及前段,叶间动脉供应右中叶、下叶及上叶后段。左肺动脉在跨过左主支气管后延续为叶间动脉,分出上叶及下叶的段动脉分支。有时,左肺动脉直接分出较短升支供应左上叶。血管变异较右肺动脉多。

### 二、肺静脉

肺静脉位于小叶间隔,段及叶肺静脉在亚段、段或叶间走行,每侧常有 2 支上肺静脉及 2 支下肺静脉。右上肺静脉引流上叶及中叶,左上肺静脉引流左上叶,下肺静脉引流下叶。上肺静脉在肺动脉及支气管前方进入左心房,下肺静脉在下叶支气管及肺动脉后方进入左心房。

### 三、肺门血管

肺门为叶及段(有时亚段)支气管、肺动脉、肺静脉、支气管动脉及静脉、软组织、淋巴结构成的复杂结构。认识横断面支气管解剖对评价肺血管非常重要。

#### (一)右肺门

1. 气管隆突及尖段支气管水平　供应尖段的前干支的分支及引流尖段的肺静脉分支,动脉位于尖段支气管的内侧,静脉位于外侧(图 2-10-1)。

2. 右上叶支气管水平　前干支是右主肺动脉的第一分支,在心包内、右上叶支气管前,略向上可见前、后段肺动脉位于支气管内侧。在右上叶前后段分叉处,可见右上肺静脉分支——中心肺静脉(图 2-10-2)。

3. 中间段支气管水平　右上肺静脉位于叶间动脉前外侧,使肺门呈结节状,常可见两个肺静脉,不要误认为淋巴结增大。叶间动脉到达中间段支气管外侧,常呈不规则、三角状形态,在背段肺动脉起始处,肺动脉形态像象头,象鼻代表下叶背段的动脉(图 2-10-3)。

4. 中叶支气管水平　叶间肺动脉位于中叶及下叶支气管的外侧,垂直于扫描层面呈椭圆形(图 2-10-4)。

5. 基底段支气管水平　在中叶支气管下方,下肺动脉分成 2 支,接着分出 4 支基底段肺动脉,位于基底段支气管的后外侧,呈椭圆形。下肺静脉水平走行,通过下叶支气管后方进入左心房下部(图 2-10-5)。

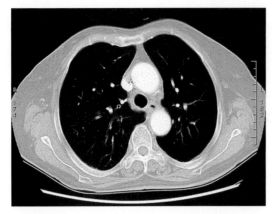

图 2-10-1　气管隆突及尖段支气管水平

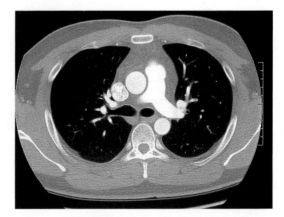

图 2-10-2　右上叶支气管水平

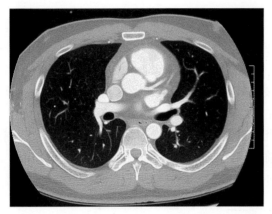

图 2-10-3　中间段支气管水平

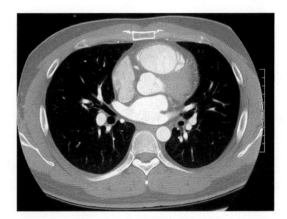

图 2-10-4　中叶支气管水平

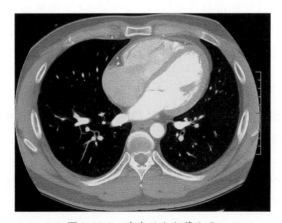

图 2-10-5　基底段支气管水平

## （二）左肺门

1. 尖后段支气管水平　可见 2 支血管，即引流尖后段的左上肺静脉及上肺动脉。上肺动脉起自左主肺动脉，位于左上肺静脉后外侧，上肺静脉呈卵圆形位于纵隔及上肺动脉之间。

2. 上叶支气管上部水平　在上叶支气管后方，左肺动脉延续为叶间动脉，左上肺静脉在上叶支气管前方，向内进入左心房。

3. 左上叶支气管下部水平　左叶间肺动脉在舌段支气管的后外侧，在下叶背段支气管的前外侧。

4. 下叶基底段支气管水平　与右侧相似。

#### 四、纵隔

##### （一）正常解剖

横断面影像是诊断的基础（图 2-10-6），薄层扫描可行冠状位及矢状位重建。

主动脉弓以上纵隔，胸廓入口层面，纵隔前后径相对较窄，气管位于正中央，食管位于气管后方，常塌陷呈扁平软组织密度结构，有时管腔内见少量气体或气液平。除此之外，主动脉的大动脉分支（无名动脉、左颈总动脉、左锁骨下动脉）和头臂静脉为最主要结构，头臂静脉为最前外结构，位置相对固定，紧靠锁骨头后面，大动脉分支在静脉后临近气管前外侧壁。在胸廓入口层面下，左头臂静脉自左向右水平横过纵隔走行，相对较长，水平段为前纵隔解剖标志，其上下变异较大，常位于大血管水平，有时也可在主动脉弓水平。无名动脉紧邻气管前壁，接近中线或略偏右，左颈总动脉在无名动脉左后外侧，在 3 个大动脉分支中直径最小，左锁骨下动脉相对偏后，位于气管左外侧，其外侧缘直接与纵隔胸膜相毗邻，可凸入左上叶。

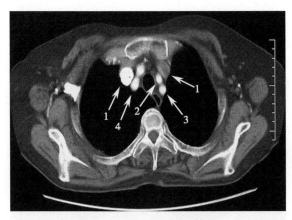

图 2-10-6a　纵隔横断面影像

1. 头臂静脉；2. 左颈总动脉；3. 左锁骨下动脉；4. 无名动脉

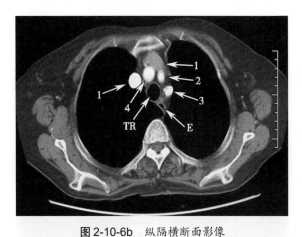

图 2-10-6b　纵隔横断面影像

1. 头臂静脉；2. 左颈总动脉；3. 左锁骨下动脉；4. 无名动脉；TR：气管；E：食管

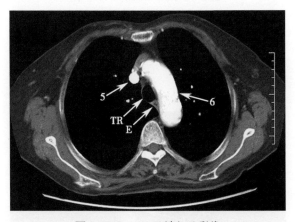

图 2-10-6c　纵隔横断面影像

5. 上腔静脉；6. 主动脉弓；TR：气管；E：食管

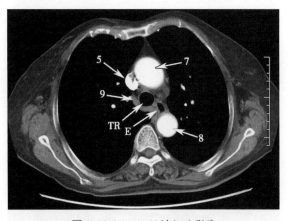

图 2-10-6d　纵隔横断面影像

5. 上腔静脉；7. 升主动脉；8. 降主动脉；9. 奇静脉弓；TR：气管；E：食管

1. 主动脉弓 - 主肺动脉窗　主动脉弓前部分位于气管右前方，向左后走行，其后部分在脊柱前外方，自前向后略变细，由于主动脉硬化及迂曲，前后部分位置变异较大。上腔静脉位于气管前右侧，呈椭圆形。食管同上，位置可略有变化，可略偏左侧。由主动脉弓、上腔静脉及纵隔胸膜、气管为界共同构成气管前间隙，其内包含脂肪、气管前淋巴结等，常可见正常大小淋巴结。大血管前方三角状间隙为血管

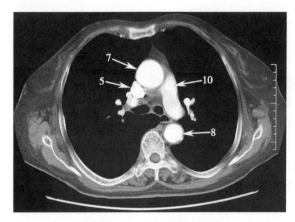

图 2-10-6e　纵隔横断面影像

5. 上腔静脉；7. 升主动脉；8. 降主动脉；10. 肺动脉主干

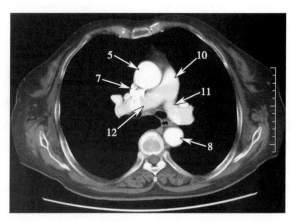

图 2-10-6f　纵隔横断面影像

5. 上腔静脉；7. 升主动脉；8. 降主动脉；10. 肺动脉主干；11. 左主肺动脉；12. 右主肺动脉

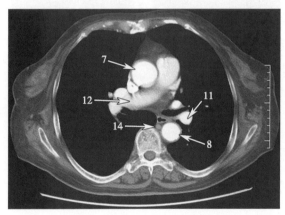

图 2-10-6g　纵隔横断面影像

7. 升主动脉；8. 降主动脉；11. 左主肺动脉；12. 右主肺动脉；14. 奇静脉

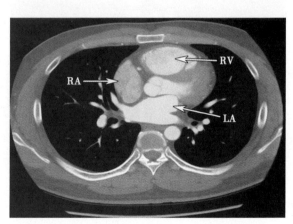

图 2-10-6h　纵隔横断面影像

RA：右心房；RV：右心室；LA：左心房

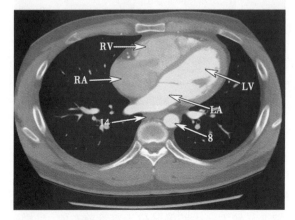

图 2-10-6i　纵隔横断面影像

8. 降主动脉；14. 奇静脉；RA：右心房；RV：右心室；LA：左心房；LV：左心室

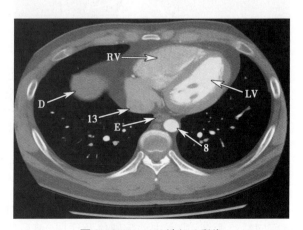

图 2-10-6j　纵隔横断面影像

8. 降主动脉；13. 下腔静脉；E：食管；RV：右心室；LV：左心室；D：膈肌

前间隙（前纵隔），包含淋巴结、胸腺及脂肪，在年轻患者，胸腺呈软组织密度。胸腺有左右两个叶，常为左叶优势，胸腺呈三角状，厚度1～2cm，分别与纵隔胸膜毗邻，左叶优势者，主要位于左侧，与主动脉弓平行。成年人，胸腺逐渐萎缩，软组织被脂肪密度替代。主动脉弓略下层面，显示升主动脉与降主动脉，降主动脉直径较升主动脉小。接近隆突层面，气管有时呈三角状，在右侧奇静脉弓通过右主支气管上方汇入上腔静脉后壁，在以下层面后纵隔可见奇静脉，有时奇静脉弓呈结节状。在纵隔左侧，主动脉弓下方、主肺动脉上方为主肺动脉窗，其内有脂肪、淋巴结、左喉返神经、动脉韧带，后两者一般不显示，淋巴结与气管前间隙相连通。主肺动脉窗层面显示心包一部分向上进入气管前间隙，紧靠升主动脉后方，称其为心包上隐窝，呈卵圆形或弧形，液体密度，以此与淋巴结相区别。

2. 隆突下及奇食隐窝　在隆突下层面，右肺内侧与后中纵隔奇静脉、食管紧密相邻。这部分纵隔结构为奇食隐窝。其外缘内凹，外凸应考虑肿块可能。由于与邻近的隆突下淋巴结、食管、主支气管关系密切，该结构较为重要，隆突下淋巴结常见，较纵隔其他部位正常淋巴结大。

该层面主肺动脉分出左右支，左支较右支高1cm发出，直接向左后走行，右支与主肺动脉呈90°角，在隆突前自左向右横穿纵隔，构成气管前间隙的下界。奇静脉在纵隔右侧与食管平行，外侧与右下叶胸膜反折内侧直接相邻，构成奇食隐窝的后内侧缘。

**（二）转移性淋巴结肿大**

全身许多脏器的原发恶性肿瘤均可转移至纵隔，引起单发或多发淋巴结肿大。最常见的原发恶性肿瘤为支气管肺癌，其次为乳腺、胃肠道上部、胰腺、肝、结肠、肾、前列腺、甲状腺及鼻咽等部位的原发恶性肿瘤。各种恶性肿瘤可经淋巴通路从原发部位转移至纵隔淋巴结，也可先经血液循环转移至肺或纵隔间隙，再经淋巴引流转移至淋巴结。

纵隔淋巴结转移CT表现为单发或多发的淋巴结肿大，边缘清楚或不清楚。受累范围常局限于某一淋巴通路的淋巴结。肺癌常转移至同侧肺门和（或）相应的纵隔淋巴结，但小细胞癌常引起肺门、纵隔淋巴结广泛转移，并互相融合形成不规则软组织结构，似恶性淋巴瘤。一般认为纵隔淋巴结直径大于1.0cm，即表示为病理性肿大（图2-10-7），依此标准判断纵隔淋巴结转移的敏感性为95%，特异性为65%。

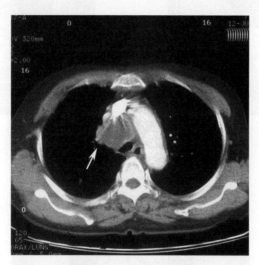

图2-10-7　纵隔淋巴结肿大

# 第二节　肺癌CT断面表现

## 一、中央型肺癌

CT能显示中央型肺癌的一系列病理改变，主要有段以上支气管腔内肿块（图2-10-8），支气管壁增厚（图2-10-9），支气管腔狭窄与阻塞（图2-10-10），肺门区肿块（图2-10-11）等肺癌直接征象。

　　继发性改变有阻塞性肺炎与肺不张以及病灶附近和（或）肺门的淋巴结肿大等。螺旋CT，特别是多层面CT，采用薄层扫描并冠状与矢状位重建可清晰显示支气管腔内沿管壁浸润早期肺癌。

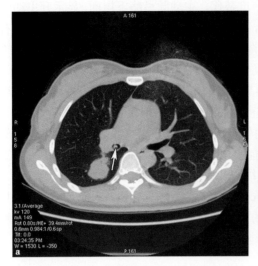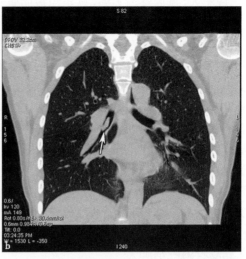

图2-10-8　a：支气管管腔内肿物；b：支气管管腔内肿物

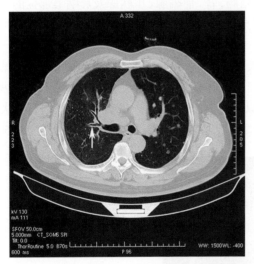

图2-10-9　支气管管壁厚

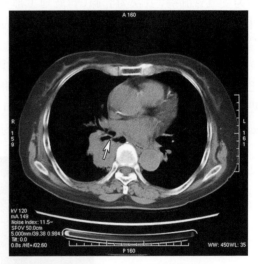

图2-10-10　支气管腔狭窄与阻塞

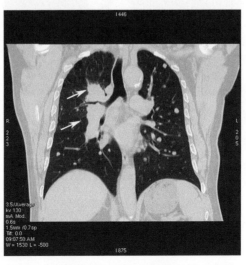

图2-10-11　肺门区肿块

## 二、周围型肺癌

周围型肺癌（图 2-10-12）在 CT 上显示有一定特征，即使小于 2.0cm 的早期肺癌，也多有明确的恶性征象。

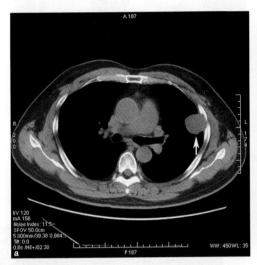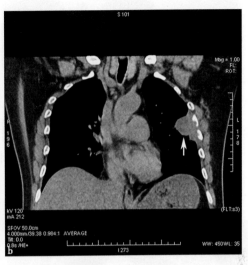

**图 2-10-12**　a：周围型肺癌；b：周围型肺癌

1. 肿瘤边缘征象特点

（1）分叶征：是周围型小肺癌最常见的基本征象（图 2-10-13）。

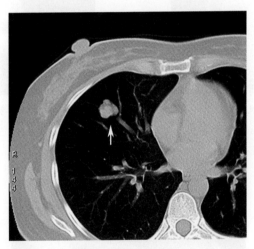

**图 2-10-13**　分叶征

（2）边缘毛糙：可见细短毛刺，棘状突起或锯齿状改变。此为肺癌的常见征象（图 2-10-14）。

2. 肿瘤内部的 CT 表现特点　多数周围型小肺癌的密度较均匀，但部分病例可有空泡征、细支气管充气征、蜂窝征以及磨玻璃征，少数病例尚可见到钙化。

（1）空泡征：是指细节内小灶性透光区。其直径小于 5mm，借此与肺癌空洞区别。可单发或多发（图 2-10-15）。

（2）细支气管充气征：呈细条状，直径约 1mm 的空气密度影，为扩张的细支气管（图 2-10-16）。见于细支气管肺泡癌或腺癌。

（3）蜂窝征：由多个小泡集成蜂窝状，其大小比较一致（图 2-10-17），此征仅见于肺泡癌。

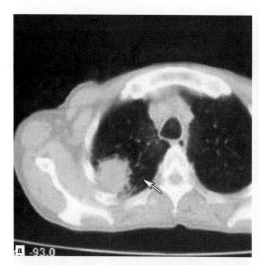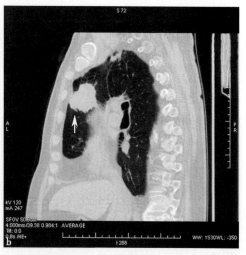

图 2-10-14　a：边缘细毛刺状改变；b：边缘细毛刺状改变

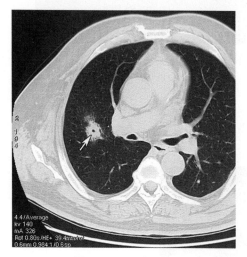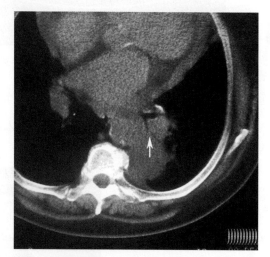

图 2-10-15　空泡征　　　　　　　　　　　　　　　　　图 2-10-16　细支气管充气征

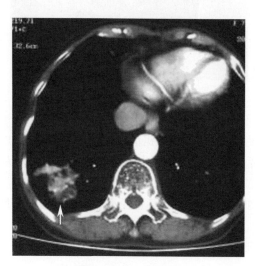

图 2-10-17　蜂窝征

## 第三节　CT 导向经皮穿刺在胸部肿瘤中的应用

　　CT 导向可用于肺及纵隔病变，常规 CT 设备即可满足胸部导向技术的需求。随着螺旋 CT 技术和软件的开发应用，CT 导向穿刺操作接近实时，它可安全、快速、准确、微创地进行介入性活检与治疗。

### 一、CT 导向经皮穿刺活检器械

　　1. 抽吸活检针　用于胸部的穿刺针一般为 22G 活检针（图 2-10-18）。

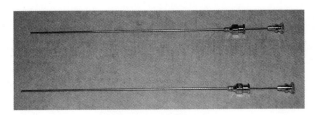

图 2-10-18　抽吸活检针

　　2. 切割针　取材量大，可以用于组织学检查和特殊病理学检查，外径相对较粗，所取组织较多，优点在于组织标本完整，呈条状，根据需要可选择不同针槽大小的切割针。基本结构由 3 部分组成，即头端带标本槽的针芯、切割外鞘和自动弹射装置，其取材过程简捷快速。包括反复用切取器（图 2-10-19）、切割针（图 2-10-20）和一次性切割针（图 2-10-21）。

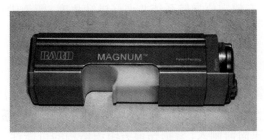

图 2-10-19　切取器

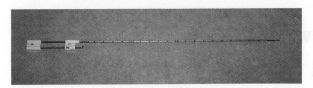

图 2-10-20　切割针

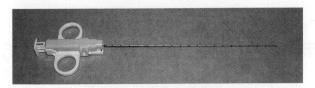

图 2-10-21　一次性切割针

### 二、适应证

　　1. 明确诊断。
　　2. 为肿瘤的治疗（如放射性粒子植入通道）提供参考。

### 三、禁忌证

1. 严重的心功能不全者。

2. 严重的肺气肿、肺纤维化并发肺功能不全者。

3. 穿刺一侧肺有可能发生气胸而对侧肺功能不全者。

4. 凝血功能障碍、有出血倾向者。

5. 体弱不能配合者。

### 四、术前准备

1. 临床检查和化验检查，如：血常规；血小板计数；出、凝血时间及凝血酶原时间等。

2. 了解患者病史，影像学资料，尤其是胸部增强 CT 扫描资料，确定纵隔内或近邻纵隔和肺门病变的强化情况及其与大血管的关系。

3. 向患者及家属说明穿刺的目的、步骤及可能出现的并发症、签署特殊治疗同意书。

4. 抢救设备和药品要齐全。

5. 面罩吸氧，流量 5L/min。

6. 备齐各种急救用品、手术切开包及胸腔闭式引流包，负压吸引装置。

### 五、活检方法和步骤

扫描确定病变最佳穿刺平面后，将病变定位在该平面，打开 CT 机器上红色纵、横定位光标，用颜色笔在皮肤上描记，以交点为中心，在 CT 屏幕上测量相应进针尺寸、方向及角度，再在体表横向标记线上标定，此点即为进针点。安放定位导航系统并调好进针角度，即为进针方向，深度为肿物边缘或中心至皮肤长度。

### 六、纵隔病变的穿刺

纵隔内病灶与心脏大血管关系密切，穿刺活检应慎重。病灶较小时常被纵隔结构遮挡，缺少理想的穿刺通道。术前必须进行增强 CT 扫描以明确病灶与心脏大血管的关系，特别在使用自动切割针时，取材时针尖与切割外鞘会迅速向前刺入，有损伤前方组织结构的可能性。选择一次性切割针时，则是外鞘管向前切割，而针尖则停在预定取材部位，故较为安全。使用粒子植入导航定位系统，可大大提高穿刺的准确性和安全性。

### 七、并发症及处理

1. 气胸 常见，发生率为 10%～30%，多数肺压缩为 10% 时，不需处理，或在结束操作时将气体抽净，然后观察。

2. 出血 大部分可自行吸收，少数患者有少量咯血，多在 24 小时内自行停止。

（柴树德 刘美洲）

## 第四节 CT 下经皮穿刺放射性粒子植入治疗肺癌

CT 自 1972 年问世以来，经过三十多年的飞速发展，在扫描速度、图像质量、检查效率和操作方面作了很大改进，由最初的单排（层）CT 到现在的 320 排 CT，以及各种后处理软件的成功开发使 CT 发生了质的飞跃。

随着介入医学的飞速发展，CT 以其准确的定位及超高的图像分辨力，成为现代医学不可或缺的先进诊断及治疗工具，在临床检查与治疗中发挥着非常重要的作用。本节以 GE 公司 64 排 CT 为例，对在 CT 监控下经皮穿刺放射性粒子植入做一介绍与归纳。

## 一、CT引导粒子植入的优势

1. 植入粒子方便、迅速，易为患者接受。
2. CT图像质量、密度分辨力高，解剖关系明确。
3. 增强扫描可准确判断病灶与周围血管的关系。
4. CT导向下精确度高，增加可靠性、安全性。
5. 穿刺并发症全程在CT监控之下，处理及时。

## 二、植入前的准备工作

由于CT检查中经常有炎症、外伤、结核等患者，所以在植入治疗前应对设备、环境进行消毒。先用毛巾和少量清水对扫描架和扫描床进行擦洗，毛巾不可太湿，以免水进入到机器内部。然后使用含有效氯2000mg/L的含氯消毒液对机器进行认真仔细的擦拭消毒，再用空气消毒机和紫外线灯至少对检查室30分钟消毒，这样可以清除大约95%的致病菌。

在日常工作中，CT检查量较大，长时间的负荷有时会导致计算机死机以及扫描床数值不能被识别等情况发生，而机器重新启动至少需要15分钟左右的时间，有时甚至更长，如果在术中出现这种情况，会影响整个手术的连续性，增加手术风险。所以在手术前一定要对主机进行重新启动，对扫描架进行复位、校准。

## 三、常规胸部扫描操作程序

胸部扫描的程序一般如下：
1. 患者摆位　常规患者为仰卧位或按医生要求摆位。
2. 选择对应的扫描程序　各个品牌的机器都有编制好的扫描程序。
3. 扫描定位像。
4. 设置扫描范围和扫描参数　常规层厚为5mm。
5. 获取图像　确认图像质量。
6. 扫描结束。

## 四、粒子植入中的操作程序

1. 患者体位　根据病变部位，选择不同体位。肿瘤位于前胸部，选择平卧位，必要时伸展一侧上肢。侧胸部肿瘤取相应侧卧位，后胸部肿瘤取俯卧位或侧卧位。摆位既要方便临床医生的操作，也要考虑到患者的耐受。体位不舒适会使年龄较大的患者无法坚持到手术结束，从而影响手术的进程，因此医生要指导患者术前的体位训练。目前大多数品牌的CT机扫描孔径只有70cm，所以在调整患者体位时要特别注意检查床的高度，尤其是采取侧卧位时，要将检查床位置尽量放低，为粒子植入导航定位系统和穿刺针留下足够的空间，防止检查床前进时穿刺针尾部碰触到扫描架，扫描床前进速度虽慢但力量较大，穿刺针碰到扫描架会导致进针深度发生变化，尤其是当病变位置靠近大血管时，就更加危险。

2. CT定位扫描　定位像根据患者体位调整角度，保证获得的定位像始终是前后位，方便判断病变位置。扫描定位像后根据肿瘤位置、大小，以5mm层厚扫描肿瘤区域（图2-10-22）。设置扫描参数时需要注意一定要将扫描视野的空间位置（即中心坐标R/L、A/P）设定为0（图2-10-23），并尽量缩小扫描范围，降低扫描条件，如果病变较小，可以改用轴扫方式，以满足定位需要为标准，尽量减少患者辐射量。

3. 强化扫描　如肿瘤与血管相邻，则需要进行强化扫描，用高压注射器将80～100ml造影剂由静脉快速注入，运用智能追踪技术扫描，来获得与肿瘤相邻血管的最佳显影效果，并在之后的布针过程中随时进行对比（图2-10-24）。

4. 确定植入平面　扫描完成后，反复审视各个扫描平面，选择肿瘤最佳层面，为第一个植入层，并预计需要植入的层面数。选定第一个植入层面后，记录层面数值，点击测量选项中的标尺开关，打开中央十字标尺,这条十字线与扫描架的激光定位线是重叠的(前提是设置扫描参数时将扫描野的中心坐标设置为 0)。模拟测量进针点的位置与模板摆放角度。如图 2-10-25 所示,第一个植入层面的数值是 S2.25;进针点与纵向激光线的距离是 65mm;进针方向与垂直线的角度是 14°。同时测量胸壁厚度,便于肋间神经的阻滞麻醉。

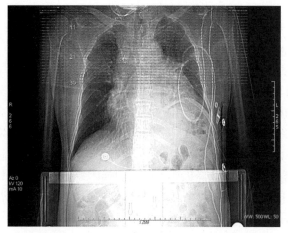

图 2-10-22 以 5mm 层厚扫描肿瘤区域

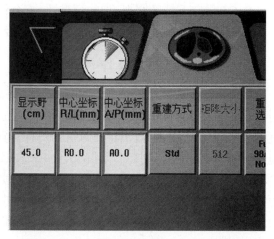

图 2-10-23 将中心坐标(R/L、A/P)设定为 0

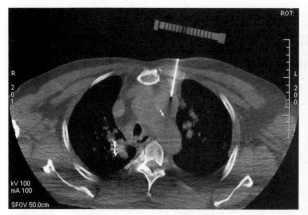

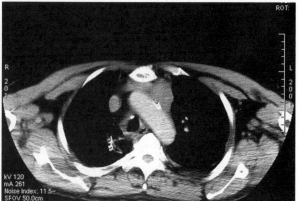

图 2-10-24 如为中心型先行强化扫描,布针过程中应随时进行对比

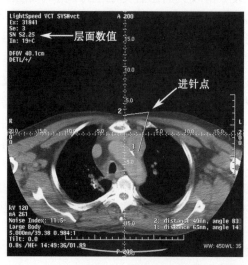

图 2-10-25 测量进针点的位置与模板摆放角度

5. 实测定位针　当屏幕测量完成后,打开定位线,将扫描床移到选好的层面(图 2-10-26),临床医生就可以开始进行工作了,当按照测量的数据将定位针穿刺完成后,进行一次扫描观察定位针的位置、角度是否与之前的测量相一致(图 2-10-27)。

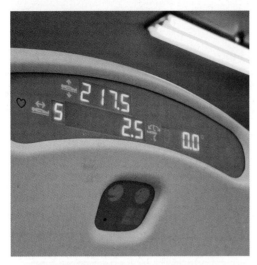

图 2-10-26　将扫描床移到选好的层面

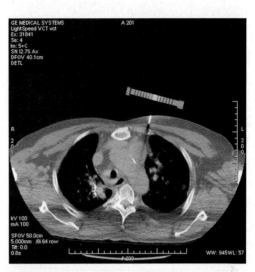

图 2-10-27　扫描观察定位针的位置、角度是否与之前的测量相一致

6. 实测各层面植入针　定位针准确无误后,测量每个层面的进针深度(图 2-10-28),开始安放植入针,在安放植入针的过程中,依次扫描观察进针情况,如有偏差及时修正。

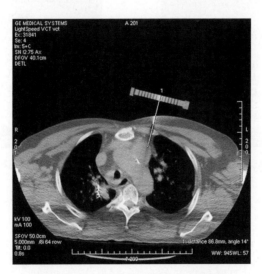

图 2-10-28　测量每个层面的进针深度

全部植入针安放完成后,再扫描一次观察布针情况,决定是否需要调整或者补针(图 2-10-29)。植入针全部到位后,开始依次测量每根针的退针距离(图 2-10-30),CT 技师将扫描信息传输到 TPS,由物理师进行术中剂量优化,详细记录后传至临床医生,开始进行粒子植入。当肿瘤体积较大,植入针较多时,要注意多次、少量测量,做好记录,方便临床医生植入。

7. 扫描粒子排布情况　粒子植入完毕后,退针扫描观察粒子排布情况,需要补种的及时进行补种(图 2-10-31)。

8. 观察并发症　粒子植入完成,拔除植入针后将患者调整为常规体位扫描检查粒子排布情况,有无气胸、血胸、粒子移位等情况(图 2-10-32)。出现气胸且需要处理时,选定胸穿层面和穿刺点,测量穿刺点至胸壁厚度,进行抽气。处理完成后再进行扫描观察。

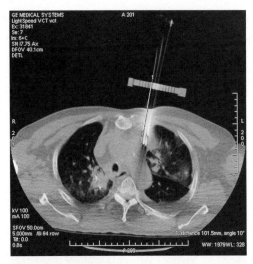

图 2-10-29　全部植入针安放完成后，再扫描一次观察布针情况

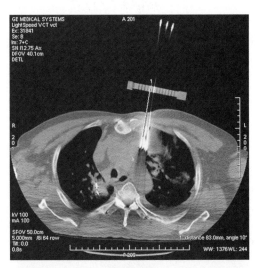

图 2-10-30　依次测量每根针的退针距离

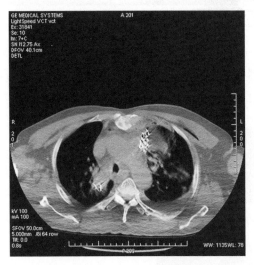

图 2-10-31　观察粒子排布情况

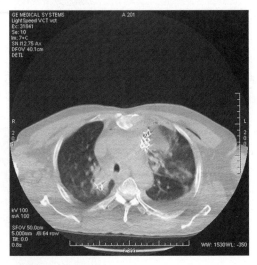

图 2-10-32　观察气胸及肺出血的并发症

## 五、应注意的问题

CT 下经皮穿刺放射性粒子植入过程中，CT 操作人员需要注意：

1. 进针点测量要准确，尤其是肿瘤靠近大血管，测量一定要仔细，在穿刺过程中，肿瘤位置可能发生变化，所以不要一次测量到最远端，要分次测量，分次进针，确保安全。

2. 对 CT 平扫显示的植入针位置，要清晰其三维立体空间位置，帮助临床医生准确判断植入针的走向，出现偏差及时纠正。

3. 尽量降低射线量，包括小肿瘤可以用轴扫方式，降低管电压、管电流。缩小扫描范围等，尽量减少患者的辐射量。

4. 加强与临床医生的沟通，如血管强化造影，从何部位注射显影剂，需要显示的血管是动脉还是静脉系统，再计算 CT 扫描的时间等，以获得最佳的显影效果。

（刘美洲　杨连海　薛新生）

# 第五节　应用CT进行术后质量验证与随访

经皮穿刺CT监控下肺癌粒子植入术结束后，即可进行质量验证。将术中所植粒子进行CT扫描，输入TPS进行质量验证与术前计划对照，检验 $D_{90}$、$D_{100}$、$V_{90}$、$V_{100}$、$V_{150}$、$V_{200}$ 等指标是否与术前计划相符，计算肿瘤平均照射剂量等，预测治疗效果。

粒子植入后，由于穿刺植入操作，肿瘤瘤体受到一定程度的损伤，如肿瘤出血、水肿、周围炎性浸润等使肿瘤体积暂时增大。随着时间推移，出血、水肿逐渐消退，加之瘤体内放射性粒子释放的γ射线连续杀伤肿瘤细胞，有可能使瘤体缩小。粒子植入后1个月，可以观察肿瘤瘤体变化。$^{125}$I粒子植入两个月后，经历第一个半衰期，其能量已释放50%，对瘤体杀伤作用已明显发挥出来，此时胸部CT检查观察疗效，其杀伤效果常常预示着整个治疗的成效。如辐射剂量满足但瘤体仍然向外膨胀性增大，表明此患者为进展期肺癌或对射线不敏感，预后不佳（图2-10-33）。

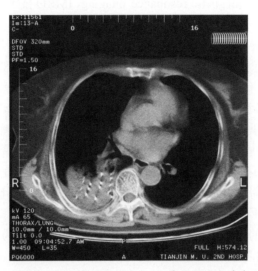

图 2-10-33　粒子植入两个月后，如瘤体周围向外膨胀性
增大，表明为进展期肺癌

粒子植入术后半年，$^{125}$I核素第三个半衰期结束，其能量已释放80%～90%。其能量为 $^{125}$I粒子有效杀伤剂量。余下10%～20%的能量大约还需220天左右才能全部释放完毕，理论上已不具有对肿瘤细胞有效杀伤。因此，术后180天，即 $^{125}$I粒子三个半衰期结束，拍摄胸部CT片观察并测量瘤体大小，是 $^{125}$I粒子对肿瘤杀伤效果的最佳评价期。

患者粒子植入后可联合化疗、生物免疫、靶向治疗、中药等综合治疗。经过3～6个月后检查胸部CT，观察肿瘤本身，双侧肺野，纵隔淋巴结有无变化，如近期疗效满意，可将随访时间延长为半年。

CT复查观察肿瘤及周围肺组织、纵隔淋巴结是否有浸润性生长及转移性肿大。如仍有部分肿瘤存在，表示植入时存在剂量冷区或未覆盖肿瘤亚瘤床区。认真判别后，决定是否需要再次补种粒子或补充外放疗或其他治疗方法。

（郑广钧）

# 第十一章

## 磁共振介入技术在胸部肿瘤诊治中的应用

### 第一节 概　述

　　磁共振介入(interventional magnetic resonance imaging,IMRI)技术指在磁共振成像导引和监控下利用磁共振兼容性设备进行的微创性诊断与治疗的手术介入操作,是有前景的微创性无放射损伤的诊疗手段之一。低场磁共振引导下的介入技术相对较早地应用于临床,近年高场磁共振介入业已得到发展。磁共振介入需要快速成像技术。MR导引下的微创性诊断(获得病理组织学及细胞学结果)与治疗的手术是指将MRI用于引导治疗而非完全性诊断的一项新技术。IMR融入介入诊断和治疗与MRI技术结合于一体,具有其他的导引手段(如CT、US等)不可比拟的优势:①MRI有更好的软组织对比度,明确显示和分辨与病变相邻的重要血管和神经,了解病变和相邻组织的特性。②可显示和分辨出CT平扫时难以显示的等密度病灶。③MRI扫描可提供多平面图像,不仅在横轴位,还可在冠状位及斜位引导穿刺活检。④IMRI可显示被治疗组织的药物弥散、灌注和病变温度变化等功能性改变,有利于监控介入性治疗。⑤不用对比剂即可显示血流信号,在血管内介入治疗方面也有着广阔的前景。⑥无放射性损害。随着开放式磁场的不断改进(如专用于颅内介入的局部小磁场)、各种超高速扫描序列的开发和各种更好的磁兼容性器材的发明,使得IMRI日益得到发展,从而成为当今介入医学中的一大热点。目前,IMR已成功应用于全身各系统病变的诊断和治疗领域。

　　磁共振微创诊疗采用的是理想的导航技术,系统的组成主要有五部分:①专用于微创的磁共振系统与线圈;②实时导航设备,是完善操作并保证微创过程安全性和准确性的关键部分;③微创治疗总控制台及显示设备,保证手术者可以瞬时了解手术信息并传达指令;④磁共振兼容治疗设备与手术器械;⑤磁共振兼容性监护设备。

　　随着科学技术的发展,新颖的开放型MRI系统已成功地将图像导引技术推广到入侵式微创介入过程,在这种系统中,医生可方便地在磁体旁的空间完成活检、治疗或手术操作。磁共振穿刺技术就是在磁共振的导引下,利用穿刺针、导管、导丝等磁兼容性特殊器械直接达到病变部位,取活检或在病变内进行治疗。MR导引技术包括MR导引经皮活检和微创性介入治疗。MR导引与CT导引除了有相似的优点外,更具有其自身的优势:明确显示和分辨与病变相邻的重要血管和神经,了解病变和相邻组织的特性;MRI有更好的软组织对比度,可显示和分辨出CT平扫时难以显示的等密度病灶;MRI扫描可提供多平面图像,不仅在横轴位,还可在冠状位及斜位进行穿刺活检与微创介入治疗;MR的血管流空"黑血"技术和(或)"亮血"技术特点,不需要注射对比剂即可清楚地了解病变的血供以及病变与血管的关系;MRI导引做微创介入治疗时可显示被治疗组织的药物弥散、灌注和病变物理性消融的温度变化等功能性改变,有利于监控微创性介入治疗的全部过程;无放射性损害,低场系统允许每天在磁场中暴露的时间达7小时,手术者1天可多次操作,从而为患者和操作人员提供一个相对比较安全的诊疗环境(图2-11-1)。

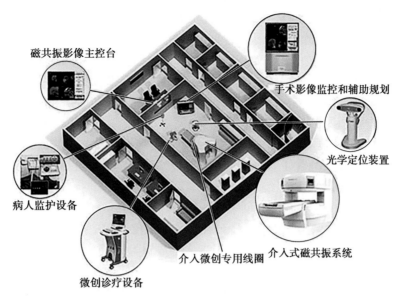

磁共振影像主控台

手术影像监控和辅助规划

光学定位装置

病人监护设备

介入式磁共振系统

介入微创专用线圈

微创诊疗设备

**图 2-11-1**　磁共振介入诊疗系统模拟图

## 一、磁共振介入设备要求

目前,几乎所有的生产商都能够设计和生产可用于介入诊疗的 MRI 系统。该系统场强在 0.064~3T 之间。磁体的外形从完全封闭到水平或垂直开放型。通常,MRI 系统是一个磁场均匀性与患者可接触性之间的平衡,外型越一致、场强及磁场均匀性越高,患者的可接触性就越差;反之亦然。MRI 诊断医师可较容易地接受这种折中,但从介入诊疗的观点来看,还不尽如人意。

该系统大致可分为四种类型:①封闭和短孔磁体,通常场强 1~3T;②开放式立方形水平双平面磁体,场强 0.7~1.0T;③开放式"C"形水平双平面磁体,场强 0.2~0.5T;④垂直和水平通道混合式磁体,场强 0.5T。

随着开放式磁体(开放式低场、开放式中场、混合式高场)的出现,磁兼容性设备(包括监视器、麻醉机、手术显微镜、头架、穿刺针、导管等)的开发以及快速成像技术的发展,使磁共振介入由单纯的概念变为现实。1986 年,Mueller 应用 MRI 导引经皮头颈部活检为开端,由理论性实验研究转为临床诊疗应用。磁共振介入技术的发展到目前为止大致分为三个阶段:20 世纪 80 年代末至 90 年代初,早期的介入性磁共振成像仅限于在封闭式的磁体下利用穿刺针的被动成像,进行简单的穿刺活检和一些理论上的前景展望;20 世纪 90 年代中期,在美国、德国、芬兰、瑞典等国的一些研究机构和大学附属医院对从设备到介入方法、应用等方面作了研究和探索,取得了丰硕的成果;20 世纪 90 年代末期,磁兼容性介入设备进入商品化阶段,在 1999 年 11 月的北美放射学年会技术展览上,Marconi 推出了唯一一个商品化的主动式 MRI 导航介入系统:ipath200 型光学导航系统;GE 公司则展示了 C 型磁体超导 0.7T 机型,标志着该技术进入了临床实用阶段。

## 二、磁共振图像导引与导航技术

磁共振导引下的经皮穿刺不同于开放式和盲目的活检及其他穿刺方法,由于磁共振具有灵活的三维定位能力,既可以利用磁共振机器本身所带的激光定位装置决定纵轴方向上的坐标,同时又可使用扫描层面上的栅栏定位标志进行 X 和 Y 轴定位。磁共振导引穿刺方法较多,现介绍四种最常用的技术。

1. MRI 透视技术　通过提高 MRI 设备的性能,缩短成像时间,如 SENSE 技术属快速成像技术,可使成像时间减少一半,甚至更少,从而实现实时成像和 MR 透视。开放式 MRI 机扩大了操作空间,以每秒 20 帧的速度连续成像达到实时 MR 透视功能,有利于 MRI 导引介入技术的操作。经皮微创介入操作中进针点的定位是 MR 导航介入手术中经常遇到的问题,最简单的办法是利用 MRI 固有的"透视"选项将医生的手指与透视图像平面中患者的位置相对应,穿刺点通过手指标定技术来确定。第一视角的扫描平面经调整包括穿刺点和靶点,然而第二视角被定义为垂直第一视角。这种方式具有快速、可靠及安全的特点,但需要技术人员和介入医生之间有很好的沟通配合。

2. MRI 对比剂栅栏格定位技术　将 MR 对比剂灌满栅栏管状结构,间距 1cm,固定于管桩状构件上制成栅栏管定位器。使用时将栅栏格框架放置在患者的身旁,准备穿刺区域来获得定位图像,使栅栏条纵形与身体长轴一致,先进行磁共振扫描,然后根据病灶所在床位及所在栅栏的位置进行定位,确定穿刺点、进针角度及深度。

3. 主动式光学导引示踪技术　最常被采用的是一种三维示踪系统,能够交互式控制 MR 扫描层面,借助数字器探头,方便、及时制订手术穿刺计划并能快速确定最佳进针点和角度,称之为"主动式光学导引示踪系统",简称"光学追踪系统"。

光学导引示踪技术导引 MR 扫描以微创手术器械的针尖为中心,将针平面以及沿垂直针的平面信息通过实时通讯控制接口传输给医学成像设备(MRI)并即时控制 MR 扫描,快速完成病灶和微创手术器械的空间关系成像。当直接在患者身体或在患者床上放置附加标记时,即使患者床已脱离磁体,依然可以使用光学示踪系统来导引介入手术的操作。

4. 内置式 MR 示踪技术　用磁共振扫描硬件追踪示踪器内的小线圈来达到局部交互成像功能,是主动显示技术的一种,利用安置在微创器械尖端的微小线圈对射频信号通过器械选择性地接受或发射;当对接受的 MR 信号进行频率分析时,在能量谱中会标记出单独的波峰,这个峰的频率指示出线圈在体内的位置,从而指明器械的位置所在。缺点:①在 MRI 成像扫描时出现器械定位缺失;②会产生与光学示踪系统相似的问题,如由于器械弯曲可产生失真信号并需要独立的视线。

5. 多种影像图像融合技术　X 线、CT、超声、MRI 等多种影像采集手段的融合进行导航与监控。操作导引和导航系统需要多点采集的数据或有效并安全的成像方式。先进的特点,如多模式叠置图层和可视性增强方式更为重要。介入性磁共振中操作器、驱动器及机器人设备的使用在不断增加,着眼于从传统的立体定向术到现今导航系统的演进,机器人技术使用的出现在介入性导引配置的发展中是一种自然的过渡。

## 三、磁共振兼容性介入器械

磁共振兼容(magnetic resonance compatible)的介入设备和器材应符合磁共振使用环境标准设计,使用磁共振兼容特殊防磁材料制造。磁共振兼容介入手术器械及附件,应符合 GB 15982-2012 和 GB/T 16886.5-2003 的相关规定,同时能满足磁共振导引介入手术要求,完成穿刺活检、引流、肿瘤消融、血管腔内介入治疗等,并能保证患者在整个扫描诊断及介入手术全程中的安全。

### (一)磁共振兼容穿刺针

磁共振穿刺针必须是磁兼容性材料组成,是由镍、铬、钼、钶、铁和碳等按比例组成的合金器械,不同成分制成的穿刺针可影响穿刺针直径伪影的大小。磁共振兼容性穿刺针均为被动显示设计,即穿刺针是通过它本身的磁敏感性伪影来显示和定位的,它表现为一种线形信号缺失。穿刺针(needle)为最基本的介入器材,有用于血管与非血管之分。在磁共振微创手术操作中主要采用非血管性用途穿刺针,又分为软组织穿刺针与骨骼穿刺针(钻)。

1. 按照作用目的分类

(1)穿刺针可直接穿入肿瘤或囊腔做抽吸、冲洗、引流、活检或消融等诊断与治疗,也可用于打开皮肤与血管的通道或颅脑、胆管、泌尿道、胃、脓腔与囊腔等组织,然后引入导丝、导管、引流管等进行治疗。

(2)粒子插植针,多为 MR 兼容性 18G 带刻度穿刺针,用于经皮在肿瘤内植入 $^{125}$I 放射粒子源,行肿瘤组织间永久性近距放疗。

(3)消融电极针,包括射频消融电极针、微波固化电极针以及氩氦刀磁兼容性穿刺套管针。通常为 14～16G 带刻度穿刺针,经皮穿刺后,射频消融电极针可以打开子电极针,利用热凝固蛋白的原理,对肿瘤组织进行消融治疗。

2. 按照结构组成分类

（1）一部件前臂穿刺针：针由非铁磁性镍或钛合金材料制成，针尖锐利呈斜面，针柄部分可有不同形状，便于穿刺时握持和控制针的进退。针柄内腔光滑呈漏斗形，以便于插入导丝或内置探针。针长8～15cm，常用的外径为14～18G。常用于皮下较表浅部位软组织病变的穿刺诊疗。

（2）二部件套管针：由外套管（鞘）和针芯构成。有两种类型：①针芯平钝，套管端尖锐，呈45°斜面，针芯稍短于外套管，如 Chiba 针；②针芯尖锐，外套管头端平钝，针芯露于外套管之外，如 MReye® Chiba 活检针。针长10～20cm，针径12～23G，针柄内腔光滑，呈漏斗形。

3. 按规格大小分类 穿刺针外径以号（gaue，G）表示，如18G或16G，号愈大，针外径愈小。应根据患者年龄、部位、病变大小不同选择不同穿刺针。

### （二）磁共振兼容监护设备

专用性磁共振介入微创手术的兼容性监护仪，提供了在磁共振环境下影像监测和磁共振微创手术中对高危患者的安全监测，采用光学传感器（不含铁）、RF 屏蔽，不会对患者产生危险，也不会被 MRI 所影响，更不会影响 MRI 系统和图像质量，大屏幕彩色 TFT 显示，易于观察。

## 四、磁共振介入成像序列与示踪技术

磁共振介入可直接在诊断性 MRI 标准软件下进行操作，但是，如果使用专为磁共振介入设计的用户界面则更容易而且更安全。这种类型的软件允许用预先设定的成像和图像窗技术方式来计划、成像和完成介入操作。它能对各种介入进行分类并提供各种预先编制好的成像序列。这种类型的软件通常配有能在扫描室监控操作过程的硬件和能在 MRI 环境下使用的用户界面。

专为磁共振介入设计的成像序列与诊断用的有些不同，这与快速成像和好的空间与时间分辨率之间的关系有关。在成像速度——信噪比——分辨率之间存在折中关系，要同时做好这些是困难的。因此，几乎所有用于 IMRI 的成像序列都是预先编制好的并源于快速成像序列，包括各种短 TR 梯度回波技术。为了加快成像速度，采取一些不同于常规的 K- 空间取样步骤，包括 LoLo，keyhole，striped k-space 和微波编码数据接收技术。

磁共振介入扫描序列的目的就是尽可能地减少扫描时间并保证必要的影像质量，各种不同扫描序列如同常规磁共振图像一样，场回波（field echo，FE 或 gradient echo，GRE）序列、完全性平衡稳态梯度回波（completely balanced steady state，CBASS 或 true-FISP）和快速自旋回波（fast spine echo，FSE）是基本序列。当穿刺针的进路确定后，场回波序列显示穿刺针的伪影最大，用来快速显示针道轨迹；平衡稳态梯度回波序列扫描，便于术者快速辨认和明确穿刺针的空间位置，由于过细的穿刺针容易弯曲，采用二维或三维 CBASS 序列重复扫描两个交互垂直方位层面显示中等度放大的细针伪影；快速自旋回波显示细微的解剖结构是一个最好的选择，穿刺针轨迹伪影最小，这也是为什么穿刺开始时不选择此序列的缘故，但其对术后穿刺轨道的确认是一个很好的序列图像。

磁共振介入使用的成像序列都是预先编制好的，并源于快速成像序列，包括各种短 TR 梯度回波技术；为了加快成像速度，采取一些不同于常规的 K- 空间取样步骤，这些包括 LoLo、keyhole、striped k-space 和微波编码数据接收技术等。

磁共振介入脉冲序列和扫描方法主要在以下方面起作用：改进速度、器械定位、解剖和（或）损伤的区分鉴别、温度敏感测定。术中监控扫描图像应动态、实时、不间断，图像要有清晰的组织对比以确定微创器械处于安全位置。

无论是微泡超声造影、三维超声，还是以 CT、磁共振为基础的三维成像，都是借助于病灶与正常组织之间的结构差异，建立更加真实具有三维空间结构的立体化病理器官图像。与超声、X 线、CT 等导引方式相比，MRI 导引与监控系统能够将介入手术器械的信息（包括它的位置、方向等）以虚拟影的形式与病变实时显示在同一张 MRI 图像上，术者能够实时了解手术器械与靶区病灶位置关系，及时调整手术器械的进针点与进针方向，有效避开神经、血管等重要组织结构，从而降低穿刺过程的风险，通过实时 MRI 成像技术，监控治疗过程中靶区病变的信号变化，有效判断、控制治疗范围，使治疗过程中的副损伤更小、预后更好。

MRI 具有良好的软组织对比分辨力,多平面成像能力,并可显示详尽的解剖特征,将诊断性 MRI 成像的所有功能应用于微创介入手术中,给临床带来极大的便利,其主要优势在于能够看到皮肤表面下方的结构,术中的 MRI 成像代替了以前的术后 MRI 成像,然而,只有医生在掌握了迅速选择能显示介入穿刺针的 MRI 扫描序列和平面的能力,才能完成真正意义上的 MRI 介入手术。

## 第二节　胸部主要解剖结构与 MRI

肺泡内质子密度很低,肺实质产生的信号非常弱,仅在肺门周围因支气管和血管壁能看到少数分支影像。

### 一、肺

#### (一)肺段

肺叶的亚单位为肺段,它是每个肺段支气管及其所属肺组织的总称(图 2-11-2,见文末彩图)。MRI 图像上确定肺段的主要依据是肺段支气管,位于肺段的中心。肺裂和肺段静脉主支位于相邻肺段之间,构成肺段的边缘。

1. 经主动脉弓上方的层面　本层面及向上层面主要为两肺上叶尖段分布,其内走行支配上叶尖段的支气管血管束。

2. 经主动脉弓层面　两侧肺内近纵隔缘处有尖段支气管,肺野的前后方有支配前段和后段的支气管血管影,该层面可同时显示上叶的尖后前段。左肺野内还可见左下叶背或尖段。

3. 经左肺动脉层面　主要由两肺上叶的前后段和下叶背或尖段构成,右肺野内可显示上叶支气管干及前后段支气 - 管长轴,后段静脉划分右肺上叶的前后段。左肺野基本同右肺。两侧斜裂位置前移,下叶背段面积增大(图 2-11-3)。

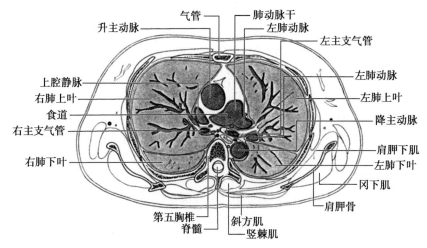

图 2-11-3　经左肺动脉水平断层解剖线图

4. 经右肺动脉干层面　两肺野前方有上叶前段静脉的段间支。右肺野前部水平裂和后部斜裂所围肺组织为中叶外侧段。左肺野中部有舌段支气管和血管。右肺内主要为上叶前段、中叶外侧段和下叶背段,左肺内主要为上叶前段、上舌段和下叶背段分布。

5. 经叶间动脉层面　右肺内有中叶支气管及其外、内侧段支气管的长轴,相应肺段动脉在外后,静脉在内前。左肺有上舌段支气管和血管干。两肺下叶上段达最大面积。右肺可见中叶外、内侧段及下叶上段,左肺可见上叶的上舌段和下叶上段。

6. 经两下肺静脉层面　右肺斜裂前方为中叶的外、内侧段分布,斜裂后方有下叶的内、前、外、后基底段。左肺斜裂前方有下舌段,后方为内、前、外、后基底段。

### （二）支气管

主支气管为气管分叉处至肺门间的一段，左右各一。左主支气管较细长，约第六胸椎体水平经左肺门入肺。右主支气管短粗陡直，为主气管的直接延续，约第五胸椎体水平经右肺门入肺。左右主支气管在肺门分出肺叶支气管，肺叶支气管入肺后反复分支形成支气管树。肺叶支气管右侧分 3 支，左侧分 2 支，肺叶支气管发出肺段支气管。气管和支气管腔内无质子，MRI 上表现为无信号影，管腔由周围脂肪的高信号衬托出。管壁通常不可见。

### （三）肺血管

肺具有两套血液供应系统，一套是组成肺循环的肺动脉和肺静脉，属于肺的功能性血管；另一套是构成体循环的支气管动脉和支气管静脉，为肺的营养性血管。一般来说，肺段动脉紧密伴行于同名支气管，多位于支气管的前、外或上方；肺段静脉主干则位于同名支气管的后、内或下方。肺血管在 MRI 上显示欠佳，或表现为低信号，或表现为高信号。在肺血管与支气管之间，由脂肪、结缔组织及淋巴组织融合而成的小结节状或条片状高信号影，其直径一般不超过 0.5cm。

## 二、纵隔

### （一）气管与主支气管

气管与主支气管腔内无质子，MRI 上无信号，气管和支气管壁有软骨、平滑肌纤维和结缔组织构成且较薄，通常也不可见，管腔由周围脂肪的高信号所衬托而勾画出其大小和走行。

### （二）血管

血管腔因血流的流空效应通常为无信号，故血管腔与纵隔内脂肪的高信号形成鲜明对比。血管壁为介于脂肪和血管腔之间的中等强度信号。体静脉中管径较粗的（如上腔、下腔、头臂、奇静脉等）在 MRI 上一般可见。主动脉弓上血管总能见到，但其起源不易识别。右肺动脉位于上腔静脉之后方，奇静脉弓下方。肺动脉干与左肺动脉自前向后走行，位于左主支气管上方的左肺动脉弓也见于主肺动脉窗之后的冠状层面上。左上肺静脉见于左主支气管前方，左肺动脉下方。

### （三）食管

胸段食管显示良好，特别是上 1/3 段和下段往下直至食管胃连接处。食管壁的 MRI 信号强度与胸壁肌肉相似。主动脉和食管之间通常无脂肪相隔。

### （四）胸腺

胸腺为一椭圆形结构，垂直径为 5～7cm，位于升主动脉和上腔静脉的前方，从甲状腺下极向下延伸至心包和上腔静脉与右房的连接处。MRI 上，胸腺呈均匀信号结构，其信号强度在 $T_1$ 加权上低于脂肪。

### （五）淋巴结

淋巴结多易于显示，$T_1WI$ 上表现为均质圆形或椭圆形结构。通常前纵隔淋巴结、右侧气管旁淋巴结、右气管支气管淋巴结、左上气管旁淋巴结、主肺动脉淋巴结及隆突下淋巴结较易显示，左下气管旁淋巴结及左主支气管周围淋巴结不易显示。

## 三、肺门

肺血管和支气管在肺门行程中呈现管状的无信号结构，肺叶动脉和主肺静脉几乎都能见到，肺段动脉和肺段内静脉不一定都能显示。中间段支气管总是可见的，叶支气管也经常能显示，但段支气管不容易显示。正常软组织影可见于诸平面的血管与支气管之间，是由融合在一起的脂肪、结缔组织和淋巴结所组成，呈现高信号。

## 四、胸壁

胸壁肌肉在 $T_1WI$ 上因脂肪衬托而显示较清晰。肋骨、胸骨和脊椎的周围骨皮质内因质子密度低，显示低信号。其中心因含黄骨髓而呈现高信号。肋软骨能与软组织、肌肉和脂肪界面相鉴别，锁骨下动脉水平段跨越肺尖通常能见到。

## 五、横膈

横膈为圆顶状的肌性结构，大部分紧贴于相邻脏器如心脏、肝脾等，膈肌前方附着于剑突与两侧肋软骨上，横膈后下部形成两侧膈肌脚，为膈肌与脊柱前纵韧带相连续而形成，称膈脚。膈脚在横断面显示清楚，呈一较纤细、向后凹陷的曲线状软组织信号影，前方绕过主动脉，止于第 1 腰椎椎体的外侧缘。冠状面及矢状面能较好显示横膈的高度和形态，横膈的信号强度低于肝脾的信号强度，表现为弧形线状影。

## 六、乳腺

未生育的年轻妇女的乳腺呈圆锥状，位于胸骨两侧的胸大肌表面，上界为第 2～3 前肋，下达 6～7 前肋，内侧缘在胸骨旁，外侧缘直至腋前线，并可向上突入到腋窝内，称之为乳腺的腋尾部。已生育及哺乳后的妇女，乳腺多下垂且扁平，绝经期的老年妇女乳腺趋向萎缩，体积缩小，且松软。

在组织结构上，乳腺主要由输乳管、乳叶、乳小叶、腺泡以及位于它们之间的间质（脂肪组织、纤维组织、血管及淋巴管等）几部分所构成。

乳腺组织位于皮下浅筋膜的浅层与深层之间。浅筋膜的浅层纤维与皮肤之间有网状束带相连，称之为乳腺悬吊韧带，又名为 Cooper 韧带。在浅筋膜深层与胸大肌筋膜之间、组织疏松呈空隙状，称为乳腺后间隙。

乳腺的动脉血供，主要来自三部分，即由内乳动脉分出 1～4 支穿支供应乳腺的内侧。由腋动脉的胸最上动脉支、胸肩峰动脉的胸肌支和胸外侧动脉支（亦称外乳动脉）供应乳腺外侧部。由肋间动脉的乳房支，供应乳腺后部。

乳腺的静脉引流可分浅层和深层两种。浅层者位于皮下与浅筋膜的浅层之间，有横向走行型与纵形走行型。前者向胸骨旁走行，注入内乳静脉；后者则向锁骨上窝走行，注入颈下部的浅静脉，而后注入颈前静脉。深层静脉则有三组：①第一组，内乳静脉的穿行支，多与动脉伴行，是乳腺内最大的静脉。此组静脉随后注入同侧的无名静脉，瘤栓亦可经此路径抵肺脏，为乳腺癌肺转移的第一个途径。②第二组，引流至腺静脉组。此组静脉的粗细及分布可有相当变异。自腋静脉再经锁骨下静脉、无名静脉而抵肺，为瘤栓转移至肺的另一途径。③第三组，乳腺静脉直接注入肋间静脉。此组静脉也甚重要，因为它与脊椎静脉相通，最后进入奇静脉。瘤栓可经此途径造成脊椎、颅骨、盆骨、脊髓等处的转移。另一方面此组静脉血流亦可注入奇静脉，再经上腔静脉而到达肺部，为造成乳腺癌肺转移的又一途径。

乳腺内部的淋巴管极其丰富，它起始于腺泡周围的毛细淋巴间隙，引流方向与乳管系统排列相同，由腺泡沿各级乳管达乳晕下，组成乳晕下淋巴丛。其后即向乳腺的周围引流，主要引流到腋窝部淋巴结。乳腺内侧部则主要由内乳线路引流到内乳淋巴结，少数可引流到锁骨上淋巴组。腋窝淋巴结是乳腺癌最好发的转移部位。

乳腺脂肪组织在 $T_1WI$ 及 $T_2WI$ 上均表现为高信号，而在脂肪抑制序列上显示为低信号，增强后脂肪组织无强化。乳导管最终汇集于乳头，在 MRI 矢状位最清晰。根据乳腺实质类型不同，MRI 上亦有不同，脂肪型乳腺主要由脂肪组织构成，只残留一些索条状乳腺小梁，在 $T_1WI$ 和 $T_2WI$ 上均表现为低及中等信号，根据残留腺体量的不同，也可或多或少掺杂有中等信号腺体组织。致密型乳腺妇女中乳腺实质占乳腺的大部或全部，在 $T_1WI$ 及 $T_2WI$ 上表现为一致性的低及中等信号，外围由高信号的皮下脂肪层围绕。中间型则介乎脂肪型与致密型之间，在高信号的脂肪组织中夹杂有斑片状中等信号腺体组织。

# 第三节　MRI 导引肺及纵隔病变穿刺活检术

经皮穿刺胸部活检为胸部介入放射学的重要内容之一，它和经纤维支气管镜活检相得益彰，成为获取胸部病变病理诊断资料的重要手段，尤其适合于周围型肺部病灶、胸膜、胸壁病变及纵隔肿块等病变的活检。20 世纪 70 年代 CT 的问世，以其多维成像、解剖结构显示清晰、重复性好等优势而被作导向工具。随着医学影像学技术的发展和介入操作日新月异的变化,目前已发展成了 CT、MR 及超声导向下的血管外影像微创介入性诊断及治疗体系,广泛应用于全身多脏器病灶的活检、囊肿及脓肿的抽吸引流、肿瘤的介入治疗等。

## 一、适应证与禁忌证

### (一)适应证

1. 新发现的或逐步增大的孤立性肺部结节或肿块,诊断不明,尤其是疑为肺癌可能性较大的病例。

2. 诊断不明的纵隔肿块及纤维支气管镜活检结果阴性的肺门肿块,为了明确病理诊断。

3. 局灶性或多发性肺实变或脓肿,感染菌种不明者。

4. 无法手术处理的肿瘤,为了明确细胞类型以便制订合理的化疗或放疗方案,或检验肿瘤细胞对化疗、放疗的敏感性。

5. 定性困难的胸膜、胸壁及肋骨病变。

### (二)禁忌证

1. 严重心、肺、肝、肾功能障碍患者。

2. 严重感染或败血症患者。

3. 全身状况差、恶病质患者。

4. 穿刺路径感染,不能避开。

5. 恶性肿瘤晚期全身多处转移、预期寿命极短且无治疗价值患者。

6. 患者不能配合或不能保持恒定的穿刺体位或不能屏气。

7. 神志不清或无法配合检查和手术的患者。

8. 出、凝血功能障碍患者。

9. 体内永久性存在金属器械等患者,如心脏起搏器、人工金属关节置换后等。

10. 体内远处存在金属,虽不影响操作,但可能导致局部过热,需谨慎使用磁共振导引下微创介入治疗。

11. 幽闭恐惧症患者。

## 二、操作方法与注意事项

### (一)低场开放磁共振联合光学导航系统穿刺活检术

1. 根据病变位置及拟进针方向,患者取仰卧位、侧卧位或俯卧位。固定多功能线圈于拟进针点附近,将穿刺针针尖对准拟进针点,调整红外线立体相机,对准光学引导持针板及扫描机架上反光球,行定位扫描,选择适当的病变定位像层面,如冠状位、矢状位、轴位或斜位,依据目的不同选择最佳的快速成像序列,必要时静脉注射磁共振造影剂增强扫描以显示病变及其周围结构。

2. 由于计算机自动将穿刺针的空间定位信号叠加在图像上,屏幕上可显示蓝色条线,根据需要或病变强化情况,可在图像上确定穿刺靶点(为一红色圆点)。调整针的角度,确定进针路径,并进行体表标记,模拟进针时要注意尽量避开正常肺组织、血管及神经等,并使皮肤进针点和靶点之间的直线距离尽可能短。

3. 在进行磁共振介入手术模拟操作过程中,术者身旁监视器大屏幕左上角有显示针靶关系的圆形靶环,当穿刺针方向偏离靶区时,红色的靶心就会偏离靶环的中央。通过不断调整穿刺方向使靶心保持在靶环的中央,进行穿刺。穿刺针越接近靶区,红色的靶心越大,穿刺针达到靶区时,靶心恰恰填满整个靶环(图 2-11-4),此时根据不同的 MRI 切面确认针靶位置后,即可进行抽吸、活检、引流、注药、消融等治疗。而若穿刺针穿过了靶区,红色靶心就会消失转变成为蓝色靶环,把针撤回至靶区时,它又重新出现。光学导航系统能自动跟踪穿刺平面并实时的显示 MRI 解剖图像,同时又能让手术者实时了解在三维空间内进针方向是否正确,大大提高了操作的准确性,解决了穿刺过程中精细定位的困难,并能提高疗效,提高效率和减少并发症。

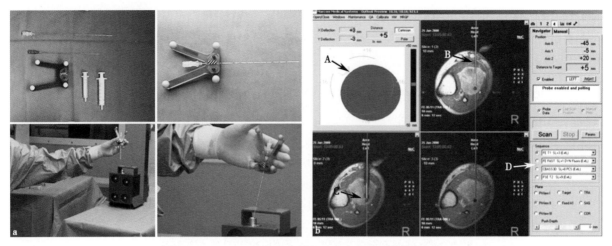

**图 2-11-4　MRI 兼容的穿刺针固定在光学引导持针板上**
a：该持针板上有 4 个固定的发光二极管，另外 2 个固定螺丝可以改变穿刺针的长度使之与靶器官到穿刺点的距离相匹
配；b：当穿刺针到达靶区时，红色靶心恰恰填满整个靶环

4. 皮肤常规消毒、铺洞巾、安置柔性多功能线圈（图 2-11-5）、局部及肋间神经阻滞麻醉。胸部操作时嘱患者屏住呼吸，然后进行光学导向操作，首先扫描一组快速自旋回波序列 5 或 7 层轴位和（或）矢状位图像，显示靶病灶及其周围结构，明确进针路径有无血管流空信号，避开重要的结构；调整持针板的方向，使虚拟针的延长线在二维扫描图像上均指向靶点，在逐步进针过程中使用场回波或平衡稳态序列在一或两个方向上重复扫描成像，确定穿刺针的实际位置，到达靶点后再次扫描以确定针尖的位置，然后拔出针芯，采用相应规格切割枪对病灶进行切割，检查切割的病变组织，将其固定于 10%～20% 的甲醛溶液的容器内送病理，并涂片行细胞学检查。

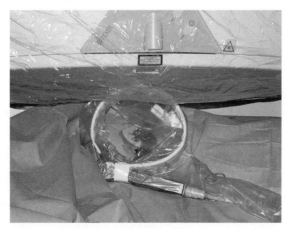

**图 2-11-5　皮肤常规消毒、铺洞巾、安置柔性多功能线圈，采用一次性无菌塑料套防护多功能线圈**

5. 拔针前行 MRI 扫描，确认针尖位置，拔针后再次扫描，确认有无出血、气胸。术后平卧，严密观察 4～6 个小时。

### （二）高场开放磁共振体表定位或透视技术导引穿刺活检术

通过实时 MR 专用快速成像扫描（MR 透视技术）及体表对比剂栅栏格定位技术导引来调节导引套管针的入路、方向和深度。操作步骤为：①做一个皮肤小切口便于穿刺针顺利的穿过皮下区域；②通过观察实时图像扫描确定穿刺针的实际位置，并对体内器械进行控制；③快速实时成像扫描来控制和调整穿刺针的位置，直至穿刺针准确到达引导刺入肺内或纵隔内病灶靶区；④空针抽吸细胞学组织；⑤退针并检查抽吸组织标本，并将其固定于 1% 的福尔马林溶液中，细胞学标本则涂在玻片上（图 2-11-6～图 2-11-8，图 2-11-8 见文末彩图）。

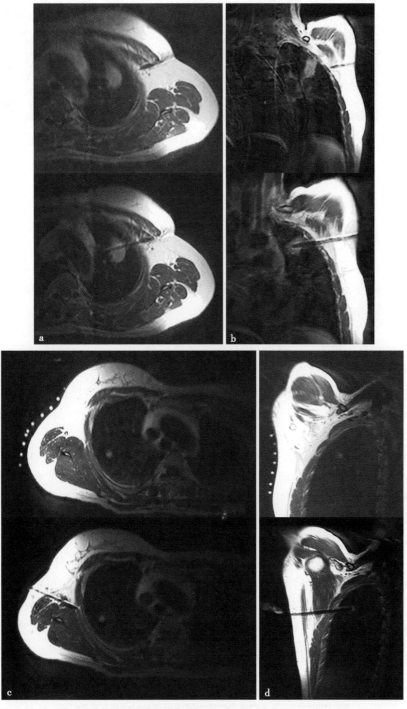

**图 2-11-6　高场开放磁共振体表定位穿刺活检术**

病例：男，57 岁，右肺上叶结节，直径 2.0cm，行 MRI 导引下经皮穿刺活检。a、b：病变可以在轴位和矢状位的 PDW-aTSE 图像清楚地显示。以鱼油胶囊为基体网格，用磁共振成像确定穿刺点，测定进针角度和长度，进针穿刺。c、d：分别于轴位、矢状位显示穿刺针尖在结节内。病理结果为肺腺癌

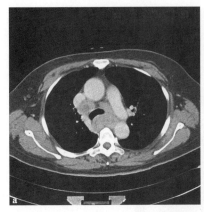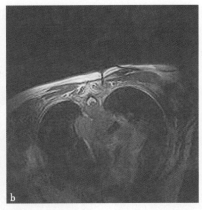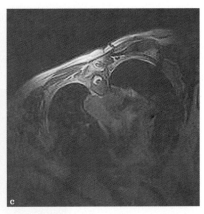

图 2-11-7　a：胸部 CT 增强扫描示主肺动脉窗水平纵隔内占位性病变，病灶间分界不清，强化后密度不均匀；b：低场介入性磁共振 FSE-T2 序列扫描，不用注射造影剂即能清晰显示病灶周围血管（流空影），方便及时地引导穿刺避免伤及血管及气管（亦呈黑影）；c：MR 导引下经脊柱右侧穿刺入纵隔内病灶，避免了穿伤肺组织及其可能引起的气胸

### 三、术后并发症及处理

1．气胸　经皮肺或纵隔病变穿刺活检并发症中发生率最高的为气胸，发生率从 10%～35%，通常为少量气胸，临床无需特殊处理。对原有肺疾患者且产生明显临床症状者和气胸超过 30% 者，采用抽气使肺复张，如仍不复张，行胸腔闭式引流。

2．咯血及出血　术后少量咯血较常见，穿刺时损伤肺组织内微小血管，少量血液渗入到肺泡腔及支气管腔内被咳出，往往表现为痰中带血，临床无需特殊处理。

3．疼痛　穿刺活检后疼痛多为轻度，1～2 天内可自行消失。

4．感染　穿刺术后应常规应用广谱抗生素 2～3 天预防感染，一旦出现感染应根据感染细菌类型选用敏感抗生素。

MRI 导引下的经皮穿刺不同于开放式和盲目的活检及其他穿刺方法，由于 MRI 具有灵活的三维定位能力，既可以利用 MRI 机器本身所带的激光定位灯决定纵轴方向上的坐标，同时又可使用扫描层面上的栅栏定位标志进行 X 和 Y 轴定位。MRI 图像病变信号分辨率高，对比度好，图像清晰，可清楚显示病变大小、外形、位置以及病变与周围结构的空间关系。MRI 的血管流空"黑血"技术和（或）"亮血"技术特点，不需要注射对比剂即可清楚地了解病变的血供以及病变与血管的关系。

MRI 导引与监控系统主要由开放式 MRI 成像系统、光学导引系统两大部分组成，是目前用于导引与监控介入治疗的新兴技术。与超声、X 线、CT 等导引方式相比，MRI 导引与监控系统能够将介入手术器械的信息（包括它的位置、方向等）以虚拟针影的形式与病变实时显示在同一张 MR 图像上，术者能够实时了解手术器械与靶区病灶位置关系，及时调整手术器械的进针点与进针方向，有效避开神经、血管等重要组织结构，从而降低穿刺过程的风险，通过实时 MRI 成像技术，监控治疗过程中靶区病变的信号变化，有效判断、控制治疗范围，使治疗过程中的副损伤更小、预后更好。

（李成利）

## 第四节　MRI 下胸部肿瘤的靶区勾画

粒子植入前要制订术前治疗计划，粒子植入完成后则应在 24 小时内进行验证。两者都需要准确勾画肿瘤靶区。以往及当前大部分胸部的粒子植入治疗计划是在 CT 水平断层图像上进行肿瘤靶区的勾画。MRI 引导的胸部肿瘤粒子植入的靶区勾画可以直接在 MR 图像上进行，其效果不逊于 CT，且节省了 CT 扫描过程。

## 一、临床靶区勾画的原则

内照射 CTV 的制定和外照射虽然相通，但又有自身的独特之处。应根据肿瘤大小、形状、类型、分期，治疗目的（根治或姑息治疗），进针路线，邻近危及器官等进行合理设计。应用 MR 断层图像进行靶区勾画的一般原则为：

1．CTV 勾画工作由放射治疗物理师完成，在此过程中应和实施手术的医师进行充分沟通。

2．勾画 CTV 前应仔细了解患者病史，查看所有影像学资料，选择此病灶及其周围组织最佳显示 MR 序列。

3．一般采用层间距加层厚等于 5cm 的标准轴位像进行 CTV 勾画，如有需要也可采用其他方向的层面。

4．CTV 为影像学边界外放 0.5～1.0cm。若同时具备 CT 图像作为参考，则 MR 图像上的外放边界宽度应小于 CT 图像的。

5．长径小于 3cm 的小肿块，其边界应适当扩大而不应限于 1cm 内。

6．对于粒子植入仅是为了解除压迫、疼痛等症状的姑息治疗，CTV 勾画可以不考虑边界外放。

7．如果肿瘤紧邻骨骼、血管等，且它们之间分界清楚，CTV 边界可以不外放，或者外放在 0.5cm 之内。

8．如果肿瘤靠近体表，勾画的 CTV 应距体表皮肤 0.5cm 以上。

9．肺内肿瘤伴肺不张或坏死时，应明确肿瘤实体和肺不张或坏死的界限，避免非瘤区域画入 CTV 内。

10．肺部的大血管及胸段脊髓作为危及器官，应明确予以勾画。

## 二、MRI 上勾画 CTV 的过程

一般由以下连续步骤完成：

1．查看病史，明确诊断，重点了解肿瘤的性质、类型、分级、分期。

2．仔细阅读影像学资料，明确肿瘤的位置、大小，与周围组织关系。

3．选定能够清楚显示肿瘤的某一 MR 序列进行勾画靶区。

4．图像数字化，最好是直接软 COPY 的 MR 影像。如为胶片影像，则需在扫描仪上数字化。存储格式由所采用的治疗计划系统（TPS）的要求而定。注意所采集的图像上应保留图像信息、患者信息和比例尺。

5．图像调入治疗计划操作界面，设定标尺和层厚。

6．勾画可以由计算机软件自动完成，也可以手工完成。建议手工完成，这样勾画的靶区比较准确。

7．逐层依次勾画，注意肿瘤的上下界应包括完整，如果采用薄层勾画，最上层和最下层面应以看不到肿瘤影像为止。

8．仔细查看每一断层所勾画的靶区，注意边界尽量光滑，避免尖角和毛刺；通过三维显示查看各层靶区连续性，一旦发现断层现象立即修改。

## 三、胸部常见肿瘤在 MR 图像上的 CTV 勾画

胸部适于粒子植入治疗的恶性肿瘤种类较多，按器官部位可分为肺癌和纵隔肿瘤。因为在制订粒子植入治疗计划前，病变的性质、部位及大小都已经诊断明确，故靶区勾画的重点在于确定肿瘤的边界。以下分别介绍各种肿瘤在 MR 图像上的靶区勾画。

1．中心型肺癌　首先通过冠状、矢状和横断面 MRI 扫描，明确肺门部肿块与支气管的关系，以及纵隔、血管受累情况；肺癌肿块在 $T_1WI$ 上呈中等均匀信号，在 $T_2WI$ 上为高信号；纵隔、大血管在 MRI 上因流空效应而呈黑影，与肿瘤容易区分；DWI 上肿块的信号较高，而 ADC 值较低。常规勾画靶区时可在横断面上进行，采用 $T_1WI$ 或 DWI 并结合 $T_2$ 压脂像。

2．周围型肺癌　肿块在 $T_1WI$ 上呈中等均匀信号，在 $T_2WI$ 上为高信号；当肿瘤发生坏死时，其信号常不均匀。常规勾画靶区时可在横断面上进行，采用 $T_1WI$ 或 DWI（图 2-11-9）。

3. 肺内转移瘤　靶区勾画同肺内原发肿瘤相同。

4. 胸膜转移瘤　MR 平扫可见胸膜多发结节状病灶，如伴有胸有积液则结节影显示更明显，尤其在 $T_2WI$ 上；MR 增强检查可见胸膜结节明显强化，较 CT 增强检查表现更明确。靶区勾画可在 $T_2WI$ 增强像上进行。

5. 胸腺瘤　需要粒子植入治疗的胸腺瘤一般为侵袭性的。MR 影像表现为稍长 $T_1$ 和长 $T_2$ 信号，肿块边缘常不清，密度不均。勾画时靶区应在实体瘤影像边界的基础上外扩至少 1cm（图 2-11-10）。

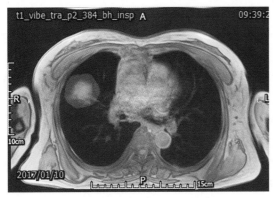

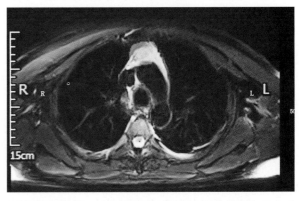

图 2-11-9　右肺中叶病灶，根据 $T_1WI$ 轴位像勾画的靶区　　　图 2-11-10　前上纵隔胸腺瘤，根据 $T_2WI$ 轴位像勾画靶区

6. 畸胎瘤　恶性畸胎瘤包含三个胚层的组织，肿块成分复杂，MRI 上常为混杂信号，根据 MR 各序列对病灶的显示情况，选择采用 $T_1WI$、$T_2WI$、DWI 或压脂像勾画靶区。

7. 神经母细胞瘤　常伴大量钙化。$T_1WI$ 上呈低信号，增强像上呈中度不均匀强化。可选择采用 $T_1WI$ 勾画靶区（图 2-11-11，见文末彩图）。

# 第五节　MRI 引导下胸部恶性肿瘤粒子植入治疗

## 一、术前准备

### （一）仪器与设备

1. 开放式磁共振扫描仪或大孔径闭合式磁共振扫描仪、磁共振兼容显示屏。

2. 磁共振兼容放射性粒子植入针、植入器、顶针等，磁共振兼容的心电监护仪。

3. 粒子治疗计划系统（TPS）。

4. 术中药物准备：利多卡因、止血药、止咳药、降压药等。

5. 负压引流瓶等预防出现大量气胸。

### （二）患者准备

1. 术前需要完善相关检查　血常规、生化常规、凝血四项、输血前检验、心电图等，一般情况较差或年龄较大患者，条件允许情况下建议行心肺功能检查。

2. 术前影像学检查　建议术前必须行胸部增强 CT、MRI，确定病变的大小、数目、部位，确定病灶与周围重要脏器的毗邻关系，并制订初步粒子植入治疗计划，避免进针路径有重要脏器、血管、肺大泡等。

3. 术前对症支持治疗　对于合并咳痰、咯血、胸闷憋气等患者，积极给予对症治疗，减轻患者症状，必要时给予气道解痉、雾化吸入等治疗。术前 6 小时禁饮食，保留静脉通道。

4. 患者配合　术前告知患者需要注意事项，并锻炼呼吸，使之术中与术者配合更佳，降低手术并发症，缩短手术时间。

5. 签署手术知情同意书　告知患者或家属手术的目的、操作方法、预期疗效、可能出现的并发症及出现后治疗措施、可替代方案等，取得患者及家属信任及同意。

### （三）术前计划

1. 处方剂量（PD）　110～160Gy。

2. 放射性粒子的选择　放射性 $^{125}$I 粒子，活度为（1.85～2.96）× $10^7$Bq（0.5～0.8mCi）。

3. TPS 计划制订　根据术前影像学检查制订 TPS 治疗计划（图 2-11-12，见文末彩图），设计进针方向、路径、植入针的数目、粒子个数和 DVH 图（图 2-11-13，见文末彩图），订购粒子。

### （四）磁共振扫描序列

1. 对于胸壁及肺周围型病变，质子加权像（PDWI）为优选序列。

2. 靶病变为中心型肺癌，PDWI 及 $T_2$WI 为优选序列，当伴有肺不张时，$T_2$WI 为第一选择。

3. 病灶位于中、下肺时，可应用呼吸门控技术以减少呼吸伪影对病灶显示的影响。

## 二、操作过程

1. 连接心电监测仪，监测患者生命体征，同时建立静脉通路，准备术中使用物品等。

2. 根据肿瘤的位置，确定穿刺的路径，拟进针的方向后，固定患者面体位，常见的体位（仰卧位、俯卧位、侧卧位）。

3. 定位　根据术前影像学检查，在预计手术野行鱼肝油栅栏定位，行术前常规序列扫描（层厚 5mm），根据图像再次确认进针点位置、进针路径、进针角度、深度、预估进针数量等，在体表进针点作"+"标记，必要时在标记点处放置鱼肝油并再次扫描确认进针点无误。进针点及路径的选择避开肋骨、胸骨、肩胛骨等骨性组织及血管等危险器官。

4. 常规消毒　采用碘伏及酒精消毒，铺无菌洞巾，在皮肤进针点采用 1%～2% 利多卡因麻醉。

5. 分步进针　根据提前定好的角度及深度进针，在未进入脏层胸膜时再次进床扫描，观察穿刺的位置与进针角度，必要时在体外调整进针方向，并再次测量预计进针深度。

6. 再次注入利多卡因充分麻醉胸膜，避免咳嗽，减少疼痛。缓慢进针直至针尖达肿瘤远端边缘，此过程中必要时行重复扫描以保证进针方向及位置的准确性。

7. 采用上述方法将其他粒子植入针，尽可能平行地植入肿瘤靶区内（图 2-11-14）。

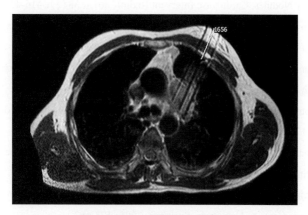

**图 2-11-14　MRI 引导下穿刺**

8. 确认所有粒子植入针位置、深度、方向均位于理想状态时，根据术前 TPS 计划依次植入粒子。

9. 粒子植入完成后，缓慢依次撤除粒子植入针，撤针时沿针道注入少量生理盐水或利多卡因、凝血酶等用于封锁针道，降低气胸及出血的几率。

10. 用酒精纱布清理创面，按压穿刺点确认无出血后，无菌敷盖敷贴。再次测量患者血压、心率、血氧饱和度等，确认生命体征稳定，患者无不适后送返病房。

11. 采用射线监测仪检测操作台、地面、手术使用器械、纱布等有无放射性粒子残留。若有残留，按国家放射性物质使用规定及流程处理。

12. 术后 24 小时内行胸部 CT 扫描，查看有无气胸，并确认植入放射性粒子的分布情况，若分布理想则立即行 TPS 质量验证（图 2-11-15、图 2-11-16，见文末彩图），若有粒子稀疏区域，即"冷区"，则于对"冷区"进行补种粒子直至粒子分布理想并再次行 TPS 质量验证。

## 三、术后处理

1. 术后护理　术后给予持续心电监测 24～48 小时，待患者生命体征平稳后撤离。定期监测患者有无胸痛、胸闷、憋气、咳痰、咯血等不适，穿刺进针点有无渗血、皮下血肿等。

2. 粒子防护　手术野覆盖 0.25mm 铅当量的铅单，防止对周围人群的辐射。

3. 药物处理　继续给予患者对症支持治疗，如祛痰止咳、止血、吸氧等治疗，根据情况必要时给予短期抗感染治疗。

4. 术后复查胸部 CT 或者胸片，观察有无皮下气肿、气胸或皮下气肿、气胸有无增大，结合临床，如若气胸增大，患者伴有不适症状，必要时可给予胸腔闭式引流治疗。

5. 告知患者需要注意事项以及拟定下一步随访、治疗方案。

（柳　明　李成利）

## 参 考 文 献

1. 李成利，武乐斌，吕玉波，等. 磁共振微创诊疗学. 北京：人民卫生出版社，2010.

2. 吴恩惠，冯敢生，白人驹. 医学影像学. 第 5 版. 北京：人民卫生出版社，2005.

3. 吕玉波，李成利，武乐斌，等. 开放式 MRI 导航系统导引行肺病变穿刺活检 137 例. 中华放射学杂志，2010，44（11）：1185-1188.

4. 武乐斌，林征宇，李成利，等. 介入性磁共振技术的发展与现状. 医学影像学杂志，2002，12：80-82.

5. 朱杰敏. 85 届北美放射学会回顾：MR 导引精确穿刺的得力助手—iPath200 光学导引系统印象. 引进国外医药技术与设备，2000，3：18-19.

6. 王俊杰，张福君，张建国，等. 肿瘤放射性粒子治疗规范. 北京：人民卫生出版社，2016.

7. Shangang Liu, Chengli Li, Xuejuan Yu, et al. Diagnostic Accuracy of MRI-guided Percutaneous Transthoracic Needle Biopsy of Solitary Pulmonary Nodules. Cardiovasc Intervent Radiol，2015，38（2）：416-421.

8. Yubo Lu, Jan Fritz, Chengli Li, et al. Magnetic Resonance Imaging-Guided Percutaneous Biopsy of Mediastinal Masses-Diagnostic Performance and Masses. Investigative Radiology，2013，48（6）：452-457.

9. Ming Liu, Jie Huang, Yujun Xu, et al. MR-guided percutaneous biopsy of solitary pulmonary lesions using a 1.0-T open high-field MRI scanner with respiratory gating. Eur Radiol. 2017，27（4）：1459-1466.

10. Mennel JH. Ductal carcinoma in situ. In: Morris EA, Liberman I, editors. Breast MRI: diagnosis and intervention. New York: Springer. 2005，164-172.

11. Tillman GF, Orel SG, Schnall, et al. Effect of the breast magnetic resonance imaging on the clinical management of women with early-stage breast carcinoma. J Clin Oncol. 2002，20（16）：3413-3423.

12. Bartella L, Dershaw DD. Magnetic resonance imaging of invasive breast carcinoma. In: Morris EA, Liberman L, editors. Breast MRI: diagnosis and intervention. New York: Springer，2005，173-183.

13. Burak JW, Agnese DM, Povoski SP, et al. Radiofrequency ablation of invasive breast carcinoma followed by delayed surgical excision. Cancer，2003，98：1369-1376.

# 第十二章

## 正电子显像在放射性粒子植入治疗肺癌中的价值

### 第一节 概 述

随着医学技术的进步，医学影像日渐凸显其在临床和决策中的重要地位。医学影像技术基本可以分为两大类：一类是以显示解剖结构为基础的形态学成像技术，如 X 线、CT（计算机体层摄影术）、MRI（核磁共振成像）、超声及血管造影等，它们具有很高的物理分辨率，可以清晰地显示器官和组织的解剖结构，但缺乏生理、生化及代谢等生命信息；另一类是反映脏器功能、血流及组织生化代谢变化的功能代谢成像技术，即核医学核素显像，如探测体内发射单光子 SPECT（单光子发射式计算机断层显像，single photon emission computed tomography）和探测体内发射正电子的 PET（正电子发射式计算机断层显像，positron emission computed tomography），它们检测活体内组织器官的功能代谢变化的灵敏度很高，能够从细胞甚至分子水平揭示疾病发生发展的规律，在疾病的早期，即解剖结构发生变化之前，即可作出相应的诊断。尽管核医学显像（特别是 PET）具有很高的对比分辨率，但存在空间分辨率低（4～6mm）、对解剖形态识别能力低等特点，这可能导致在病灶定位上的不正确。虽然功能代谢影像更能够反映疾病本质，在肿瘤的诊断、治疗计划、疗效评价及随访等临床处置上具有明显的优势，但没有清晰、明确的解剖定位信息也是无法操作的。将 CT 和 PET 整合在一起使用，使它们单独使用时的局限性能够被互相补偿，即把 CT 的高空间分辨率与 PET 卓越的功能代谢影像相结合，同时获得解剖结构和功能代谢的信息，可取得 1＋1＞2 的效果。

PET 发明于 20 世纪 70 年代初期，与 CT 的问世相差时间不大，但其当时主要用于科研研究，对与生命活动有直接关系的葡萄糖、氨基酸、脂肪、核酸等体内活性生物物质进行体外成像，其卓越的临床价值直到 20 世纪 90 年代才被发达国家所接受，特别是反映糖代谢的正电子显像剂 [18]FDG（[18] 氟脱氧葡萄糖）的使用，为肿瘤显像解决了大量的临床疑难问题，使得正电子显像终于走出了科研单位，来到面向大众的临床中心（图 2-12-1）。用 PET-[18]FDG 和 CT 鉴别纵隔阴影和肿块良、恶性的诊断效能灵敏度为 92.2% 对 62.5%，特异性 89.5% 对 64.5%，准确率 91.1% 对 61%，改变了 30% 左右的肿瘤临床处置方案，使 PET 成为现代医学影像的宠儿，加速了其进入临床领域的步伐。但是，PET 设备价格的昂贵阻碍了临床大规模使用，故于 1995 年推出了双探头带符合线路的 SPECT（SPECT 或 PET），这种设备既可以采集单光子信号，又能采集正电子湮没辐射产生的双光子信号，完成正电子显像。为了达到解剖结构和代谢图像的精确融合，分别于 1999 年和 2001 年，将带有 CT 的经济型 PET（又称多功能 ECT 或 SPECT）和 PET-CT 研制成功并进入医疗市场。这种混合型 PET-CT 的作用远远大于单独两种设备的作用，不仅在临床方面迅速普及，而且成为功能分子影像研究的主要设备。

正电子显像的临床应用目前主要集中于肿瘤学领域。肿瘤组织中普遍存在着细胞快速增长、细胞膜葡萄糖载体增多和细胞内磷酸化酶的活性增高等生物学特征，使得肿瘤细胞内的糖酵解代谢率明显增加。因此，[18]FDG 在细胞内的浓聚程度与细胞内葡萄糖的代谢水平高低呈正相关，一般说来，肿瘤恶性程度越高，[18]FDG 摄取越明显。故 PET-CT 作为一种新的无创性影像学技术，对于肿瘤的良性和恶性鉴别、肿瘤分期、复发和转移的早期诊断、坏死与存活组织的鉴别、指导活检部位、确定肿瘤的生物学范围，帮助制订放疗计划、早期监测治疗效果、随访监测治疗后患者体内有无复发或残存的肿瘤等方面均具有重要意义（图 2-12-2～图 2-12-4，见文末彩图）。

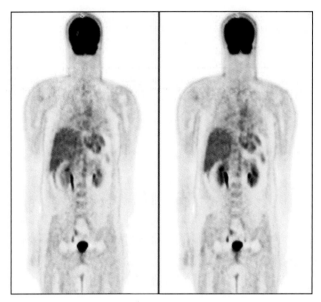

**图 2-12-1  正常人 PET-$^{18}$FDG 影像**

　　为了提高肺癌的治疗效果，术前对肿瘤进行准确的分期非常重要。特别是在判定淋巴结有无转移时，PET-CT 显示了很高的临床价值（图 2-12-5、图 2-12-6，见文末彩图）。目前，常规形态学影像，如 CT 对淋巴结的分期是非特异性的，在观测淋巴结有无转移的判别时，以淋巴结增大超过 1cm 为发生转移，但组织病理学发现小于 1cm 的淋巴结常有转移发生；增大的淋巴结虽经过治疗缩小到 1cm 以内，但仍可有存活的肿瘤；另外，组织病理学还发现 60% 肿大的淋巴结是良性的。故单凭形态学标准鉴别反应性淋巴结肿大与肿瘤淋巴结浸润，误诊率可达 20%～40%，使得在此标准下接受原发灶治疗的肿瘤患者常发生局部复发和远隔转移，降低了生存期。正电子显像对淋巴结是否发生转移的判定，主要观察其摄取 $^{18}$FDG 的情况，是基于淋巴结代谢的改变。如果在正常大小的淋巴结里有 $^{18}$FDG 摄取，那么就必须考虑有肿瘤侵犯淋巴结的可能。因此，以功能代谢为依据判读 CT 结果，就能明显提高准确性。另外，在放射性粒子植入前，为了得到准确的肺部肿块组织病理学诊断信息，需对病灶进行活检时，PET-CT 在活检部位的确定上具有常规形态学影像不可替代的临床应用价值。

　　放射性粒子植入治疗肺癌属于局部适行内照射治疗，术前治疗计划的制订需将 CT 影像信息输入 TPS 以进行精确的剂量学计算，进而确定手术中植入放射性粒子的数量和位置。对于周围性肺癌，常规的 CT 平扫和增强扫描能够较为客观的反映肺部肿块的位置和范围，并能够客观提供肿块内部的继发改变。但对于中心性肺癌伴发阻塞性肺不张的患者，常规 CT 平扫和增强扫描往往不能够从不张的肺组织内准确地勾画出肿瘤地边缘，有时只能凭借临床经验标定肿瘤范围，进行粒子植入，影响了治疗效果。基于恶性肿瘤组织的功能代谢明显高于肺不张内非肿瘤组织，正电子显像在显示肺不张内的肿块上具有明显的优势（图 2-12-7，见文末彩图）。

　　在评价放射性粒子植入治疗肺癌的治疗效果、评估预后和术后随访上，正电子显像也显示了巨大的临床应用价值（图 2-12-8，见文末彩图）。目前，通过 CT 等形态学影像观测实体肿瘤大小的变化是评估肿瘤放化疗治疗效果和评估预后的常规方法，并相继建立了 WHO 标准、RECIST 标准和 RECIST1.1 标准，其主要特点为通过测量治疗前、后肿瘤的两个垂直的径线或最大径的变化评价其有效性和预测生存率，但局限性显而易见。以非肿瘤为例，病灶周围的并发改变、放射治疗后的继发性炎症等都可影响病灶大小的准确测量；当肿瘤进展较慢时，需在数月中多次测量以评价肿瘤大小的变化；已得到有效控制的肿瘤，尤其是生物靶向治疗后肿瘤在大小上可不发生变化；经放化疗后，肿瘤变大但组织密度降低或肿瘤变小但组织密度增加时，给评价放射性粒子植入治疗效果带来困惑。而基于存活肿瘤组织与坏死瘢痕组织的代谢具有明显区别，以及肿瘤放化疗后代谢变化明显早于形态学改变这一特征，临床应用研究表明,正电子影像在肿瘤放化疗疗效评价和预后评估方面的突出优势是在治疗后早期显像即可提供重要的相关信息。$^{18}$FDG 摄取情况可有效预测治疗疗效并早期鉴别治疗后的瘢痕形成、坏死和复发,提高了放射性粒子植入治疗肺癌早期疗效和预后的准确性。基于同样的显像原理,在放射性粒子植入治疗肺癌的随访上,正电子显像同样具有很高的临床应用价值。

(张遵诚)

# 第二节　PET-CT 及 SPECT 装置工作原理

放射性核素示踪技术是核医学显像设备的基本原理。根据体外探测放射性显像剂发出射线种类的不同可分为正电子显像设备(PET)、单光子显像设备(SPECT)以及兼具两者功能的符合线路 SPECT 设备(又称为 SPECT-PET-CT 或多功能 ECT)。核医学显像设备同机配备 CT(即 PET-CT 和 SPECT-CT),采用图像融合技术,联合功能代谢影像和解剖结构影像两种设备优点,提高疾病诊治的准确性是现代医学影像设备研发、应用的历史性飞跃。本节着重介绍对放射性粒子植入治疗肺癌疗效、评估预后和术后随访具有重要临床价值的正电子显像设备 PET-CT 和 SPECT-PET-CT。

## 一、PET-CT 显像基本原理

PET-CT 系统的 CT 和 PET 前后排列在同一扫描轴上,采用同一机架和检查床,几乎同时完成功能代谢影像和解剖结构影像的采集,图像数据由同一工作站完成同机图像融合。并且 PET-CT 的整体设计中保留了 PET 和 CT 各自独立的功能,以满足临床诊治的需要。PET 部分主要包括环形探测器和电子线路,机架、检查床、图像采集工作站和图像处理工作站与 CT 共用。环形探测器是 PET 的核心部分,多由锗酸铋(BGO)小晶体组成环形结构,其后与电子线路相连。

PET-CT 图像采集过程:将发射正电子的放射性核素(如 $^{11}$C、$^{13}$N、$^{15}$O、$^{18}$F)标记到能够参与人体组织细胞代谢过程的化合物上,把标有正电子核素的化合物示踪剂注射到受检者体内。让受检者在 PET 的有效检察野范围进行显像。放射性核素发生 β$^+$ 衰变,发出的正电子在体内移动大约 1mm 后与组织中的电子作用发生湮灭辐射,产生两个能量相等(511keV)、方向相反(呈 180°)的 γ 光子。由于两个 γ 光子在体内的路径不同,到达两个探测器的时间也有一定的差别,如果在规定的时间窗内(≤15ns),探测器探测到的这两个光子即为一个符合事件。探测器上的晶体将高能 γ 光子转换为可见光,再被与晶体相连的光电倍增管转换为电信号,电信号又被转换成脉冲信号,探测器间符合线路对每个信号的时间耦合进行检验判定,排除其他来源射线的干扰,经运算给出正电子的位置信息,计算机采用散射、偶然符合信号校正及光子飞行时间计算等技术,完成在线图像重建,然后与同时采集到的 CT 信息完成图像融合重建,得到患者受检部位横断面、冠状面和矢状面影像。

PET-CT 两种不同成像原理的设备同机组合,不是其功能的简单相加,而是在此基础上进行图像融合,融合后的图像既有精细的解剖结构,又有丰富的生理、生化功能信息,能为确定和查找肿瘤及其他病灶的精确位置及定量、定性诊断提供依据,并可用 X 线对核医学图像进行衰减校正。PET-CT 的核心是融合,图像融合是指将相同或不同成像方式的图像经过一定的变换处理使它们的空间位置和空间坐标达到匹配,图像融合处理系统利用各种成像方式的特点对两种图像进行空间配准与结合,将影像数据注册后合成为一个单一的影像。PET-CT 同机融合(又称硬件融合、非影像对位)具有相同的定位坐标系统,患者扫描时不必改变位置,即可进行 PET-CT 同机采集,避免了由于患者体位移动造成的误差。采集后两种影像不必进行对位、转换及配准,计算机图像融合软件便可方便地进行 2D、3D 的精确融合,融合后的图像同时显示出人体结构和器官的代谢活动,大大简化了整个图像融合过程中的技术难度,避免了复杂的标记方法和采集后的大量运算,并在一定程度上解决了时间、空间的配准问题,图像的可靠性大大提高。

正电子显像过程中由于受到康普顿效应、散射、偶然符合事件、死时间等衰减因素的影响,采集的数据与实际情况并不一致,图像质量失真,必须采用有效措施进行校正,才能得到更真实的医学影像。

PET-CT 有区别于传统 PET 的以下特点：首先，PET-CT 中的 PET 图像分辨率高于传统 PET 图像。PET-CT 用 CT（即 X 线法）进行衰减校正，得到 1mm 的图像分辨率，而传统 PET 用同位素穿透源进行衰减校正，其图像系统分辨率一般约为 12mm，故前者的图像分辨率高于后者；其次，PET-CT 衰减校正耗时短于传统 PET。传统 PET 扫描时约一半的时间用于同位素透射扫描，然后把透射扫描图像用于 PET 图像的衰减校正，而 PET-CT 中螺旋 CT 采集时间却非常短，PET-CT 可比传统 PET 节省近 80% 的衰减校正时间。衰减校正后的 PET 图像和 CT 图像进行融合，经信息互补后得到更多的解剖结构和功能关系的信息对于肿瘤患者的手术和放射治疗定位具有极其重要的临床意义。

## 二、PET-CT 及 SPECT 显像基本原理

PET-CT 价格昂贵，短时间难以在基层医疗单位广泛推广应用，针对中型综合医院的患者就诊量，兼具正电子显像和单光子显像功能的过渡型、多功能的 ECT（符合线路 SPECT 或 SPECT-PET-CT）应运而生。SPECT-PET-CT 是在 SPECT-CT 原有单光子探测的基础上，添加了符合探测功能，可探测正电子湮没辐射产生的双光子信号，即添加 PET 功能，一般是两个探头，个别为多个探头，这一点不同于 PET-CT 的环形探头。该类型设备的 PET 部分的空间分辨率和符合探测率不如临床 PET-CT，但是其性能基本能够满足临床需求。

SPECT-PET-CT 亦是将功能代谢显像和解剖结构显像整合在一套系统中，与 PET-CT 一样，使得患者一次检查中可得到核素和 CT 两种影像，给患者和医生都带来很大方便，其临床诊断的价值已被充分肯定。PET-CT 与 SPECT-PET-CT 的显像原理基本相同，均使用了符合探测技术，采用 X 线进行衰减校正，两者主要区别：①组合单元中均配备了诊断级别 CT，PET 正电子探测核心部分采用多组环形探头，而 SPECT-PET-CT 一般采用双探头，个别为三个探头的滑环结构；② PET-CT 多使用 BGO、LSO、GSO 等晶体，它们的能量转换率高，但是价格昂贵，SPECT-PET-CT 使用 NaI（T1）晶体，价格便宜，容易加工，但探测效率低；③ PET-CT 显像系统是 360° 采集，使用电子时间窗准直，可处理高于 $1 \times 10^6$/ 秒的计数速率；SPECT-PET-CT 双探头结构是 180° 采集，符合计数率在 $1 \times 10^3$/ 秒。综合以上几点，PET-CT 探测效率、空间分辨率优于 SPECT-PET-CT，患者检查时间前者短于后者，但 SPECT-PET-CT 价格便宜，其设备性能也能满足临床需要，在 PET-CT 全面普及临床前还是具有广阔的应用前景。

（吴会静）

# 第三节　PET-CT 及 SPECT 在肺癌诊断及分期中价值

肺癌发病率和死亡率在很多国家均居恶性肿瘤之首，如何对肺癌进行早期诊断、精确分期以及合理治疗是一个医学难题。随着诊断技术（如 CT、MRI、纤维支气管镜、纵隔镜、PET 等技术）的发展，使得大部分肺癌都能得到及时准确诊断。PET-CT 显像作为一种功能和代谢成像技术，能检出早期小肺癌，全面了解病变累及范围，较准确地进行临床分期。肺癌的原发肿瘤、淋巴结、远处转移分期是肺癌诊断中的一个非常关键的步骤，它与 CT 结合，使 CT 提供的解剖信息与 PET 提供的理化信息结合在一起，能精确区分肿瘤的边缘、大小、形态及与周围毗邻关系，可更为精确地做出定位和定性诊断，Antoch 等对 27 例肺癌患者分别进行 PET-CT、PET、CT 扫描，并行原发肿瘤、淋巴结、远处转移分期，结果显示：对原发肿瘤的 0～Ⅳ级分期 T 分期，PET-CT 明显优于后两者，其差异有明显统计学意义（PET-CT/PET：$P = 0.031$；PET-CT/CT：$P = 0.008$）。

## 一、原发肿瘤分期

原发肿瘤分期即 T 分期，主要是依靠提供精细解剖结构的 CT 检查。PET 虽可反映肿瘤的代谢情况，但空间分辨率低，而 PET-CT 提供的生物学信息，提高了 T 分期的准确性。Lardinois 等报道，40 例癌患者用 PET-CT 诊断准确率为 98%，由于 CT、PET、PET 和 CT 联合诊断。Halpem 等的研究证明了 PET-CT 对 T 分期的优越性，准确率为 97%，明显高于单独 PET 的 67%。Antoeh 等报道，16 例肺癌患者

中,PET-CT 准确分期 15 例,而 PET 和 CT 均仅准确分期 12 例,证实 PET-CT 肺癌的 T 分期比单独 PET 或 CT 更为精确。PET-CT 能显示肺癌原发灶及其与支气管、纵隔、大血管及胸膜等的毗邻关系和侵犯情况,这使肺癌的 T 分期更准确,有助于临床治疗方案的确立。

### 二、淋巴结分期

肺癌容易较早发生转移,主要途径是通过淋巴道和血运转移,最常见的是肺门淋巴结转移和纵隔淋巴结转移,有无淋巴结转移是确定肺癌分期、决定治疗方案和推测预后的重要因素。传统检查(如 CT 或磁共振成像)均依据淋巴结的大小来判断淋巴结的情况,其判断的标准是淋巴结短径 >1cm,结果发现其假阳性及假阴性率较高,即正常大小的淋巴结可能已经转移,而肿大的淋巴结可能是某些良性原因所致。PET 在诊断肺门、纵隔淋巴结转移方面的敏感度、特异度和准确度均较 CT 高,因为 PET 可在其形态结构改变之前,通过观察组织内葡萄糖代谢变化而早期发现原发瘤及其转移灶。PET-CT 比单纯 PET 具有更高的敏感度,因为其利用 CT 图像对 $^{18}$FDG 浓聚灶进行解剖定位和鉴别诊断,弥补单纯 PET 空间分辨率低的不足,能够更多地发现更小的病灶,降低了假阴性率。Cerfolio 等报道,用 PET-CT 与 PET 对 129 例肺癌的纵隔淋巴结分期进行对比,PET-CT 的 N1 和 N2 分期的准确性分别为 90%、96%,而单纯 PET 则为 80%、93%,尤其是对第 4、第 5、第 7、第 10 和第 11 组淋巴结的敏感度,PET-CT 明显高于单纯 PET。

### 三、远处转移

准确判断有无远处转移对肺癌患者的治疗及预后很重要。肺癌远处转移部位主要集中于骨、脑、肾上腺和肝脏等,为明确是否有远处转移,过去常需结合多种检查,如脑 MRI、腹部超声、骨扫描等。而 PET-CT 可做非选择行的全身检查,全面观察机体各部位的代谢情况,结合 CT 图像的解剖定位和鉴别诊断,具有较高的检查率,是发现肺癌胸外转移的一种很有效的方法。Hany 等对 53 例肺癌患者进行 PET-CT 全身扫描,结果显示 PET-CT 对远处转移的敏感度和特异度分别为 90% 和 99%。

全身骨扫描是检测全身骨骼转移灶的常规检查,其敏感度高,但特异度稍差,分别为 90% 和 61%,而 PET-CT 在检出骨转移方面与 SPECT 骨扫描敏感度相近,但特异度较高,分别达 92%、99%。

在脑转移灶的发现上,PET-CT 比 CT 或 MRI 成像低,只有 60%。PET 在检测肺癌脑转移方面较 CT 差,主要是由于脑部生理上摄取高。当转移灶较小或代谢率不高的时候,PET 表现为局限性低代谢而缺乏特异性。Griffeth 等报道,未经治疗的不同类型肿瘤的脑转移瘤的 PLT 显像,约有 1/3 患者脑转移灶不能清晰显示,特别是当小的病灶位于脑灰质时。

肾上腺恶性转移瘤与联系腺瘤的表现有重叠,常规强化 CT 所发现的肾上腺占位很难明确诊断。行 PET-CT 检查,可见肾上腺高功能组织或肿瘤摄取 $^{18}$FDG 明显增高,从代谢角度为是否转移提供有力证据。Erasmus 等对 27 例肺癌患者进行 CT 检查发现 33 个肾上腺肿块,再行 PET 检查,所有结果与术后病理对照,得出 PET 在诊断肾上腺转移癌的敏感度是 100%,特异度是 80%。

## 第四节　PET-CT 及 SPECT 在肺癌放射治疗靶区勾画中价值

非小细胞肺癌(non-small-cell lung carcinoma,NSCLC)患者行放射治疗时,靶区确定常以 CT 检查的结果进行 GTV 的勾画。在合并肺不张的 NSCLC 患者进行放射治疗时,CT 扫描对病变靶区的界定具有一定的局限性,从而对靶区的精确确定导致误差,尤其是当原发灶伴有肺不张、阻塞性肺炎或纵隔淋巴结肿大时。

PET-CT 显像基础是 $^{18}$FDG 在不同的组织浓聚程度的差异,其浓聚程度与细胞内糖酵解水平高低成正相关。肺不张组织是正常组织其糖酵解水平远低于肺癌组织,因此 PET-CT 可将肺不张与肿瘤区别。文献报道,NSCLC 合并肺不张患者利用 PET 图像显示肿瘤体积比 CT 所显示的肿瘤体积平均减少 17.7%,能显著提高 3DCRT 靶区勾画的抑制性及准确性。同样,对放射性粒子植入肿瘤靶区的确定也有重要意义。需要注意的是阻塞性肺炎在 PET 中会呈假阳性表现。PET 诊断 NSCLC 淋巴结的假阴性率为 5%～10%，而假阳性率高达 39%。

NSCLC 局部未控制仍然是患者死亡的主要原因。提升局部病灶的照射剂量，无疑能提高疗效。Nesde 等对 18 项临床研究中的 661 例 NSCLC 患者的情况进行总结，发现 PET 与 CT 的视觉融合、软件融合和硬件融合均显著改变了 CT 勾画靶区，引起靶区显著变化的主要原因是 PET-CT 对阳性纵隔淋巴结的识别以及对肿瘤与肺不张的区分。事实上，无论靶区增大还是减小，都会对局控率产生明显影响。靶区增大将减少病理组织的漏照，靶区减少则可通过控制正常组织损伤而提高照射剂量。

Vanuytsel 等在研究中发现，PET-CT 与 CT 相比，PTV 缩小了 29%±18%（$P=0.002$）。Vail Der 等分析了 21 例 NSCLC 患者，其中 5 例（19.2%）患者合并肺不张及阻塞性肺炎，GTV 由 CT 勾画的是（13.7±3.8）$cm^3$，由 PET-CT 勾画是（9.9±4.0）$cm^3$，较 CT 组减少了 12.17%（$P=0.011$），植入粒子数减少了 11.28%，$P<0.005$。天津医科大学第二医院从 2006 年 5 月至 2009 年 12 月随机选择了 26 例 NSCLC 合并肺不张患者行 CT、PET-CT 检查，分别用 PET-CT 和 CT 图像做术前计划，比较 GTV 和计划粒子数。结果 PET-CT 组和 CT 组肺癌 GTV 分别为（51.03±16.02）$cm^3$、（58.10±19.11）$cm^3$，两组应植入粒子数分别为（43.88±12.30）个和（49.46±14.74）个（图 2-12-9，见文末彩图），GTV 的 PET-CT 组较 CT 组减少 12.17%，植入粒子数减少 11.28%，$P<0.001$，统计学上有显著差异。这说明在勾画 NSCLC 靶区时，对于合并肺不张、阻塞性肺炎者，应尽量行 PET-CT 检查。PET-CT 能准确提供原发灶、区域转移淋巴结及远处转移灶的解剖和功能信息，极大提高了诊断的准确性、敏感性和特异性。根据 PET-CT 检查结果勾画靶区，其可靠性及临床意义更大。

## 第五节 PET-CT 及 SPECT 在肺癌疗效及预后判断中的应用

肺癌经手术、放疗、化疗等治疗后是否有残留、复发和转移，对于判断治疗效果及预后十分重要，而肺癌经过治疗后往往形成纤维化、坏死及瘢痕组织，依靠 CT、MRI 等很难从形态学上与肿瘤的残留、复发鉴别。PET 利用肿瘤组织葡萄糖代谢旺盛、坏死纤维化葡萄糖代谢极低甚至没有的特点，能较好的进行鉴别，及时发现复发、转移，调整治疗方案。在部分小细胞肺癌，某些化学药物的治疗可导致癌细胞产生抗药性，这类患者在化疗后，虽然 X 线胸片可现实肿瘤范围的缩小，但如果 FDG 在肿瘤局部的摄取异常增高，常提示化疗无明显效果，并可能产生肿瘤的抗药性；相反，另一些患者在化疗后肿瘤范围未见明显变化，但局部 FDG 摄取明显减低，仍提示治疗方案有良好的效果。在肺癌放射治疗后出现肺的纤维化时，CT 检查较难与肿瘤的残余或复发进行鉴别，PET-CT 有助于两者的鉴别。Akhurst 报道远处转移灶诊断灵敏度达 100%。实践证明，如果放疗后短期内即做 PET-CT 检查，由于放射性肺炎或肿瘤坏死组织中巨噬细胞糖酵解的影响，可能出现假阳性结果。即便在放疗后 1 个月时进行早期 PET-CT 检查，检测到残存肿瘤的阳性预测值也接近 90%，而其阴性预测值相对偏低，在治疗 3～4 个月后则与阳性预测值接近。因此，检验首先在治疗后 1 个月做一次 PET-CT 检查，虽然只能检测到 50% 的残存肿瘤，但可以对残存肿瘤技术治疗；再间隔 3～4 个月时进行第二次检查，如发现 PET-CT 阳性显像，则有针对性地放疗，以提高放疗的中远期疗效。PET 体内评价 NSCLC 的葡萄糖代谢率是一个独立的预后指标，这可能由于 NSCLC 的 FDG 代谢与肿瘤细胞的生长率和增殖能力相关。

（霍小东）

## 第六节 PET-CT 及 SPECT 对确定生物学靶区的意义

生物靶区（biological target volume，BTV）概念随功能代谢影像技术或分子影像技术的发展而产生。生物靶区是指由一系列肿瘤生物学因素决定的治疗靶区内放射敏感性不同的区域。这些因素包括乏氧及血供，细胞增殖、凋亡及细胞周期调控，癌基因和抑癌基因改变，浸润及转移特性等。生物靶区既包括肿瘤区内的敏感性差异，也考虑了正常组织的敏感性差异。而这些，采用传统的解剖结构影像勾画靶区不能达到要求,只有借助功能代谢显像才能达到生物靶区勾画、精确放疗的目的。

正电子显像可借助不同类型的显像剂来区分肿瘤组织内这些不同的活性区域,比如肿块高活性区域、乏氧区域、坏死区域、正常组织等范围,据此勾画靶区才能真正达到精确放疗目的。PET-CT 显像是生物靶区适行放疗计划实施的基础,PET-CT 显像可以修改和确定放疗计划方案,对肿瘤的放疗决策具有重要意义。Dizendorf 等报道了 $^{18}$FDG PET-CT 显像对 202 例不同类型恶性肿瘤放射治疗策略的影响。其中 55 例患者(27%)的放疗策略发生改变,18 例(9%)改行其他治疗,21 例(10%)改行姑息性放疗,6 例(6%)改变照射靶区,25 例(12%)调整剂量。

PET-CT 显像作为生物靶区在肿瘤放射治疗计划制订上有很多潜在的优势,但还有一些亟待解决的问题,例如体位的固定与复位、PET-CT 影像与放疗计划软件的对接、检查和定位时间的安排等。

总之,PET-CT 将形态学与功能图像相融合,使双方的信息能够互补,在肺癌的诊断、分期、治疗及预后判断上有明显的优势。但是也存在一些不足之处。由于受到空间分辨率的限制,PET-CT 对小于 5mm 的原发灶和淋巴结内的微转移灶不敏感造成假阴性结果,而在活动性肺结核、肉芽肿等的 FDG 高摄取可能造成假阳性。确定 GTV 时,由于注射核素药物的多少和计数时间的长短不同都会影响图像的质量,使病灶边界的确定存在一定的误差。也有下肺图像失真等情况,造成假阳性或假阴性的诊断结果。随着技术的发展,特异显像剂的广泛应用于临床,可从不同方面反映人体的病理、生理变化,使得 PET-CT 的发展具有更强大的生命力,势必将推动肺癌的诊断、治疗上一个新台阶,使更多的肺癌患者从中受益。

(陈宝明　王建功)

## 参 考 文 献

1. 林祥通,赵军. PET 在肺癌诊断和分期中的应用. 中国癌症杂志,2003,13(5):402-404.

2. Lardinois D,Weder W,Hany TF,et al. Staging of Non-small cell lung cancer with integrated positron-emission tomography and computed tomography. N Engl J Med,2003,348(25):2500-2507.

3. Antoeh G,Stattaus J,Nemat AT,et al. Non-small cell lung cancer: dual modaltity PET/CT in preoperative staging. Radiology,2003,229(2):526-533.

4. Lardinois D,W,Hany TF,et al. Staging of Non-small cell lung cancer with integrated positron-emission tomography and computed tomography. N Engl J Med,2003,348(25):2500-2507.

5. Halpem BS,Schieper C,Weber WA,et al. Presurgical staging of Non-small cell lung cancer: positron-emission tomography,integrated positron-emission tomography/CT,and software image fusion. Chest,2005,128(4):2289-2297.

6. Antoeh G,Stauaus J,Nemat AT,et al. Non-small cell lung cancer: dual modaltity PET/CT in preoperative staging. Radiology,2003,229(2):526-533.

7. Ceffolio RJ,Buddhiwamhan O,Bryant AS,et al. The accuracy of integrated PET-CT compared with dedicated PET alone for the staging of patients with non-small cell lung cancer. Ann Thorae Sung,2004,78(3):1017-1023.

8. Hany TF,Steinert HC,et al. PET diagnostic accuracy: improvement with in-line PET-CT system: initial results. Radiology,2002,225(2):575-581.

9. Kao CH,Hsieh JF,Tsai SC,et al. Comparison and discrepancy of 18F-2-deoxyglucose positron-emission tomography and Tc-99m MDP bone scan to detect bone metastases. Anticancer Res,2000,20(3B):2189-2192.

10. Marom EM,Mcadams HP,Eramus JJ,et al. Staging non-small cell lung cancer with whole-body PET-CT. Radiology,1999,212(3):803-809.

11. Griffeth LK,Rich KM,Dehdashti F,et al. Brain metastases from noncentral nervous system tumors: evaluation with PET. Radiology,1993,186(1):37-44.

12. Erasmus JJ,Patz JR,Mcadams HP,et al. Evaluation of adrenal masses in patients with bronchogenic carcinoma using 18F-fluoralexyglueose positron emission tomography. AJR Am J Roentgenol,1997,168(5):1357-1360.

13. 张碧媛,傅小龙,吴开良,等. 氟脱氧葡萄糖 γ- 相机型 PET 显像对非小细胞肺癌临床治疗的影响. 中华放射肿瘤学杂志,2005,14(1):19-23.

14. Roberts PF，Follette DM，von Haag D，et al. Factors associated with false-positive staging of lung Cancer by positron emission tomography. Ann Thorac Surg，2000，70（4）：1154-1159.

15. Nestle U，Kremp S，Grosu AL. Practical intergration of [18F]-FDG-PET and PET-CT in the planning of radiotherapy for non-small cell lung cancer（NSCLC）：the technical basis，ICRU target volumes，problems，perpectives. Radiother Onco，2006，81（2）：209-225.

16. Vanuytsel LJ，Vansteenkiste JF，Stroubants SG，et al. The inpact of（18）-fluoro-2-deoxy-D-glucose positron emission tomography（FDGPET）lymph node staging on the radiation treatment volumes in patients with non-small cell lung cancer. Radiother Oncol，2000，55（3）：317-324.

17. 霍小东，柴树德，郑广钧，等. PET-CT 在 $^{125}$I 放射性粒子植入治疗肺癌中的作用. 中国临床医学影像杂志，2011，22（9）：616-618.

18. Akhumt T. Lessons from the old master：pragmatism or purity. FDG PET SUV，serum glucose and prediction of nodal status in non-small cell lung cancer. J Surg Oncol，2006，94（7）：607-613.

19. 田嘉禾. PET、PET/CT 诊断学. 北京：化学工业出版社，2007.

# 第十三章

## 介入性 B 超在放射性粒子植入治疗胸部肿瘤中的应用

介入性超声是 1983 年在哥本哈根召开的世界介入性超声学术会议上被正式确定的，属于现代超声医学的一个分支。它是在超声显像基础上为进一步满足临床诊断和治疗的需要而发展起来的一门新技术。其主要特点是在实时超声的监视和引导下，完成各种穿刺活检、X 线造影以及抽吸、插管、注药治疗等操作，特别是针对近年开展的 $^{125}$I 放射性粒子植入新技术，利用实时超声的监视和导航，将 $^{125}$I 放射性粒子准确地植入到肿瘤病变中，可以避免某些外科手术，达到与外科手术相媲美或完成外科手术不能完成的治疗。此外，术中超声和内镜超声将超声探头伸入体内，用以完成各种特殊的诊断和治疗。

同时，介入性超声也是放射学的组成部分。临床医师可根据不同情况，选用不同影像技术（如 X 线、CT、磁共振或超声）进行监视，以完成多种介入性操作。由于超声显像具有实时显示、灵敏性高、精确导航、无 X 线损伤、无需造影剂、操作简便、费用低廉等许多优点，从而使介入性超声得以迅速发展，应用极为普遍，在现代医学中占有重要地位。

## 第一节　B 超监测下经皮穿刺活检

### 一、简史

早在 20 世纪 60 年代，Berlyne 用 A 型超声探伤仪和普通单探头在肾病患者尸体上进行肾定位和穿刺研究。20 世纪 70 年代，Holm 和 Goldberg 几乎同时成功研制出带有中心孔的穿刺针头，首次使病灶和穿刺针头在 B 型超声图像中能够同时清晰地显示，显著提高了穿刺的准确性，这是临床超声引导穿刺术开端的标志。20 世纪 80 年代，Isler 等首先报告超声引导组织切割细针（22G）的临床应用，使细针穿刺活检技术提高到组织学诊断水平，这是超声引导细针穿刺活检的重大革新。近年来，已有穿刺针自动弹射装置，亦称活检枪（biopsy gun）问世。用这种装置穿刺，既准确又简便。

我国的介入性超声始于 20 世纪 60 年代，自 1986 年以来，黄燮民等报道了介入性超声在胸膜腔以及肺的成功应用。同期刘英棣等研制的超声导向器分别获得专利，让介入性超声在我国普及。

### 二、超声引导下穿刺技术原则

在超声引导穿刺时，穿刺针几乎与声束平行。为了使穿刺针显示得更清楚，可采取以下方法：

1. 尽可能加大穿刺针与声束之间的夹角。
2. 把穿刺针尖部位打磨粗糙以增加显影效果，但粗糙的表面会增加对组织的损伤。
3. 将穿刺针的内面或针芯打磨粗糙，不但能达到增强其回声的效果，而且不增加对组织的损伤。
4. 目前设计了一种专为超声显像用的穿刺针。其表面有一薄层聚四氟乙烯。在超声引导下很容易看到整个针的轮廓。并且不会造成对组织的更大创伤。

### 三、穿刺途径的选择

选择恰当的穿刺途径，能缩短穿刺距离，提高命中率，降低并发症。

1. 选择最短途径　选择自体表至病变的最短途径作穿刺,可使穿刺成功率大为提高,操作更为简便,并减少对周围组织的损伤。

2. 避开周围血管等重要脏器　不论是体表病变或是体内病变,选择超声引导穿刺时应随时避开周围血管、重要脏器等。

### 四、影响穿刺准确性的因素

在超声引导穿刺中,除了超声仪的三维空间分辨力的限制以外,影响穿刺准确性的因素如下:

1. 导航器或引导针的配置不当　应按照说明书将导航器正确地装于穿刺探头上;针槽板、引导针与穿刺针的型号应当匹配。

2. 呼吸造成的移动　随着呼吸,胸、腹部脏器有不同程度的移动。平静呼吸时,膈肌和肺脏可上下移动2～3cm,深呼吸时移动度更大,可达6～7cm。为减少或限制这种移动对穿刺的影响,一般应禁止患者做深呼吸。在准备进针时要求患者平静呼吸,然后嘱患者屏气,并迅速进针。患者呼吸的控制和操作者穿刺动作的协调配合,对于准确穿刺小的肿块尤为重要。必要时应在穿刺前对患者作控制呼吸的训练。完全无法控制喘气的患者则属于相对禁忌。此外,穿刺皮肤或胸壁组织时,疼痛刺激可能使患者反射性地突然喘气,故使用局部皮下浸润加肋间神经阻滞麻醉很重要。咳嗽患者应于术前服用镇咳药。

3. 穿刺造成的移动　当穿刺针接触到靶器官时,该器官多少会向对侧移位,因而其内的病变可能偏离穿刺路线。尤其是病变在脏器内不太固定且质地坚韧,或是肿块较硬而穿刺针粗钝、进针速度较慢时,则更容易发生偏离。穿刺针的锋利和操作者的技术可以减少这一影响。

4. 针尖形状的非对称性　针尖形状的非对称性会在穿刺过程中产生偏离穿刺方向的分力而引起针的偏移。针尖面斜度越大,穿刺距离越远、组织越硬,则针的偏移越大。若针尖形状不对称,采用边旋转边进针的方式可以减少这种偏移作用。

5. 组织的阻力过大或是阻力不均衡也是造成针偏移的因素。

### 五、安全性和并发症

近10年来,国内外对细针穿刺活检的安全性和并发症作了大量的研究,并且积累了数万例资料,充分证明这是临床获得病理诊断的一种安全、可靠、有效的方法。

1. 细针穿刺活检的安全性　现代医学影像技术是细针穿刺活检在临床获得广泛应用的基础。尤其是高分辨率实时超声仪的应用,使得在穿刺过程中,不仅能清晰地显示体内脏器的结构和病变,并且能够动态地监视针尖的移动过程,因而极大地提高了穿刺的准确性和安全性。以目前最常用的18G细针与16G粗针穿刺比较,如表2-13-1表明,对于占位性病变,影像引导下的细针穿刺活检诊断率高且并发症很低,十分安全。

表2-13-1　细针与粗针穿刺活检的对比

| 穿刺活检方法 | 针号 | 针直径<br>(mm) | 占位病变阳性率<br>(%) | 重度并发症率<br>(%) | 死亡率<br>(%) |
|---|---|---|---|---|---|
| 细针穿刺活检 | 18～23 | 0.6～1.2 | 86.7 | 0.05～0.16 | 0.006～0.008 |
| 粗针穿刺活检 | 12～16 | 1.6～2.6 | 26.7 | 10～20 | 0.19～0.51 |

2. 细针穿刺活检的并发症　自20世纪70年代,对细针穿刺活检并发症的研究表明,其并发症是很低的。为了研究细针穿刺活检的并发症,Smith对美国大学附属医院和200张床以上的大医院进行调查,应用22G或23G的细针,其并发症统计结果见表2-13-2。

以上结果表明,细针活检的并发症发生率仅为0.15%,死亡率仅为0.006%,因而是安全的。其并发症主要表现为:

(1)肿瘤的扩散:在近10年的细针穿刺活检病例的随访研究证明,由此引起肿瘤的播散或种植的发生率极低。

表 2-13-2　细针吸取活检并发症调查结果

| 发生症 | 例数 | 发生率 | 近似值 |
|---|---|---|---|
| 死亡 | 4 | 0.6∶10 000 | 1∶16 000 |
| 针道种植 | 3 | 0.5∶10 000 | 1∶21 000 |
| 出血 | 27 | 4.0∶10 000 | 1∶2300 |
| 胆汁瘘 | 51 | 8.0∶10 000 | 1∶1250 |
| 感染 | 16 | 2.5∶10 000 | 1∶4000 |
| 合计 | 101 | 16∶10 000 | 1∶625 |

（2）出血和血肿：细针穿刺活检后引起出血的发生率很低，在 Smith 统计的 63 108 例中发生 27 例，占 0.04%。

（3）气胸：对于肺癌患者特别是中心型，细针穿刺活检可引起气胸。发生气胸后，如果为少量，肺压缩 30% 以下，可行肺穿抽气，如大量气胸漏气或持续漏气，则应做胸腔闭式引流术。

（4）感染：细针穿刺活检后引起感染或感染扩散的病例极罕见。Smith 所调查的 63 108 例中引起感染者 16 例，仅占 0.025%。北京市肿瘤防治研究所在 1000 余例细针活检中，无 1 例发生。当然，无菌概念仍是重要的，操作中必须遵守以下原则：①遵守无菌操作规则；②穿刺途径尽可能避开消化道，尤其是结肠；③对感染病灶的进针次数，应尽量少。

# 第二节　胸部介入超声穿刺的应用

超声显像在胸部的应用因肋骨遮挡以及肺内气体的干扰会受到很大限制。近年由于高分辨率实时超声仪的发展，扫描技术的提高，对于胸壁、胸腔以及外周型的肺内病变的超声诊断，有了较大进展。尤其是当病变引起肺内气体减少、消失或胸腔大量积液时，积液和不张的肺组织会成为良好的声窗，大大改善了病变的显示条件，提高了显示率。

超声引导穿刺不仅准确、简便并且无电离辐射的影响，在胸部也获得了较好的临床效果。

## 一、检查方法

1. 患者体位　根据 X 线片选择患者体位，采取仰卧位肋间扫描，嘱患者双手抱头。俯卧位的肋间扫描时，嘱患者双手抱床，使肋间得以充分展开。对腋中线前后及纵隔的扫描，则选用侧卧位。为显示少量胸水，患者取坐位，从背部扫描观察肋膈角。此外，改变患者体位，观察胸腔积液有无移动。

2. 扫查方法

（1）首先根据 X 线片及胸部检查的提示，选择扫查范围。

（2）扫查途径：胸腔病变主要在各个肋间扫查；常用的途径是从锁骨上窝、胸骨上窝以及剑突下扫查，后三处可用扇形或凸形探头。以上途径可依病变部位单独选用或联合应用。为了观察横膈及其附近的病变，而经胸部途径受气体干扰而发生困难时，可选用肋缘下经肝脏途径。

（3）肋间扫查：要求双手持探头，从肋间上缘向足侧变动角度扫查，然后嘱患者缓慢呼吸，防止遗漏肋骨后方的病变。扫查时探头应缓慢顺肋间滑行移动。

（4）为观察纵隔病变，宜在患者呼气后的屏气状态下扫查，可减少肺内气体的干扰。肋间宽度、肺内含气量均与呼吸动度有关，扫查中充分利用吸气、呼气的不同状态进行观察也是很重要的。

## 二、胸腔积液

胸部 X 线片对范围较广的不透 X 线致密阴影，难以显示其内部的结构，而超声可较好地显示其内部病变，故有助于诊断。

超声显示胸腔积液灵敏而准确，它能显示很少量的胸水，大致估计积液量，确定积液部位，协助穿

刺定位。此外,还可以通过积液观察胸膜的状态,有无增厚、絮状物、肿瘤浸润等。其声像特征如下:

1. **少量胸水**　积聚于胸腔最低部位即肋膈窦。患者取坐位,从肩胛线或腋后线肋间扫查;或仰卧位,探头与床面平行,作腋中线冠状切面扫查;在肝脏膈膜上可见三角形无回声暗区,与胸廓的交角呈锐角。需注意与腹水及膈下积液鉴别,改变体位观察液体范围的变化有助于鉴别。

2. **血性胸水或脓胸**　常可见液性暗区内有细点状回声或条带状回声;胸水内蛋白纤维结构显示为多数细回声带与胸膜相连,并互相粘连呈不规则蜂窝状,在液体中浮动。

3. **包裹性积液**　在胸腔的任何部位均可发生,肋间切面呈现不规则形或椭圆形无回声暗区,局部胸膜常显示增厚,达 5mm 以上。液体无流动性表现。

4. **肺下积液**　可见液体位于肺底膈上,声像图表现具有特征性。

5. **通过胸水观察胸膜、膈肌形态和随呼吸的移动性**　胸膜增厚在有胸水时显示较清晰,与健侧对比扫查更有助于判断。大量胸水可致膈肌位置下移。肺不张继发胸腔积液时,膈肌位置亦可无明显变化。肺组织明显受压萎陷,则横膈上移。右侧达第 4 肋间或以上,左侧第 5 肋间或以上。正常膈肌的呼吸移动幅度为 1~2.5cm,右侧高于左侧。实时超声显示膈肌运动清晰而简便,可用于观察多种病变所引起的横膈移动受限。

### 三、肺癌合并肺不张

#### (一)外周性肺肿瘤

可见肿瘤位于肺周围近胸壁,多呈类圆形,手术见到的分叶状肿瘤由于含气肺对肿块周边的遮掩,亦可显示为类圆形;内部呈弱至强回声,若发现气体强回声或小管样结构,则对提示病变来自肺组织。因肺肿瘤发生的位置与胸膜、胸壁的关系和病变的不同,声像图表现也有差异,分别阐述如下:

1. **外周型肺肿瘤未侵及胸膜**　在病变区扫查,显示肿瘤较 X 线片及 CT 所见更小。较小的肿瘤常随呼吸时隐时现,较大的肿瘤因气体遮掩干扰,超声显示时大时小,肿瘤的表面可见胸膜细带状回声呈弧形,并与肿瘤及后方含气肺随呼吸上下移动。高频率探头观察常可见肿瘤近旁胸膜欠平整。

2. **外周型肺肿瘤侵及脏层胸膜**　肿瘤与胸壁有分界,其间常伴有少量胸水无回声区,肿瘤两侧可见脏层胸膜细带状回声,至肿瘤近旁逐渐增厚不平整并向内凹陷,模糊不清,肿瘤及胸膜、含气肺随呼吸上下同步移动。

3. **外周型肺肿瘤侵及胸壁**　可累及邻近肋骨与胸膜,出现胸膜外征。肿瘤一般较大,形态不规则,内部回声不均匀,位于胸壁下、肿瘤两侧,可见脏层胸膜带状回声欠平整或增厚。至肿瘤近旁逐渐模糊、残缺中断,并可见少量胸水无回声区位于肿瘤旁侧脏层胸膜前方。呼吸运动时,肿瘤上下的胸膜及周围后方的含气肺活动受限或固定不动,说明肺周边肿瘤与胸壁不同程度的粘连、浸润。肿瘤常累及邻近肋骨,受侵局部可显示在不完整的双带状回声内见不规则的弱回声区。

#### (二)肺不张

由于支气管内阻塞及外压性病变或者大量胸腔积液等原因压缩肺组织,造成肺内完全无气体及部分无气体不张或膨胀不全,肺体积不同程度缩小,用超声可清晰观察到萎陷肺的内部结构。其声像图特征:

1. **一侧肺不张**　可见一侧肺各叶明显缩小,回声类似肝实质,呈弱回声,内有清晰的小气管引起的管状回声,说明一侧完全不张;肺叶的大小形态因肺萎陷的程度、范围和病程的长短而不同。萎陷肺的底部断面呈锐角,常伴有多量胸水。

2. **一叶或部分肺不张伴有胸水**　病变区呈弱回声,局部脏层胸膜不光整或内陷,尤以下叶肺不张显示较清晰。采取腋中线或腋后线在冠状切面扫查时易显示。

3. **肺膨胀不全**　回声水平较肝脏强,内有散在的强回声斑点闪动,随呼吸肺叶体积有改变,吸气状态扫查体积增大,气体强回声范围亦增大,说明支气管尚通或未完全阻塞。去除病因或抽出积液后易使肺重新充气张开,声像图可显示气体强回声逐渐增多、肺体积逐渐增大。

4. **癌性胸膜炎或肿瘤合并肺不张**　由于多量胸水,显示从胸壁向腔内突起的不规则转移病灶或位于不张肺内的肿瘤,可呈弱—等—强多种回声。胸膜增厚表面多呈结节状弧形隆起。

5.肺与胸膜粘连　显示肺组织局部或广泛与胸膜粘连,呼吸移动一致,改变体位扫查,可见相连部位不受胸水影响,不变动。

## 四、肺肿块穿刺活检

随着影像检查技术的进展和细胞学诊断技术的提高,经皮肺穿刺活检已被临床所重视,目前已成为对肺外周型肿块定性诊断的重要检查方法。超声引导经胸壁肺穿刺活检常能迅速获得病理诊断,其方法简便、安全、准确、非常实用。

### (一)适应证

一般来说,凡是超声能够显示的各种肺部占位性病变,均可作超声引导穿刺活检。以下几种情况尤为适用:

1.肺外周型肿块行纤维支气管镜活检阴性或检查失败者。

2.对于肺部肿块患者,由于有远处转移或合并其他疾病,不宜手术或拒绝手术治疗,临床选择化疗或放疗方案需明确病理组织学分类者。

3.原发部位不明确的肺转移癌,穿刺活检了解转移瘤的组织来源者。

4.肺部炎性肿块(如肺炎性假瘤、肺化脓症、结核球等)临床治疗前需明确诊断者。

5.超声引导穿刺肺癌癌块内直接注射化疗药物者。

### (二)禁忌证

1.有严重出血倾向者。

2.近期内严重咯血、呼吸困难、剧烈咳嗽或不能配合者。

3.有严重肺气肿、肺瘀血和肺心病者。

4.肺部肿块声像图显示不清晰者。

### (三)针具和术前准备

1.针具

(1)细胞学检查选用22G或23G细针,长度以12cm和15cm较适用。

(2)组织学检查选用切割细针23G。

2.术前准备

(1)检查血常规、血小板和出凝血时间,必要时查凝血酶原时间。

(2)根据X线胸片或CT显示的病变位置,选择靠近病变处肋间隙进行超声扫查。在显示肿块后,从不同角度作全面扫描,再自上而下顺着每一肋间隙逐一扫查,了解病灶范围、形态、内部结构与周围脏器以及血管的关系等,决定穿刺部位。

(3)术前向患者做必要的解释工作,使之配合。如教患者学会浅呼吸和短暂屏气动作等。对于过分紧张的患者,术前30分钟给予注射10mg地西泮。

### (四)操作方法

病变位于前胸者通常取仰卧位或侧卧位,以充分展开肋间隙,良好地显示病灶,经前胸壁穿刺。病变位于后胸时,经后胸壁穿刺。若后胸壁穿刺遇到肩胛骨,则改为前壁进针。遇到多发肺病变时,应选择靠近外周较大的病变进行活检。

穿刺区域常规消毒后,铺盖无菌手术巾,换上无菌的穿刺探头,再次确定穿刺靶区,并测量皮肤表面至穿刺靶区的距离。皮肤局部用1%利多卡因作浸润麻醉,避免麻醉时麻药进入肋间血管,注意勿伤及肺脏。

1.抽吸活检　针吸细胞学检查时,将穿刺针沿探头孔槽刺入,并在超声引导下缓慢进针,直至进入预定穿刺目标,拔取针芯,接上10ml注射器,在保持负压状态下使针尖在病灶内作小幅度来回提插2～3次,然后去掉负压拔针,迅速将抽吸物推置于玻片上。涂片后立即用95%酒精固定,送细胞室检查。

2.切割细针穿刺活检　用23G针切割活检时,首先将引导针经皮穿入胸腔,然后在超声引导下,将切割细针穿刺插到肿块边缘即停针,再提拉针栓并锁住于负压状态,此时针芯回缩露出针尖切割缘,针尖也空出前端3cm长,整个针尖呈打孔器状,然后把针推入肿块内并旋转以断离组织芯。出针后将所取的组织芯推置于一小块消毒纸片上,使呈直线状,尽量避免卷曲破裂。然后把该纸片置于中性缓冲甲醛溶液中固定4小时后取出,将组织块从纸片上刮下,置于两层纱布之间。脱水后作石蜡包埋、切片,染色后显微镜下观察。

### (五)注意事项和并发症

1. 注意事项

(1)准确的超声定位,选择最佳进针途径与穿刺部位是成功的关键,尤以较小的肺部肿块更为重要。

(2)为避免气胸、出血等并发症的发生,穿刺尽可能选用细针,原则是病变较小,距体表较远则宜采用细针22G或23G。若病变较大,靠近体表也可用19G或18G粗针。

(3)尽量减少穿刺次数,细针一般以穿刺4针为限。粗针活检原则上只要获得足够的组织块则不做第2针活检。第1针不满意时亦以2针为限。组织学活检也可一针两用,即针腔推出组织碎片后,其内血性内容物作涂片检查。

(4)肋间穿刺时,选择肋骨上缘进针,以免刺伤肋间动、静脉。

(5)穿刺针通道力求减少损伤正常肺组织,以减少气胸发生。

(6)当针尖显示不清时,切忌盲目进针,此时,可稍调整探头角度,在针尖显示后再穿刺。当针尖强回声与肺肿块内气体回声混淆时应稍上下提插穿刺针,有助于确认针尖。

(7)进针与拔针宜在平静呼吸中自然屏气状态进行,不必强求患者用力屏气,以免造成大口喘气而致穿刺失败。

(8)穿刺针在肿瘤实质性区域才能获得满意的结果。

(9)较坚硬的肿块,往往抽吸费力,应注意反复提插,动作要轻柔,抽吸负压不宜过大,否则抽吸血量过多冲淡细胞,影响诊断。

(10)穿刺全过程最好有临床、超声、病理科医师联合工作。

(11)涂片一定要做到均匀,范围不宜涂得过大。

2. 并发症

(1)由穿刺引起肿瘤的播散或种植的发生率极低。

(2)细针穿刺活检后引起出血的发生率很低。

(3)对于肺癌,特别是中心型者,细针穿刺活检可引起气胸。发生气胸后,如果为少量,肺压缩30%以下,可行胸穿抽气,如大量气胸漏气或持续漏气,则应做胸腔闭式引流术。

(4)细针穿刺活检后引起感染或感染扩散的病例极罕见。为慎重起见,对感染病灶的进针次数,应尽量少。

## 第三节 B超导航架在放射性粒子植入时的应用

超声探头的扫描厚度仅数毫米,穿刺时穿刺针稍微偏离扫描平面,屏幕上即不能显示出针体反射,所以徒手操作难以准确地掌握穿刺角度和厚度。在探头上附加导航架,即可保证穿刺针能沿预定的穿刺角度和深度,进入扫描平面,刺中靶区,并可实时监视全过程,从而提高了穿刺的准确性和可靠性,保证了粒子植入到肿瘤内,且有良好的空间分布。导航架须具备以下条件:

1. 针槽长度大于3cm,以保证穿刺针不偏移。

2. 针槽口径须能符合不同规格的穿刺针;穿刺针移动时,不能有晃动或阻力感。

3. 针槽装置有四种类型:①导航架附有不同规格的针槽,使用某种规格的穿刺针,则选用相应规格的针槽置入导航架;②导航架附有数条平行的针槽(监视屏幕上分别有相应的引导线),穿刺时,只需将穿刺针插入相应规格的针槽;③导航架的针槽口径可按需调节;④导航架的针槽盘含多条不同规格的针槽,针槽盘可旋转,按需要将与穿刺针相应规格的针槽转入针道。

4. 角度控制调节装置有两类：一类是固定式，即只有一种进针角度；另一类是可调式，即可选择不同角度进针。粒子植入时选用后者。

5. 容易将针插入及卸离导航架。

B 超下放射性粒子植入治疗胸部肿瘤主要针对浅淋巴结转移瘤和部分胸壁肿瘤。经 B 超扫描肿瘤部位，选择穿刺角度，注意肿瘤内血供及周围血管。常规消毒麻醉后安装导航架，在 B 超显示屏上显示进针轨道。经导航架针孔进植入针后，动态查看进针情况，以便随时进行矫正，保证植入针在轨道中由浅入深到达距瘤体远端 0.5cm。粒子植入时继续动态查看退针情况，当植入针尖在距瘤体近端 0.5cm 处植入最后 1 个粒子。

# 第四节　术后质量验证和随访

## 一、质量验证

植入粒子后必须进行剂量验证。

1. 粒子植入术后即刻或术后 1 天复查 CT，确认植入粒子的数目和空间分布。

2. 将 CT 检查片，输入 TPS 行质量验证。如存在剂量冷区应及时补种粒子。

## 二、随访

术后短期随访时间为粒子植入后 1 个月、2 个月及 6 个月。B 超或 CT 检测肿瘤大小变化，根据国际标准判定其疗效。

B 超引导下经皮穿刺 $^{125}$I 粒子植入治疗胸部肿瘤，特别是浅淋巴结转移瘤已普遍应用，具有微创、适时监控、副反应少，疗效确定等优势。不足之处是与 CT 引导下粒子植入相比，存在植入层面不精确及通道针距有误差，不能完美达到粒子在瘤体内剂量学排布。

（梁吉祥　王舒滨）

## 参 考 文 献

1. 石敏，廖旺军，康世均，等. 超声引导放射性 $^{125}$I 粒子植入治疗浅表淋巴结转移癌. 南方医科大学学报，2008，28（7）：1288-1289.

2. 王舒滨，柴树德，郑广钧，等. 彩超引导下经皮穿刺植入碘 -125 放射性粒子治疗恶性肿瘤. 天津医药，2005，2：104-105.

3. 顾军，黄敏，吴锦昌，等. 超声引导 $^{125}$I 粒子植入治疗复发性或转移性浅表恶性肿瘤. 中国医学影像技术，2010，26（6）：1288-1289.

# 第十四章

# 纤维支气管镜在放射性粒子植入治疗胸部肿瘤中的应用

## 第一节　纤维支气管镜的构成及用途

纤维支气管镜是利用导光玻璃纤维可曲性和纤维光束亮度强的特点,将其制成可弯曲的内镜,进入各种有角度的腔道,看清病变,用以诊断和治疗疾病。

### 一、组成与性能

1. 纤维内镜　由导光束和镜体组成,导光束将冷光源发出的光束导入镜体的导光纤维用作照明。镜体包括操纵部、软镜身及可弯曲部。其远端可弯曲部可作不同角度弯曲,视野 75° 直视。气、水及器械通道之内镜在 2.8mm 时,做治疗更为适宜。

2. 冷光源　为内镜提供光源,经反光镜和聚光镜系统,射入导光束,导入体腔内。

3. 附件　包括①观察和记录装置,摄像机、监视器、电脑工作站等;②诊断、治疗附件;③清洗消毒、维修附件等。

### 二、优点

可看清肺叶、肺段各支气管细微结构与病变,钳取标本、细胞学涂片、吸痰、取异物,治疗病变。

### 三、适应证

1. 用于诊断　如长期不明原因的咯血,痰中发现肿瘤细胞,为进一步确定其性质、部位、范围,用于肺与支气管病变诊断、术后随访观察等。

2. 用于治疗　①吸出气管内分泌物、解除阻塞,如肺手术后肺不张;②摘除气管内良性病变、肿瘤、肉芽肿;③取异物;④治疗大气管内恶性肿瘤;⑤用于放射性粒子植入。

### 四、禁忌证

严重心肺功能不全,急性上呼吸道炎症、结核、哮喘发作、高血压病、大咯血、全身衰竭,大气管肿物阻塞管腔或外压致气管严重狭窄并发呼吸功能衰竭。

## 第二节　纤维支气管镜检查方法

### 一、术前准备

1. 了解病史,复查胸片、CT 等资料及查体。

2. 术前禁食水,术前 30 分钟给阿托品 0.5mg 皮下注射,地西泮 10mg 肌注,取下活动义齿。

## 二、麻醉

一般采用局部黏膜麻醉,个别患者可采用全身麻醉。

## 三、患者体位

根据术者习惯及患者情况,取坐位、半卧位或平卧位。

## 四、纤维支气管镜的导入

麻醉满意后,患者取坐位,接心电、血氧监测,一侧鼻导管吸氧,镜身通过已麻醉的另一侧鼻孔导入至声门时,继而令患者吸气,声门开放,继续进镜至隆突摄片。先观察健侧气管,摄片后再进入病变侧气管,寻找病变。

## 五、取病理

通常采用活体组织钳咬取,细胞刷片。看清病变后,术者将活检钳由器械孔进入镜体,伸出镜体远端 0.5~1.0cm,助手张开钳口,术者抵住肿物或病变,助手闭钳、夹住,术者抽钳,取出标本,甲醛固定后送病理检查。细胞涂片,将细胞刷浸生理盐水,由活检孔伸至病变反复涂擦,取出刷子,涂在玻片上,固定后送检。

## 六、注意事项

最重要的是观察患者心律及血氧变化,术中经一侧鼻孔给氧,流量每小时 5L 左右。当发现异常情况,立即暂停操作,并作相应处理。

# 第三节　纤维支气管镜检查麻醉方法

麻醉对纤维支气管镜检查能否顺利进行关系很大,插入气管镜过程产生对呼吸道的刺激,通常引起患者恶心、咳嗽,甚至强烈抵抗导致插镜失败。所以必须要有良好的麻醉,一般多采用局部黏膜表面麻醉。少数特殊病例或小儿,可用全身麻醉。

上呼吸道的感觉神经由脑神经及其分支支配。上呼吸道麻醉无明确的定位,支配上呼吸道的脑神经极难选择性麻醉。

国内对呼吸道的麻醉,常用的方法主要有 5 种:喷雾法、雾化法、气管内滴注法、环甲膜穿刺法和局部神经阻滞法,各有其优缺点。因喷雾法和气管内滴注法简便易行,患者痛苦小,目前常用。另 3 种方法由于麻醉不彻底,镜头进入鼻腔、咽喉部、声门下及支气管时还要用 1% 丁卡因、2% 利多卡因加深麻醉。特别是环甲膜穿刺和局部神经阻滞法需要有经验的专科医生或麻醉师来实施,因此不作首选。

天津医科大学第二医院采用喷雾法和滴注法相结合的麻醉方法。一般先用 1% 麻黄碱和 1% 丁卡因在双侧鼻腔各喷 2 次,再向咽后壁喷一次 1% 丁卡因。喷咽后壁的同时嘱患者发出"啊"的声音,使咽后壁充分暴露,以便麻药在咽后壁均匀分布,观察患者片刻,是否有反应,如果没有反应,则用卷棉子裹上棉片,滴上 1% 麻黄碱和 1% 丁卡因数滴,用间接鼻镜把鼻孔撑开,在头镜直视下把卷棉子棉片顺下鼻道放在较宽敞的一侧鼻孔,直到后鼻孔,使整个鼻道达到麻醉效果,然后把麻醉用的喷子喷头向下扳,使其有 45°,再把喷子的前端伸向喉部,右手捏皮球喷出 1% 丁卡因,每次 4~5 喷,喷完后令患者吐出残余的麻药,以便把麻药控制在最小量。这样还有一个优点是,因咽后壁喷的麻药较少,在向外吐的同时又把咽后壁加深麻醉,可以称为反向麻醉或逆向麻醉,这样反复 4~5 次,每次间隔约 1 分钟,再用 2.5ml 注射器抽取 1% 丁卡因 1ml,插在金属制麻醉滴管上,令患者用纱布拽出自己舌头,麻醉者左手持间接喉镜对准患者的声门在额镜直视下,用金属制麻醉滴管挑起患者的会厌,另叫患者发出"咿"或"唉"的声音,同时把注射器的麻药缓慢滴入在声带上,马上令患者吸气麻药同时进入声门下,这时患者会发生呛咳，说明麻药已经到位，在这要强调滴入麻药时一定要缓慢，否则会引起患者的喉痉挛，发生喉痉挛时嘱患者不要紧张，保持安静，做吞咽动作，一般会缓解。如果遇到患者舌根较厚，咽腔较小而间接喉镜窥视不满意者，就在下气管镜到达声门时用麻醉滴管从气管镜管腔内伸出对准声门滴入1%丁卡因1ml即可。

一般采用经鼻进镜，因为经鼻进镜可以达到固定镜体作用和减少对咽部的刺激，减少患者的恶心，方便操作。气管镜到达声门时用2%利多卡因10ml在声门处1ml强化麻醉，患者吸气同时将气管镜进入气管内，随着镜体推进再把2%利多卡因2ml滴入，到达隆突时左右主支气管内各滴入2%利多卡因1ml，然后左右支气管内各叶口分别滴入2%利多卡因1ml。如果遇到肿瘤的瘤体容易出血而又要取活检时，则用1滴肾上腺素滴入2%利多卡因8ml中摇匀，取其2ml稀释液滴在瘤体表面或用气管镜内专用穿刺针于1点或2点位置穿进瘤体注入0.25ml，瘤体变为苍白色时活检，可明显减少出血。

这样的麻醉方法可以持续40分钟到1小时。对粒子植入、手术、活检都能顺利完成。丁卡因建议采用1%浓度的，总量控制于6ml以内。

麻醉滴管为塑料制品，不能用高压消毒，常规用2%戊二醛溶液浸泡20分钟。使用前必须先用清水冲洗干净，抽吸2%利多卡因2ml冲洗腔内残存的消毒液。要求一人一管，杜绝交叉感染。

（王长利）

## 第四节 中心型肺癌的纤维支气管镜下表现

中心型肺癌专指生长在段以及段以上支气管的癌肿。一般都可通过纤维支气管镜发现，通常根据有无瘤体发现分两大特征。

1. 直接象征 在纤维支气管镜下可见瘤体，依其生长特性，又分为：

（1）增生性改变：肿物镜下呈结节样、菜花样、息肉样、乳头样。有时瘤体覆盖白色坏死组织的"伪膜"，常向管腔突出，导致管腔不同程度阻塞。

（2）浸润性改变：癌肿在支气管黏膜层或黏膜下层浸润生长，可见黏膜粗糙不平，局部增厚隆起，触之易出血，管腔呈不同程度的狭窄、阻塞。

2. 间接象征 在纤维支气管镜下未见明确肿物，为癌组织穿透支气管壁外膜层，向肺内生长形成肺门肿块。管腔仅表现为黏膜充血、水肿、糜烂、溃疡、增厚、僵硬，嵴增宽变平，管腔受压变窄。

## 第五节 纤维支气管镜对肺癌和支气管转移瘤的鉴别诊断

很多恶性肿瘤诸如乳癌、肺癌、胃癌、子宫癌、卵巢癌、肾癌、结肠癌、直肠癌、肝癌、颌下腺癌、恶性纤维组织细胞瘤、横纹肌肉瘤、脑瘤等均可在晚期发生肺转移。病灶常为多发，单一转移性结节少见。常用的方法是：在镜检时肿物活检或刷检，送病理检查来确定病变的组织起源。但转移癌是由血行转移至肺内，经纤维支气管镜检查常为阴性，鉴别意义往往大于诊断意义。

## 第六节 纤维支气管镜在肺癌治疗中的应用

### 一、经纤维支气管镜激光治疗肺部肿瘤

掺钕钇铝石榴石激光主要应用于突入支气管腔内，对气道狭窄所致高度呼吸困难肺癌患者的一种紧急措施。目的是解除呼吸道梗阻，改善通气和缓解缺氧状态，是一种姑息性治疗，并发症主要有：

（1）出血：为肿瘤本身引起，多不严重；

（2）穿孔：激光功率高，照射时间长，可引起支气管壁穿孔；

（3）肺感染；

（4）哮喘。

此种治疗方法临床目前已应用不多。

## 二、纤维支气管镜冷冻治疗肺部肿瘤

使用一氧化氮作为制冷源，经纤维支气管镜导入冷冻探头，使其顶端形成冰球，与肿瘤接触或插入瘤体内进行冷冻，必要时可反复冻融。术后4～6天行纤维支气管镜复查，1～2个月后再行纤维支气管镜随访。此种治疗方法目前只有少数医院在应用，未得全面推广。

## 三、纤维支气管镜介入腔内后装机放射治疗肺癌

1. 方法　用聚乙烯细导管经纤维支气管镜放入支气管，称为导源管。将放射源 $^{192}$Ir 经导源管放入支气管腔进行内放射治疗，称为后装放射治疗。

2. 适应证　近距离后装放射治疗主要适用于局部，对放疗敏感的肿瘤。尤以各种中心型肺癌最为适宜。可解除气道阻塞，改善通气，缓解阻塞性肺炎症状。

3. 并发症　最严重的并发症是气管瘘形成及致死性出血。这是由于腔内放疗后肿瘤组织坏死血管破裂所致。给予准确的剂量测定，可减少此并发症发生。还有放射性气管炎和气管狭窄，以及由此而引起的刺激性咳嗽，活动后气促，严重者可导致肺间质纤维化。放射性食管炎是后装治疗的另一并发症。

## 四、纤维支气管镜介入微波治疗肺癌

目前，微波的局部高热作用已逐步应用于临床治疗。其选择性杀伤肿瘤细胞，使原发肿瘤迅速缩小，解除气道阻塞，改善呼吸困难症状，利于阻塞性肺炎消散。

1. 适应证　经病理证实的各种类型的中心型肺癌，晚期肺癌，失去手术机会或不耐受手术者。

2. 并发症　最常见的严重并发症为支气管壁穿孔，并发各种瘘形成。可侵及周围器官，引起相关严重症状。有出血发生时，可出现咯血，严重时可发生窒息。

此项治疗目前报道不多。

## 五、纤维支气管镜无水乙醇瘤体内注射治疗晚期肺癌

用导管注射针直视下刺入瘤体缓慢注入无水乙醇7～20ml。每周或10天重复度注射一次，4次为一疗程。

## 六、经纤维支气管镜光动力学治疗肺部肿瘤

使用肿瘤光敏剂血卟啉衍生物是由多种卟啉衍生物组成的混合物，其中某些成分能被肿瘤组织选择性聚积并潴留，在特定波长的光刺激下，可发生一系列光动力学作用。卟啉分子通过能量转移产生单态氧，氧化敏感的结合物，发生细胞毒作用，起到杀死癌细胞作用。适应于不能手术的中心型肺癌，肺癌术后残端复发癌或气管内转移癌患者，改变患者气道阻塞症状等。

## 七、经纤维支气管镜行局部化疗

常用药物有丝裂霉素、5-氟尿嘧啶、阿霉素、顺铂等。主要适用于晚期不能手术治疗的中心型腔内生长的恶性肿瘤。使用纤维支气管镜，将注射针头刺入瘤体中心，注入化疗药物，消除肿块，改善通气，提高生活质量。

## 八、经纤维支气管镜直视下植入放射性 $^{125}$I 粒子治疗大气管内肿瘤

放射性 $^{125}$I 粒子以其局部高剂量，周围组织低剂量，半衰期长，并发症少等优点在肿瘤近距离组织间治疗中发挥越来越重要作用。这项技术是在支气管镜局部化疗基础上发展起来的。

方法是经纤维支气管镜检查，明确气管腔内型肿物部位、活检病理证实肿瘤类型后，在纤维支气管

镜直视下，用特制导管、导丝在肿瘤瘤体上刺出粒子植入通道，然后按术前计划治疗系统所计算的粒子数，选择合适活度的粒子，按一定立体排布植入到瘤体当中，一般为 8～12 颗粒子。分别于术后 1 个月、2 个月、6 个月行纤维支气管镜和 CT 复查，验证治疗效果。此项技术需 FFB 器械孔直径为 2.8mm，大多数内科用于诊断的纤维支气管镜器械孔直径为 2.0mm，不适用于粒子植入，影响了该项技术的推广应用。

**（柴树德）**

## 参 考 文 献

1. 刘长庭，张进川. 现代纤维支气管镜诊断治疗学. 北京：人民军医出版社，1997.

2. 柴树德，郑广钧，毛玉权，等. 纤维支气管镜下 $^{125}$I 粒子植入治疗大气管肺癌. 中国肿瘤影像与微创治疗杂志，2003，1（2）：23-26.

# 第十五章

# 胸腔镜在放射性粒子植入治疗胸部肿瘤中的应用

胸腔镜外科是 20 世纪 90 年代初开创的一种全新的手术学科,其具有创伤小、痛苦轻、恢复快、疗效可靠,符合现代微创的优点而得以迅速发展。$^{125}$I 放射性粒子是一种低能射线的放射性核素,将其植入瘤体内治疗恶性肿瘤是近几年国内兴起的新疗法。采用胸腔镜辅助小切口行恶性肿瘤 $^{125}$I 粒子植入术的优点是:靶区定位准确,视野清晰,又同时可以行肿物探查,切除与活检。

## 第一节　胸腔镜观察方法

通过胸腔镜观察胸部解剖与传统开胸直视下手术有很大不同,同一胸内器官在不同角度的胸腔镜视野中其荧光屏上的位置和形态差别很大。进行胸腔镜检查要掌握胸腔镜观察的共同特点。当胸腔镜位置放正后,胸腔镜头顶端光线照射区(A)即显示在荧光屏的上部(A′),镜头下端光线照射区(B)投影在下部(B′)(图 2-15-1)。

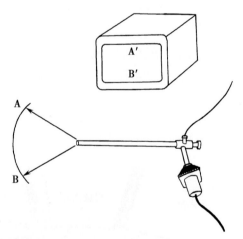

**图 2-15-1　胸腔镜视域与荧屏图像的关系**

1. 常用的胸腔镜观察视野是经背部套管中放置胸腔镜观察整个胸腔。此时在监视器上显示的胸内脏器位置关系基本同常规后外侧切口开胸所见。以左胸为例,此时前胸壁结构显示在监视器上部,后胸壁器官显示在监视器底部,胸底部器官在荧光屏左侧,胸顶部器官在右侧(图 2-15-2)。

2. 第二种常用的观察视野是经腋中线最下套管置入胸腔镜进行胸腔观察。胸顶部结构显示在监视器上部,胸底部结构在底部,前胸壁结构在左边,后胸壁结构在右边(以右胸为例),这种视野适合做胸顶部的手术及探查(图 2-15-3)。

3. 此种较常用的胸腔镜观察术野与第二种相反。荧光屏图像与第二种颠倒。主要用于肺及胸底部病变的手术操作(图 2-15-4)。只有掌握了这些胸腔镜观察的基本原则,才可以根据手术需要随时选择最理想的观察视野。

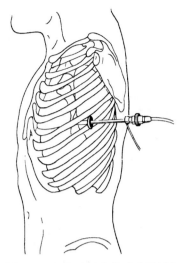

**图2-15-2** 自后侧套管胸腔镜探查

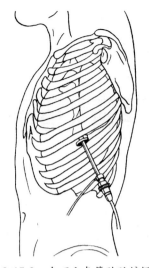

**图2-15-3** 自下方套管胸腔镜探查

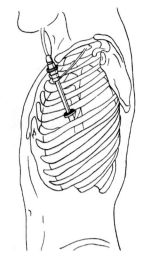

**图2-15-4** 自上方套管胸腔镜探查

## 第二节 胸腔镜探查术

1. 适应证 经过无创检查、纤维支气管镜检查、胸腔积液细胞学检查仍无法确诊的胸部肿块以及肺部小微结节的患者,可行胸腔镜探查术。待快速病理报告证实诊断后,可考虑同时行肺楔形切除、亚肺叶切除、肺叶切除、$^{125}I$放射性粒子植入、胸膜固定、心包引流等手术。

2. 麻醉 通常采用双腔气管插管,静脉复合麻醉,健侧肺通气。

3. 体位与切口 肺肿瘤和纵隔肿瘤患者通常选用健侧卧位。传统采用3个切口。第1切口按常规取腋中线第6或第7肋间,第2切口位于腋前线第4或第5肋间,第3切口可根据实际需要按三角形原则确定。关于手术辅助,小切口位置应按实际需要而定,多在第4或第5肋间。随着技术的进步,切口逐渐减少,2个切口应用较为普遍。目前,单孔胸腔镜技术也得到越来越多的应用。单孔切口位于腋前线与腋中线间第4或第5肋间,长3～5cm,切口使用中号切口保护套保护。

4. 胸内及肺内肿物定位与探查

(1) 胸腔镜直接观察:肺内肿物起源于肺表面或侵及脏层胸膜时,胸腔镜可直视到肿物或肿物样特征,如癌脐、胸膜凹陷征(图2-15-5)。当肿物较大时,肺完全萎陷后也可直接看到肿物的突起。

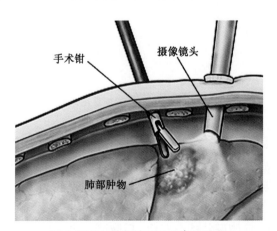

手术钳　　　　摄像镜头

肺部肿物

**图2-15-5** 胸腔镜可见肺表面肿物

(2) 器械探查:肿物小于1cm或肿块位于肺实质内,胸腔镜无法观察,就需要借助手术器械来明确肿块部位及大小。可用卵圆钳推挤(图2-15-6)或夹提法(图2-15-7)。推挤是用卵圆钳头部推挤可疑肺组织,若遇肿物会有明显的阻挡感。直径大于1cm的肺实质肿物,此法可明确病变位置。夹提法是用卵圆钳轻夹或抓提可疑肺组织,若抓提到肿物会有明显的肿物阻力。上述两种方法结合应用,在可疑肺组织内多会找到肿物。

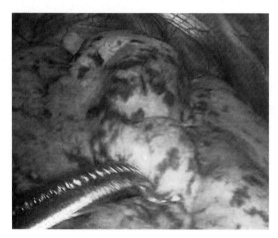
图2-15-6　胸腔镜下推挤肺表面肿物

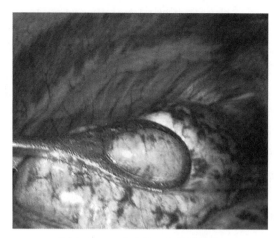
图2-15-7　胸腔镜下夹提肺肿物

　　(3)手指探查:当上述方法无法确诊时,我们可将距可疑肺组织较近的胸壁套管拔除,经该切口进入一个手指探查该处肺组织,若手指触诊不满意时,可以另一个操作套管切口中,用卵圆钳提起可疑肺组织,并将其推向手指处,协作指诊。当辅助小切口时,手指探查更容易。

　　(4)术前胸部 CT 或 B 超指引下细针定位:术前胸部 CT 或 B 超对病灶的定位和定量是最基本的要求,这一定位对第 2、3 切口的选择和术中能否扪及肿物有决定作用。对于直径小于 2cm 的小微结节,可在 CT 定位下,用细钩针(即 Hook-wire 定位技术)经皮肿物旁穿刺定位,定位满意后进手术室手术。B 超定位仅适用周围型肺癌紧贴胸壁者。

　　(5)术前胸部 CT 或 B 超引导下用亚甲兰或医用胶水注入行病灶定位:使用美兰是利用起染色便于术中定位,而使用医用胶水注射,是利用其在肺内形成硬节便于术中触诊定位。

　　(6)内镜辅助小切口时术中 B 超定位:术中当患肺完全萎陷后,可采用内腔镜 B 超,或其专用探头紧贴萎陷肺脏探测,必要时采用生理盐水增强清晰度,常触发现直径小于 1cm 的深部肿瘤。

　　总之,术中探查及定位的方法很多,目前,以细针钩(Hook-wire)定位技术定位为主。探查的内容除了要确定肿瘤的位置、大小外,还要探查胸水、肺不张、肺门及纵隔淋巴结及肿瘤周围情况,以选择采用手术切除或 $^{125}$I 粒子植入术的最佳治疗方案。

# 第三节　胸腔镜常用手术

## 一、早期非小细胞肺癌肺叶切除术

　　根据切口大小分为全胸腔镜下肺叶切除术和胸腔镜辅助小切口肺叶切除术。目前,全胸腔镜下肺叶切除治疗早期非小细胞肺癌的技术已臻成熟,全胸腔镜下肺叶切除术的 5 年生存率与胸腔镜辅助小切口和开胸手术治疗早期非小细胞肺癌差异无统计学意义。手术多为解剖性肺叶切除,手术原则和切除彻底性与传统开胸肺叶切除相同。均采用双腔气管插管全身麻醉,单肺通气,健侧卧位,适当前倾,肩下垫枕。胸腔镜套管切口位于第 8 肋间腋后线,长 1.5cm,肩胛下角线第 8 肋间做 1.5cm 切口为辅助操作孔,第 5 肋间腋前线做小切口长约 4cm 作为操作孔,此操作孔仅供进出器械和取出标本使用,无需放置开胸器,不牵开肋骨。所有的操作过程均在胸腔镜下进行,不借助前侧小切口进行观察。通常是经叶间裂分别处理血管和支气管,如遇到叶间裂分化不全者,先处理肺静脉,再切断支气管,最后分别处理肺动脉各分支,然后将肺叶放回适当位置,沿分裂不全的肺叶裂处用内镜直线缝合切开器将肺叶切除,并放入标本袋中,自前侧操作孔中取出。肺叶完整切除后进行系统性纵隔和肺门淋巴结清扫,右侧清扫 2R、3R、4R、7、8、9、10 组淋巴结,左侧清扫 3、5、6、7、8、9、10 组淋巴结,达到了完全性切除的标准。

## 二、胸腔镜胸膜固定治疗恶性胸水

肺癌晚期患者常合并大量胸腔积液,这种恶性胸水的治疗方法有多种:包括机械法、滑石粉法、化学法、激光法、胸膜剥脱术等。

手术时在后胸壁肩胛骨下切一长为 1cm 的切口,配合第三切口进行肺牵引以便更好地显露胸膜,再用卵圆钳夹箔金属球或干纱布放入胸腔内,对壁层胸膜用翻滚式手法反复摩擦胸膜,上至胸顶,下至膈肌以上壁层胸膜,以第 5 肋以上壁层胸膜为重点;摩擦程度以镜下看到胸壁出血和少量渗血为止。注意检查胸壁有否活动性出血,必要时用电凝止血。随后将金属细管放入胸腔内,通过金属细管将 3～10g 滑石粉均匀地喷洒在壁层胸膜上。

术后 2% 患者诉胸壁僵硬。5% 患者出现术侧胸壁疼痛、发热,可给解热镇痛对症治疗。术后患者中位生存期 5 个月,平均 12.4 个月,生存期在 1～60 个月之间,35% 的患者超过 2 年。患者伴肺内肿块的,可同时行胸腔镜下 $^{125}$I 粒子植入术。

## 三、胸腔镜心包开窗术

肺癌晚期,病变侵及心包会引发大量心包积液,导致不同程度心包填塞,常危及生命。已有大量文献报导证明经胸腔镜做心包开窗引流是治疗顽固性恶性积液的一种安全有效的方法。可及时有效地排除引流心包腔内积液、解除对心腔压迫,同时能可靠地帮助明确病理诊断。允许比通常经剑突下径路心包开窗作更广泛心包切除,对合并存在的胸膜或肺内病变也可同期经胸腔镜处理。术后积液引流效果好,复发率低,是治疗恶性心包积液的良好选择。

通常采用的手术方法为:

1. 自腋后线第 6 肋间做做第一个 1cm 切口,向前方向置入套管,以增加与心包之间的距离,减少心脏损伤可能性。

2. 由套管内置入胸腔镜探查心包积液情况并确定膈神经走行位置。

3. 分别于腋前线第 3 肋间及第 7 肋间作第 2、3 切口。

4. 由第 2 切口置入抓钳,由第 3 切口置入电刀。

5. 于膈神经前方用抓钳提起心包,用电刀切开心包,吸除心包内液体,探查心包及心包腔情况。

6. 可用电刀切除膈神经前方部分心包,如心包内有分隔腔存在,应同时切除膈神经后部分心包,在分离心包与心外膜间粘连时,应注意避免损伤冠状血管及左心房壁。

7. 心包切除缘充分止血。

8. 术后常规放置闭式引流管,术后 3～5 天胸片证实肺恢复膨胀时拔管。

# 第四节　胸腔镜下放射性粒子植入

## 一、病例选择标准

1. 一般情况尚可,KPS 评分 >70,预期生存 6 个月以上。

2. 病灶较局限,不适合手术切除或患者不能耐受切除手术。

3. 肿瘤直径 <7cm。

## 二、适应证

1. 周围性肺癌或中心型肺癌诊断明确者。

2. 诊断不清的肺部肿块,可术中探查并取活检,待冰冻活检报告证实恶性肿瘤后行 $^{125}$I 粒子植入术。

3. 同侧肺多发病变,病变个数3个以内,伴有或不伴有纵隔、肺门淋巴结肿大时,可多个病变同时植入粒子。

## 三、麻醉

常规采用双腔管气管插管静气复合麻醉。

## 四、TPS应用

在整个粒子植入治疗过程中,治疗计划和方案的制订是至关重要的环节。它直接影响治疗效果,同时也决定了治疗的成败。术前将患者胸部CT勾画肿瘤靶区后输入TPS,PD 120Gy,$^{125}$I粒子活度 $2.59 \times 10^7$Bq(0.7mci),设计进针通道,计算粒子总数。术中根据肿瘤切除的实际情况,调整计划。术后胸部CT扫描,进行质量验证。

## 五、体位与切口

体位为健侧卧位。三个小切口,第1个小切口可造在第6、7肋间,第2个切口视肿物部位而定,必要时辅以6~8cm小切口,第3个切口定于第2个切口对侧。

## 六、手术方法

1. 周围性肺癌　周围性肺癌当肿物直径<3cm时,可采用胸腔镜辅助小切口下肺楔行切除,瘤床内$^{125}$I粒子块植入术。这种手术适合于年老、心肺功能差、不能耐受肺切除的患者。胸腔镜下多辅助6~8cm小切口,对诊断不明的肺肿块,可以术中切除肿瘤,送冰冻病理。

肺转移癌大多数位于肺外周1/3,以胸膜下常见,适合做肺楔行切除。其多为血行转移,肺内多发病灶可一次完成。

早期周围性肺癌($T_1N_0M_0$),局部切除的治疗效果是一个有争论的问题。Miller报告一组NSCLC周围型行局部切除后,术后复发率为20%,若再行术后放疗,则复发率减少到6%。Colonias A等报道145例因心肺功能差无法行肺叶切除的非小细胞肺癌患者,进行局部切除周边加粒子植入治疗,结果3年和5年生存率分别为65%和35%。Mutyala S报道59例术中切缘阳性或切缘邻近肿瘤的胸部肿瘤患者,行术中粒子植入后1年和2年局部控制率分别为80.1%和67.4%,1年和2年生存率分别为94.1%和82.0%。Lee等报道33例无法根治切除的非小细胞肺癌进行局部切除周边加粒子植入治疗,结果$T_1N_0$和$T_2N_0$期5年生存率分别为67%和39%。说明永久植入放射性$^{125}$I粒子治疗非小细胞肺癌可以对残存癌组织和瘤床潜在癌变区有很好的局部控制作用,能提高患者的生存率,已越来越广泛应用于临床。

天津医科大学第二医院采用胸腔镜下肺楔行切除,瘤床放入$^{125}$I放射性"三明治"粒子块,共9例,2年内未见局部复发。方法为术中肿物定位后,用肺钳或卵圆钳将肿物夹持提起,然后从肿瘤下方置肺切开缝合器,距肿物2.0cm处行一次或多次钳夹楔行切除肺组织,将"三明治"粒子块嵌入肺楔行切缘内,褥式缝合加生物胶固定完成手术。

2. 中晚期周围型肺癌　周围型肺癌中晚期(Ⅲ、Ⅳ),不能手术根治或不能耐受肺切除术患者,可行胸腔镜下$^{125}$I粒子植入术。手术辅助6~8cm小切口,切口位置应距肺癌较近,便于术者右手进入。首先探查肿物大小、位置、形状和与周围器官的关系,与术前CT相片显示是否吻合,尽量分离粘连,将肿物及肺组织游离,暴露在切口最近位置,术者右手进入固定肿物,左手持植入针垂直刺入肿物,按术前TPS计划布针,针距1cm,深度应穿过癌体中心距外缘0.5cm,肿物较深时尽量选择对正常肺组织损伤较小角度进行。穿刺针如遇瘤内出血时,少许退针后观察。布针可一次完成也可分次完成。布针时一定要避开周围重要脏器及血管,布针应均匀,适形,不留冷区,防止术后复发。退针时每间隔1cm布一个粒子(图2-15-8~图2-15-13)。拔针后针眼压迫止血5~10分钟,再用生物蛋白胶喷洒封闭。手术结束时应反复吸痰、膨肺,常规按闭式或引流,术后2~3天患肺膨胀并停止漏气后拔除引流管。

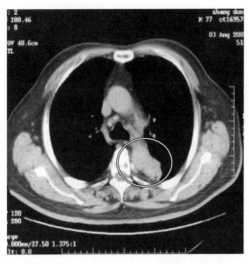

图 2-15-8　（病例 1）术前降主动脉后肺癌

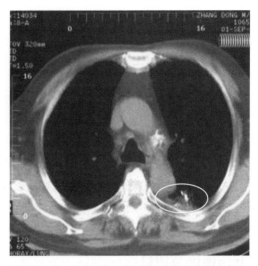

图 2-15-9　胸腔镜下粒子植入术后 1 个月部分缓解（PR）

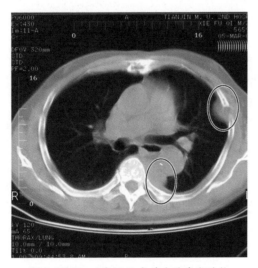

图 2-15-10　（病例 2）术前左肺多发肿物

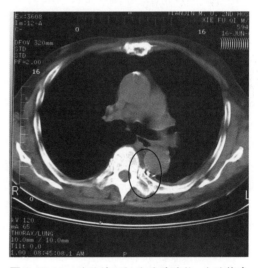

图 2-15-11　胸腔镜下切除胸壁肿物、左胸椎旁肿物粒子植入术后 2 个月完全缓解（CR）

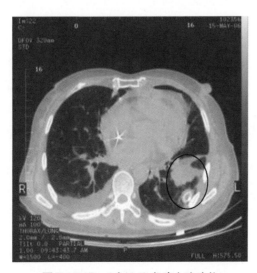

图 2-15-12　（病例 3）术前左肺肿物

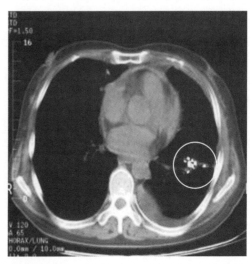

图 2-15-13　胸腔镜下粒子植入术后 2 个月完全缓解（CR）

3. 中心型肺癌$^{125}$I粒子植入术　胸腔镜辅助小切口粒子植入治疗中心型肺癌手术,具有探查性质和多项手术一次完成的目的,如合并心包积液须心包开窗引流术等手术具备下列特征:

（1）肿物位置深,暴露困难;

（2）病变位于肺门,向纵隔转移导致纵隔淋巴结肿大或与之融合成一团块;

（3）肿物与肺门、纵隔、心脏大管浸润固定。

术中仔细分离粘连,将肿物尽可能暴露,暴露在切口下方:右手通过小切口进入胸腔固定肿物,左手经皮穿刺,刺中肿瘤布植入针,最好一次性多排布针后胸腔镜直视下逐层植入粒子。如有条件,可术中B超探头引导下穿刺,最大限度地避开血管,将粒子准确无误的植入瘤体。B超引导粒子植入缺点是由于探头切入方向及角度的频繁改变,使粒子植入欠均匀。B超引导粒子植入要求患肺完全萎陷,探头紧贴萎陷肺才能探及肿物,必要时使用生理盐水增强清晰度。术后针孔应用纱垫压迫止血5~10分钟,并常规安放闭式引流（图2-15-14、图2-15-15）。

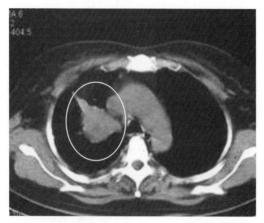

图2-15-14　术前右中心型肺癌

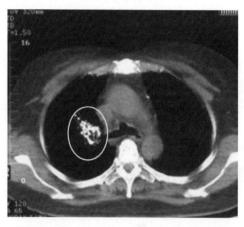

图2-15-15　粒子植入术后6个月完全缓解

4. 术后处理

（1）常规胸腔镜术后处理,术后第2天床旁胸片观察粒子分布情况。

（2）患者出现痰中带血偶有大口血痰。治疗措施为止血、化痰,鼓励咳痰,预防性应用抗生素。

（3）常规辐射防护,如佩戴防辐射背心等。

（梁吉祥　柴树德　毛玉权）

# 参 考 文 献

1. 陈鸿义,王俊. 现代胸腔镜外科学. 北京:人民卫生出版社,2001.

2. 王俊,李运,刘军,等. 全胸腔镜下肺叶切除治疗早期非小细胞肺癌. 中华胸心血管外科杂志,2008,24（3）:147-150.

3. 何建行. 微创胸外科. 广州:广东科技出版社,2005.

4. Miller JI. Limited resection of bronchogenic carcinoma in the patient with impaired pulmonary function. Ann Thorac Surg, 1993,56:769-772.

5. Colonias A, Betler J, Trombetta M, et al. Mature follow-up for high-risk stage I non-small-cell lung carcinoma treated with sublobar resection and intraoperative iodine-125 brachytherapy. Int J Radiat Oncol Biol Phys, 2011,79（1）:105-109.

6. Mutyala S, Stewart A, Khan AJ, et al. Permanent iodine-125 interstitial planar seed brachytherapy for close or positive margins for thoracic malignancies. Int J Radiat Oncol Biol Phys. 2010,76（4）:1114-1120.

7. Lee W, Daly BD, DiPetrillo TA, et al. Limited resection for non Small cell lung cancer oberserved local control with implantation of I-125 braehytherapy seeds. Ann Thorae Surg, 2003,5:237-243.

8. 廖美琳. 微小结节肺癌. 上海:上海科学技术文献出版社,2016:88-90.

# 第十六章

## 电子胃镜在放射性粒子植入治疗食管癌中的应用

### 第一节　电子胃镜的构成及用途

#### 一、组成与性能

医用电子内窥镜，简称为电子胃镜，主要由三部分组成：内镜、视频处理器和电视监视器。它无光导纤维导像束，导像系统由光电耦合器（CCD）和电缆代替，不像光导纤维容易折断，因而更加耐用。电子胃镜可获得高清晰度的图像，通过计算机可以进行各种图像处理，进行三维显像、测定黏膜血流、黏膜局部血色素含量及局部温度等。电子内镜的构成除了内镜、电视信息系统中心和电视监视器三个主要部分外，还配备一些辅助装置，如录像机、照相机、吸引器以及用来输入各种信息的键盘和诊断治疗所用的各种处置器具等。具有操作简单、灵活、方便等优势，提高了诊断能力。

#### 二、适应证

1. 有上消化道症状，包括上腹不适、胀、痛、胃灼热及反酸、吞咽不适、哽噎、嗳气、呃逆及不明原因食欲不振、体重下降、贫血等。
2. 上消化道钡餐造影检查不能确定病变或症状与钡餐检查结果不符者。
3. 原因不明的急（慢）性上消化道出血，前者可行急诊胃镜检查，以确定病因，并进行止血、治疗。
4. 须随访的病变，如溃疡病、萎缩性胃炎、癌前病变、术后胃出现症状等。
5. 高危人群（食管癌、胃癌高发区）的普查。
6. 适于胃镜下治疗者，如胃内异物、胃息肉、食管贲门狭窄等。
7. 使用胃镜进行食管粒子覆膜支架植入术，治疗食管恶性肿瘤。

#### 三、禁忌证

1. 绝对禁忌证
（1）严重心脏病：如严重心律失常、心肌梗死活动期、重度心力衰竭。
（2）严重肺部疾病：哮喘、呼吸衰竭不能平卧者。
（3）严重高血压病、精神病及意识明显障碍不能合作者。
（4）食管、胃、十二指肠急性穿孔者。
（5）急性重症咽喉部疾患胃镜不能插入者。
（6）腐蚀性食管损伤的急性期。
2. 相对禁忌证　急性或慢性病急性发作，经治疗可恢复者，如急性扁桃体炎、咽炎、急性哮喘发作期等。

#### 四、并发症

1. 心脏意外。

2．肺部并发症。

3．胃穿孔。

4．肺部感染。

5．消化道出血。

6．下颌关节脱臼。

7．喉头痉挛。

8．腮腺肿大。

9．其他。

# 第二节　纤维胃镜食道癌检查

## 一、检查前准备

1．为避免交叉感染，制定合理的消毒措施，患者检查前需做 HBsAg、抗 HCV、抗 HIV 等检查。

2．检查前禁食 6～8 小时，在空腹时进行检查，如胃内存有食物则影响观察。已做钡餐检查者须待钡剂排空后再做胃镜检查；幽门梗阻患者应禁食 2～3 天，必要时术前洗胃，将胃内积存的食物清除。

3．口服去泡剂 2～3ml，如西甲硅油，有去表面张力的作用，使附于黏膜上的泡沫破裂消失，视野更加清晰。

4．咽部麻醉的目的是减少咽部反应，使进镜顺利，减少患者痛苦。有麻醉药物过敏史可不予麻醉。有两种方法：①喷雾法：术前 15 分钟用 1% 丁卡因或 2% 利多卡因等咽部喷雾麻醉，每 1～2 分钟一次，共进行 2～3 次；②麻醉制剂口服法：术前吞服即可检查，此法简单省时。

5．镇静解痉药　一般患者不必使用。对精神紧张的患者，在检查前 15 分钟肌内注射或缓慢静脉注射地西泮 10mg，以消除紧张；在检查前 15～30 分钟肌肉注射阿托品 0.5mg，可减少胃蠕动及痉挛，便于观察，但要注意其副作用。

6．嘱患者松解领口及裤带，如患者有活动义齿宜取出，轻轻咬住牙垫；取左侧卧位躺在检查床上，头部略向前倾，身体放松，双腿屈曲；口侧垫上消毒巾，消毒巾上放置弯盘，以承接口腔流出的唾液或呕出物。

## 二、食管癌的纤维胃镜下所见

1．食管癌主要是黏膜改变，早期食管癌在纤维食道镜下表现为：

(1) 肿物呈结节状、乳头状或小息肉状突向食道腔内，表面有糜烂或浅表溃疡存在；

(2) 病变黏膜粗糙，呈橘皮状，色苍白或白斑样改变；

(3) 病变处黏膜糜烂，有小凹陷，上覆白色或灰白色分泌物；

(4) 黏膜斑片状充血与正常黏膜界限不清。若不见病变，为提高检出率，对可疑病变可用 1% 甲苯胺蓝（正常黏膜不着色，肿瘤染蓝色）或 Lugol's 碘液 3%～5%（正常黏膜染棕色而肿瘤不着色）染色，对辨识病灶及指导内镜下活检有一定的帮助。

2．病变内镜下分型　依照 2002 年巴黎分型标准和 2005 年巴黎分型标准更新版表（图 2-16-1），浅型食管癌及其癌前病变（Type 0）分为隆起型病变（0-Ⅰ）、平坦型病变（0-Ⅱ）和凹陷型病变（0-Ⅲ）。0-Ⅰ型又分为有蒂型（0-Ⅰp）和无蒂型（0-Ⅰs）。0-Ⅱ型根据病灶轻微隆起、平坦、轻微凹陷分为 0-Ⅱa、0-Ⅱb 和 0-Ⅱc 三个亚型。0-Ⅰ型与 0-Ⅱa 型病变的界限为隆起高度达到 1.0mm（与张开活检钳单个钳片厚度 1.2mm 比较）。0-Ⅲ型与 0-Ⅱc 型界限为凹陷深度达到 0.5mm（与张开活检钳单个钳片厚度的一半 0.6mm 比较）。同时具有轻微隆起和轻微凹陷的病灶根据隆起与凹陷比例分为 0-Ⅱc+Ⅱa 和 0-Ⅱa+Ⅱc 型；凹陷和轻微凹陷结合的病灶根据凹陷与轻微凹陷比例分为 0-Ⅱc+Ⅲ 和 0-Ⅲ+Ⅱc 型。

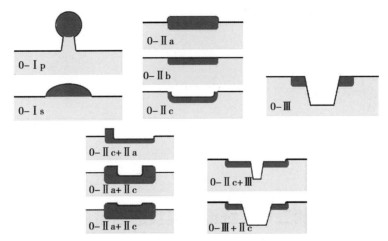

图 2-16-1　早期食管癌 2005 年巴黎分型标准更新版表

3. 进展期胃癌胃镜观察　轻者表现为食管黏膜有局限性或大片状糜烂或斑块状病灶，其间有大颗粒和乳头状突起病灶；重者癌组织则向管壁和管腔发展。主要分为以下四型：

（1）髓质型：癌组织在食管壁内弥漫浸润，使管壁明显增厚并向腔内外扩展，癌瘤的上下端边缘呈坡状隆起；多数累及食管周径的全部或绝大部分；切面呈灰白色，为均匀致密的实体肿块。

（2）蕈伞型：瘤体呈卵圆形扁平肿块状，向腔内呈蘑菇样突起，故名蕈伞。隆起的边缘与其周围的黏膜境界清楚，瘤体表面多有浅表溃疡，其底部凹凸不平。

（3）溃疡型：瘤体的表面呈深陷而边缘清楚的溃疡；溃疡的大小和外形不一，边缘不整齐，深达肌层，阻塞程度较轻。

（4）缩窄型（即硬化型）：瘤体在食管壁内弥漫浸润，常累及食管壁全周，形成明显的环行狭窄，较早出现阻塞。

### 三、纤维胃镜对食管肿瘤的鉴别诊断

1. 贲门痉挛　贲门痉挛也称贲门失弛缓症。胃镜检查可排除器质性狭窄或肿瘤。在内镜下贲门失弛缓症表现特点有①大部分患者食管内见残留有中到大量的积食，多呈半流质状态覆盖管壁，且黏膜水肿增厚致使失去正常食管黏膜色泽；②食管体部见扩张，并有不同程度扭曲变形；③管壁可呈节段性收缩环，似憩室膨出；④贲门狭窄程度不等，直至完全闭锁不能通过。应注意的是，有时检查镜身通过贲门感知阻力不甚明显时易忽视该病。

2. 食管炎　食管裂孔疝并发反流性食管炎。有类似早期食管癌的刺痛或灼痛，可见食管黏膜充血、水肿、表面糜烂及浅小溃疡，有时可见食管狭窄，内镜通过受阻。

3. 食管静脉瘤　食管静脉瘤呈青蓝色或紫蓝色圆形或卵圆形扁平状隆起，表面黏膜完好，无新近或陈旧性出血灶，无搏动，边界清楚。

4. 食管息肉　食管息肉在食管良性肿瘤中居第 2 位，其发生率仅次于食管平滑肌瘤。由于食管息肉的瘤体由数量不等的纤维血管组织、脂肪组织以及来自食管黏膜和黏膜下组织的基质构成，表面覆盖有正常的食管黏膜，容易继发溃疡和出血，瘤体的纤维成分或为疏松纤维组织，或为致密胶原纤维组织，故又称纤维血管瘤、纤维脂肪瘤、黏液纤维瘤或有蒂脂肪瘤等名称。Bematz 等认为将食管息肉命名为"纤维脂肪瘤"（fibrolipoma）较为合适。但临床仍习惯称之为食管息肉。纤维食管镜检查对食管息肉的诊断具有重要价值，通过此项检查，一般能明确诊断，并有可能发现息肉蒂的部位，有助于治疗。有的病例在做内镜检查时不易发现息肉的蒂部。因食管息肉在食管腔内的位置往往与食管纵轴平行，表面为正常的食管黏膜，在息肉表面咬取活体组织进行病理检查，也往往报告为正常食管黏膜组织，因此要加以注意，以免延误诊断与治疗。

5. 食管憩室　可以发生在食管的任何部位，较常见的为牵引性憩室，初期多无症状，以后可表现

不同程度的吞咽困难及反流，饮水时可闻"含漱"声响，有胸闷或胸骨后灼痛、烧心或进食后异物感等症状。因食物长期积存于憩室内可有明显口臭，有时因体位变动或夜间睡眠发生憩室液误吸、呛咳。

6. 食管良性狭窄　多有吞酸、碱化学灼伤史，X 线可见食管狭窄，黏膜皱折消失，管壁僵硬，狭窄与正常食管段逐渐过渡。临床上要警惕在长期炎症基础上发生癌变的可能。

7. 食管良性肿瘤　一般病程较长，进展慢，症状轻。多为食管平滑肌瘤，典型病例吞咽困难症状轻，进展慢，X 线和食管镜检查见表面黏膜光滑的隆起肿物，圆形或"生姜"样壁在性充盈缺损，表面黏膜展平呈"涂抹征"，但无溃疡。局部管腔扩张正常，内镜可见隆起于正常黏膜下的圆形肿物，在食管蠕动时可见在黏膜下"滑动"现象。有时与生长在一侧壁，主要向黏膜下扩展而表面黏膜改变轻微的食管癌不易区别，但后者在内镜下见不到"滑动"。大部分平滑肌瘤可经过食管钡餐诊断，加上纤维食管镜（实际上常用纤维胃镜）检查，检查准确率可达 90% 以上，可了解肿瘤的部位、大小、数目及形状等。镜下能见到突出在食管腔中的肿物，表面黏膜完整光滑平展，皱襞消失，呈淡红色半透明，肌瘤边缘隐约可见，吞咽活动时，可见肿物上下轻度活动，管腔狭窄的不多。

8. 食管平滑肌肉瘤　大体所见有两种形态，一种为息肉型，另一种为浸润型。息肉型在食管腔内可见结节状或息肉样肿物，肿物周界清楚，呈隆起、外翻样。中央有溃疡，溃疡面高低不平，肿物也向腔外突出。X 线表现，息肉型在食管腔明显扩张，腔内有巨大肿块时，呈多数大小不等的息肉样充盈缺损，黏膜破坏中有龛影，钡流不畅，管腔受压移位。管腔外常见软组织肿块影，很像纵隔肿瘤。但食管造影时可见该肿块与食管壁相连可明确诊断。浸润型的 X 线表现与食管癌相似。

### 四、活体组织检查及细胞学检查

活体组织检查及细胞学检查在疾病诊断中具有重要意义发现病灶后先做全面仔细的观察，初步了解病变的性质，确定活检部位，调节好胃镜的方向，使病灶置于视野正中部位，并使活检钳尽可能垂直地指向活检部位，胃镜的头端离病灶的距离适中（3～5cm）。隆起病灶应取其顶部（易于发现糜烂、恶变等）及其基底部的组织；糜烂、微凹或黏膜粗糙、色泽改变等平坦性病灶应在病灶周边黏膜皱襞中断处及中央处取活检；胃癌时以溃疡凹陷性病灶最常见，应在溃疡隆起边缘上，特别是在结节性隆起及溃疡边缘内侧交界处下钳以提高阳性率，因为在胃癌的组织坏死处取材阳性率较低。

活检数量不同的疾病在不同用途时会有差别。早期胃癌的活检次数与阳性率呈正比，在多块活检标本中只有一块，甚至一块中只有小部分为胃癌组织的情况并不少见，一般活检数为 4～8 块；慢性胃炎在用于研究时活检部位定位为 5 点，而用于临床时只需 3 点。不同部位的活检标本应分装在不同的试管中，标本应注意及时浸入甲醛固定液中。

## 第三节　纤维胃镜在食管癌支架置入治疗中的应用

### 一、概述

自 1990 年 Domschko 报告了行扩张管治疗晚期食管癌伴狭窄的患者以来，作为治疗中、晚期食管癌伴狭窄或瘘的一种有效的姑息性方法，逐渐被推广应用。目前支架管置入的方法主要有三种：①在胃镜下放入导丝后扩张狭窄部并置入支架置入器，凭手感推出支架。其缺点为支架置入后的位置不易控制，1 周后支架易位率在 5.7%～10%。②在 X 线监视下放置导丝并监视支架置入，支架到达预定位置准确性高，缺点为导丝通过狭窄部出现与操作有关的食道穿孔、出血等并发症的发生率为 0～17%。③先用胃镜放入导丝后在 X 线监视下置入支架，可提高支架置入的准确性，但实际操作中过程较繁琐。

记忆合金支架置入治疗食管狭窄梗阻取得了较好的近期临床效果，但其短期内产生的肉芽肿和肿瘤复发可致再次梗阻，特别是肿瘤继续生长，侵犯血管而造成大呕血而致死亡，使远期效果并不理想。粒子的植入既可以马上解除食管梗阻，改善机体营养状态，又可以对肿瘤细胞实施内放射治疗，减少再梗阻的发生，提高局部控制率而延长患者的生命，相对外放疗而言减少了放疗引起的副反应。

## 二、术前准备

1. 术前常规作食管钡餐，以了解病变长度或食管瘘的位置。

2. 选择支架至少超过病变长度上下端分别为 2cm、1cm。

3. 选择支架的种类：①单纯缓解梗阻可选择普通支架；②食管瘘可选择覆膜支架；③缓解梗阻并治疗肿瘤可选择粒子支架。

4. 检查支架复张情况及支架置入器的灵活度。

5. 将支架放入置入器，粒子支架需放置于小铅桶。

6. 准备 Savary 扩张器。

7. 空腹 8 小时以上，术前 15 分钟肌注地西泮、山莨菪碱 -2 各 10mg，以起到镇静和减少分泌物的作用。

## 三、操作方法

1. 狭窄部位　胃镜检查，找到狭窄上口将导引钢丝自胃镜活检钳道插入，通过狭窄部位到达胃腔，然后配合医师将胃镜徐徐退出而将引导钢丝留置。选择粗细适当的 Savary 扩张器，将其沿引导钢丝通过狭窄的部位，由小到大至 12.8mm 或 14mm 的扩张器通过为止。

2. 支架置入　定位后，退出胃镜经导丝插入支架安装系统，以最狭窄处为中点，位置正确后，打开安全阀，退出保护性外壳，释放支架。

3. 胃镜再次进入，检查支架位置，或在 X 线下进行检查。

## 四、术后并发症

1. 反流性食管炎　患者表现为胸痛、反酸，加用胃肠动力药及黏膜保护剂和抑酸药物后常能缓解。

2. 发热　常为低热，于术后次日发生，一般经抗生素治疗 2～7 天降温至正常。

3. 术后再狭窄　表现为肿瘤复发入网，肉芽组织入网，支架扩张不良。一般发生于术后 1～2 周。肿瘤及肉芽组织长出支架可行电凝治疗。

4. 吸入性肺炎　一般经抗感染治疗，1 周后治愈。

5. 胸痛　多为支架扩张导致，镇痛处理。

（霍小东）

# 参 考 文 献

1. 赵志泉，施瑞华，吕秀珍，等. 国产 TiNi 合金食管支架临床应用（附 108 例报告）. 中国内镜杂志，1997，3（1）：7-9.

2. Kim JY，Kim SG，Lim JH，et al. Clinical outcomes of esophageal stents in patients with malignant esophageal obstruction according to palliative additional treatment. J Dig Dis，2015，16（10）：575-584.

3. Chen H，Ni Z，Jing D，et al. Novel stent in the palliation of malignant esophageal strictures: a retrospective study. Diseases of the Esophagus Official Journal of the International Society for Diseases of the Esophagus，2016，38（2）：1-5.

4. Dubecz A，Watson TJ，Raymond DP，et al. Esophageal stenting for malignant and benign disease: 133 cases on a thoracic surgical service. Ann Thorac Surg，2011，92（6）：2028-2032.

# 第三篇

## 治 疗 各 论

# 第十七章
## 放射性粒子植入治疗胸部肿瘤的方法

根据肿瘤的种类、分期、生长部位、手术方式的不同,常采用以下几种方法:

1. 直视下插植　当肿物生长或转移至体表、皮内或皮下、胸部软组织、浅淋巴结转移瘤等时,采用直视下将植入针直接刺入瘤体进行粒子植入(图 3-17-1)。当肿瘤体积较大、边缘明显,在测得其直径后使用植入模板进行植入。植入术中应当注意每根针植入 2 颗以上粒子时,最后一颗粒子应保证距皮下 1～1.5cm 深度植入,以免造成放射性皮肤损伤。小肿瘤不要垂直进针,针与肿瘤应成切线位刺入,以避免和减少皮肤损伤的发生。

2. 超声引导下植入　术前先行超声探查,测量肿瘤体积大小,与周围血管的毗邻关系,使用导航系统确定穿刺通道,并用笔在皮肤上标定。然后行局部浸润麻醉,按 B 超导航方向逐渐进针,避开血管,刺入肿瘤,植入粒子(图 3-17-2)。

3. 纤维支气管镜(FFB)直视下植入　生长于气管腔内肿瘤经 FFB 检查并经病理学证实后,在直视下使用特制导管、导丝穿刺肿瘤,行粒子植入。这种手术尤其适用于向腔内突出、呈菜花样生长的肿瘤。沿气管黏膜下浸润生长并向腔外浸润,导致管腔狭窄时,植入稍有困难(图 3-17-3)。

4. CT 引导下经皮穿刺植入　肿瘤生长、进展与组织、大器官浸润、纵隔内淋巴结融合成团时已属晚期无法手术,或肿瘤虽能切除但患者全身状况不能耐受手术切除时,则行 CT 引导下经皮穿刺行粒子植入术。十年来,天津医科大学第二医院绝大部分患者实施该手术方式,并且已形成一整套标准化规范化操作流程(图 3-17-4,图 3-17-1～图 3-17-4 见文末彩图)。

5. CT 与 FFB 联合植入　当肿物生长于大气管管腔内并向管壁外浸润生长形成肺门部肿块时,须使用 FFB 先行腔内肿物粒子植入,然后以 FFB 植入的粒子位置为指引,再在 CT 引导下行肺门肿块粒子植入(图 3-17-5),两种方式植入的粒子间保持约 1cm 的距离,方能有效杀灭整个肿瘤。

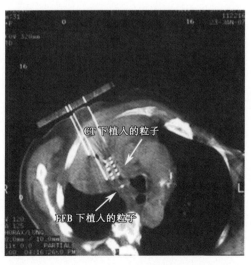

**图 3-17-5　CT 与 FFB 联合行放射性粒子植入**

6. 开胸探查术中直视下植入　①当肿物生长于重要脏器周围并与之浸润成团时，无法切除；②肿物虽能切除，但切除并不完整，切除后残留肿物厚度大于 1cm 以上时；③肿物浸润入胸壁，肋骨，心包，大血管、气管及其膜样部时，不可盲目为追求手术完美，而扩大手术范围。须知此时，无论你怎样扩大手术范围，也无法将肿物的亚临床区清扫完全。此时，实施术中直视下放射性粒子植入瘤体、瘤床，是一种可靠的治疗方法（图 3-17-6）。

7. 术中超声引导下植入　术中探查肿物位于肺实质内，且与肺门及纵隔重要器官浸润成团，无法手术切除时，将双腔插管患侧气管连接脱开，使患侧肺完全萎陷，使用术中超声探头引导，穿过萎陷的肺组织进行粒子植入。

8. 粒子块瘤床内植入　将放射性粒子按等距离原则固定在吸收性明胶海绵中，外用可吸收纱布包裹，缝合制成"三明治"粒子块，在手术结束时置入"瘤床"（图 3-17-7）或黏附于残端周围，进行近距离内照射治疗。

9. 胸腔镜下植入　是充分利用其微创特点达到治疗肿瘤的目的，主要应用于：①周围型小肺癌，无论是原发或是转移性小瘤灶，将其连同部分正常肺组织作楔形切除，在其切缘即"瘤床"上植入粒子（图 3-17-8）。②利用胸腔镜显露肿瘤，在其相应部位经皮穿刺入肿瘤中，将粒子植入瘤体。③用胸腔镜将预置备好的粒子块嵌入肺切断面或附着在瘤床上，用生物胶黏附，并用周围组织缝合固定。

10. 食管覆膜粒子支架置入　带有粒子仓的覆膜食管支架上装载粒子，使其具有扩张狭窄及放射粒子对食管癌的近距离放疗作用。如同实施单纯性覆膜食管支架一样，在 X 光透视下或纤维胃镜引导下，将支架置入癌性狭窄部位（图 3-17-9，图 3-17-6～图 3-17-9 见文末彩图）。

（柴树德）

# 第十八章
## 肺癌放射性粒子植入的质量管控

肺癌放射性粒子植入的质量管控是一个全程化质量管控过程,涉及术前、术中及术后的各个环节,缺一不可。整个过程由临床医师、物理师、技师和护理团队通力协作完成。团队成员在治疗方案选择、术前计划设计、治疗计划实施、术中计划优化及术后剂量评估中各负其责,采取严格的质量管控措施,才能体现现代放射性粒子近距离治疗的优越性,保证临床疗效。

### 第一节　术前质量管控

首先,肺癌粒子植入术患者的选择应严格掌握适应证,严禁超适应证的粒子植入。

其次,对于拟行粒子植入患者,术前常规行 CT 及增强扫描,由临床医师和物理师共同制定术前计划、勾画靶区、设定 PD、粒子活度、数目和植入针进针通道。其中 PD 是指肿瘤靶区 95% 以上体积接受的放射剂量,一般是肿瘤周边接受的绝对剂量值。目前肺癌患者临床靶区处方剂量通常选择 110～160Gy;计划设计的粒子分布模式采用"外周密、中间稀、非等距离植入"原则,即根据瘤体形态、大小和亚瘤床区,按照外周密集、中心稀疏的非等间距植入方式布源。

还有一点至关重要,却很容易忽视的术前质控步骤,就是术前对于所订购放射性粒子源活度的 QA/QC。按国际原子能机构(IAEA)要求,植入前必须对放射性粒子源的活度进行检测,从全部临床使用的粒子或从同批次粒子中抽查 10%,允许测量结果偏差应在 ±5% 以内。

### 第二节　术中质量管控

放射性粒子植入虽属于微创手术,但微创不等于微风险,即便肺穿刺活检国内外出现突发事故的情况亦屡见不鲜,因此术中监护必不可少。粒子植入术中必须配备心电监护、血压血氧监测、氧气吸入、吸痰、建立静脉通道,常用抢救设备及药品。

穿刺活检的准确性是保证术前或术中计划顺利实施的基础。术中使用真空成形袋固定患者,使用 CT 连床导航定位支架,3D 打印共面模板和数字倾角显示仪。CT 引导模板辅助及三轴坐标导航定位支架的使用,可保证穿刺质量,尤其是穿刺角度的精确性,是粒子植入质量控制的重要组成部分。

术中预计划是在患者手术体位固定后,粒子植入前进行的 TPS 计划。它使摆位误差、移动误差、肋骨位置等术前不确定因素变为既定因素,且设备、人员要求相对低,现阶段均可实现。

术中实时计划是在手术穿刺针插植完成后进行的 TPS 计划,在植入针真实轨迹上完成。它是对 TPS 计算出的放射剂量分布等指标进行的优化。一份能够接受的治疗计划应该满足下列原则:肿瘤剂量准确、放射剂量分布合理、避免冷区和热区、提高肿瘤靶区吸收剂量和降低周围正常组织受照剂量。否则需重新修改计划布源位置和数量,直到满足要求为止。粒子植入专用骨钻钻孔技术,可使肋骨阻挡问题得到很好的解决,避免出现冷区,使术前及术中计划得以完美实施。

粒子植入前,对于国产植入器进行性能检测,通常所说的"验枪"也是必不可少的环节。护士要认真检查植入器的通畅性、推送导杆的长度要与植入针匹配、植入针针芯的滑畅无阻。

粒子植入时,需详细记录粒子活度、每根针植入粒子数目及位置。植入过程中要做好医务人员辐射防护,术中患者使用防辐射铅孔大单包罩、术中佩戴铅围脖、眼镜等。

## 第三节　术后质量管控

肺癌粒子植入术后行 CT 扫描,以 DICOM 格式将图像输入 TPS。确定相应治疗层面粒子数目、剂量分布,并导出 DVH 图及其参数,进行剂量评估。

## 第四节　CT 引导下粒子植入的方法和质量评价

总结国内 15 年 CT 引导下粒子植入术的经验,认真审视各种粒子植入的方式方法,加以梳理归纳。可以把各种粒子植入术式及粒子植入手术的质量评价概括总结,用"5411"一组数字来概括表述。

### 一、"5"即粒子植入的 5 种术式类型

1. 魔方型　等距离空间分布,即所谓"巴黎原则",见于 CT 引导模板辅助下等距离均匀植入治疗肺癌等肿瘤(图 3-18-1)。天津医科大学第二医院自 2002~2011 年,一直采用这一方式治疗肺癌及全身肿瘤。

这种植入方式的优点是粒子空间分布均匀,无剂量冷区,PD、MPD、均可满足。缺点是中心剂量超高,V200 大于 50%,会产生中、远期放射性损伤及并发症。

2. 马鞍型　外周密、中间稀、避开尿道,形似"马鞍",可称其为"马鞍模型"(图 3-18-2)。见于前列腺癌的粒子植入,是标准的粒子排布及剂量学分布方式。

3. 包壳型　粒子空间排布呈"外周密、中间稀、非等距离分布",形似"包壳",可称其为"包壳模型"。即改良为"外周密,中间稀"的植入原则(图 3-18-3)。这种植入方式是 2011 年后,经过粒子植入的术中剂量优化所建立起来的肿瘤植入模式,见于 CT 引导辅助模板下标准化肺癌治疗。

这种粒子植入方式使粒子在瘤体内的空间位置接近前列腺癌的标准化粒子排布。适用于 CT 引导辅助模板下肺癌及体部肿瘤粒子植入。

4. 霰弹型　这种粒子植入方式是目前我国大多数从业人员所习惯使用的,一直沿用的 CT 引导徒手(free hand)单针穿刺方法,一针针将累加的粒子植入手术。植入针多由一个皮肤穿刺点、反复调整进针方向植入粒子(图 3-18-4),造成粒子分布呈现"中间密,外周稀",空间分布不合理。瘤体中心剂量过高,周边剂量偏低,外围有冷区。犹如霰弹枪所发射的一团铁砂击中肿瘤一样,可称其为"霰弹型"。目前,这种植入方法约占 70%。

这种植入方式仅有极少数技术娴熟、经验丰富、长期从事粒子植入的专家能够完成,有可能达到剂量学要求。而大部分从业者的粒子植入无法满足剂量学要求!

这种手术操作的最大优点是操作方法简单、易学,省时、省事、省力气,而且并不需要其他设备,只要有"一把枪、一根针、一罐粒子",随时随地就可以进行粒子植入。

缺点是粒子排布疏密不均,剂量区高低互现,PD、MPD、均无法满足,无法进行剂量学评估。更重要的是这种技术操作无法复制,没有同质性,无法做到标准化、规范化,不能进行大范围、统一培训。所做的病例无法进行科学统计和研究。更为严重的是这种植入结果可导致肿瘤复发及放射性损伤。

5. 随心所欲型　这种操作方法见于有穿刺经验,没有经过放射性粒子知识的系统培训,缺乏植入常识,胆大而心不细,冒险蛮干、无知无畏者。

用这种方法植入粒子,其空间分布杂乱无章,"冷区、热区"互现,粒子分布毫无规律,更无剂量学可言,可称其为"随心所欲型"(图 3-18-5)。

这是当前粒子植入队伍中的一股逆流,是在利益驱使下的盲动,具有很强的破坏性,对工作、对患者危害很大,必须采取措施加以制止,如任其泛滥,则有"千里之堤,溃于蚁穴"之灾。虽取消"三类技术审批程序",但"负面清单"足以叫停这项技术。

## 二、粒子植入的 4 种模式

在总结 5 种植入方法基础上,将前列腺和肺癌两种植入方法基本相同的粒子植入术式合并为一,则 5 种粒子植入术式就变成 4 种植入模式。

## 三、粒子植入质量控制的 1 张片子

粒子植入术后即刻扫描 CT 片,将这张 CT 片以 DICOM 格式输入 TPS 中,进行术后剂量评估,导出 DVH 图及各项参数,验证粒子植入术后剂量分布,判定粒子植入术的质量。这种评估一定要在第三方监督之下完成,以确保病历资料的真实性、科学性。

## 四、粒子植入质量控制的一把尺子

所谓一把尺子指的是我们总结的"线段理论"。即将 DVH 图中的 $D_{90}$、$V_{90}$ 相交点标定为 A 点,将 $D_{50}$、$V_{200}$ 相交点标定为 B 点,连接 AB 两点,即形成线段 AB(图 3-18-6)。用线段 AB 作为判断 4 种粒子植入模式的质量标准。

判断的方法是将 A、B、C、D 四种 DVH 图形同时引入有 AB 线段的同一坐标图中,观察每一条 DVH 线条轨迹与线段 AB 之间的位置关系,判断粒子植入术的质量(图 3-18-7,图 3-18-1~图 3-18-7 见文末彩图)。

由图可见绿色曲线 a 轨迹高于线段 AB,高居其之上。说明粒子在瘤体的分布为外周密,中间密。剂量评估结果是周边剂量满意,中心剂量超过。肿瘤可被杀灭,但可能有中晚期放射性损伤。

红色曲线 b 轨迹由高到低与线段 AB 交叉,称为正相交,是标准的轨迹,疗效满意。

黄色曲线 c 轨迹由低到高与线段 AB 交叉,称为负相交,说明粒子在瘤体的分布为外周稀,中间密。周边剂量偏低,中心剂量偏高,肿瘤容易复发,也可能产生中远期放射性损伤。

蓝色曲线 d 轨迹严重左移,远离线段 AB,肿瘤靶区受量仅为危险器官的接受量,粒子植入无效。

应用"AB 线段"理论,可作为衡量粒子植入的质量控制的标尺,同时可预判粒子植入的治疗效果。

当前,我国开展肺癌放射性粒子植入的医疗单位越来越多,但技术水平参差不齐。在此阶段,对放射性粒子技术开展的质量管控问题显得尤为重要。可以说,对质量管控的认识和执行,关乎此项技术的存亡和发展。质量管控必须包括从业人员、设备、技术流程等方面乃至全过程,必须严格执行治疗规范。从每个环节入手,建立完整的质量管理体系,才能获得良好的临床疗效以及开展高循证医学证据的临床研究。

(柴树德　霍　彬)

# 第十九章

## 放射性粒子植入治疗支气管肺癌

### 第一节　概况与现状

#### 一、国内外概况

从 20 世纪 70 年代末开始，放射性粒子植入治疗肺癌开始在国外应用，主要是针对 I～II 期肺癌手术楔形切除、亚肺叶切除后切缘种植，以减少局部复发率。CT 引导下经皮穿刺种植曾有个别学者做过尝试，用于无法接受手术切除的 I～II 期肺癌患者，也取得了理想的局部控制效果。与放射性粒子植入治疗前列腺癌相比，无论是基础研究还是方法学、剂量学研究，或是医疗设备、器械研发等诸多领域都相差甚远。

21 世纪初，放射性粒子植入治疗肿瘤的技术进入国内，标准化的粒子植入治疗前列腺癌手术迅速开展。但放射性粒子植入治疗肺癌，特别是 CT 引导下经皮穿刺种植，无论是基础研究、植入方法学，还是剂量学研究，都无经验可借鉴。因此，自 2001～2005 年，国内学者对适应证、手术操作方法、剂量学、疗效等进行了科学探索，发表了相关论文 55 篇。王俊杰等撰写了《放射性粒子近距离治疗肿瘤》，柴树德、郑广钧等撰写了《放射性粒子植入治疗胸部肿瘤》专著，对标准化、规范化粒子植入治疗肺癌的开展起到了重要作用。

2005 年以后，放射性粒子植入治疗肿瘤手术迅速普及，领域不断拓宽，学术水平不断提高，多篇文章被中华医学会系列杂志和 SCI 收录。粒子植入肺癌治疗的文献激增到 600 多篇，一些学者也开始了基础学研究，张红志、王俊杰、张福君、郑广钧等对剂量学、手术操作方法、疗效、并发症观察和处理都做了不同程度的研究。例如，肺癌粒子植入 PD 经过了一个逐步探索和不断增加的过程。自 2002 年开始，在我国著名放射肿瘤专家申文江教授的指导下，天津医科大学第二医院开始应用 PD 为 80Gy，靶区得到平均辐射量 150～526Gy，mPD 为 84.6Gy，$D_{90}$ 为 92.4Gy，肿瘤短期局控率高达 95% 左右。长期随访的结果显示，有少数患者产生局部复发，说明肿瘤外周亚临床病灶未得到有效控制。自 2007 年开始，将 PD 提高到 90～110Gy，短期局控率提高，2 年后复发率降低。部分患者术后 2 年随访可见肿瘤周围 1cm 处有放射性损伤影，穿刺活检证实为局部肺组织纤维化改变，2012～2016 年又将 PD 提高到 120～160Gy。

放射性粒子植入治疗前列腺癌得以迅速开展，是借助于相关的成套成熟设备，包括 TPS、植入模板和步进校准系统、植入器械等，使临床操作达到了规范化和标准化。把这些设备照搬用于肺癌的治疗并不适宜。周付根、柴树德、姜杉等通过多年努力，研发了具有我国独立自主知识产权，适用肺癌及体部肿瘤粒子植入治疗的 TPS、植入模板和校准系统、植入器械等设备，促进了国内粒子植入治疗肺癌及全身实体瘤逐步走向规范化和标准化道路。

#### 二、现状

对于医疗原因不能手术切除的早期非小细胞肺癌（NSCLC）或晚期不能手术的 NSCLC，采用 CT 引导模板辅助、经皮穿刺放射性粒子植入治疗取得了令人振奋和鼓舞的成绩。粒子植入规范化要求放射性粒子植入治疗肺癌的标准化应该具备下列条件：①病例选择适当；②术前确定 PD；③确定粒子活度；④应用 TPS 制订术前计划，包括粒子总数、预设植入通道、DVH 曲线、最大与最小照射剂量、平均照射剂量、$D_{90}$、$D_{100}$、$V_{90}$、$V_{100}$、$V_{150}$、$V_{200}$、CI、EI、HI 等客观评估数据；⑤使用植入模板；⑥遵循"外周密、中间稀、非等距离"植入原则；⑦术后进行剂量评估。

从 2012 年前发表的 200 多篇国内文献中可见，有剂量学记载的仅占 1/4，与放射性粒子植入治疗肿瘤临床规范要求相距甚远。与此同时，每年都有不少不同专业的医疗人员涉足这一专业领域，加之肺癌病理、部位的多样性，以及胸廓、纵隔、食管、心脏大血管、肺本身受呼吸的影响，并发症如气胸、咯血、心律失常等因素，使 CT 引导经皮穿刺放射性粒子植入治疗肺癌较其他部位肿瘤的粒子植入更为复杂，这就需要建立肺癌多中心协作组进行大样本研究，同时建立肺癌放射性粒子培训基地和举办国家级继续教育培训班，进行规范化、标准化操作培训，不断提高专业理论水平并统一实际操作方法。

放射性粒子植入治疗肺癌开展已 15 年，基础研究和临床研究已取得初步成效。为使这一创新工作科学、扎实开展，需要进行国内外多中心临床、大样本研究，对粒子植入治疗 NSCLC 得出一个较为可观的、合理的、科学的结论，进一步确定放射性粒子治疗在 NSCLC 治疗中的地位和作用，是今后 5～10 年内的努力方向。

# 第二节 肺癌 TNM 分期

## 一、原发肿瘤（T）

TX：原发肿瘤不能评估，或痰、支气管冲洗液找到癌细胞，但影像学或支气管镜没有可见的肿瘤。

T0：没有原发肿瘤的证据。

Tis：原位癌。

T1：肿瘤最大径≤3cm，周围被肺或脏层胸膜所包绕，支气管镜下肿瘤侵犯没有超出叶支气管（即没有累及主支气管）。

T1a：肿瘤最大径≤2cm。

T1b：肿瘤最大径>2cm 且≤3cm。

T2：肿瘤大小或范围符合以下任何一项：肿瘤最大径>3cm，但不超过 7cm；累及主支气管，但距隆突≥2cm；累及脏层胸膜；扩展到肺门的肺不张或阻塞性肺炎，但不累及全肺。

T2a：肿瘤最大径≤5cm，且符合以下任何一点：肿瘤最大径>3cm；累及主支气管，但距隆突≥2cm；累及脏层胸膜；扩展到肺门的肺不张或阻塞性肺炎，但不累及全肺。

T2b：肿瘤最大径>5cm 且≤7cm。

T3：任何大小的肿瘤已直接侵犯了下述结构之一者：胸壁（包括肺上沟瘤）、膈肌、纵隔胸膜、心包；或肿瘤位于距隆突 2cm 以内的主支气管，但尚未累及隆突；或全肺的肺不张或阻塞性肺炎。肿瘤最大径>7cm；与原发灶同叶的单个或多个的卫星灶。

T4：任何大小的肿瘤已直接侵犯了下述结构之一者：纵隔、心脏、大血管、气管、食管、喉返神经、椎体、隆突；或与原发灶不同叶的单发或多发病灶。

## 二、区域淋巴结（N）

NX：区域淋巴结不能评估。

N0：无区域淋巴结转移。

N1：转移至同侧支气管旁淋巴结和（或）同侧肺门淋巴结，和肺内淋巴结，包括原发肿瘤直接侵犯。

N2：转移至同侧纵隔和（或）隆突下淋巴结。

N3：转移至对侧纵隔、对侧肺门淋巴结、同侧或对侧斜角肌或锁骨上淋巴结。

## 三、远处转移（M）

MX：远处转移不能评估。

M0：无远处转移。

M1：有远处转移。

M1a：胸膜播散（包括恶性胸膜积液、恶性心包积液、胸膜转移结节）；对侧肺叶的转移性结节。

M1b：胸腔外远处转移。

补充说明：大部分肺癌患者的胸腔积液（或心包积液）是由肿瘤所引起的。但如果胸腔积液（或心包积液）的多次细胞学检查未能找到癌细胞，胸腔积液（或心包积液）又是非血性或非渗出性的，临床判断该胸腔积液（或心包积液）与肿瘤无关，这种类型的胸腔积液（或心包积液）不影响分期。

## 四、肺癌 TNM 分期

肺癌 TNM 分期见表3-19-1。

表 3-19-1　肺癌 TNM 分期

| 肺癌 TNM 分期（IASLC 2009） ||
| --- | --- |
| 分期 | TNM |
| 隐匿癌 | Tx, N0, M0 |
| 0 | Tis, N0, M0 |
| Ⅰ A | T1a, b, N0, M0 |
| Ⅰ B | T2a, N0, M0 |
| Ⅱ A | T1~2a, N1, M0 |
| | T2b, N0, M0 |
| Ⅱ B | T2b, N1, M0 |
| | T3, N0, M0 |
| Ⅲ A | T1~2, N2, M0 |
| | T3, N1~2, M0 |
| | T4, N0~1, M0 |
| Ⅲ B | T4, N2, M0 |
| | 任何 T, N3, M0 |
| Ⅳ | 任何 T, 任何 N, M1a, b |

# 第三节　支气管肺癌的诊断

肺癌发生隐匿，早期并无特殊临床表现，多数患者往往在健康体检时发现。若有明显症状出现时，病变多为晚期。根据统计，大约有80%的肺癌患者就诊时已属晚期。诊断着重有以下几个方面：

1. 病史　患者男性多于女性，40岁以后多发，多有吸烟史。

2. 症状　发热、胸疼、咳嗽、咯血或痰中带血。肿瘤生长于大气管或支气管腔内时，咳嗽常为刺激性干咳或痰中带血，并发阻塞性肺炎时，可有高热、胸疼甚至咳脓性痰。侵犯喉返神经时可致声音嘶哑。

3. 查体　多数患者无明显阳性体征，伴有阻塞性肺不张时，患侧听诊时呼吸音减弱或为管型呼吸音。当有胸腔积液时，患侧叩诊浊音。发生淋巴结转移时，锁骨上、腋下淋巴结肿大。阻塞或压迫上腔静脉时，出现上腔静脉综合征，表现为上胸部浅静脉、颈静脉怒张。

4. 辅助检查　MRI、FFB、CT、PET-CT、SPE-ECT、骨扫描、肿瘤标志物等。

5. 细胞病理学检　痰检、刷检、FFB下肿瘤咬检、肿物穿刺活检等。

6. 筛查 随着健康意识的增强,体检时应用低剂量 CT(LDCT)筛查,可发现早期病变,如肺小微结节、毛玻璃样变等改变,经活检证实诊断。

## 第四节 肺癌治疗原则

### 一、肺癌的综合治疗原则

根据美国 NCCN 指南及中国原发性肺癌诊疗规范,肺癌应当采取综合治疗的原则,即:根据患者的机体状况,肿瘤的细胞学、病理学类型,侵及范围(临床分期)和发展趋向,采取多学科综合治疗(MDT)模式,有计划、合理地应用手术、化疗、放疗等治疗手段,以达到根治或最大程度控制肿瘤,提高治愈率,改善患者的生活质量,延长患者生存期的目的。目前肺癌的治疗仍以手术治疗、放射治疗和药物治疗为主。

### 二、肺癌的放射性粒子治疗原则

放射性粒子植入治疗肺癌技术是我国学者自 21 世纪初逐步开展的,经过十几年艰苦探索与创造性的努力,逐步形成了 CT 引导经皮穿刺放射性粒子植入治疗肺癌原则和规范的共识。

1. Ⅰ期、Ⅱ期、Ⅲa 肺癌患者在选择手术治疗、外放疗 + 化疗 + 靶向治疗的同时,经患者同意并签署知情同意书后可进行粒子植入治疗。

2. Ⅲb、Ⅳ期无法手术切除的肺癌患者在选择外放疗 + 化疗 + 靶向治疗同时,可行粒子植入。特别是当患者全身情况差或合并心、肺、脑等疾病不能或不愿接受放、化疗治疗,以及放、化疗治疗失败者可进行粒子植入治疗。

3. 纵隔淋巴结转移灶可谨慎实行粒子植入治疗,但是,当穿刺路径受限使靶区接受的放射剂量达不到处方剂量时,可在粒子植入后加外放疗补充剂量。

4. 无法手术切除或放化疗等一线治疗失败的非原发性肺肿瘤患者可行粒子植入治疗。

5. 接受粒子治疗的患者,其预计生存时间应在 6 个月以上,肿瘤最长径≤7cm,可行粒子植入治疗。

6. 实施粒子植入术者应在术前与肿瘤外科、内科、医学影像科、核医学科、放射物理室等相关科室共同讨论治疗方案(MDT),内容包括伦理学、剂量学、方法学、适应证、并发症等。

规范路径主要包括包括:①制订 PD,确定粒子活度;②术前应用 TPS 制订术前计划,规划粒子植入通道,计算所需粒子数等多项参数;③ CT 影像引导技术;④ CT 机连床及真空成形袋体位固定技术;⑤植入模板及支架固定,实时倾角显示穿刺技术;⑥术中肋骨钻孔技术;⑦采用术中 TPS 剂量优化,使粒子空间排布符合外周密集,中间稀疏,非等距离分布原则;⑧术中气胸连续负压抽气技术;⑨术后即刻质量验证技术。通过上述技术发明的使用,初步实现了粒子植入的标准化、规范化流程,提高了粒子在瘤体中的合理空间排布,可预判粒子植入后的疗效。

## 第五节 肺癌放射性粒子治疗适应证和禁忌证

### 一、适应证

1. 非小细胞肺癌 ①非手术适应证患者;②不能耐受手术和放化疗的患者;③拒绝手术和放化疗的患者;④手术后复发不能再次手术的患者;⑤放、化疗失败的患者;⑥无全身广泛转移的患者;⑦卡氏评分(karnofsky performance status,KPS)>60 分,预期存活 >6 个月;⑧肿瘤直径≤7cm。

2. 对放、化疗不敏感或放、化疗后复发的小细胞肺癌可试用。

3. 肺转移瘤 ①单侧肺病灶数目≤3 个。②如为双侧病灶,每侧肺病灶数目≤3 个,应分侧、分次治疗。

## 二、禁忌证

1. 恶病质。

2. 不能耐受经皮穿刺手术。

3. 严重心肺功能不全。

4. 重度上腔静脉综合征及广泛侧支循环形成。

## 三、相对禁忌证

当肿瘤直径≥7cm 时，应征得患者同意并签署同意书。

# 第六节　肺癌放射性粒子植入的术前检查和准备

## 一、术前检查

1. 病史　重点询问心、脑血管病史及了解已接受的治疗情况。

2. 查体　重点评价 KPS 评分，应≥60 分。

3. 化验　血常规、出凝血时间、肝肾功能、电解质、血糖。肿瘤学检查包括癌胚抗原（CEA）、糖类抗原 CA125、糖类抗原 CA153、铁蛋白、鳞状细胞癌 SCC、神经元特异性烯醇化酶 NSE、角蛋白 19 片段、Cyfra21-1、糖类抗原 CA72-4。

4. CT　必要时做强化检查。

5. FFB　中心型肺癌及伴气道梗阻者。

6. MRI　中心型肺癌合并肺不张，CT 不能明确肿瘤靶区者。

7. SPET-CT 及 PET-CT　CT 和 MRI 不能明确肿瘤靶区者。

8. ECT 骨扫描　可疑骨转移者。

9. 心电图或彩超　常规心电图检查，如异常行超声心动检查。

10. B 超　常规颈部、腹部检查。

11. 组织病理学检查　包括组织活检、FFB 刷取细胞或胸腔积液、痰检。

## 二、术前准备

### （一）患者准备

1. 改善全身状况如营养、水电平衡，改善心肺功能。有炎症者需控制感染。

2. 粒子植入术前需要进行体位及呼吸训练。

3. 根据粒子植入方式不同决定术前禁食水的时间。

4. 术前排空大小便。

5. 留置输液针。

6. 粒子植入区域备皮。

7. 给予相应的药物，如地西泮、阿托品、可待因等。

8. 签署粒子植入治疗知情同意书。

### （二）医务人员准备

1. 确定靶区、手术体位和进针路径及使用模板种类。

2. 制订术前计划，PD 110～160Gy、粒子活度 $2.22 \times 10^7 \sim 2.96 \times 10^7$ Bq（0.6～0.8mci），计算所需粒子数。

3. 订购粒子，数量在计算所需粒子数上增加 10%。

4. 粒子装入弹夹消毒，植入器械清洗、打包、消毒。

5．药品、植入设备、监护仪器、氧气、气胸抽气及胸腔闭式引流装置、抢救器材的准备。

# 第七节　CT引导下肺癌放射性粒子植入规范化操作流程

此部分内容请详见第二十章。

# 第八节　周围型肺癌放射性粒子植入治疗

生长于肺叶周边小支气管黏膜上皮，早期呈节样生长，生长速度较中心型慢，相对中心型肺癌而言，周围壁约占30%，放射线检查可较早发现，90%早期无症状。病理分类其中51%为未分化型，36%为鳞癌，12%为腺癌。

## 一、治疗流程

1．首先取得组织学证据。

2．选择 $^{125}$I 粒子活度　通常选用国产粒子，半衰期60.2天，活度为 $2.22 \times 10^7 \sim 3.0 \times 10^7 Bq$（0.6～0.8mci），γ射线能量27～35Kev。

3．选择 PD　120～160Gy。

4．选择模板。

5．制订治疗计划　将 CT 采集到的肿瘤靶区图像、粒子活度、PD 输入 TPS，模拟粒子进针方向及通道，计算出所需粒子颗数，导出 DVH 图，计算出肿瘤靶区最大照射剂量、平均剂量及 $D_{90}$、$D_{100}$、$V_{90}$、$V_{100}$、$V_{150}$、$V_{200}$、CI、HI、EI 等参数。

6．与家属签署手术知情同意书。

7．订购粒子，要求订购粒子数比计划数多出10%。使用前抽检其中10%粒子，活度约 $2.59Bq \times 10Bq^7$（0.7mci）。

8．患者术前准备。

9．按粒子植入标准化操作流程植入粒子。

10．TPS术后剂量评估。

## 二、周围型肺癌粒子植入时几种特殊情况的处理

1．小肿瘤紧贴肋骨下粒子植入　解决紧贴肋骨下直径1cm左右的小肿瘤，要分别作呼气相和吸气相肿瘤 CT 扫描，观察肿瘤随呼吸时位置移动，是否在某一时相内居于肋间隙当中。①穿刺时利用这一位移，将穿刺针在进入胸腔肺组织前，令患者呼气或吸气末屏气，快速进针达预测之深度，即能一针刺中肿瘤。此时加之模板固定，刺中之肿瘤便停留在肋间隙中不再随呼吸移动，然后再在其上、下、左、右布针，直至满意后，再植入粒子（图3-19-1、图3-19-2）。②也可以适当调整 CT 机及模板 X 轴倾角，经肋间隙斜行进针，刺入瘤体植入粒子。③使用专用肋骨骨钻，用定位细针先行肿瘤定位、扫描，然后经定位点以穿刺针代替骨钻钻穿肋骨，刺中肿瘤，视肿瘤大小，多针穿刺、钻孔、植入粒子。

2．受肋骨遮挡距胸壁有一定距离的肺内小肿瘤　这些位置的肿瘤穿刺时，先测量模板至肿瘤上缘直线距离，然后，另做一斜线至肿瘤下缘，测量由此两线形成之夹角，即为模板上的 X 轴倾角。在操作时，调整 X 轴倾角，模板即向前或后倾斜至预定角度，固定 X 轴旋钮，将穿刺针经由肋间倾斜刺入瘤体上或下缘，刺中后，继续在肿瘤左右和下上方多根布针，刺中肿瘤，植入粒子（图3-19-3、图3-19-4）。

3．肿瘤移位时粒子植入　发生这种情况是因为穿刺针导致肺漏气而致气胸，发生肿瘤移位。尤其是老年人，肺的质量差或有肺大泡存在，若漏气过快可发生肿瘤明显移位，无法精确穿刺中瘤体。解决方法：及时使用负压引流装置，连续抽吸将气体快速抽出，使肿瘤归回原位，继续完成植入手术（图3-19-5、图3-19-6）。

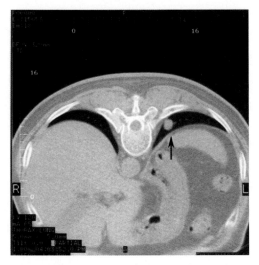

图 3-19-1 小肿瘤紧贴肋骨下

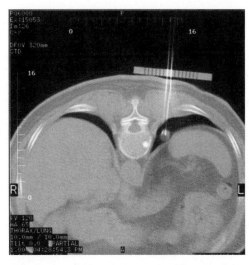

图 3-19-2 穿刺时利用呼吸肺位移至肋间隙时屏气进针

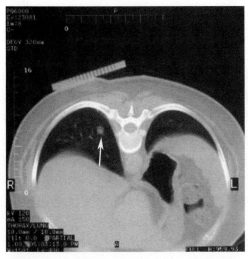

图 3-19-3 受肋骨遮挡离胸壁有一定距离的小肿瘤

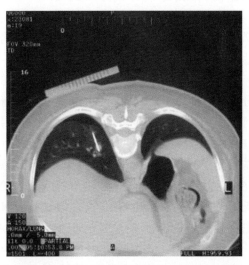

图 3-19-4 穿刺针由肋间倾斜刺入瘤体上缘

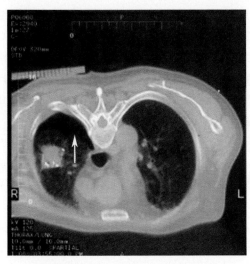

图 3-19-5 穿刺导致气胸,肿瘤移位

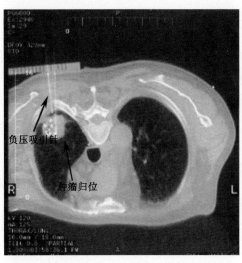

图 3-19-6 使用负压引流装置,将气体快速抽出,肿瘤归位后完成植入

### 三、周围型肺癌放射性粒子植入治疗效果

1. 早期周围型肺癌　当病变位于周边，边缘清晰，直径在 3cm 以下，肺门及纵隔淋巴结无肿大，属早期周围型肺癌。当患者心肺功能差或有全身严重疾病，不能耐受开胸手术时，可选择粒子植入。Rafael 对 7 位平均年龄 80 岁（75～92 岁）不宜外科手术治疗的早期（$T_1N_0M_0$）的 NSCLC 患者采用 CT 引导下经皮 $^{103}$Pd 或者 $^{125}$I 植入治疗。患者的肿瘤中位直径为 1.4cm（0.7～3.0cm），体积为 11.5cm$^3$。CTV（GTV+0.5cm）的中位剂量是 $^{103}$Pd 为 128Gy 和 $^{125}$I 为 144Gy，GTV 的中位剂量是 $^{103}$Pd 为 187Gy 和 $^{125}$I 为 217Gy。其中，2 位患者并发气胸和血气胸，应用胸腔引流处理。1 位患者在治疗 3 个月后并发局灶性肺炎。中位随访期为 13 个月（4.6～41.0 个月），没有局部性失败病例。

天津医科大学第二医院从 2002 年 12 月～2006 年 12 月，CT 引导下行经皮穿刺种植放射性 $^{125}$I 粒子治疗了病理证实为早期 NSCLC（$T_1$-$T_2$）的患者 18 例，PD 110Gy，粒子活度 0.7mCi（$2.59 \times 10^7$Bq），瘤体接受的平均照射剂量为（$145.7 \pm 5.3$）Gy，$D_{90}$（$113 \pm 3.7$）Gy。术后 6 个月胸部 CT 显示 CR（7 例）38.9%，PR（9 例）50.0%，SD（2 例）11.1%，PD（0 例）0%，有效率（CR+PR）为 92.9%（16 例），1 年局控率为 92%。1 年累计生存率为 94.4%，2 年为 72.2%，3 年为 66.7%，5 年为 27.8%，7 年为 5.6%。中位生存期 39 个月，失访 1 例，失访率 5.6%。

CT 引导下行经皮穿刺种植放射性 $^{125}$I 粒子治疗早期周围型肺癌，应用 PD 110Gy 未见放射性肺炎等严重并发症。近年来，经剂量爬坡实验，将早期肺癌 PD 提高到 160Gy 未见严重不良反应，肿瘤预期可达到根治效果。

2. 局部晚期周围型肺癌　局部晚期 NSCLC，文献上尚无统一明确的定义，通常是指绝大部分临床分期为Ⅲ期患者。局部晚期 NSCLC 存在着不同预后亚群，其中最主要亚群见于不同 $N_2$ 状态水平，其可划分成四种预后显著不同的亚型。Ⅲa1 指术前和术中未发现而术后病理确诊有 $N_2$ 淋巴结转移；Ⅲa2 指术中发现 $N_2$ 单组淋巴结转移；Ⅲa3 指术前分期检查 $N_2$ 淋巴结有单组或多组转移，但转移的淋巴结无固定；Ⅲa4 指 $N_2$ 呈大块状或多组转移表现，转移的淋巴结固定。治疗这几组患者的困难，在于如何同时处理转移的淋巴结，由于 $N_2$ 淋巴结的部位十分复杂，与纵隔危险器官关系密切，穿刺针常常缺乏理想的通道，很难将粒子合理地排布于 $N_2$ 中，从而造成照射剂量不足。同时，补充外照射也很难给出合适的剂量，从而使得这一问题变得难以处理。

孔江明等报道 CT 引导下经皮穿刺行放射性 $^{125}$I 粒子植入治疗局部晚期周围型肺癌 35 例，6 个月有效率为 89%。天津医科大学第二医院选择自 2003 年 1 月～2007 年 12 月间，不能接受手术切除的局部晚期周围型 NSCC 患者 42 例。在 CT 引导下经皮穿刺行放射性 $^{125}$I 粒子植入，其中男 25 例，女 17 例，中位年龄（$77 \pm 4.2$）岁（66～89 岁）。肺癌 26 例，鳞癌 16 例，肿瘤平均直径（$3.8 \pm 1.6$）cm（2～7cm）。直接侵犯肋骨 4 例，癌性胸腔积液 14 例，合并肝移植 2 例，脑转移 7 例（已伽玛刀治疗），锁骨上淋巴结转移 11 例，同期行 B 超下粒子植入。PD 90Gy，平均植入 35 颗粒子，靶区平均照射剂量（$175 \pm 8.4$）Gy，中位剂量 175Gy，$D_{90}$ 为（$92.2 \pm 1.4$）Gy。6 个月后复查 CT 结果：CR 28.6%（12 例），PR 64.3%（27 例），SD 4.7%（2 例），PD 2.4%（1 例）。有效率为 92.9%（39 例）。未出现肺栓塞和放射性肺炎。4 例肋骨侵犯者疼痛消失；2 例粒子术后 10 个月和 12 个月因肝多发转移和脑多发转移癌死亡。中位生存期 20 个月。1 年累计生存率 81.0%；2 年累计生存率 33.3%；5 年累计生存率 4.7%。

### 四、典型病例

66 岁女性患者，CT 显示周围型肺癌，组织病理学为腺癌。2003 年植入粒子，到 2011 年 5 月生存 7 年（图 3-19-7～图 3-19-17）。

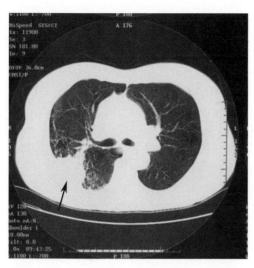

图 3-19-7　术前胸部 CT 显示右肺占位性病变,临床诊断右周围型肺癌(腺癌)

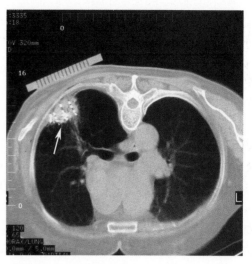

图 3-19-8　2003 年 6 月,CT 引导下粒子植入

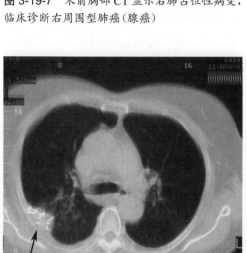

图 3-19-9　2003 年 11 月术后近半年,胸部 CT 显示肿瘤 PR

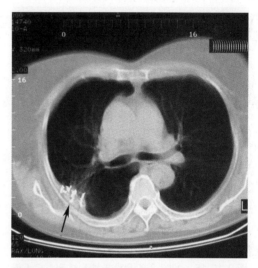

图 3-19-10　2004 年 6 月术后 1 年,胸部 CT 显示肿瘤 CR

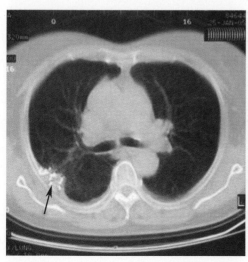

图 3-19-11　2005 年 1 月术后 1 年半,胸部 CT 显示肿瘤 CR,同时行局部切除,瘤床粒子植入术

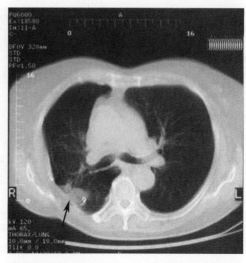

图 3-19-12　2006 年 12 月,瘤床植入粒子术后 2 年,复查胸部 CT 显示瘤床无变化

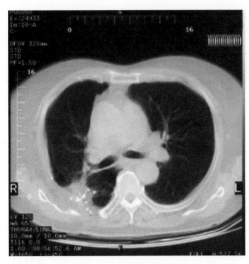

图 3-19-13 2007 年 5 月瘤床植入粒子术后 2 年半，复查胸部 CT 显示瘤床无变化

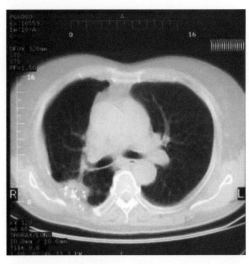

图 3-19-14 2008 年 5 月瘤床植入粒子术后 3 年半，复查胸部 CT 显示瘤床无变化

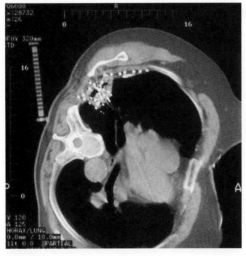

图 3-19-15 2009 年 4 月瘤床植入粒子术后 4 年半，复查胸部 CT 显示胸壁转移，给予胸壁和瘤床同时植入粒子

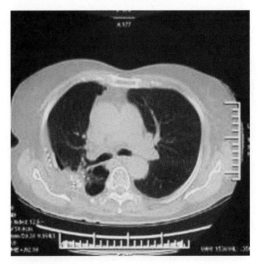

图 3-19-16 2010 年 4 月瘤床植入粒子术后 5 年，3 个月复查胸部 CT 显示胸壁转移灶和瘤床无变化

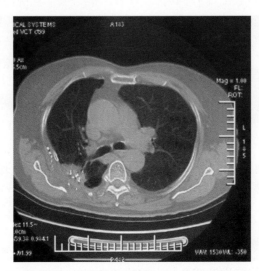

图 3-19-17 2011 年 1 月瘤床植入粒子术后 6 年，复查胸部 CT 显示胸壁转移灶和瘤床无变化

# 第九节　中心型肺癌放射性粒子植入治疗

中心型肺癌是指相对于肿瘤位于肺组织边缘的周围型肺癌而言,肿瘤位于肺门部中心位置,肺癌发生于肺段和亚肺段支气管开口,其次为主支气管。肿瘤一部分在主支气管腔内生长,一部分在支气管壁或穿过气管壁,在肺间质内沿淋巴间隙生长。中心型肺癌较周围型多见,为75%～85%,其中约65%为未分化癌,30%为鳞癌。

## 一、治疗流程

1. 首先取得组织学证据。

2. 选择 $^{125}I$ 粒子活度　通常选用国产粒子,半衰期60.2天,活度为 $2.22 \times 10^7 \sim 2.96 \times 10^7 Bq$（0.6～0.8mci）,γ射线能量27～35Kev。

3. 选择PD　120～160Gy。

4. 选择模板。

5. 制订治疗计划　将CT采集到的肿瘤靶区图像（血管强化）、粒子活度、PD输入TPS,模拟粒子进针方向及通道,计算出所需粒子颗数,导出DVH图,计算出肿瘤靶区最大照射剂量、平均剂量及 $D_{90}$、$D_{100}$、$V_{90}$、$V_{100}$、$V_{150}$、$V_{200}$、CI、HI、EI等参数。

6. 与家属签署手术知情同意书。

7. 订购粒子,要求订购粒子数比计划数多出10%。使用前抽检其中10%粒子,活度约 $2.59Bq \times 10Bq^7$（0.7mci）。

8. 患者术前准备。

9. 按粒子植入标准化操作流程植入粒子。

10. TPS术后剂量评估。

## 二、中心型肺癌放射性粒子分区治疗形式

中心型肺癌病变位于肺门部,与肺门及纵隔重要脏器关系密切,有时浸润成团。无论手术、外放疗都存在困难。放射性粒子植入治疗同样存在诸多的难点,如肿瘤生长在不同的部位、治疗方法、患者体位、进针通道应因人而异,因病而异。在临床上没有两个生长完全相同的肿瘤,必须依肿瘤的生长部位特征,制订个性化治疗方案。概括而言,根据肿瘤生长部位不同,分为几种特殊的治疗分区。

1. 锁骨区　该区位于胸腔最上部,肿物位于锁骨下。因锁骨遮挡,穿刺针多不能由前胸入路,只能改为由后胸背穿刺入路。患者宜取俯卧位,肩胛骨外展,选择椎体横突与肩胛骨内侧缘之间,经肋间隙进针。也可使用导航定位架、模板,应用骨钻肋骨钻孔技术,经肋骨进针和肋间进针植入粒子。肿物生长于右上叶尖段紧贴纵隔面的纵隔型肺癌,与右侧纵隔紧密相邻,甚至与上腔静脉、大气管等重要脏器浸润。粒子植入时要特别注意保护上腔静脉、大气管。穿刺入路要避开内乳动、静脉,避免发生血管损伤造成大出血。植入时,先行血管强化,仔细辨明肿瘤与血管之间界限。当肿物位于第一肋间时可采取经前胸部取距胸骨右缘2～3cm斜行进针,以避开内乳动、静脉（图3-19-18～图3-19-23）。

2. 气管分叉区肺癌　生长于气管分叉区的中心型肺癌,与上腔静脉,奇静脉关系密切,肿物开始生长于右主支气管或右上叶支气管及其分叉,向腔内生长时形成菜花样肿物。肿瘤继续生长穿过支气管壁向外可形成包绕支气管和肺血管的肿物,继而压迫气管使其变得狭窄。两者均可造成支气管阻塞而致阻塞性肺炎,肺不张。

粒子植入时,穿刺前先行血管强化造影,辨认上腔静脉、奇静脉、上叶肺动、静脉及其分支。如肿物融合成团时,可能仅辨认出上腔静脉而奇静脉、肺上叶动静脉受挤压变形而无法辨认。术中,患者可取平卧位,右上臂上举,从前胸进针或是与上腔静脉成切线位进针,植入粒子,减少误伤血管的机会（图3-19-24～图3-19-30）。

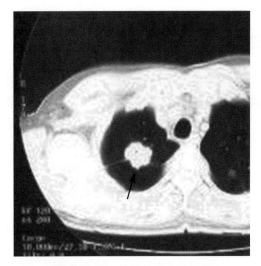

图 3-19-18　肿物位于右肺尖部

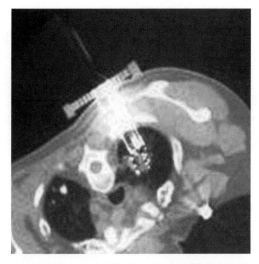

图 3-19-19　后胸背穿刺入路,椎体横突与肩胛骨内侧缘之间,经肋间隙进针

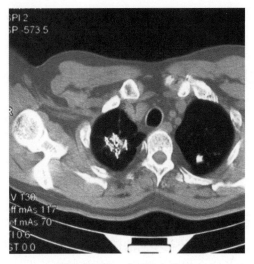

图 3-19-20　术后 6 个月 PR

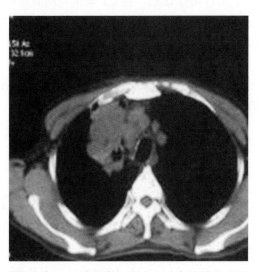

图 3-19-21　肿物生长于右上叶尖端紧贴纵隔面的纵隔型肺癌

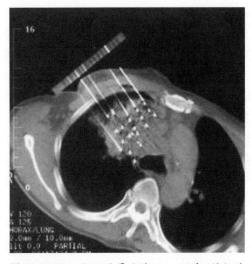

图 3-19-22　取距胸骨右缘 3cm 以外,斜行进针,避开内乳动脉

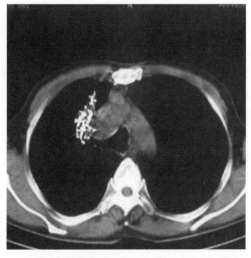

图 3-19-23　术后 6 个月 CR

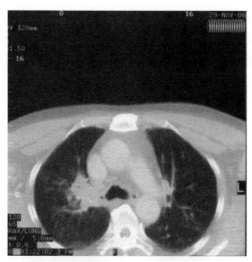

图 3-19-24　穿刺前先行血管强化造影

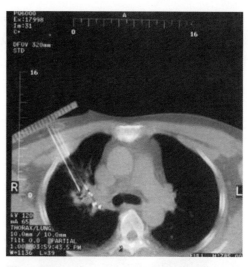

图 3-19-25　病人可取平卧,右上臂上举,从前胸进针

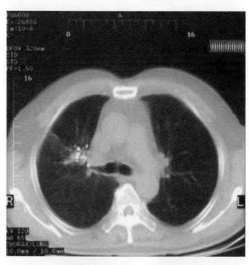

图 3-19-26　术后 6 个月 CR

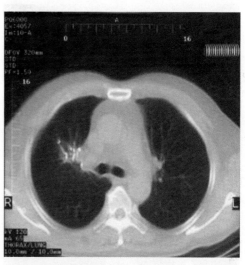

图 3-19-27　术后 26 个月 CR

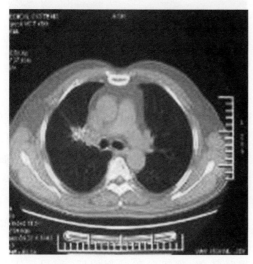

图 3-19-28　术后 46 个月 CR

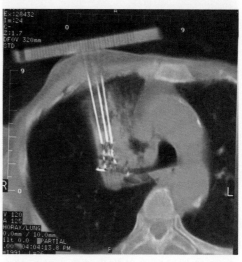

图 3-19-29　病人取平卧,与上腔静脉成切线位进针植入粒子

3. 右肺动脉干区　肿物位于右肺动脉干周围,可与肺动脉干、右上肺动静脉融合成团。继而压迫、侵及右主支气管和(或)上叶支气管、中间段支气管。患者宜取左侧卧位,右上臂上举、屈曲,穿刺要求进针角度、深度准确,勿伤及右肺动脉干及右上肺动、静脉(图3-19-31～图3-19-33)。

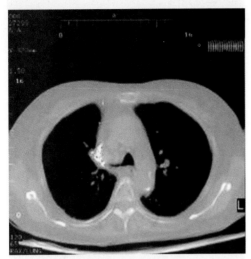

图3-19-30　术后24个月CR

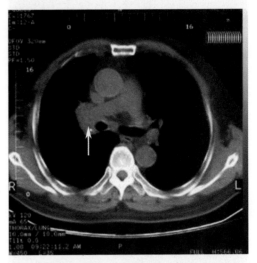

图3-19-31　右肺动脉干区肺癌

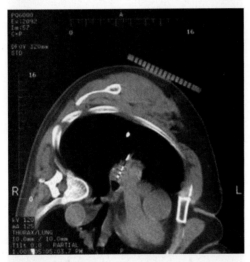

图3-19-32　患者宜取左侧卧位,右上臂上举,屈曲,从侧胸壁进针

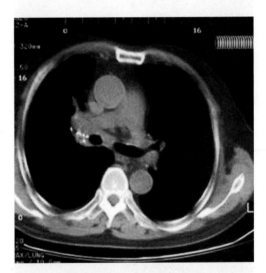

图3-19-33　术后2个月PR

4. 右肺门区　肿物生长于右肺门部,与肺动脉干、上腔静脉、右主支气管浸润成团,可压迫气管。如肿物向腔内生长,CT扫描有气管截断现象。治疗可先行FFB直视下粒子植入,然后以此为指引,再行CT下粒子植入,即所谓粒子“会师术”。粒子植入时,可采取俯卧位,从前胸部进针,也可取左侧卧位,右上臂外展上举,由侧面垂直方向进针(图3-19-34～图3-19-38)。

5. 下肺静脉区　此区包括中叶支气管、下叶及基底段支气管,当肿物与下肺静脉,中、下叶支气管浸润融合而将肺静脉包绕其中成团时,先行血管强化,以避开下肺静脉。患者可取侧卧位,稍向前倾斜(左后斜位),由后背部斜行进针。也可取俯卧位,从胸背部进针(图3-19-39～图3-19-43)。

6. 下腔静脉区　肿物生长于下叶后基底段,与下腔静脉紧邻,经下肢静脉强化后,可显示下腔静脉与肿物的关系。粒子植入时,患者取侧卧位,由背部成倾角进针(图3-19-44～图3-19-46)。

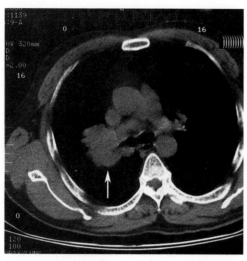

图 3-19-34　肿物生长于右肺门部，与肺动脉干、右主支气管浸润成团

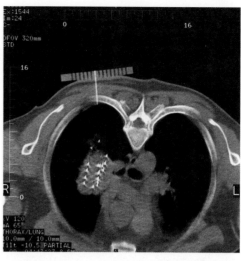

图 3-19-35　可采取俯卧位，从胸背部进针行粒子植入

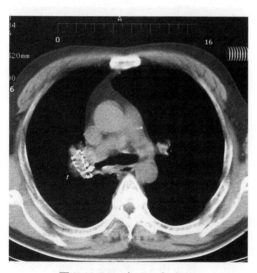

图 3-19-36　术后 2 个月 PR

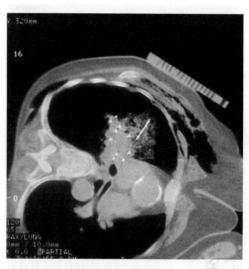

图 3-19-37　肺门肿物也可取左侧卧位，右上臂外展上举，由侧面垂直方向进针

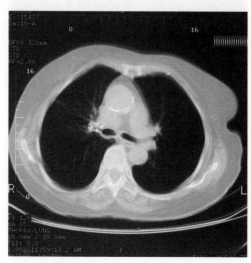

图 3-19-38　术后 1 个月 CR

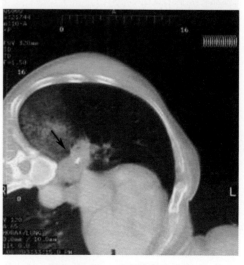

图 3-19-39　下肺静脉区肿瘤

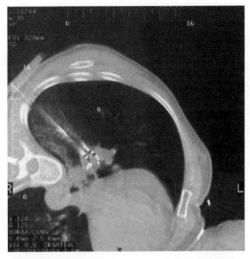

图 3-19-40　患者可取侧卧位或稍向前倾斜,由后背部斜行进针

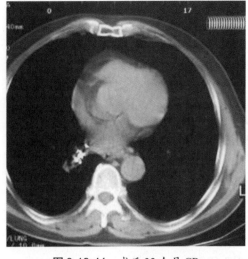

图 3-19-41　术后 32 个月 CR

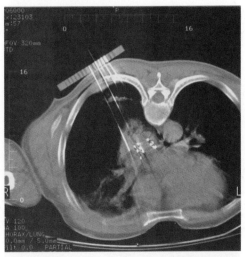

图 3-19-42　也可取俯卧位,从胸背部进针植入粒子

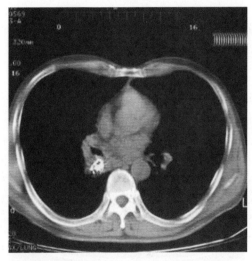

图 3-19-43　术后 6 个月 PR

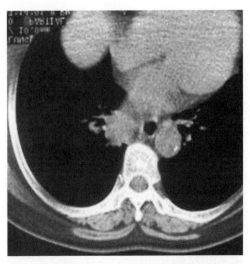

图 3-19-44　下腔静脉区肿瘤

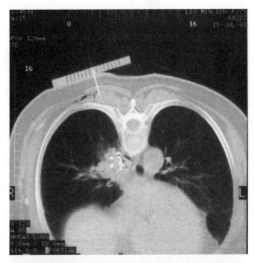

图 3-19-45　取侧卧位,由背部成倾角进针行粒子植入

7. 肋膈角区　此区位于下叶肺边缘,呼吸时肺移动度大,肺底部与隆起的膈肌紧邻,穿刺不慎,容易损伤膈肌,甚至肝脏。粒子植入时,当穿刺针穿过胸壁全层时应稍事停顿,认真测量肿物距胸壁或模板距离。在精确测量长度后,嘱患者平静呼吸再继续进针至测量深度,及时扫描观察针尖位置(图 3-19-47~图 3-19-49)。

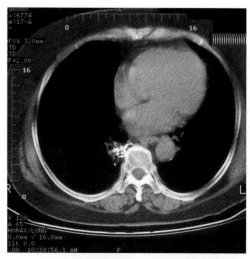

图 3-19-46　术后 3 个月 CR

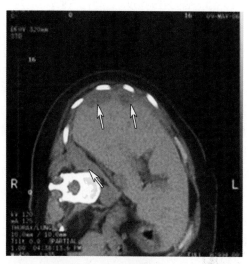

图 3-19-47　肋膈角区肿瘤

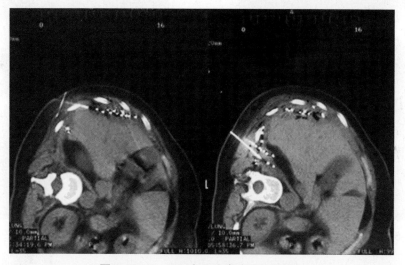

图 3-19-48　肋膈角区肿瘤进针粒子植入

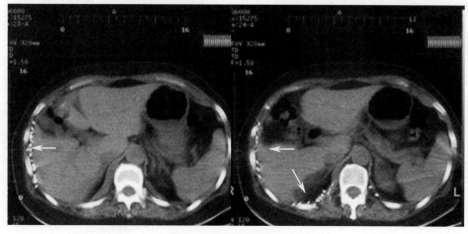

图 3-19-49　术后 4 个月 CR

8. **左头臂静脉区**　此区相当左头臂静脉水平，肿物紧邻大气管、头臂静脉或左锁骨下动脉。粒子植入时，先血管强化，取俯卧位由后方进针（图3-19-50～图3-19-52）。

9. **主动脉弓上区**　肿瘤紧邻主动脉弓上区前胸部、中部或气管后部生长。粒子植入术前应根据不同生长部位采取仰卧位或侧卧位，由前胸或后背部进针，注意强化的主动脉与肿物的毗邻位置关系（图3-19-53～图3-19-55）。

10. **主动脉弓水平**　此区主动脉呈弓形，其中外缘有左肺上叶动、静脉分支走行。肿物紧贴主动脉弓生长，与其紧密相连无间隙时，应先行血管强化CT扫描，患者取仰卧位，进针方向自前胸斜行穿刺，针尖距主动脉弓1.0cm左右植入粒子（图3-19-56～图3-19-59）。

11. **主肺动脉窗水平**　正常主动脉弓下缘与肺动脉紧邻，其间有动脉导管遗迹，喉返神经绕行及淋巴结存在。外侧为左肺上叶多条动静脉穿行，此区肺内肿物可向主肺动脉窗内淋巴结转移而融合成团，增加粒子植入风险。进针时要实时观察深度及针尖位置及有无上下偏移，以免损伤主动脉和肺动脉（图3-19-60～图3-19-62）。

12. **左肺门水平**　左肺动脉分出上叶分支后绕过上叶支气管下行，在CT断面上可见气管下方呈现一圆形血管截面影。肺门区肿物常常与之融合成团。粒子植入时，患者取平卧位，在针尖距血管截面1.0cm处植入粒子。也可取右侧卧位，垂直进针植入粒子。左肺门区肿瘤也可以采取平卧位，水平进针植入粒子（图3-19-63～图3-19-70）。

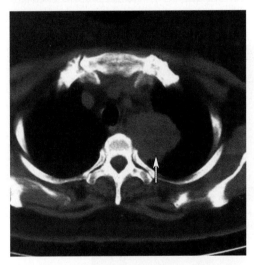

图3-19-50　左头臂静脉水平肿瘤

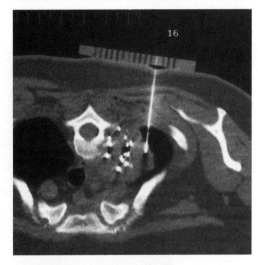

图3-19-51　俯卧由后方可进针粒子植入

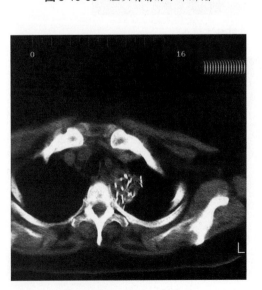

图3-19-52　术后1个月PR

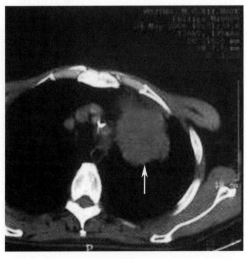

图3-19-53　主动脉弓上区肿瘤

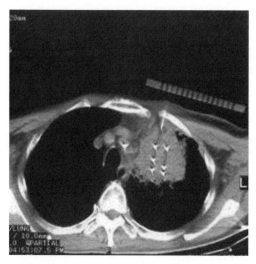

图 3-19-54　仰卧位，由前胸进针植入粒子

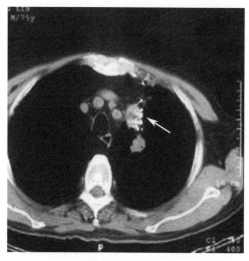

图 3-19-55　术后 30 个月 CR

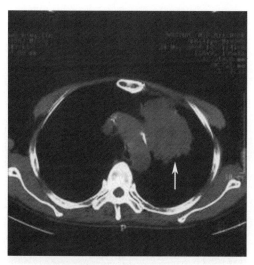

图 3-19-56　主动脉弓水平肿瘤

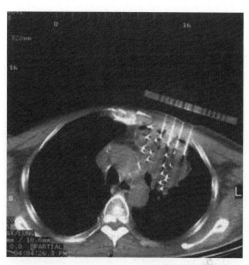

图 3-19-57　患者取仰卧位，进针方向自前胸斜行穿刺植入粒子

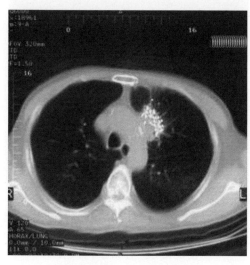

图 3-19-58　术后 6 个月 PR

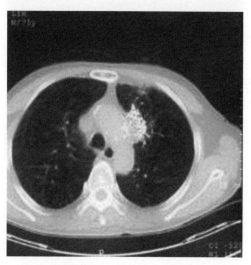

图 3-19-59　术后 24 个月 CR

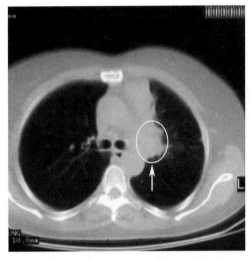

图 3-19-60  主肺动脉窗水平肿瘤

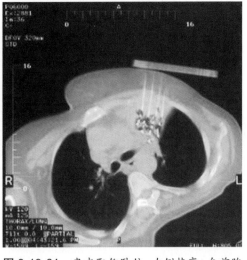

图 3-19-61  患者取仰卧位,左侧垫高,自前胸斜行穿刺植入粒子

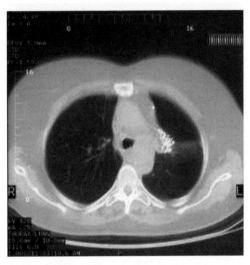

图 3-19-62  术后 24 个月 CR

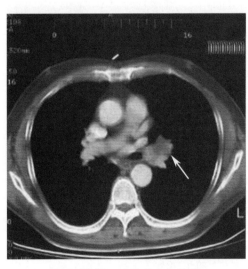

图 3-19-63  左肺门水平肿瘤

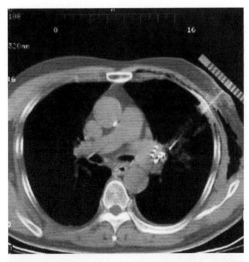

图 3-19-64  患者取平卧位,在针尖与血管截面1.0cm 处植入粒子

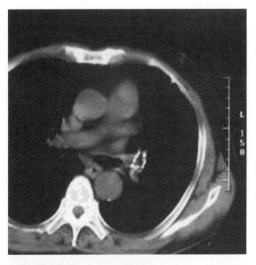

图 3-19-65  术后 2 个月 CR

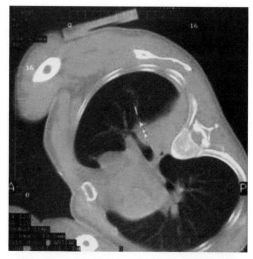

图 3-19-66　取左侧卧位,垂直进针植入粒子

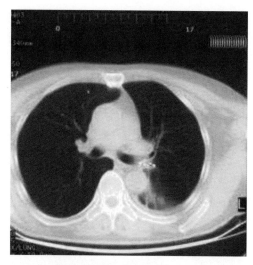

图 3-19-67　术后 12 个月 CR

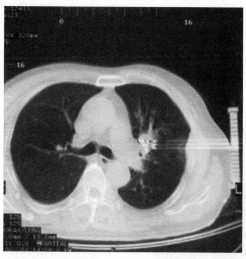

图 3-19-68　采取平卧位,水平进针的方法植入粒子

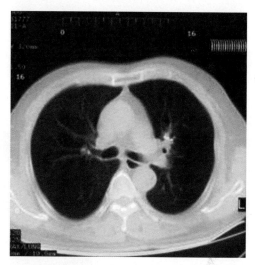

图 3-19-69　术后 9 个月 CR

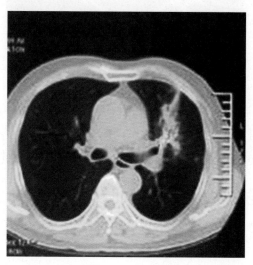

图 3-19-70　术后 31 个月 CR

13. 降主动脉 - 左肺动脉夹角水平　肿物生长于肺门部,恰处于降主动脉与左肺动脉圆形截面形成的夹角内。粒子植入时宜取俯卧位,血管强化,由后背部斜行进针,两血管之间布针、植入粒子(图 3-19-71~图 3-19-73)。

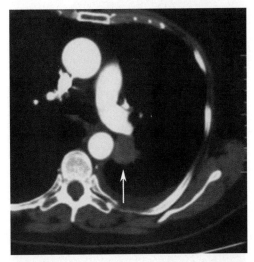

图 3-19-71　肿物生长于降主动脉与左肺动脉圆形截面形成的夹角内

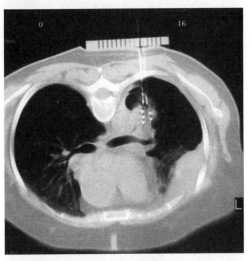

图 3-19-72　取俯卧位,血管强化,由后背部斜行进针,两血管之间布针植入粒子

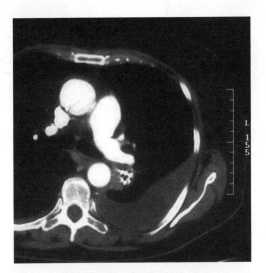

图 3-19-73　术后 2 个月 PR

14. 降主动脉 - 左下肺静脉水平　此区正常解剖情况下,降主动脉与左下肺静脉之间有一定距离,当肿物生长或转移至此时,可与降主动脉、左下肺静脉紧密相邻或融合、浸润。粒子植入时,患者取右侧卧位,血管强化,由后背部斜行进针,进针通道要精确在这两条血管之间,并与之相距 0.5~1.0cm (图 3-19-74~图 3-19-76)。

15. 左肋膈角区　粒子植入注意点与右肋膈角相同(图 3-19-77),注意膈下为脾脏及胃底。

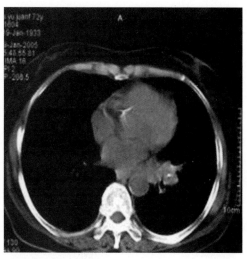

图 3-19-74　降主动脉 - 左下肺静脉水平肿瘤

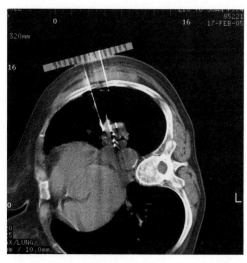

图 3-19-75　患者取右侧卧位,血管强化,由后背部斜行进针行粒子植入

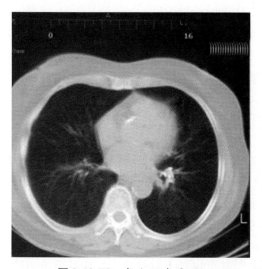

图 3-19-76　术后 10 个月 CR

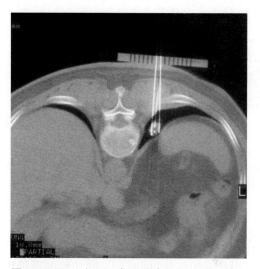

图 3-19-77　左肋膈角区肿瘤行粒子植入时注意勿伤脾脏

### 三、中心型肺癌粒子植入操作要点及注意事项

1. 熟悉人体断层解剖中相应层面,重点是与肿瘤生长的几个分区相对应的解剖层面,普通 CT 扫描平面及血管强化层面之间的解剖对应关系。

2. 认清肿瘤与血管及重要脏器的解剖关系,血管强化造影是必要的。

3. 当肿瘤伴阻塞性肺炎、肺不张时,普通 CT 扫描不容易显示肿瘤靶区,需行 MRI 检查或 PET-CT、SPET-CT 检查。PET-CT 可显示生物靶区,对术前治疗计划制订和术中靶区确定有指导作用。

4. 术前取得组织学证据。

5. 患者植入时体位对整个粒子植入过程的精确度有重要关系,有时甚至影响到粒子植入的疗效与成败,术前一定要反复阅读胸部 CT 片,正确选择患者体位及模拟进针通道。

6. 在粒子植入前,应预先安放好植入导航定位系统,位置恰当。依据 CT 机给出的进针倾角调整模板的 X、Y 及 Z 轴角度,精确定位肿瘤穿刺区域及穿刺点。

7. 中心型肺癌穿刺路径长,经皮穿刺时,穿刺针容易发生偏移,虽有 CT 监测,仍需小心谨慎,由浅入深,且时时与强化的影像相对照。每进针一定深度,都要再次确认针尖的位置,千万不可"一步到位"，以免穿入心脏、大血管造成灾难性后果。确认每根针尖都距心脏、大血管 1.0cm 时距离，方可植入粒子。熟练的 CT 技师术，可随时将已强化的相对应的 CT 断面调入当前植入 CT 断面，使两者在同一屏幕上显示。

8. 当所有植入针都到达预定植入位置后逐根拔出针芯，观察有无回血。如有回血，应退针 1.0cm，插入针芯，5 分钟后再观察有无再回血，如无回血，可植入粒子。否则，应在距其 0.5cm 处，另穿刺一针植入粒子。

9. 在真实的植入针通道上进行术中粒子剂量优化，使粒子排布为"外周密、中间稀的非等距离排布"。

10. 所有粒子植入针植入退到肿瘤近侧缘 1.0cm 时，暂停植入。再次行 CT 扫描，观察各针植入粒子是否符合剂量优化的排布，确定每根针是否需补种粒子。

11. 当所有针都完成粒子植入后，方可拔除植入针，以防因提前拔出某一针造成肺组织漏气，导致气胸，压迫肺脏，肿瘤移位或未曾植完的针脱出瘤体，造成植入困难。

12. 预留 1 根植入针退至距胸壁处，将其余植入针拔除。再次扫描，确认无血气胸发生后，才可结束手术。如出现气胸时，将预留针进到胸膜腔 0.5cm 处，外接负压吸引球，连续抽气。漏气严重者，抽气的同时准备胸腔闭式引流，避免慌乱。

13. 术前使用 CT 平床板连床，真空成形袋适形包裹患者。之后，开动负压泵抽气，将患者牢牢固定，确保患者在整个手术过程中体位保持不变。

14. 粒子植入后切不可贸然认为整个手术结束，应密切观察患者的生命体征，心电、血氧、血压有无改变。警惕针道快速漏气形成张力性气胸引发的血氧饱和度持续下降，肺及胸壁血管出血造成的瞬时血胸、咯血、窒息、休克等现象，如有发生及时抢救处理。

# 第十节　几种特殊形式的肺癌粒子植入治疗

1. 肺尖癌　又称肺上沟瘤、Pancoast 瘤。病变位于肺尖边缘，早期侵犯胸壁，臂丛神经和交感干。肿物压迫动脉、静脉和神经，引起臂丛神经压迫症状，血压改变，两侧上臂血压测得值不同，患侧血压低，甚至测不到，并感疼痛、麻木。侵犯交感干可引起 Horner 综合征。

肺尖癌确诊时往往胸壁、肋骨、部分椎体、锁骨下血管及交感神经已被侵及，使完全切除已不可能。即使外科手术，需要切除被侵犯的胸壁、肋骨、部分椎体、锁骨下血管、甚至需要人工血管移植来重建锁骨下血管的供血，同时行上肺切除的所谓"大块切除术"，甚至包括上肢截肢术。这种手术切除范围广、创伤大、功能损害严重，也经常面临手术过程中发现多器官侵犯严重，不得不放弃手术的状况。

CT 引导下放射性粒子植入治疗肺尖癌，行适形内放疗杀灭肿瘤，提高局部控制率的同时，可以有效保存器官功能，创伤小，副作用少，优势不言而喻。

操作要点：肺尖癌生长部位特殊，断层解剖位于头臂静脉干水平，其前胸有锁骨下动、静脉和臂丛神经通过，不能由前胸穿刺进针，只能从后胸背进针。后胸背由于颈、胸椎生理弯曲造成肋间隙狭窄，加之肩胛骨遮挡，使进针通道狭小而无更多选择，使用植入模板反而阻碍了进针方向和通道数量，此时不应再坚持使用模板，采用多针多方向圆锥形粒子植入更为适宜（图 3-19-78、图 3-19-79）。当针尖刺中臂丛神经时有放电感或刺中血管有回血时，应退针 1.0cm 再植入粒子。有肋骨，脊柱侵蚀、破坏时，应同时植入粒子。

随着术中专用骨钻和 3D 打印共面、非共面模板的发明和应用，使肺尖癌粒子植入的空间排布较徒手穿刺有了较大程度的提高。这一部位肿瘤较为固定，在麻醉满意的情况下试用 3D 打印非共面模板行粒子植入更为适宜。

2. 中心型肺癌伴阻塞性肺炎、肺不张　当肿物生长于亚段以上支气管黏膜造成管腔堵塞或肿物沿支气管向肺门转移压迫支气管造成狭窄及不同程度的气道阻塞时，可有高烧、咳嗽、白细胞升高、肺感染等阻塞性肺炎表现，继而发生相应肺段不张。肿瘤靶区与不张肺组织在普通 CT 片上不易区别，利用 MRI 或 PET-CT 检查可将肿物与不张肺组织区分开来，使粒子植入更加准确（图 3-19-80～图 3-19-83）。

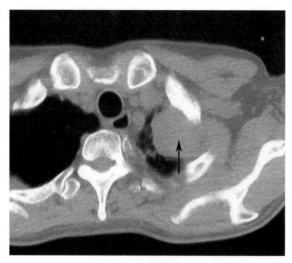

图 3-19-78　肺尖癌

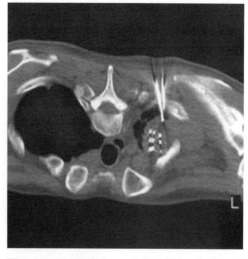

图 3-19-79　俯卧位,不能使用模板,行多针圆锥形植入粒子

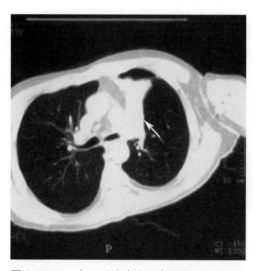

图 3-19-80　中心型肺癌伴阻塞性肺不张 CT 图像,靶区和肺不张不易区分

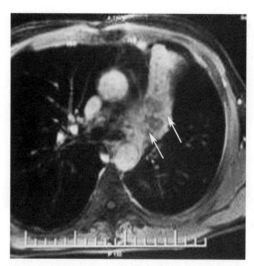

图 3-19-81　中心型肺癌伴阻塞性肺不张 MRI 图像

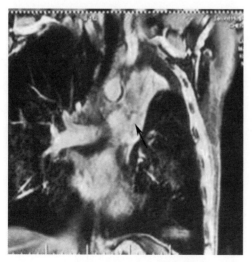

图 3-19-82　中心型肺癌伴阻塞性肺不张 MRI 图像,箭头指处为肿瘤靶区

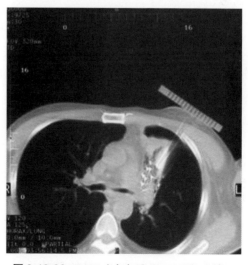

图 3-19-83　MRI 确定靶区后 CT 下粒子植入

黄学全采用穿刺不张的肺组织,抽吸无回血后推注过滤的空气,使肺组织充气、复张,人工制造"充气对比造影"以显示肿瘤轮廓,然后植入粒子。这是一个大胆而富有创新性的发明。郭金和建议推注二氧化碳更为安全(图3-19-84~图3-19-86)。

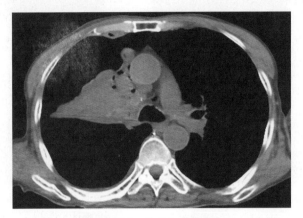

图 3-19-84 肺癌合并肺不张

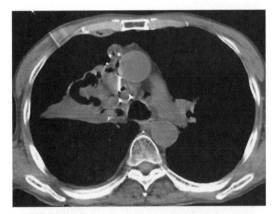

图 3-19-85 注气30ml后区分靶区和肺不张

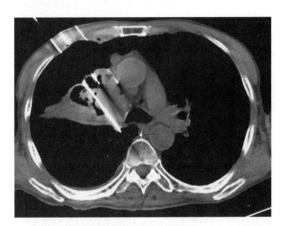

图 3-19-86 穿刺靶区

3. 中心型肺癌伴阻塞性肺化脓症 处理此种患者,除术前血管强化、MRI检查以外,重要的是在植入粒子前先将肺内脓肿的脓液抽吸净,注入等量空气,显示脓腔,肿瘤厚壁及肿瘤靶区,再行瘤体粒子植入(图3-19-87、图3-19-88),术后脓腔内可注入抗生素。

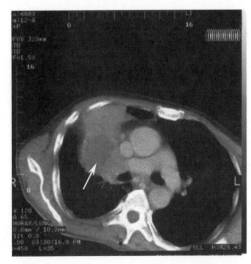

图 3-19-87 中心型肺癌伴阻塞性肺化脓症

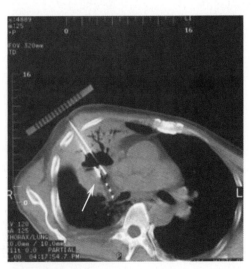

图 3-19-88 中心型肺癌伴阻塞性肺化脓症抽脓注气后粒子植入

4. 肿瘤伴发偏心型空洞 实施 CT 引导下经皮穿刺瘤壁内粒子植入术(图 3-19-89、图 3-19-90)。这一操作对术者要求很高,应量力而行。

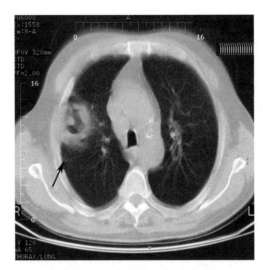

图 3-19-89 肿瘤伴发偏心型空洞

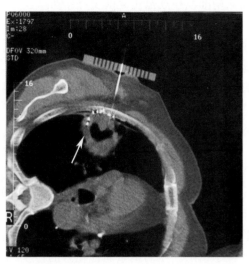

图 3-19-90 肿瘤伴发偏心型空洞在 CT 引导下行瘤壁内粒子植入

5. 肿瘤性厚壁空洞伴腔内液平 治疗方法是先穿刺抽脓,然后行肿瘤厚壁内粒子植入(图 3-19-91～图 3-19-92)。

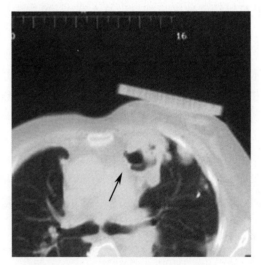

图 3-19-91 肿瘤性厚壁空洞伴腔内液平

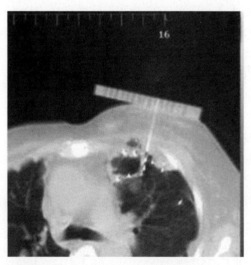

图 3-19-92 先穿刺抽脓,然后行肿瘤厚壁内粒子植入

(柴树德 郑广钧 霍小东)

# 第十一节 3D 打印共面模板在肺癌粒子植入术中的临床应用

CT 引导放射性粒子植入治疗肺癌,疗效确切,但临床推广应用进展缓慢。肺癌解剖结构复杂,肿瘤靶区形态多数不规则,术中体位变化等多种原因导致无法完全按照术前理想计划实施,多数依靠个人经验徒手插植布针和植入粒子,使实际术中植入与术前治疗计划相差较远。$^{125}$I 粒子能量低,释放的射线在较短距离内成平方反比梯度衰减,因而粒子在靶区内的空间位置排布十分关键。穿刺和粒子植入的盲目性,无法保证剂量要求,局部易出现冷区和热区,直接导致较高的肿瘤复发率和增加不良反

应。如何在术中准确实现术前 TPS 治疗计划的目标，也成为近年来放射性粒子植入技术研究的主要方向之一。3D 打印共面模板的应用，是以剂量学为依据指导术中穿刺布针和粒子植入，为肺癌放射性粒子植入精准性和规范化提供了可靠保障。

模板的使用是保障放射性粒子植入技术按 TPS 计划实施的前提，它的出现使近距离治疗做到靶区剂量可控。3D 打印共面模板是在保证平行进针的前提下，将 3D 技术引入传统模板，利用患者的医学影像数据为其量身定制出与其相匹配的模板，且模板孔径、厚度可按要求订制，适当增加厚度，可使插植针在模板中行程加长，减少组织内偏移，从而增加穿刺精度。模板为一次性使用，消除了劳动密集型清洗、浸泡和重复消毒的需要，同时减少了生物及化学污物残留以及不同患者反复使用交叉感染的风险。

2015 年 1 月～2016 年 6 月在天津医科大学第二医院接受放射性粒子植入治疗的肺癌患者 21 例。植入前行胸部 CT 扫描获得医学数据成像信息（DICOM），导入近距离治疗计划系统（TPS）进行预计划，PD 120Gy。除常规针道设计外，对于因肋骨遮挡产生剂量冷区的靶区层面模拟经肋骨预置针道，术中采用肋骨钻孔技术建立真实进针通道，同时应用 3D 打印共面模板控制针的插植和粒子的植入，CT 扫描验证插植针及粒子空间位置分布，术后即刻进行剂量验证。结果显示 21 例肺癌患者，均顺利完成放射性粒子植入。术后剂量验证靶区的体积、粒子数、针数、$D_{90}$、$V_{100}$ 及 $V_{200}$ 的平均值分别为 47.6m³、33 颗、10 支、12 765.1Gy、92.6%、34.8%，术前计划分别为 46.4m³、33 颗、10 支、12 433.8Gy、95.2%、28.8%，$P=0.012$、0.930、0.267、0.179、0.032、0.003。术后质量验证满意率为 90.5%（19 例）。气胸发生率 19%（4 例），肺内出血 9.5%（2 例），胸膜腔内积血 4.7%（1 例），痰中带血 19%（4 例），无大咯血。粒子移位发生率 9.5%（2 例）。未观察到其他严重并发症。

本组研究中术后剂量验证与术前 $D_{90}$、插植针数及植入粒子数比较无统计学差异，表明术后实际结果与术前规划的 TPS 参数一致性良好，3D 打印共面模板可以较好地满足剂量学分布要求，准确实现术前计划（表 3-19-2）。霍彬等报道肺癌放射性粒子植入按经验徒手穿刺植入粒子，术后质量验证满意率不足 40%，本组患者采用 3D 打印共面模板，术后剂量验证满意率为 90.5%，远高于按经验徒手穿刺植入粒子模式。本组中 2 例剂量验证不满意患者，1 例为术中出现大量气胸，导致靶区移位，部分粒子未植入到预定位置。1 例为靶区中心部分坏死，导致部分植入的粒子移位聚集。国内外已开展粒子链技术的研发，有望解决植入后粒子移位问题。霍小东等报道对接受放射性粒子植入治疗的 821 例肺癌患者病例资料进行回顾性分析，术后 CT 发现气胸 198 例，发生率为 24.1%。本组研究使用 3D 打印共面模板，气胸发生率为 19%，并未增加气胸发生的概率。柴树德等报道肺癌放射性粒子植入肺内出血发生率 10%～20%。本组在患者肺内出血 9.5%，胸膜腔内积血 4.7%，痰中带血 19%，无大咯血。粒子植入使用 3D 打印共面模板在增加术后剂量验证满意率的同时，并未增加气胸、出血等相关并发症的风险。

表 3-19-2　21 例放射性粒子植入肺癌患者术前与术后剂量学参数

| 病例编号 | 靶体积（cc） | | 粒子数（颗） | | 针数（支） | | $D_{90}$（cGy） | | $V_{100}$（%） | | $V_{200}$（%） | |
|---|---|---|---|---|---|---|---|---|---|---|---|---|
| | 术前 | 术后 | 术前 | 术后 | 术前 | 术后 | 术前 | 术后 | 术前 | 术后 | 术前 | 术后 |
| 1 | 19.4 | 19.7 | 20 | 19 | 6 | 6 | 13 310 | 13 220 | 97.1 | 97.6 | 30.3 | 29.7 |
| 2 | 39.1 | 40.4 | 30 | 33 | 12 | 12 | 13 530 | 13 320 | 98.1 | 96.0 | 29.8 | 30.7 |
| 3 | 110.2 | 113 | 67 | 69 | 13 | 13 | 12 600 | 12 510 | 95.5 | 94.7 | 20.1 | 28.9 |
| 4 | 101 | 103.6 | 61 | 53 | 15 | 14 | 12 047 | 9230 | 91.5 | 76.3 | 23.5 | 23.7 |
| 5 | 20.3 | 20.5 | 22 | 23 | 6 | 6 | 12 980 | 13 020 | 97.6 | 97.9 | 20.0 | 35.6 |
| 6 | 58.5 | 59.5 | 40 | 41 | 9 | 8 | 12 330 | 12 220 | 91.3 | 90.8 | 21.6 | 31.4 |
| 7 | 35.1 | 36.8 | 26 | 27 | 8 | 7 | 12 440 | 12 165 | 91.8 | 92.6 | 27.3 | 38.5 |
| 8 | 11.2 | 15.1 | 16 | 16 | 6 | 6 | 12 870 | 13 019 | 97.1 | 96.8 | 21.3 | 43.6 |
| 9 | 58.1 | 58.4 | 37 | 38 | 13 | 13 | 12 320 | 12 563 | 94.7 | 93.6 | 27.6 | 36.7 |
| 10 | 82.9 | 88.5 | 53 | 50 | 16 | 15 | 12 013 | 8790 | 91.4 | 73.3 | 30.0 | 29.4 |
| 11 | 24.5 | 25.3 | 26 | 25 | 13 | 13 | 13 970 | 12 320 | 98.9 | 95.0 | 45.7 | 39.8 |

续表

| 病例编号 | 靶体积（cc） | | 粒子数（颗） | | 针数（支） | | D$_{90}$（cGy） | | V$_{100}$（%） | | V$_{200}$（%） | |
|---|---|---|---|---|---|---|---|---|---|---|---|---|
| | 术前 | 术后 | 术前 | 术后 | 术前 | 术后 | 术前 | 术后 | 术前 | 术后 | 术前 | 术后 |
| 12 | 42 | 42.4 | 32 | 34 | 10 | 10 | 13 860 | 12 136 | 96.7 | 90.3 | 43.1 | 28.9 |
| 13 | 6.5 | 6.6 | 11 | 12 | 5 | 5 | 13 260 | 13 957 | 93.1 | 94.2 | 39.3 | 46.1 |
| 14 | 50.1 | 51.2 | 35 | 34 | 13 | 13 | 12 210 | 12 660 | 94.4 | 92.8 | 36.2 | 36.5 |
| 15 | 56.1 | 57.4 | 38 | 36 | 13 | 12 | 12 860 | 12 770 | 98.9 | 93.3 | 23.9 | 35.1 |
| 16 | 50.1 | 53.4 | 34 | 35 | 10 | 11 | 12 100 | 12 770 | 94.9 | 92.8 | 21.7 | 37.1 |
| 17 | 27.4 | 27.6 | 25 | 23 | 13 | 13 | 13 310 | 13 220 | 96.8 | 95.3 | 30.0 | 34.7 |
| 18 | 55.4 | 53.9 | 39 | 41 | 9 | 9 | 12 220 | 12 890 | 91.6 | 92.7 | 20.0 | 23.6 |
| 19 | 46.3 | 46.9 | 35 | 35 | 10 | 10 | 12 460 | 12 900 | 96.0 | 96.3 | 46.1 | 48.9 |
| 20 | 23.7 | 20.3 | 23 | 25 | 6 | 7 | 12 980 | 13 020 | 97.6 | 97.9 | 20.0 | 35.6 |
| 21 | 57.2 | 58.4 | 40 | 42 | 13 | 13 | 12 398 | 12 410 | 94.7 | 95.3 | 27.6 | 36.7 |

注：术后剂量验证靶区的体积、粒子数、针数、D$_{90}$、V$_{100}$及V$_{200}$的平均值分别为47.6m$^3$、33颗、10支、12 765.1Gy、92.6%、34.8%，术前计划分为46.4m$^3$、33颗、10支、12 433.8Gy、95.2%、28.8%，$P$=0.012、0.930、0.267、0.179、0.032、0.003

综上所述，应用3D打印共面模板辅助肺癌放射性粒子植入，方法安全可行，插植针定位、定向精准，可显著提高术前计划在术中实施的复合度以及术后剂量验证的满意率，避免徒手操作的盲目性，使质量控制得到保障，对肺癌放射性粒子植入技术的规范化和标准化具有重要价值。后续研究也将继续扩大病例数量和深入随访，在临床数据方面进一步明确其疗效。

（王海涛 霍 彬）

## 第十二节 3D打印非共面模板在肺癌粒子植入术中的临床应用

放射性粒子植入的关键是准确的剂量分布。这在很大程度上取决于粒子的空间位置排布。依靠操作者的经验和图像引导技术进行插植操作存在很大的随意性和不确定性。前列腺癌粒子植入采用的模板技术可以很好地控制植入针的间距和平行度。我国学者把模板技术引入体部肿瘤植入治疗，取得了良好效果。在部分病例的应用中，模板由于其制式结构不能适用。3D打印非共面模板的研发成功，较好地解决了这一问题。

3D打印非共面模板含有个体化模拟插植的针道信息和患者体表的标记信息，具备了据患者特征的定位和定向功能，并通过预计划中对模拟插植及粒子排布准确设计达到对剂量的良好控制。

### 一、术前计划及模板制作

确定病理后选择PD 110～160Gy、$^{125}$I粒子活度为22.2×10$^7$～29.6×10$^7$MBq（0.6～0.8mCi），将患者摆放手术体位，真空成形袋塑形固定，行CT增强扫描，扫描层厚均为5mm，重建间距1.25mm。体表用激光定位线标定，用于术中体位及模板复位。CT扫描数据以DICOM格式导入TPS，在CT二维和三维图像上进行预计划设计，勾画靶区和邻近的危及器官。模拟进针路径设计要遵循以下原则：间距1～1.5cm，同一层面尽量保持平行排列，保护和避让神经、大血管、空腔脏器等重要组织结构，尽量避让穿刺路径上的骨骼阻挡。计算使用粒子数目和粒子空间位置分布，再将含植入针道位置、方向、间距以及相关体表标记等信息导入3D打印机，打印个体化模板。3D非共面化模板含有患者体表定位激光线（或定位点）信息、预计划的模拟针道信息、备用针道信息、体表固有标志信息及医院患者住信息等。

### 二、模板复位与粒子植入

按术前模拟定位情况安置患者，3D打印非共面模板对患者术中复位（包括患者体位的复位及模板与靶区的复位）要求较高。其中体位的复位通过真空成形袋及激光标记线已得到一定程度的解决，但模板与靶区的复位仍存在一定的不足。所有器官均存在一定的相对位移，3D打印非共面模板基于体表靶区投影区打印制成，模板与体表的对合及靶区与体表的相对位移均是影响个体化模板引导能否成功实施的重要因素。

3D打印非共面模板对位后，插入固定针行CT扫描，若与术前计划存在偏差，需要测量误差范围并实时校正。若对位准确，按计划植入粒子，CT扫描确认粒子空间分布并导入TPS行术后质量验证。

### 三、术后质量验证与随访

粒子植入质量评价标准采用英国哥伦比亚癌症研究中心粒子植入质量评价标准，根据术后即刻验证靶区 $D_{90}$、$V_{100}$ 评价为优、良、中、差4组。优：$V_{100} \geq 90\%$，$125\% \geq D_{90} \geq 100\%$；良：$90\% > V_{100} > 85\%$，$100\% > D_{90} > 90\%$；中：$85\% \geq V_{100} \geq 75\%$；$90\% \geq D_{90} \geq 80\%$，或 $D_{90} > 125\%$；差：$V_{100} < 75\%$，$D_{90} < 80\%$。术后验证靶区剂量参数达到上述优、良指标，为技术成功。

随访，术后2个月、4个月、6个月复查CT检测肿瘤大小变化，以判定局部控制率及中、远期并发症。客观疗效的评价参考实体瘤的疗效评价标准（RECIST 1.1）：完全缓解（CR）：靶区病灶消失，且无新病灶出现，至少维持4周；部分缓解（PR）：靶区病灶最大径之和减少 $\geq 30\%$，至少维持4周；稳定（SD）：靶区病灶最大径之和缩小未达PR，或增大未达PD；进展（PD）：靶区病灶最大径之和增加 $\geq 20\%$，或其绝对值增加5mm，或有新病灶出现。局部控制率（local control rate，LCR）为（CR＋PR＋SD）病例数/目标病灶总数×100%。

3D打印个体化模板在 $^{125}$I 粒子植入治疗肺癌的应用中存在一定局限性：①3D打印个体化模板对患者术中复位要求较高，因此对于活动度较大的病灶该项技术是否适合或是否存在解决器官相对位移的方法有待进一步讨论。②肿瘤自身体积的变化影响计划的实施，3D打印个体化模板从预计划设计至粒子植入治疗的实施需要一定时间，存在如肿瘤生长体积增大或因联合其他抗肿瘤治疗肿瘤体积缩小至计划不能实施。③肺部病灶，术中发生气胸，靶区移位，影响计划实施。④预计划设计中粒子间距与手术实施过程中真实粒子间距存在一定差异。⑤术中优化的方式及时机需要讨论。⑥不同手术部位的备用针道的设计需进一步探讨。⑦模板的设计是否合理，设计者对靶区、危及器官的理解为决定性因素，术前计划需临床医师、物理师及技师共同完成。

3D打印个体化模板联合CT引导在 $^{125}$I 粒子植入治疗，安全、可靠，提高了粒子植入后剂量分布的准精确性。其计划设计及适应证选择需进一步经验总结及讨论。

（韩明勇  张  颖）

# 第十三节  早期肺癌粒子植入的疗效观察

## 一、早期肺癌治疗的现状

肺癌是全世界恶性肿瘤致死的头号杀手，其发病率和死亡率仍逐年上升，非小细胞肺癌（non-small cell lung cancer，NSCLC）约占80%。NSCLC患者的预后和分期密切相关，Ⅰ期肺癌患者5年生存率达70%左右，所以"早发现、早治疗"是降低肺癌死亡率的有效手段。近年来，新一代螺旋CT在肺癌筛查和健康体检人群中的广泛应用，早期肺癌的发现率逐年升高。

手术是目前早期非小细胞肺癌（non-small cell lung cancer，NSCLC）最有可能治愈的治疗方式，公认的标准手术方式是根治性肺叶切除加淋巴结清扫术。手术方式包括：开放性手术与创伤较小的胸腔镜手术。胸腔镜手术（VATS）已普及，临床Ⅰ期的周围型NSCLC是VATS最佳适应证，其手术的安全性与疗效不劣于传统开胸手术。而对于一些身体状态较差，并发症较多的早期肺癌患者，在手术安全可行的前提下，亚肺叶切除如果能达到和"金标准"肺叶切除类似的肿瘤学效果，则减少肺切除范围保留更多的肺功能，是肺癌微创手术的另一种体现。

近年来，随着胸部低剂量螺旋CT筛查出大量肺毛玻璃样病灶（ground-glass opacity，GGO）和肿瘤较小的早期肺癌(直径≤2cm),使亚肺叶切除特别是解剖性肺段切除的临床地位越来越得到重视并且得到重新肯定。最近有较多研究证实,肺段切除可以作为心肺功能正常而直径≤2cm 的 Ia 期周围型NSCLC 患者的根治性的治疗选择。而楔形切除治疗上述患者的肿瘤学效果劣于肺段切除。随着胸腔镜的普及,胸腔镜下肺段切除也逐渐开展起来,但由于胸腔镜下解剖性肺段切除对胸腔镜操作技术以及对镜下解剖要求较高,而且腔镜下解剖性肺段切除还有手术时间延长、术后肺断面漏气、淋巴结清扫不彻底、术后复发率高等因素,所以,只在少数医学中心开展。更多文献报道显示,胸腔镜肺段切除安全可行。有丰富胸腔镜手术经验的外科医生可逐渐开展胸腔镜肺段切除术,对经过严格选择的患者,胸腔镜肺段切除可以取得和胸腔镜肺叶切除相似的肿瘤学效果。

如果因为疾病原因,如肺功能不良、一般状况较差、并发症等不能手术,或患者拒绝手术,可以采取非血管介入手术治疗包括射频消融(radiofrequency ablation,RFA)、微波消融(microwave ablation,MWA)、经皮冷冻消融治疗(percutaneous cryoablation therapy,PCT)、光动力治疗(photodynamic therapy,PDT)、外照射治疗(external beam radiation therapy,EBRT)、放射性粒子植入治疗等。

放射性 $^{125}$I 粒子植入治疗肺癌的方式有两种,一种是术中在手术区肿瘤残余部位及可能发生转移处植入放射性粒子,另一种方法是在 CT、超声、FFB 和胸腔镜导引下把放射源直接植入肿瘤实体内或周围组织。

## 二、亚肺叶切除术后 $^{125}$I 粒子植入治疗早期肺癌的研究

早期的研究证实亚肺叶切除术后患者局部复发率较高,为了降低患者的局部复发率,可行术后外放射治疗。但因术后辅助外放疗的治疗次数多,住院时间长,放射剂量及辐射范围等原因常导致心肺功能进一步恶化而禁用于此类患者。放射性 $^{125}$I 粒子植入在肿瘤组织中辐射剂量较高而对周围正常组织的辐射量明显减少,可用于心肺功能较差的早期 NSCLC 患者。作为一种微创技术,$^{125}$I 粒子植入已经应用于肺癌的治疗,且每年治疗的人数明显增加。

### (一)亚肺叶切除术后联合 $^{125}$I 粒子植入对比单独的亚肺叶切除

2003 年,Ricardo Santos 等比较了单独的亚肺叶切除($n=102$)对比亚肺叶切除联合 $^{125}$I 粒子植入($n=101$)治疗肺功能储备不足的早期 NSCLC 患者的疗效。两组患者的围术期死亡率及住院天数无明显差别。此外,开放性手术切除与胸腔镜手术切除的患者分别随访 29 个月与 24 个月后,有 19 名患者(18.6%)局部复发,29 名患者(28.4%)出现区域复发/远处转移,且患者术后的 1 年,2 年,3 年和 4 年存活率分别为 93%,73%,68% 和 60%。相比之下,联合 $^{125}$I 粒子治疗组患者的局部复发明显降低,仅有 2 名患者出现局部复发,22 名患者(23%)出现区域复发/远处转移,术后 1 年、2 年、3 年、4 年的存活率分别是 96%、82%、70% 和 67%。相关分析结果显示,$^{125}$I 粒子植入组患者的局部复发率明显降低(2% 和 18.6%),但两组患者的区域复发/远处转移及远期总生存无明显差异。此外,所有粒子植入的患者术后 6 个月复查,肺功能均无明显异常。断层 CT 扫描示,虽然粒子植入部位的肺组织有纤维化,但无放射性肺炎及粒子移位的发生。

2005 年,Hiran C. Fernando 等回顾性分析了 124 名亚肺叶切除术及 167 名肺叶切除术治疗的 IA 期NSCLC 患者的疗效。124 名亚肺叶切除术后的患者,有 60 名患者接受 $^{125}$I 粒子植入术。结果发现:进行肺叶切除术的患者年龄较大(68.4 岁 vs 66.1 岁,$P=0.018$),肺功能较差(1 秒内的强制呼气量 53.1% vs 78.2%,$P<0.001$)。平均随访 34.5 个月,近距离治疗后患者的局部复发率明显降低,从 11(17.2%)到 2(3.3%)。此外,对于最大直径小于 2cm 的肿瘤,亚肺叶切除术与肺叶切除术组患者的生存无明显差异。而最大直径为 2~3cm 的肿瘤患者,肺叶切除治疗组患者的中位生存期更长(70 个月 vs 44.7 个月,$P≤0.003$)。综合实验结果,他们得出以下结论:近距离放射治疗可用于最大直径≤2cm 的周围性 IA 期NSCLC 患者。

2010 年,曾庆武等回顾性分析肺楔形切除+纵隔淋巴结清扫术及行肺楔形切除+纵隔淋巴结清扫术+$^{125}$I 粒子植入术两种治疗方式对 63 例 I 期高危非小细胞肺癌患者的临床疗效。63 例患者中,28 例接受肺楔形切除+纵隔淋巴结清扫术,35 例接受肺楔形切除+纵隔淋巴结清扫术+$^{125}$I 粒子植入术,术

后随访结果显示：单纯手术组与手术＋$^{125}$I 植入组患者的 3 年累计局部控制率（local control，LC）分别为 69.5%、93.5%，两组之间有统计学差异（$\chi^2=4.655$，$P=0.031$），单纯手术组 3 年局部复发控制率低于手术＋$^{125}$I 植入组；3 年累计远处控制率（distant control，DC）分别为 76.9%、75.4%，两组之间无统计学差异（$\chi^2=0.096$，$P=0.757$）；3 年累计生存率分别为 80.9%、75.4%，两组之间有统计学差异（$\chi^2=0.189$，$P=0.664$）。此外，单纯手术组术后住院时间为（8.79±2.1）天，手术＋$^{125}$I 植入组术后住院时间为（9.43±2.24）天，两组之间无统计学差异（$t=1.16$，$P=0.249$），两组患者术中无死亡病例，术后均未出现肺不张、放射性肺炎并发症。其中有 5 例患者粒子存在移位现象，但均未穿透纵隔移至对侧胸腔。总而言之，肺楔形切除＋$^{125}$I 粒子植入术较单纯肺楔形切除具有更佳的肿瘤局部复发控制作用，是一种既可以保护肺功能又安全的内放射治疗方式。

美国外科学院肿瘤学组（ACOSOG）Z4032 试验是一项前瞻性随机临床试验，该试验比较了亚肺叶切除术联合术中近距离放射治疗（SRB）对比单独的亚肺叶切除术治疗早期肺癌的疗效。该研究于 2006 年 1 月开始，2010 年 1 月完成。一共纳入 224 例患者，中位年龄为 71 岁（49～87 岁），所有患者基线特征无差别。222 例患者接受治疗，10 例患者不符合评价标准，212 例患者纳入最终的评估中。所有入选的患者均为组织学上确诊的最大直径≤3cm 的 I 期 NSCLC，并且经 ACOSOG 批准的胸外科医生证实的不宜行肺叶切除或者不能进行手术的患者。所有 PET-CT 或者增强 CT 上发现的可疑淋巴结均需在支气管镜、胸腔镜或者纵隔镜下活检。所有入组的患者随机分组，肺叶切除术可以是胸腔镜辅助手术，也可以是开胸术。主要的研究的终点为：患者术后局部复发的时间及复发的类型。LR 定义为原发性肿瘤的区域（局部进展）及同一叶内及肺门淋巴结的复发。区域复发定义为在与切除肺叶在同侧但不同叶或者子淋巴结内的复发。远处转移定义为对侧肺组织，纵隔或门静脉淋巴结内的复发，或者远处转移性疾病。随访包括切除术后的第 3 个月、6 个月、12 个月、18 个月、24 个月和 36 个月复查影像。如果疑似 LR，强烈推荐组织诊断。如果不可行，然后获得 PET 扫描。在没有组织学诊断的情况下，连续几次 PET-CT 或者增强 CT 均显示患者的肿瘤较前增大，可以诊断为复发。中位随访 4.38 年（0.04～5.59 年），两组患者术后 30 天与 90 天的局部复发情况类似，没有统计学意义。此外，两组患者的 LR 时间、复发类型及 3 年总生存率均无统计学意义。有潜在风险边缘的患者（边缘≤1cm，边缘 - 肿瘤比率≥1，吻合缘细胞学检查阳性，楔形切除，肿瘤最大直径 2.0cm），尽管近距离放射治疗有降低患者局部复发的趋势，但没有统计学意义。但是，对于 14 个吻合缘细胞学检查阳性的患者，近距离放射治疗可以明显降低患者的局部复发率（HR：0.22；$P<0.24$）。该实验研究结果发现：近距离放射治疗并没有降低亚肺叶切除术后患者的局部复发情况。

综合分析以上四个研究，为什么前三个研究证实 $^{125}$I 粒子植入可以降低亚肺叶切除术后早期 NSCLC 患者的局部复发率，而最后一个研究的结果是阴性的。造成此差异的原因可能是：前三个研究均为回顾性研究，而最后一个研究为前瞻性研究。回顾性研究中，患者可能没有及时发现复发征象，而前瞻性研究中患者规律复查，且胸外科医生参与手术评估，能及时发现患者的局部复发情况。此外，该Ⅲ期随机对照试验的术前评估及入选标准极为严格，胸外科医生参与研究讨论，更多关注手术边缘大小，这些均是造成 SRB 组患者与 SR 组患者的局部复发率相近的原因。但是，对于 14 例吻合钉处细胞学检查阳性的患者可以明显从 $^{125}$I 粒子中获益，所以，虽然最终的Ⅲ期随机对照试验不能证实近距离放射治疗可以降低患者的局部复发情况，但对于一些吻合钉处细胞学检查阳性的患者，还是可以考虑近距离放射治疗。

## （二）亚肺叶切除术后 $^{125}$I 粒子植入的单臂研究

此外，还有 12 个单臂研究，描述了亚肺叶切除术后 $^{125}$I 粒子植入治疗早期肺癌的疗效。Pisch 等回顾分析了他们机构四年来诊治的 433 例 NSCLC 患者，在这些患者中有 13 例 I 期（$T_1$-$T_2N_0M_0$）肺功能不全，不宜行根治性手术切除的患者，他们行 $^{125}$I 粒子植入治疗后，3 年的总体局部控制率可以达到 85%。随访 3 年后，有 7 例患者（53.8%）仍然存活，1 例患者（8%）无法进行随访，3 例患者（23%）虽然发生脑转移性病变，但肺部仍能获得局部控制；3 例患者因病情进展发生死亡。可见，$^{125}$I 粒子植入可以有效治疗不能耐受手术的早期 NSCLC 患者。Lee, W. 等回顾性分析了 35 例亚肺叶切除术联合 $^{125}$I 粒子植入后患者的局部复发情况。随访 20～98 个月（中位数为 51 个月），所有患者的 5 年生存率为 47%。对于

$T_1N_0$ 肿瘤患者，为 67%，对于 $T_2N_0$ 肿瘤患者，为 39%。10 例患者复发，2 例局部复发（切缘）和 6 例区域复发（5 例纵隔，1 例胸壁）。可见，沿着肺叶切除术的边缘植入 125I 粒子不仅可以降低患者的局部复发情况，而且有望延长患者的远期生存时间。2005 年，Voynov G 等研究发现高复发风险的 I 期 NSCLC 患者，亚肺叶切除术后植入 125I Vicryl 网可以有效降低患者的局部复发情况，提高患者的局部控制率。2008 年，Martinez-Monge R 等研究发现 7 例不宜行手术切除的早期 NSCLC 患者，CT 引导下经皮植入 103Pd 或 125I 粒子治疗后，两名患者出现气胸和血气胸，一名患者在手术后 3 个月发展为局灶性肺炎。中位随访 13 个月（4.6～41.0 个月）后，没有 1 例患者发生局部或区域复发。Bigdeli G 等评估了亚肺叶切除术后 125I Vicryl 网植入的早期 NSCLC 患者的安全性，结果显示：沿着楔形切除缝线放置的 125I 粒子既不与放射性肺炎的发生相关，也不影响患者术后的肺功能，是一种合理且安全的方法。Manning M.A 等发现肺楔形切除术后联合 125I 粒子植入，患者耐受性良好，且可以降低患者术后的局部复发情况。Khuntia D 等评估了具有高复发风险的 I 期 NSCLC 患者行楔形切除术联合 125I 网近距离放射治疗的急性毒性和疗效结果。结果显示：中位随访 7.3 个月（1～37 个月），28 例患者无一例出现局部复发，也未观察到辐射相关毒性。可见，125I 近距离放疗是不能接受肺叶切除术的 I 期 NSCLC 患者的一个合理选择。Colonias A 等同样证实了高危 I 期 NSCLC 患者接受亚肺叶切除术联合术中 125I Vicryl 网状近距离放射治疗可以提高患者的局部控制率。Isaac M 等研究发现心肺功能较差不宜行根治性手术切除的 I 期 NSCLC 患者可行亚肺叶切除联合 125I 近距离放射治疗，期局部控制率可达 96%。对于 I A 期 NSCLC 和显著肺功能障碍的患者，SLR-B 在 2 年时提供优异的局部控制率和无进展生存期。急性并发症以与肺叶切除术相当的速率发生，并且晚期并发症甚至罕见，甚至对于具有显著的肺功能障碍的患者。Manning M 等研究发现：对于肺功能障碍的 I A 期 NSCLC 患者，亚肺叶切除联合粒子植入可以提高患者术后 2 年的局部控制率及无进展生存期（PFS），此外，联合粒子组患者的急性并发症与肺叶切除组患者相似，而晚期并发症较肺叶切除组发生罕见，患者耐受性高。近来，Evans A.J. 等研究发现亚肺叶切除联合机器人辅助粒子植入可以提高早期肺癌患者的局部控制率，较少住院时间，降低术后并发症发生率，是一种可以选择的术式。

总而言之，125I 粒子植入治疗不宜行肺叶切除的早期 NSCLCL 患者疗效安全且有效，可以降低患者的局部复发。9 个单臂研究均报道了亚肺叶切除联合 125I 粒子植入治疗早期肺癌的局部复发及区域复发 / 远处转移情况，各研究间无统计学异质性（$I^2 < 50\%$），故用固定效应模型进行统计分析，结果显示：亚肺叶切除联合 125I 粒子植入治疗早期 NSCLC 的局部控制率高达 96.1%（图 3-19-93），区域复发或远处转移的概率为 19.1%（图 3-19-94），可见 125I 粒子可以有效控制早期肺癌患者局灶病情的进展。

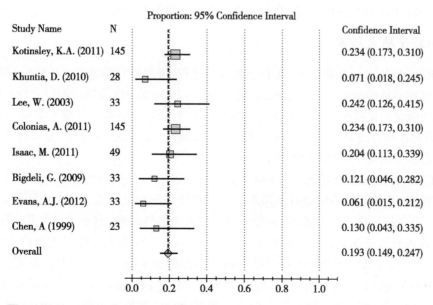

图 3-19-93　固定效应模型统计分析结果显示：亚肺叶切除联合 125I 粒子植入治疗早期 NSCLC 的局部控制率 96.1%

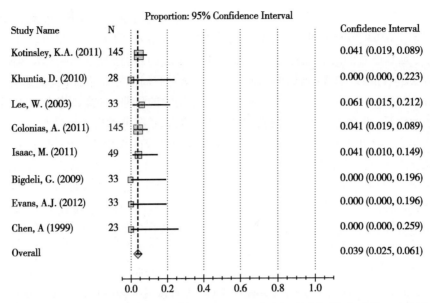

图 3-19-94 固定效应模型统计分析结果显示：亚肺叶切除联合 $^{125}$I 粒子植入治疗早期 NSCLC 的区域复发或远处转移的概率为 19.1%

### 三、CT 引导下 $^{125}$I 粒子植入术治疗早期 NSCLC

4 个研究报道了 CT 引导下经皮穿刺植入 $^{125}$I 放射性粒子治疗早期 NSCLC 的应用研究。Martinez-Monge R 等研究报道了 7 个有手术禁忌证的早期 $T_1N_0M_0$ NSCLC 患者行 CT 引导下经皮植入 $^{103}$Pd 或 $^{125}$I 粒子。术后，仅有两名患者出现气胸和血气胸，胸腔引流后明显好转；一名患者在术后 3 个月后进展为局灶性肺炎。中位随访 13 个月（4.6~41.0 个月）后，所有患者均未发现区域复发或远处转移。2011 年，柯明耀等探讨了经皮植入 $^{125}$I 放射性粒子治疗 16 例老年患者 I 期周围型非小细胞肺癌的临床疗效。平均每例植入 21.1 颗粒子，完全缓解 12 例，部分缓解 4 例，有效率为 100%。随访 10~56 个月，随访率 100%，随访满 1 年、2 年、3 年、4 年者分别为 15、13、8、6 例。局部控制时间中位数为 14 年。1 年、2 年、3 年、4 年生存率分别为 60%、54%、50%、33%，生存时间中位数为 14 年。7 例死于非肿瘤因素，5 例死于肿瘤广泛转移。粒子植入过程中和以后均未发现严重并发症。提示 CT 引导下经皮植入 $^{125}$I 粒子疗效确切、安全性高，可作为不适合、不愿手术或放疗的早期周围型 NSCLC 的根治性治疗方法。

### 四、术中粒子植入技术

2003 年，Ricardo Santos 等描述了 $^{125}$I 粒子植入的过程：亚肺叶切除术后，用 Vicryl 缝合线将 $^{125}$I 粒子缝合于一块聚葡萄糖酸酯网上，以 0.5cm 深度，100~120Gy 的 PD 为宜。粒子之间的间距参照标准化的诺模图。肿瘤学专家制作 $^{125}$I Vicryl 网后（图 3-19-95），通过胸腔镜或开胸手术将 $^{125}$I Vicryl 网引入肋间，并将其固定在吻合线上（图 3-19-96）。植入物距离缝合线 2cm，然后用 3.0 丝线将网缝合到内脏胸膜上。然后自肋间放置一根 28F 胸腔管。

2005 年，George Voynov 等描述了 $^{125}$I 粒子植入的过程：手术切除肿瘤后，肿物行术中冰冻病理进一步明确肿瘤性质，手术边缘也要通过肉眼观察及显微镜病理学证实是否残余瘤细胞。总之，所有行亚肺叶切除术后 $^{125}$I 粒子植入的患者，均要经病理学证实为恶性肿瘤，且手术切缘均为阴性。此外，所有的患者均没有内脏胸膜的转移。满足以上几个条件，可行单平面永久性低剂量的 $^{125}$I 粒子植入术，具体步骤如下：用 Vicrvl 缝合线将 $^{125}$I 粒子以 1cm 的间距缝合于聚乙二醇网上。为了使粒子的剂量分布均匀，应基于粒子的活性及标准化的诺模图，调整缝合线之间的距离为 0.7~1.8cm。粒子植入于一个包含缝合线及距内脏胸膜边缘 2cm 的平面上。根据吻合线的长度及胸外科医生、放射治疗专家评估的术后复发风险程度，粒子植入的范围为：4.5cm×5.0cm~5.0cm×10.0cm 大小。粒子植入的活度为

0.19~0.73mCi，总的植入活度为 10.7~29.5mCi。将植入物通过手术切口缝合到内脏胸膜上，以粒子植入区 0.5cm 处 100~120Gy 的剂量为宜（图 3-19-97）。

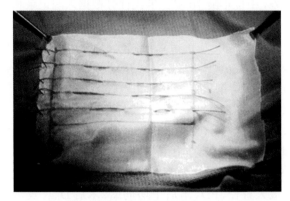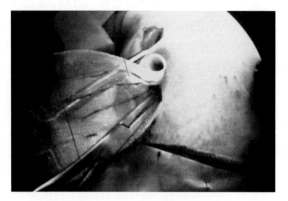

图 3-19-95　$^{125}$I 粒子网距离缝合线边缘至少 2cm　　　图 3-19-96　通过肋间将 $^{125}$I 粒子植入胸内

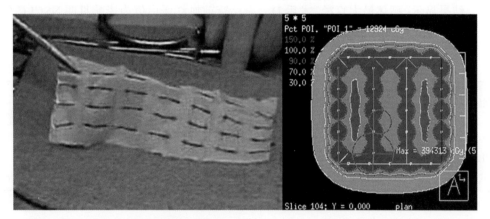

图 3-19-97　6cm×6cm 的单平面 $^{125}$I Vicryl 网，粒子植入区 0.5cm 处的粒子剂量分布图

总之，本研究初步表明，$^{125}$I 粒子植入可以明显降低亚肺叶切除术后早期肺癌患者的局部复发率。对于老年患者、高复发风险者、不愿意接受手术或不宜行手术切除的早期肺癌患者，$^{125}$I 粒子植入也能起到一定的疗效，为此类患者增加了一种治疗选择，对以后开展大规模的临床随机对照研究提供了一定的数据支持，具有一定参考意义。

（霍　彬　王丽丽）

## 第十四节　晚期肺癌粒子植入治疗疗效观察

肺癌在我国恶性肿瘤死因中位居首位。国内外对于肺癌依旧缺乏有效的治疗手段。尽管手术治疗是治疗早期肺癌的最佳方法，但肺癌初治时仅 30% 左右的患者具有手术指征，其中 45% 为 Ⅲ 期肺癌。手术治疗难以达到根治效果，术后易出现复发。而 70% 的病例为不适宜手术的 Ⅲb 及 Ⅳ 期癌症患者。对于 70% 的中晚期肺癌患者，目前临床上多使用外放疗与全身化学及靶向治疗相结合的综合治疗模式及最终的姑息对症支持治疗，但总体的治疗效果不佳，对患者因肿瘤引起的相关症状的缓解作用较少，对生活质量和总生存率无较大改善，处于目前的瓶颈期。

晚期肺癌患者相对一般状态差，$^{125}$I 粒子植入治疗晚期肺癌微创、安全、快速，对于晚期患者是一种可供选择的治疗模式。但是由于国内在这一方面的使用系统及前瞻性研究上不完善，目前在临床数据统计、技术应用方面还有较多需要完善。

天津医科大学第二医院对 2002 年 6 月~2009 年 6 月间经放射性粒子植入治疗的 247 例 NSCLC 患者病历资料作回顾性分析，评估治疗疗效及可能影响预后的因素。

在 247 例病例中，其中鳞癌 134 例（54.3%），腺癌 105 例（42.5%），大细胞癌 3 例（1.1%），未区分类型 5 例（2.1%），按 1997 年 AJCC 分期标准确认为ⅢB 期患者，其中 208 例为首程放射粒子植入者。

患者资料：男性 147 例，女性 100 例，年龄 35~89 岁，中位年龄 70 岁。卡氏评分根据入院记录和病程记录的描述进行评价，134 例患者的卡氏评分为 80~100，113 例患者的卡氏评分为 60~70。其中中央型 158 例，周围型 89 例。65 例接受单纯粒子植入治疗，182 例接受粒子植入＋化疗，化疗方案为吉西他滨＋顺铂（GE）。PD 80Gy 125 例，$D_{100}$（82.31±9.3）Gy，$D_{90}$（94.6±10.0）Gy，平均剂量（156.2±17.5）Gy；110Gy 122 例，$D_{100}$（112.6±13.3）Gy，$D_{90}$（151.7±21.7）Gy，平均剂量（244.9±12.1）Gy。

全组患者治疗后，CR 16.2%（40/247）；PR 69.2%（171/247）；SD 11.7%（29/247）；PD 2.8%（7/247），总有效率（CR＋PR）为 85.4%（表 3-19-3）。1 年、3 年、5 年生存率分别为 82.8%、23.8%、11.5%；中位生存期 24.8 个月。ⅢA 期 5 年生存率 14.7%，中位生存时间 29.7 个月；ⅢB 期 5 年生存率 11.2%，中位生存时间 24.0 个月。1 年、3 年、5 年局部控制率分别为 92.2%、63.8%、25.7%。单因素分析表明影响预后的因素有：年龄、病程、治疗前 Hb 值、临床分期、瘤体最大直径、PD、术后平均剂量、术后 $D_{100}$、及治疗模式。根据文献报道和本组病例单因素分析的结果，将以上影响预后的单因素纳入 Cox 回归模型进行多因素分析，结果显示：瘤体最大直径、术后 $D_{100}$ 及治疗前血红蛋白值为影响Ⅲ期 NSCLC 预后的独立影响因素（表 3-19-4、图 3-19-98~图 3-19-100）。

表 3-19-3　全组病例近期疗效［例（%）］

| 期别 | 疗效 | | | |
|---|---|---|---|---|
| | CR | PR | SD | PD |
| ⅢA | 11（28） | 25（64） | 2（5） | 1（3） |
| ⅢB | 29（14） | 146（70） | 27（13） | 6（3） |
| 总计 | 40（16） | 171（69） | 29（12） | 7（3） |

注：CR＋PR 率ⅢA 高于ⅢB（92%：84% $X^2=2.47$　$P=0.000$）

表 3-19-4　247 例Ⅲ期 NSCLC 多因素生存分析

| 影响因素 | 回归系数 | 标准误 | 统计量 | P 值 | 优势比 | 95% 置信区间 | |
|---|---|---|---|---|---|---|---|
| | | | | | | 下限 | 上限 |
| 治疗前 Hb（g/L） | 0.643 | 0.381 | 5.268 | 0.023 | 1.773 | 1.287 | 3.169 |
| 术后 $D_{100}$（Gy） | 0.933 | 0.229 | 11.310 | 0.001 | 2.649 | 1.504 | 3.835 |
| 肿瘤直径（cm） | 0.843 | 0.281 | 7.068 | 0.004 | 2.275 | 1.088 | 3.493 |

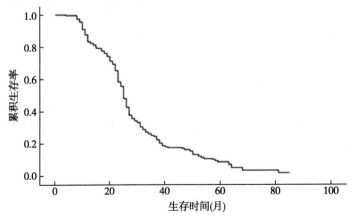

图 3-19-98　全组 247 例患者总生存曲线图，1 年、3 年、5 年生存率分别为 82.8%、23.8%、11.5%；中位生存期 24.8 个月

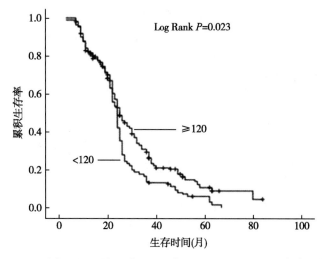

图 3-19-99　放射性粒子植入前，血红蛋白＜120g/L 的 99 例患者，其 1 年、3 年、5 年生存率显著低于血红蛋白≥120g/L 的 148 例患者，P＝0.023

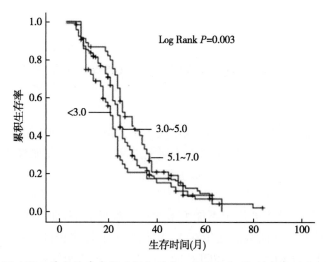

图 3-19-100　最大肿瘤直径三组分别为：＜3.0cm 组 52 例患者，3.0～5.0cm 组 127 例患者，5.1～7.0cm 组 68 例患者，1 年、3 年、5 年生存率差异有统计学意义，P＝0.003

由于缺乏早期诊断方法，确诊时 80% 左右患者属于中晚期，失去手术机会。不能手术的ⅢA 期和ⅢB 期约占 60%，ⅢA 期 5 年生存率 11%～13%，中位生存时间 9.5～19.0m，ⅢB 期 5 年生存率 3%～8%，中位生存时间 7～13 个月。化放疗综合治疗模式是近 20 年来晚期 NSCLC 治疗模式的主要演变方向。

Casas 报道同步放化疗治疗Ⅲ期 NSCLC 中位生存时间为 16.9 个月，5 年、10 年生存期为 25%、17.5%。本组 247 例患者接受 $^{125}$I 近距离放疗 1 年、3 年、5 年生存率分别为 82.8%、23.8%、11.5%；中位生存期 24.8 个月。其中ⅢA 期 5 年生存率为 14.7%，中位生存时间 29.7 个月，其中ⅢB 期 5 年生存率为 11.2%，中位生存时间 24.0 个月。远期生存率略低于文献，可能与ⅢB 期患者较多，部分患者没能正规行化疗有关，但中位生存时间可喜，10 年生存仍需进一步随访观察。目前国内对放射性肺癌粒子植入肺癌近期疗效报道较多，效果显著，远期疗效报道甚少。本组患者近期疗效较高，中位生存期偏长，可能原因有：①本组患者通过使用植入模板严格遵循放射性粒子植入等距离原则；②中位剂量明显高于生物有效剂量。

Ⅲ期 NSCLC 患者的预后影响因素各家报道不尽相同，但与多数文献报道均认为传统的影响因素仍是本组患者预后生存的主要因素。Langendijk 等对 526 例 NSCLC 患者的临床资料进行了多因素分析认为治疗前血红蛋白值是影响患者治疗效和肿瘤局部控制率的独立预后因素。Stinchcombe 报道对于不能手术的Ⅲ患者血红蛋白<130g/L 是生存期预后因素($P<0.05$)。本组研究结果显示,放射性粒子植入前血红蛋白<120g/L 的 99 例患者,其 1 年、3 年、5 年生存率显著低于血红蛋白≥120g/L 的 148 例患者,且多因素分析表明其为患者的独立预后影响因素。血红蛋白水平较高者预后好,可能与充足氧供应时肿瘤放射敏感性高,相同剂量下更容易杀灭肿瘤细胞有关,这与贫血患者放疗效果差的临床现象是一致的。

Stinchcombe 报道 102 例Ⅲ期 NSCLC 患者对化疗前、化疗后的 GTV 与生存期进行协变量分析认为,化疗前的 GTV 对生存期有很好的预测价值。Durmus 报道 147 例接受根治性放疗的 NSCLC 患者,将肿瘤体积分为≤80cm³ 和 >80cm³,两组中位生存期分别为 21 个月和 11 个月,差异有统计学意义且是独立性预后影响因素。Werner-Wasik 报道经非手术治疗后,肿瘤体积的减少与肿瘤患者局部控制率增高、中位生存期的延长有关。本研究中,病例按肿瘤最大直径分为三组,1 年、3 年、5 年生存率差异有统计学意义;多因素分析也显示其为独立性预后影响因素。认为肿瘤大小与肿瘤干细胞数有关,较大的肿瘤含干细胞多,增殖较快,瘤负荷较大,放射性粒子植入后不易控制或容易复发,从而降低了患者生存率。术后 $D_{100}$(Gy)按≤80Gy、80～110Gy、>110Gy 分为三组,1 年、3 年、5 年生存率差异有统计学意义;多因素分析也显示其为独立性预后影响因素。术后 $D_{100}>110$Gy 预后较好,提示可以对Ⅲ期肺癌患者受益。Tepavac 通过多变量分析认为肺不张为 NSCLC 生存期较好的预后因素。本组病例未发现肺不张为独立的预后因素。

CT 引导下粒子植入治疗肺癌,气胸是最常见的并发症,发生率约 10%～30%。Lee 认为 ¹²⁵I 粒子植入对晚期 NSCLC 近期疗效明显,并发症主要是血痰、气胸等。本组 37 例患者出现气胸,发生率约为 14.9%,与文献报道接近。此 37 例患者有不同程度肺气肿,可见肺气肿患者粒子植入后气胸发生率较高,所幸没有对患者产生明显的影响,因为气胸在植入过程中已经被诊断而且立即处理且密切监护。咯血 22 例,占 9%,给予止血药物治疗,其中 1 例出现术后大咯血,给予输血治疗。

总之,Ⅲ期 NSCLC 的预后影响因素诸多,本研究结果认为治疗前血红蛋白值、GTV 大小、术后 $D_{100}$(Gy)、肿瘤直径(cm)为主要影响因素。放射性粒子植入治疗Ⅲ期 NSCLC 显示了较好的疗效,怎样依据患者的个体差异来结合化疗是目前临床研究的重点。目前永久性植入 ¹²⁵I 技术在 NSCLC 治疗的临床应用尚处于起始阶段,且主要用于不能手术治疗的晚期病例,但仍有较好的近期疗效和非常理想的局部控制率。随着相关方面研究的逐步深入、定位技术的逐步提高和植入器械的不断改良,特别是与手术治疗相结合,¹²⁵I 粒子植入将为 NSCLC 的治疗提供新的发展空间。

(柴树德　霍小东)

## 第十五节　放射性粒子植入治疗肺癌切除术后局部复发疗效观察

大量 NSCLC 患者肺癌根治术后出现局部复发。肺癌Ⅰ期患者切除术后局部复发率为 6%～10%;肺癌Ⅱ期和ⅢA 期患者切除术后局部复发率为 28%～47%。对于局部复发病灶,少数患者可接受再次手术切除,大部分患者只能接受外放射等治疗,很多患者由于心肺功能差等原因无法完成全程放疗或发生放射损伤。放射性核素 ¹²⁵I 粒子在肿瘤组织间植入为局部复发患者提供了一种有效的治疗方法。

孙启和等报道,38 例肺癌等患者 ¹²⁵I 粒子植入术后 1 年的总有效率为 86.8%。Colonias 等报道,145 例因心肺功能差无法行肺叶切除的 NSCLC 患者行局部切除周边加 ¹²⁵I 粒子植入治疗,结果显示,3 年和 5 年生存率分别为 65% 和 35%。Mutyala 等报道,59 例术中切缘阳性或切缘邻近肿瘤的肺癌等患者,行术中粒子植入后 1 年和 2 年局部控制率分别为 80.1% 和 67.4%,1 年和 2 年生存率分别为 94.1% 和 82.0%。Lee 等报道,33 例无法根治切除的 NSCLC 患者,行局部切除周边加粒子植入治疗,结果ⅠA 期和ⅠB 期 5 年生存率分别为 67% 和 39%,疾病特异生存率分别为 77% 和 53%,与根治性切除的疗效相同。这些研究说明,永久植入 ¹²⁵I 粒子治疗 NSCLC 可以对癌组织和瘤床潜在癌变区有很好的局部控制作用,能提高患者的生存率。王锡明等报道,CT 引导 ¹²⁵I 粒子植入治疗 31 例肺癌患者,6 个月的总有效率为 90.32%。王俊杰等采用 ¹²⁵I 粒子 CT 引导放射性粒子组织间植入治疗 16 例复发或转移肺癌患者，1 年局部控制率为 93.8%，疗效突出。这些研究证明，应用 CT 引导下经皮穿刺植入的方法治疗 NSCLC 有很好的局部控制作用，能提高患者的生存率。

肺癌患者手术后局部复发，再次手术是一种治疗方法，但复发患者经第一次手术损伤，术后放化疗后，肺功能会有所下降，因此，术前需排除全身脏器血行转移，并分析纵隔淋巴结情况。余肺切除手术相对复杂，Massard 等曾统计，余肺切除术患者胸膜粘连率达 84.5%，足量放疗后，患者胸膜粘连尤为严重，再次手术风险增加，并发症多，手术适应证相对严格。术前应充分评估患者心肺和全身状况，如全肺切除治疗肺癌术后复发，要求胸部 CT 检查纵隔淋巴结干净，肿块与肺门大血管有一定距离；国际抗癌联盟肺癌分期为 I 期和 II 期；手术前心功能检查正常；肺功能检查 FEV1 占预计值百分比≥80%。大部分手术后局部复发者达不到再次手术的要求。肺癌术后复发再次手术切除治疗的 1 年生存率为 71.4%～80%，本组病例 1 年生存率为 81.3%，高于再次手术的 1 年生存率。胸膜粘连不会对粒子植入术带来障碍，反而会减少气胸的发生和其他术后并发症，降低了手术的风险，从而提高了患者的生存质量，对不能再次手术或高风险再次手术的患者而言，粒子植入术是一种有效的治疗方法。

患者手术后局部复发可以选择外放射治疗。美国放射治疗肿瘤协作组研究认为，常规分割放疗的 PD 为 40～50Gy 不能完全控制肿瘤，放射治疗疗效与肿瘤接受的放射剂量密切相关，需提高剂量，但放射治疗剂量与放射性肺炎发生的关系呈正相关。外照射放疗后，放射性肺炎的发生率通常为 6.2%～29.8%。谢伟国等报道，放射剂量 >65Gy 的放射性肺炎发生率为 26.09%，明显高于剂量小于 65Gy 的肺炎发生率 14.29%。张矛报道，放射剂量 >50Gy 的放射性肺炎发生率为 14.6%，明显高于剂量小于 50Gy 的肺炎发生率 6.2%。晚期中心型肺癌常规外放射治疗总剂量为 60～70Gy，适形调强放射治疗或 γ 刀、X 刀可以部分提升剂量，但难以超过 100Gy。肺癌切除术后，患者肺容量减小，更需要减少放射性肺炎的发生，因此外放射治疗提高到局部完全控制的剂量有一定难度。随距离增加，放射剂量迅速减少的特点使 $^{125}$I 粒子植入具有局部高度适形、靶区高剂量而周围正常组织受量较低的优点，同时避免了随呼吸动度造成的靶区移动，最大限度保护了正常肺组织。Johnson 等使用 PD 100～120Gy 手术中植入 $^{125}$I 粒子于 NSCLS，随访得知，没有放射性肺炎及肺功能的损失。放射性粒子植入需要严格的剂量学保证，应用 TPS 的目的首先是使重叠的 γ 射线能量可以有效覆盖全部肿瘤以及与肿瘤边缘接壤的亚肿瘤区域；其次是术后验证实际植入的粒子数量、位置及产生的治疗作用。本组植入粒子数和 TPS 计算粒子数相符程度达 90.6%，表明植入的粒子分布适宜。术后验证 $D_{90}$>mPD，从而保证了杀灭肿瘤细胞的剂量学要求。

天津医科大学第二医院总结了 2001 年至 2008 年间接受经皮穿刺 CT 引导下肺癌术后局部复发 $^{125}$I 放射性粒子植入治疗的 38 例患者；其中 15 例接受 1～6 周期含铂方案化疗。粒子植入后质量验证结果 $V_{100}$ 为 96.3%（90.1%～123.5%），$D_{90}$ 124.8Gy（116.0～130.7Gy）。中位随访时间 22.5 个月（8～98 个月）。粒子植入后 2 个月，CR 50%、PR 37% 和 PD 8%。中位生存期为 21 个月，2 年总生存（OS），无进展生存期（PFS）和局部控制（LC）的比率分别为 47.4%，39.5% 和 83.5%。

综上所述，在 CT 引导下永久性植入 $^{125}$I 粒子治疗肺癌切除术后局部复发的 NSCLS 患者，避免了再次切除手术创伤大、操作困难、不易彻底切除等缺点，同时也避免了外照射局部剂量提升困难和对正常肺组织损伤大的缺点；影像引导确保了粒子的高度适形和正常组织最小化损伤；粒子植入后有较高的的局部控制率和生存率。该治疗方法具有微创、定位准确、近距离、局部高度适形、靶区高剂量而周围正常组织受量较低的优点，为肺癌手术切除术后复发，特别是为无法再次手术切除的患者提供了一种有效的治疗途径。

（霍小东　梁吉祥）

# 参 考 文 献

1. Martinez-Monge R，Garran C，Vivas I，et al. Percutaneous CT-guided 103Pd implantation for the medically inoperable patient with T1N0M0 non-small cell lung cancer: a case report. Brachytherapy，2004，3（3）：179-181.

2. Martinez-Monge R，Pagola M，Vivas I，et al. CT-guided permanent brachytherapy for patients with medically inoperable

early-stage non-small cell lung cancer（NSCLC）. Lung cancer, 2008, 61（2）: 209-213.

3. Ricke J, Wust P, Wieners G, et al. CT-guided interstitial single-fraction brachytherapy of lung tumors: phase I results of a novel technique. Chest, 2005, 127（6）: 2237-2242.

4. 柴树德，郑广钧，毛玉权，等. CT引导下经皮穿刺种植放射性 125I 粒子治疗晚期肺癌. 中华放射肿瘤学杂志, 2004,（04）: 49-51.

5. Yang R, Wang J, Zhang H. Dosimetric study of Cs-131, I-125, and Pd-103 seeds for permanent prostate brachytherapy. Cancer biotherapy & radiopharmaceuticals, 2009, 24（6）: 701-705.

6. 王俊杰. 影像引导组织间介入近距离治疗肿瘤概念的提出与实践. 中华放射医学与防护杂志, 2014, 34（11）: 801-802.

7. 王俊杰. 中国大陆地区影像引导介入近距离治疗学发展概述. 中华放射肿瘤学杂志, 2016, 25（4）: 301-303.

8. heu R, Powers A, Mcgee H, et al. SU-F-T-44: A Comparison of the Pre-Plan, Intra-Operative Plan, and Post-Implant Dosimetry for a Prostate Implant Case Using Prefabricated Linear Polymer-Encapsulated Pd-103. Medical Physics, 2016, 43（6）: 3471.

9. Mullokandov E, Gejerman G. Analysis of serial CT scans to assess template and catheter movement in prostate HDR brachytherapy. International journal of radiation oncology, biology, physics, 2004, 58（4）: 1063-1071.

10. Agrawal PP, Singhal SS, Neema JP, et al. The role of interstitial brachytherapy using template in locally advanced gynecological malignancies. Gynecologic oncology, 2005, 99（1）: 169-175.

11. 霍彬，侯朝华，叶剑飞，等. CT引导术中实时计划对胸部肿瘤 125I 粒子植入治疗的价值. 中华放射肿瘤学杂志, 2013, 22（5）: 400-403.

12. Hinnen KA, Moerland MA, Battermann JJ, et al. Loose seeds versus stranded seeds in 125I-prostate brachytherapy: differences in clinical outcome. Radiotherapy and oncology: journal of the European Society for Therapeutic Radiology and Oncology, 2010, 96（1）: 30-33.

13. 石峰，柴文文，曾理，等. 125I 辐照的聚醚醚酮粒子链的生物安全性. 中国组织工程研究, 2016, 38）: 5716-5721.

14. 霍小东，杨景魁，闫卫亮，等. CT引导下 125I 粒子植入治疗肺癌术后气胸发生率的相关因素分析. 中华放射医学与防护杂志, 2014, 34（12）: 912-915.

15. Michalski MH, Ross JS. The shape of things to come: 3D printing in medicine. Jama, 2014, 312（21）: 2213-2214.

16. Jones GC, Kehrer JD, Kahn J, et al. Primary Treatment Options for High-Risk/Medically Inoperable Early Stage NSCLC Patients. Clinical lung cancer, 2015, 16（6）: 413-430.

17. Okada M, Koike T, Higashiyama M, et al. Radical sublobar resection for small-sized non-small cell lung cancer: a multicenter study. J Thorac Cardiovasc Surg, 2006, 132（4）: 769-775.

18. Zhong C, Fang W, Mao T, et al. Comparison of thoracoscopic segmentectomy and thoracoscopic lobectomy for small-sized stage IA lung cancer. The Annals of thoracic surgery, 2012, 94（2）: 362-367.

19. 王俊杰，袁慧书，王皓，等. CT引导下放射性 125I 粒子组织间植入治疗肺癌. 中国微创外科杂志, 2008, 02）: 119-121.

20. Johnson M, Colonias A, Parda D, et al. Dosimetric and technical aspects of intraoperative 125I brachytherapy for stage I non-small cell lung cancer. Physics in medicine and biology, 2007, 52（5）: 1237-1245.

21. 焦德超，张福君，陆郦工，等. 125I 粒子组织间植入治疗肺恶性肿瘤 [J]. 介入放射学杂志, 2008, 17（3）: 190-193.

22. 李玉亮，王永正，张福君. CT引导下经皮穿刺植入（125）I 粒子治疗老年中心型肺癌近期疗效分析 [J]. 中华肿瘤防治杂志, 2007,（23）: 1818-1820.

23. Santos R, Colonias A, Parda D, et al. Comparison between sublobar resection and 125I odine brachytherapy after sublobar resection in high-risk patients with Stage I non-small-cell lung cancer. Surgery, 2003, 134（4）: 691-697.

24. Chen A, Galloway M, Landreneau R, et al. Intraoperative 125I brachytherapy for high-risk stage I non-small cell lung carcinoma. International journal of radiation oncology, biology, physics, 1999, 44（5）: 1057-1063.

25. D'amato TA, Galloway M, Szydlowski G, et al. Intraoperative brachytherapy following thoracoscopic wedge resection of stage I lung cancer. Chest, 1998, 114（4）: 1112-1115.

26. Fernando HC, Santos RS, Benfield JR, et al. Lobar and sublobar resection with and without brachytherapy for small stage

IA non-small cell lung cancer. J Thorac Cardiovasc Surg, 2005, 129（2）: 261-267.

27. 曾庆武, 刘俊. 肺楔形切除联合 125I 粒子植入治疗高危 I 期非小细胞肺癌的临床研究. 中国医药指南, 2010, 20: 99-101.

28. Fernando HC, Landreneau RJ, Mandrekar SJ, et al. Impact of brachytherapy on local recurrence rates after sublobar resection: results from ACOSOG Z4032（Alliance）, a phase III randomized trial for high-risk operable non-small-cell lung cancer. Journal of clinical oncology: official journal of the American Society of Clinical Oncology, 2014, 32（23）: 2456-2462.

29. Pisch J, Harvey JC, Panigrahi N, et al. Iodine-125 volume implant in patients with medically unresectable stage I lung cancer. Endocurietherapy/Hyperthermia Oncology, 1996, 12（3）: 165-170.

30. Lee W, Daly BD, Dipetrillo TA, et al. Limited resection for non-small cell lung cancer: observed local control with implantation of I-125 brachytherapy seeds. The Annals of thoracic surgery, 2003, 75（1）: 237-242.

31. Voynov G, Heron DE, Lin CJ, et al. Intraoperative 125I Vicryl mesh brachytherapy after sublobar resection for high-risk stage I non-small cell lung cancer. Brachytherapy, 2005, 4（4）: 278-285.

32. Bigdeli G, Adurty R, Kaplan P, et al. Radiographic changes after wedge resection and intraoperative 125I brachytherapy in stage I lung cancer. Chest, 2009, 136（4）: 230-1.

33. Manning MA, Mohamed M, Burney DP. Sublobar resection with 125I brachytherapy for early-stage non-small cell lung cancer（NSCLC）using prefabricated mesh. Journal of Clinical Oncology, 2009, 27（15）: 7586.

34. Khuntia D, Weigel TL, Orcutt KP, et al. Intraoperative 125I mesh brachytherapy after wedge resection for medically high risk stage I non-small cell lung cancer: The University of Wisconsin experience. Brachytherapy, 2010, 9（S84-S85）.

35. Colonias A, Betler J, Trombetta M, et al. Mature follow-up for high-risk stage I non-small-cell lung carcinoma treated with sublobar resection and intraoperative iodine-125 brachytherapy. International journal of radiation oncology, biology, physics, 2011, 79（1）: 105-109.

36. Isaac M, Kaminsky A, Onufrey VG, et al. Intraoperative 125I brachytherapy mesh after sublobar resection in early stage high risk non small cell lung cancer [J]. Brachytherapy, 2011, 10（S23-S24）.

37. Manning M, Sintay B, Wiant D, et al. An overall survival comparison of sub-lobar resection with brachytherapy versus stereotactic body radiation therapy for early-stage non-small cell lung cancer. International Journal of Radiation Oncology Biology Physics, 2013, 87（2）: S544.

38. Evans AJ, Connery C, Bhora F, et al. Sublobar resection and robotic interstitial brachytherapy for early stage non small cell lung cancer. Journal of Thoracic Oncology, 2012, 7（9）: S293.

39. 柯明耀, 雍雅智, 罗炳清, 等. 经皮植入 125I 放射性粒子治疗老年 I 期周围型非小细胞肺癌探讨. 中华放射肿瘤学杂志, 2011, 20（5）: 394-396.

40. Paulson DL, Reisch JS. Long-term survival after resection for bronchogenic carcinoma [J]. Annals of surgery, 1976, 184（3）: 324-332.

41. Dautzenberg B, Arriagada R, Chammard AB, et al. A controlled study of postoperative radiotherapy for patients with completely resected nonsmall cell lung carcinoma. Groupe d'Etude et de Traitement des Cancers Bronchiques. Cancer, 1999, 86（2）: 265-273.

42. Nesbitt JC, Putnam JB, Jr., Walsh GL, et al. Survival in early-stage non-small cell lung cancer. The Annals of thoracic surgery, 1995, 60（2）: 466-472.

43. 孙启和, 孙彬, 杨永青. 术中 125I 粒子植入治疗肿瘤的临床应用. 国际放射医学核医学杂志, 2010, 34（2）: 102-104.

44. Mutyala S, Stewart A, Khan AJ, et al. Permanent 125I interstitial planar seed brachytherapy for close or positive margins for thoracic malignancies. International journal of radiation oncology. biology physics, 2010, 76（4）: 1114-1120.

45. 王锡明, 李振家, 武乐斌, 等. CT 引导下组织间置入 125I 粒子治疗肺癌的临床应用. 中华放射学杂志, 2005,（05）: 490-492.

46. Massard G, Lyons G, Wihlm JM, et al. Early and long-term results after completion pneumonectomy. The Annals of thoracic surgery, 1995, 59（1）: 196-200.

47. 张灿斌, 曹凤云. 全肺切除治疗肺癌术后复发7例分析. 中国误诊学杂志, 2004,（01）: 132-133.

48. 杜开齐, 张锦贤, 胡瑞行, 等. 肺癌术后复发的再手术治疗 18 例报告. 武警医学, 2002, (02): 93-94.

49. 何枝生, 匡裕康, 曾来铎, 等. 肺癌术后余肺切除 15 例临床分析. 实用癌症杂志, 2007, (06): 662-663.

50. 李拥军, 尹宜发, 熊刚, 等. 肺癌放疗致放射性肺炎的多因素分析. 实用肿瘤杂志, 2006, (04): 302-305.

51. 邓涤, 周云峰, 戈伟. 肺癌放射治疗致放射性肺炎的临床分析. 中国肿瘤临床, 2002, (12): 34-36.

52. 李而周, 夏丽天, 刘雅洁, 等. 引起放射性肺炎的相关因素及 HRCT 表现与预后的关系. 中国医学影像学杂志, 2003, (05): 327-329.

53. 谢伟国, 江莲, 侯昕珩. 急性放射性肺炎 30 例临床分析. 临床肺科杂志, 2009, (11): 1468-1469.

# 第二十章
# CT 引导下放射性粒子植入治疗肺癌标准化流程

## 第一节　共面模板辅助标准化流程

### 一、技术流程图

共面模板辅助技术流程图见图 3-20-1。

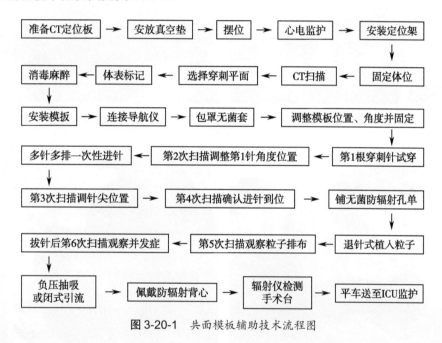

图 3-20-1　共面模板辅助技术流程图

### 二、操作技术流程

#### （一）术前计划

1. 根据胸部 CT 肺窗勾画 PTV，肺门和纵隔转移瘤可根据纵隔窗勾画 PTV。

2. 选择 PD 110～160Gy、粒子活度 $2.22 \times 10^7 \sim 2.96 \times 10^7$Bq（0.6～0.8mci），输入 TPS 设计植入通道，计算粒子数。

3. 计算等剂量曲线及 DVH 图。

4. 导出术前 DVH 图，获得 $D_{90}$、$D_{100}$、$V_{90}$、$V_{100}$、$V_{150}$、$V_{200}$ 及邻近危险器官受量等参数。计算 CI、EI、HI 等参数。

5. 订购粒子。

#### （二）术中规范化操作技术流程

1. 将定位仪底座安放于 CT 平床定位板上，并进行激光校准（图 3-20-2）。

2. 安放真空成形袋，连接真空负压泵（图 3-20-3）。

3. 摆放患者体位（图3-20-4）。

4. 面罩吸氧（5L/min）、心电血压监护、接连静脉通道（图3-20-5）。

5. 将真空成形袋与患者紧密贴附，开启负压泵抽气，至负压达到10KPA时固定患者。安放定位仪支撑架（图3-20-6）。

6. 第一次CT扫描，确定肿瘤部位和植入粒子的层数（层厚0.5cm）（图3-20-7）。

7. 按"进针三要点"即以最大的肿瘤截面积、最宽的肋间隙、最近且安全的穿刺通道确定首选穿刺平面。测量肿瘤直径大小并确定其上下植入层面数（图3-20-8）。

8. 在CT首选穿刺层面上模拟定位进针点和进针倾角（使用GE机引导时，需将其中心坐标R/L，A/P设定为0；使用西门子或飞利浦机时需用定位栅格）（图3-20-9）。

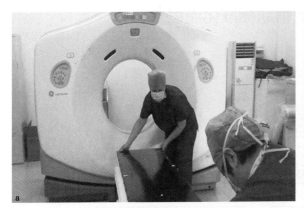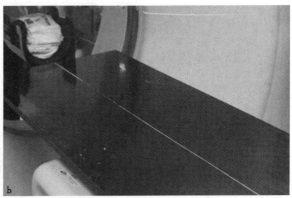

图3-20-2　a、b将定位仪底座安放于CT平床定位板上，并进行激光校准

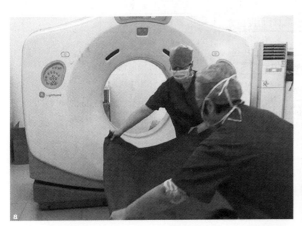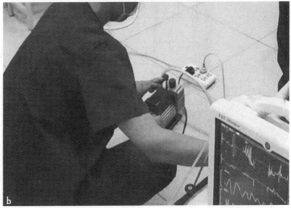

图3-20-3　a、b安放真空成形袋，连接真空负压泵

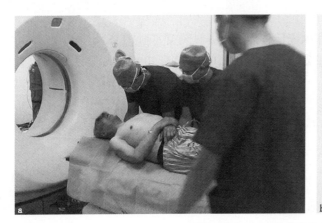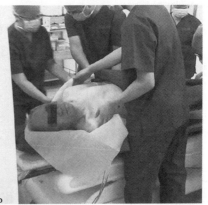

图3-20-4　a、b摆放患者体位

9. 将 CT 十字光标线定格在首选穿刺层面,并标记于患者皮肤上(图 3-20-10)。

10. 以 CT 十字光标线交叉点为标定的中点,在预定进针点模拟进针倾角,测量进针点至光标所标定中点距离,在皮肤上标定。以此点为中心,根据 CT 扫描层数及肿瘤靶区大小勾画出靶区在皮肤上投影区域,即为麻醉、穿刺进针范围(图 3-20-11)。

11. 常规消毒皮肤,靶区投影区皮肤用 1% 利多卡因局部浸润及肋间神经阻滞麻醉(图 3-20-12)。

12. 安放 3D 打印共面植入模板,连接数字显示倾角传感显示屏(图 3-20-13)。

13. 操作定位架各部件做上下、前后、左右移动,将模板移至靶区投影区并固定(图 3-20-14)。

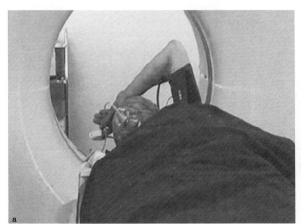
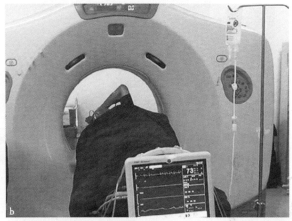

图 3-20-5　a、b 面罩吸氧(5L/min)、心电血压监护、接连静脉通道

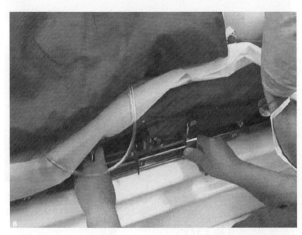
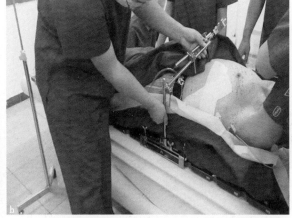

图 3-20-6　a、b 将真空成形袋与病人紧密贴附,开启负压泵抽气,至负压达到 10KPa 时固定患者。安放定位仪支撑架

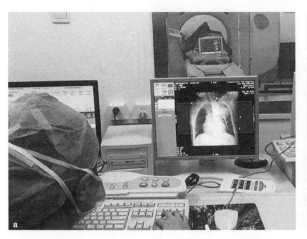
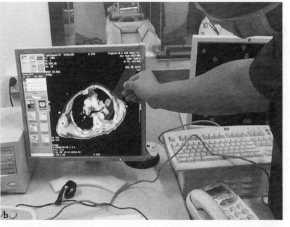

图 3-20-7　a、b 第一次 CT 扫描,确定肿瘤部位和植入粒子的层数(层厚 0.5cm)

14. 用无菌护套将定位架包罩（图3-20-15）。

15. 根据 CT 模拟定位给出的进针倾角，先将模板夹上的 X 轴调整为零度并固定。再将 Y 轴旋转到 CT 机（GE 机）所标示的倾角度数固定，然后用激光线调整 Z 轴为零度。其他机型需在 CT 机上测量进针倾角，使穿刺针经模板刺入角度与 CT 机所给出的倾角完全一致（图3-20-16）。

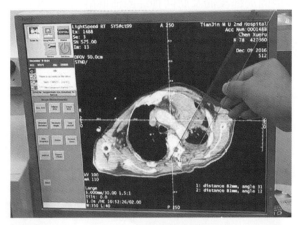

图3-20-8　测量肿瘤直径大小并确定其上下植入层面数

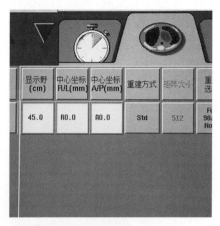

图3-20-9　GE 机引导时，需将其中心坐标 R/L，A/P 设定为 0

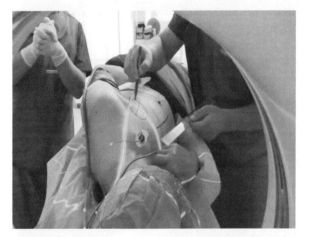

图3-20-10　将 CT 十字光标线定格在首选穿刺层面，并标记于患者皮肤上

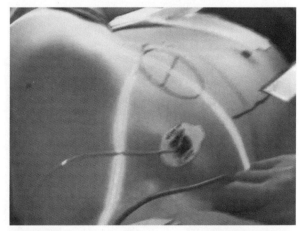

图3-20-11　以 CT 十字光标线交叉点为标定的中点，在预定进针点模拟进针倾角，测量进针点至光标所标定中点距离，在皮肤上标定

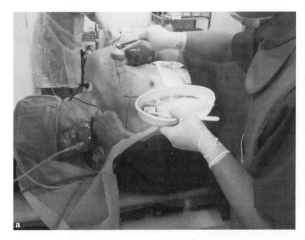

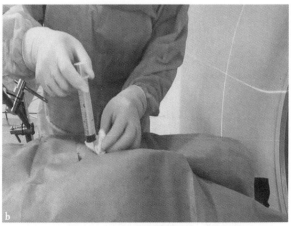

图3-20-12　a、b 常规消毒皮肤，靶区投影区皮肤用 1% 利多卡因局部浸润及肋间神经阻滞麻醉

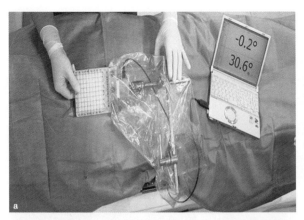 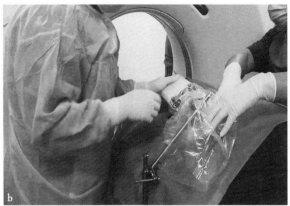

图 3-20-13　a、b 安放 3D 打印共面植入模板，连接数字显示倾角传感显示屏

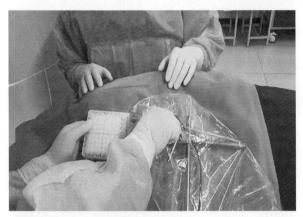 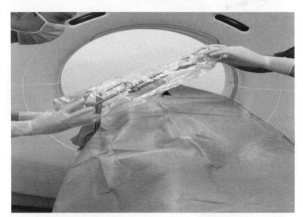

图 3-20-14　操作定位架各部件做上下、前后、左右移动，将模板移至靶区投影区并固定

图 3-20-15　用无菌护套将定位架包罩

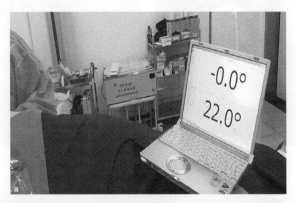

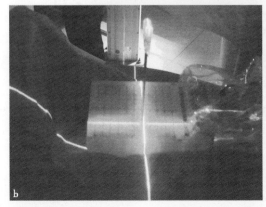 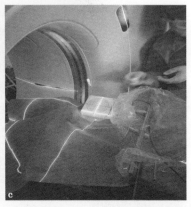

图 3-20-16　a、b、c 根据 CT 模拟定位给出的进针倾角，先将模板夹上的 X 轴调整为零度（0 度）并固定。再将 Y 轴旋转到 CT 机（GE 机）所示的倾角度数固定，然后用激光线调整 Z 轴为零度

16. 第二次 CT 扫描，在靶区中心点处试穿第一针至肿瘤边缘，CT 扫描整个靶区，观察针尖位置并逐层测量模板至肿瘤外缘各层面的距离，逐层详细记录（图 3-20-17）。

17. 依据测量的进针距离以 1.0cm 间距，多针多排一次性将穿刺针经模板刺中瘤体（图 3-20-18）。

18. 如遇肋骨阻挡，使用骨钻经模板钻穿肋骨，将植入针经钻孔刺入瘤体。如遇针道出血，则在紧邻其 0.5cm 处另加一针作为植入针，出血针不要拔出，以免继续出血或造成气胸（图 3-20-19）。

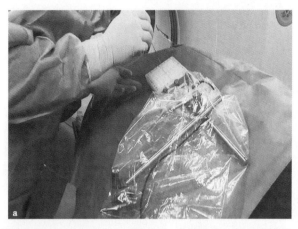
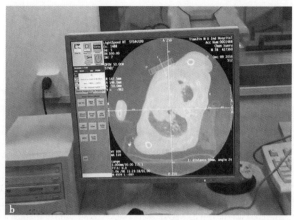

图 3-20-17　a、b 第二次 CT 扫描，在靶区中心点处试穿第一针至肿瘤边缘，CT 扫描整个靶区，观察针尖位置并逐层测量模板至肿瘤外缘各层面的距离，逐层详细记录

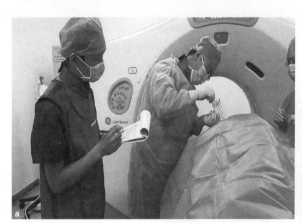
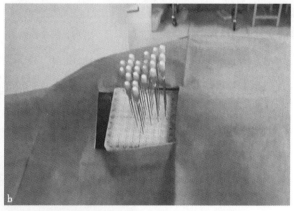

图 3-20-18　a、b 依据测量的进针距离以 1.0cm 间距多针多排一次性将穿刺针经模板刺中瘤体

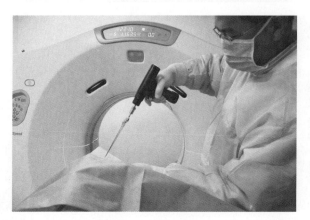

图 3-20-19　遇肋骨阻挡，使用骨钻经模板钻穿肋骨，将植入针经钻孔刺入瘤体

19. 第三次CT扫描，调整针尖距肿瘤外缘0.5cm（图3-20-20）。

20. 将CT扫描信息输入TPS，进行术中剂量优化。优化原则是在真实的进针轨迹上模拟排布粒子，然后，手动调整粒子的位置，以该扫描平面 $D_{90}$ 剂量能覆盖90%的靶区即为满意。优化后的粒子排布表现为"外周密集，中间稀疏的非等距离"空间排布，称之为"改良式非等距离粒子空间排布"（图3-20-21）。

21. 第四次CT扫描，确认每根针针尖准确到位，铺无菌防辐射孔单，屏蔽操作术中可能的射线损伤（图3-20-22）。

22. 以退针方式按术中质量优化方案植入粒子，针退至肿瘤外缘0.5cm处停止操作（图3-20-23）。

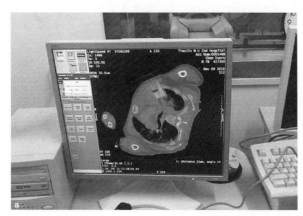
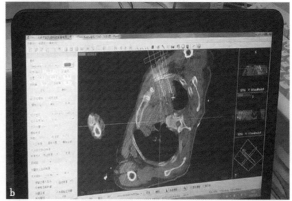

图3-20-20　a，b第三次CT扫描，调整针尖距肿瘤外缘0.5cm

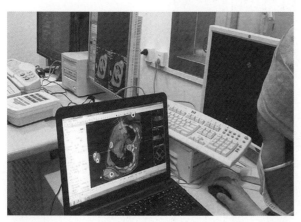
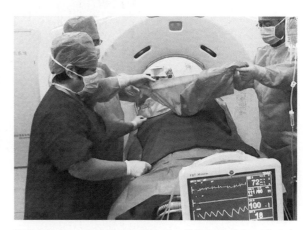

图3-20-21　将CT扫描信息输入TPS，进行术中剂量优化

图3-20-22　铺无菌防辐射孔单，屏蔽操作术中可能的射线损伤

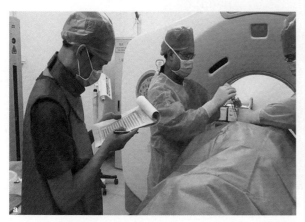
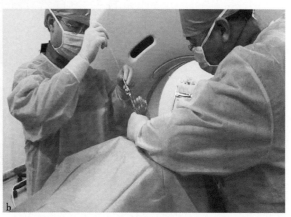

图3-20-23　a，b以退针方式按术中质量优化方案植入粒子，针退至肿瘤外缘0.5cm处停止操作

23. 第五次 CT 扫描，观察粒子排布是否符合术中计划的优化排布，如有疏漏，立即补种。除预留 1 根针作气胸抽气使用外，将其余针拔出，同时观察有无气胸，肺内及胸膜腔出血发生（图 3-20-24）。

24. 第六次 CT 扫描，拔针后 5 分钟再行扫描，观察有无气胸及出血，如有发生则观察气胸或出血有无加重。如有气胸，使用负压吸引抽吸装置，抽净胸膜腔气体（图 3-20-25）。

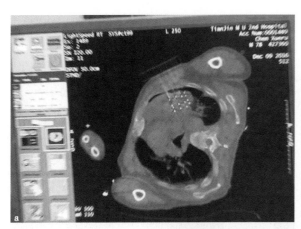 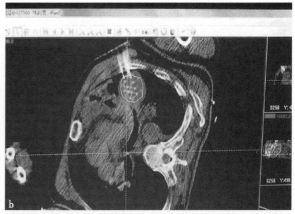

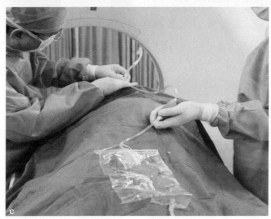

图 3-20-24　a、b、c 第五次 CT 扫描，观察粒子排布是否符合术中计划的优化排布，如有疏漏，立即补种，同时观察有无气胸，肺内及胸膜腔出血发生

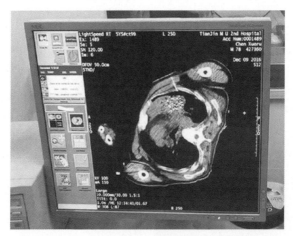

图 3-20-25　第六次 CT 扫描，拔针后 5 分钟再行扫描，观察有无气胸及出血

25. 经反复抽吸，CT扫描肺仍不复张，立即行胸腔闭式引流术。肺内出血无需特殊处理，胸膜腔出血视出血量及出血速度而定（图3-20-26）。

26. 患者术后佩戴防辐射背心，测量放射剂量率。清点物品，用袖珍辐射仪检测有无粒子遗漏。

27. 将患者平移至平车上，不能使用轮椅。并使用氧气袋、鼻导管吸氧，医护人员全程护送至ICU。

28. 患者在ICU内监护12小时。

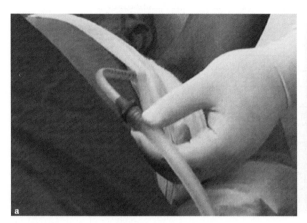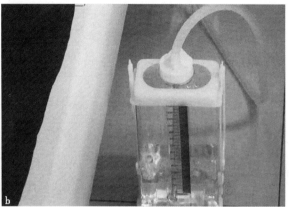

图3-20-26　a、b经反复抽吸，CT扫描肺仍不复张，立即行胸腔闭式引流术

### （三）术后剂量验证

1. 根据术后即刻CT扫描图像，分层捡拾植入的粒子，输入TPS进行剂量评估。

2. 根据术后验证的DVH图所计算出的数据，判断粒子植入手术的质量，预判粒子植入后的治疗效果（图3-20-27）。

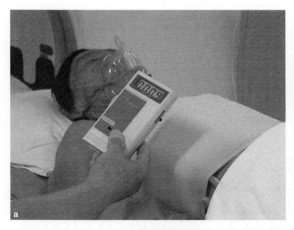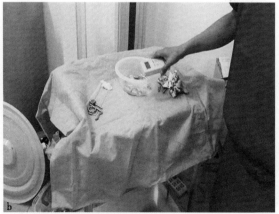

图3-20-27　a、b病人术后佩戴防辐射背心，测量放射剂量率

## 第二节　3D打印非共面模板辅助标准化流程

### 一、技术流程图

3D打印非共面模板辅助技术流程见图3-20-28。

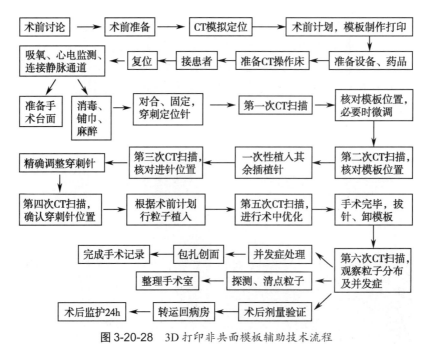

图 3-20-28　3D 打印非共面模板辅助技术流程

## 二、操作技术流程

### (一) 术前计划

1. 计划前定位　术前 2～5 天按手术体位摆放患者,真空成形袋塑形固定,(图 3-20-29)行 CT 增强扫描,扫描层厚均为 5mm,重建间距 1.25mm(图 3-20-30)。扫描数据以 DICOM 格式导出储存。体表用激光定位线标定,用于术中体位及模板复位(图 3-20-31)。

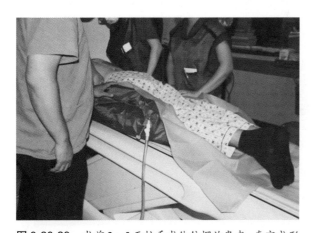

图 3-20-29　术前 2～5 天按手术体位摆放患者,真空成形袋塑形固定

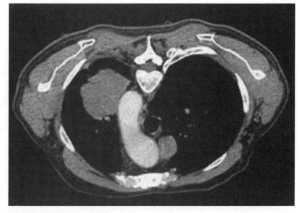

图 3-20-30　行 CT 增强扫描,扫描层厚均为 5mm,重建间距 1.25mm

2. 扫描数据导入 TPS　根据胸 CT 肺窗勾画 PTV,肺门和纵隔转移瘤可根据纵隔窗勾画 PTV(图 3-20-32,见文末彩图)。选择 PD 110～160Gy、粒子活度 $2.22 \times 10^7$～$2.96 \times 10^7$Bq(0.6～0.8mci),TPS 设计植入通道,计算粒子数(图 3-20-33)。

3. 计算等剂量曲线及 DVH 图(图 3-20-34)。

4. 导出术前 DVH 图,获得 $D_{90}$、$D_{100}$、$V_{90}$、$V_{100}$、$V_{150}$、$V_{200}$ 及邻近危险器官受量等参数。计算 CI、EI、HI 等参数。

# 第二十一章

## 纤维支气管镜下粒子植入治疗大气管肺癌

### 第一节 概 述

自纤维支气管镜（FFB）应用于临床以来，在呼吸道病变诊断、治疗方面发挥了巨大作用，特别是激光、冷冻、微波、射频、近距离后装放疗及局部注射化疗药物等方法治疗肿瘤，对缓解和解除由肿物阻塞大气管导致阻塞性肺感染、肺不张、呼吸困难等，起到一定的治疗效果。

大气管肺癌指生长于主气管、隆突、左右支气管及右中间段气管的肿瘤。

对于生长于大气管或主支气管内的恶性肿瘤，外科治疗手段受到肿瘤生长部位及肿瘤临床分期的限制，如局限生长的肿瘤可行支气管袖状切除、肺叶切除、大气管切除、隆突切除重建等手术。这些手术操作复杂，风险大，术后并发症多。当肿瘤侵出气管与周围组织浸润成团时，根治性切除的机会很小。那些肿物凸入大气管造成部分或大部分气道阻塞的病例，气管内植入记忆合金支架可以暂时缓解其呼吸困难。

放射性粒子植入治疗大气管肺癌是一种尝试。1961～1984 年 Nori 进行了临床探索，但由于需要全麻和硬支气管镜盲插，导致支气管破损、气管内大出血、窒息等严重并发症，致死率较高而放弃。改用高剂量率腔内近距离放射治疗后，局部控制率可达到 80%。1989 年 Marsh 等报道了 18 例经 FFB 将放射性 $^{125}I$ 胶囊暂时性放置于大气管肿瘤表面后取出的治疗方法。Marsh 等于 1993 年把 $^{125}I$ 粒子胶囊加了 4 个尖爪，4 个尖爪刺入肿瘤，使胶囊暂时固定于肿瘤表面，这样治疗了 12 例大气管肺癌，术后 2 个月，9 例进行了 FFB 检查，肿瘤完全消失 5 例，部分消失 4 例。80% 呼吸困难缓解，44% 咳嗽缓解，67% 出血缓解。12 名患者中位生存率为 6 个月，1 年生存率为 25%。金普乐使用经环甲膜穿刺，气道内悬挂 $^{125}I$ 粒子的方法治疗大气管肺癌，21 例 3 个月后气道狭窄完全缓解，15 例部分缓解。尽管以上学者使用的是放射性 $^{125}I$ 核素放置于肿瘤表面进行腔内近距离照射治疗，仍可以提示放射性 $^{125}I$ 粒子对复发和无法手术的大气管肿瘤有一定的治疗效果，且使用 FFB 相对安全。

在 FFB 直视下将 $^{125}I$ 粒子植入到气管肿瘤内，缺乏特制设备，以前无人尝试。邢月明于 2004 年报道过使用 FFB 毛刷将 $^{125}I$ 粒子推入气管肿瘤的方法。柴树德等 2002 年研制了专用于大气管肿瘤粒子植入的特殊嵌入导管和植入导丝，在 FFB 直视下将 $^{125}I$ 粒子永久性植入大气管瘤体内。治疗的 15 例患者，2 例植入失败，13 例术后随访 11 个月，肿瘤 CR 15.4%，PR 84.6%。9 例肺不张完全消失，4 例部分消失。到 2004 年治疗 32 例患者，CR 21.9%，PR 68.8%，NC 9.4%。刘建国、高文芳等也使用本方法，有效率分别为 76.7% 和 81.8%。

### 第二节 适应证和禁忌证

#### 一、适应证

1. 肿瘤在支气管镜下可见（管腔内），呈菜花样。

2. 肿瘤生长于中央气道腔内，占据隆突及主气管腔 1/2 以下，及完全占据一侧主支气管腔及中间段气管腔内（图 3-21-1，见文末彩图）。

3. 肿瘤部分或完全堵塞叶支气管口（图3-21-2，见文末彩图）。

## 二、禁忌证

1. 肿瘤占据隆突及主气管腔1/2以上，存在或随时出现窒息，不能行FFB检查者。

2. 外压性管腔狭窄，管腔内黏膜光滑无肿瘤生长者。

3. 气管周围器官肿瘤（如食管癌）侵入气管壁，生长于气管腔内者。

# 第三节　技 术 流 程

## 一、术前准备

### （一）嵌入导管和植入导丝的制作

嵌入导管和植入导丝的制作方法为：将5F心导管远端10cm呈30°斜行切断、磨光、制成植入导管，在实施植入时，其针状斜面嵌入瘤体中固定。将心导管内螺旋导丝远端打磨成钝圆状制成植入导丝。使用时。根据瘤体大小和植入计划中每个通道粒子数的不同，将导丝尖端伸出导管外1～2cm。

### （二）粒子选择

$^{125}$I粒子$2.22 \times 10^7 \sim 2.59 \times 10^7$Bq（0.6～0.8mci）。

### （三）制定术前计划

胸部CT或MRI检查，每层0.5cm扫描后气管腔内可见肿瘤（图3-21-3），才能制定术前计划。如肿瘤侵出气管与周围组织浸润成团时（图3-21-4），将气道内外肿瘤作为一个靶区制定术前计划（图3-21-5）。PD 80～110Gy。

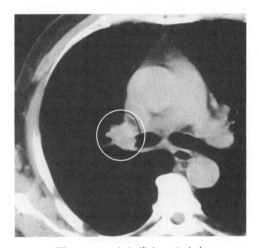

图3-21-3　支气管内可见肿瘤

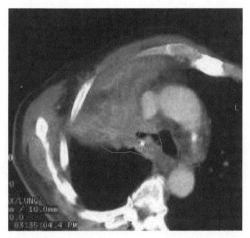

图3-21-4　肿瘤侵出气管与周围组织浸润成团时，将气道内外肿瘤作为一个靶区

## 二、粒子植入流程

1. 常规安放心电血压、血氧监测，单侧鼻导管吸氧，流量5升/分钟。

2. 常规消毒及局部麻醉后导入FFB。

3. 插入FFB至肿瘤生长部位，钳夹或抽吸其表面伪膜，充分暴露肿瘤后插入嵌入导管抵住肿瘤表面，在12点、3点、6点、9点四个点用导丝刺入肿瘤内1～1.5cm作为粒子通道。当肿物呈菜花样管腔内生长，插入较容易；若是沿管壁浸润性生长，导管容易滑脱，制造粒子通道困难。

4. 嵌入导管保持不动，退出导丝，用粒子植入器释放粒子进入嵌入导管，用导丝将粒子推入瘤体内，每个通道1～2个粒子。按计划依次完成4个通道的粒子植入。

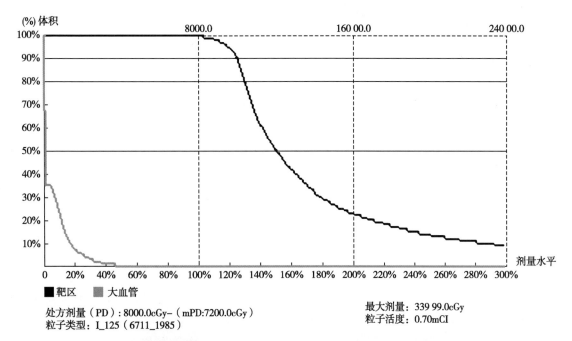

处方剂量（PD）：8000.0cGy-（mPD:7200.0cGy）
粒子类型：I_125（6711_1985）

最大剂量：339 99.0cGy
粒子活度：0.70mCI

| 组织名称 | 体积(cc) | 最小剂量 | 最大剂量 | 平均剂量 | D100 | D90 | V100 | V90 |
|---|---|---|---|---|---|---|---|---|
| 靶区 | 31.7 | 6652.8 | 33511.0 | 13712.4 | 6652.8 | 9920.0 | 31.6 (99.7%) | 31.7 (100.0%) |
| 大血管 | 48.3 | 0.0 | 5053.9 | 397.1 | 0.0 | 0.0 | 0.0 (0.0%) | 0.0 (0.0%) |

图 3-21-5　术前计划 DVH 图

## 三、术后验证及随访

粒子植入术后 2～3 天，行胸片或 CT 检查，确定粒子位置和剂量分布。对于肿瘤侵出气管与周围组织浸润成团的病例，另行 CT 引导下粒子植入，即所谓粒子"会师术"后进行验证（图 3-21-6，见文末彩图，图 3-21-7）。随访常规于植入术后 1 个月、3 个月、6 个月、1 年，1 年以上每半年 1 次进行。

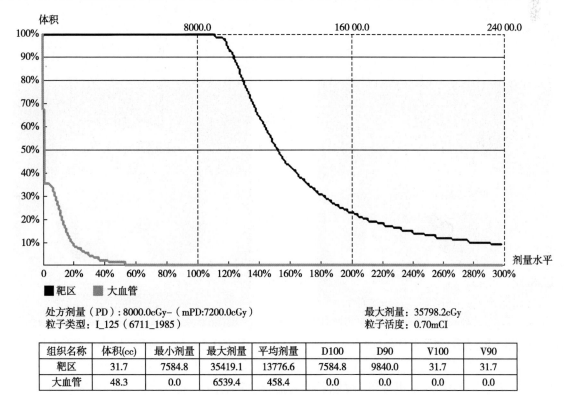

处方剂量（PD）：8000.0cGy-（mPD:7200.0cGy）
粒子类型：I_125（6711_1985）

最大剂量：35798.2cGy
粒子活度：0.70mCI

| 组织名称 | 体积(cc) | 最小剂量 | 最大剂量 | 平均剂量 | D100 | D90 | V100 | V90 |
|---|---|---|---|---|---|---|---|---|
| 靶区 | 31.7 | 7584.8 | 35419.1 | 13776.6 | 7584.8 | 9840.0 | 31.7 | 31.7 |
| 大血管 | 48.3 | 0.0 | 6539.4 | 458.4 | 0.0 | 0.0 | 0.0 | 0.0 |

图 3-21-7　术后验证 DVH 图

### 四、操作要点

1．麻醉满意　镜头到达声门前，滴注 0.5ml～1ml 2% 利多卡因，麻醉声门，避免喉痉挛发生。到达肿物前滴注 0.5～1ml 2% 利多卡因，减少呛咳。

2．进镜轻柔　尽量顺应生理弯曲轻柔进镜，镜头不触碰管壁，减少咳嗽，保持镜头干净。

3．减少出血　嵌入导管刺入凸起的肿瘤，将 0.5ml 含肾上腺素 0.025mg 生理盐水注入瘤体内，待肿瘤表面由红转苍白后，再用导丝制造粒子通道。

4．深浅适宜　植入前要明确肿瘤长度，确定通道深度和每个通道粒子数，以免粒子脱出瘤体进入小气道远端，植入过浅，达不到治疗目的。

5．见缝插针　肿物为黏膜下浸润向管腔外生长，继而压迫管壁，造成管腔狭窄或闭塞时，找准闭合管腔缝隙，直接将粒子推入闭塞的管腔及植入到有肿瘤浸润的黏膜下。

6．灵活操作　左、右肺上叶支气管与主气管成约 90°角，导丝制造粒子通道后，再用导丝推送粒子通过 90°角时困难，导致植入失败。在嵌入导管进入前，先将粒子放入导管前端，可随嵌入导管顺利到达肿瘤表面，再用导丝推送粒子进入肿瘤内。并不必拘泥于 12、3、6、9 四个相点。

2003 年初接诊 1 位 64 岁男性患者，胸片显示左上叶肺不张，胸部 CT 显示左上叶口堵塞伴左上叶肺不张，FFB 检查见菜花样肿物阻塞左上叶支气管腔，诊断左上叶支气管肺癌合并左上叶肺不张，病理诊断为腺癌。FFB 直视下，为肿物内植入 11 粒 $^{125}$I 粒子，术后 37 天复查胸片、CT 左上叶肺不张好转，FFB 见支气管内壁轻度充血，肿物完全消失（图 3-21-8～图 3-21-16，图 3-21-11、图 3-21-12、图 3-21-16 见文末彩图）。术后 3 个月发现脑转移，1 年死于脑转移。

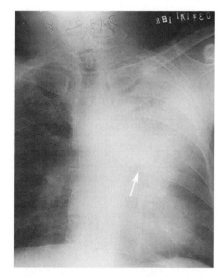

图 3-21-8　术前胸片显示左上肺不张

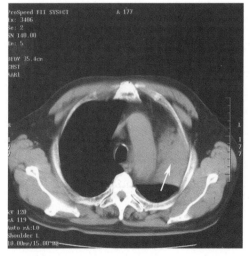

图 3-21-9　术前胸 CT 显示左上肺不张

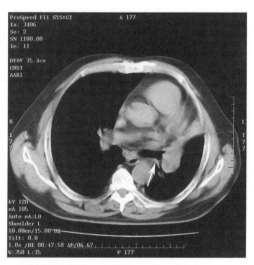

图 3-21-10　术前胸 CT 显示肿瘤堵塞左上叶口

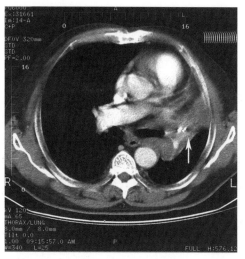

图 3-21-13　术后 3 天胸 CT 观察粒子植入情况

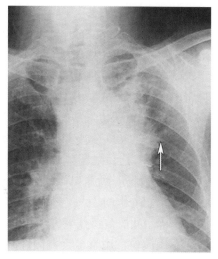

图 3-21-14　术后 37 天胸片肺不张基本消失

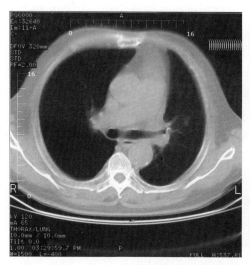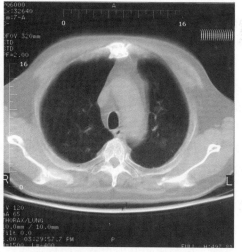

图 3-21-15　术后 37 天胸 CT 肺不张基本消失

## 第四节　大气管肺癌放射性粒子植入并发症及处理

　　FFB 下大气管肿物内 $^{125}$I 粒子植入术是一种创新性粒子植入术。如病例选择恰当，粒子植入位置准确，则疗效肯定。对于大气管内腔内型肿物阻塞气管导致相应肺叶阻塞性不张效果明显，是治疗中心型肺癌的好方法。

　　如同其他治疗方法一样，如果在操作术前，术中以及术后处理不当，也会产生各种并发症。其中最主要的原因是术中操作不当所产生的缺氧而医生又缺乏足够警惕与临床观察，从而发生灾难性的并发症。特别是病人术前就有潜在的基础病，如冠心病。当操作时气管内分泌物过多，肿物出血量大，不易吸除干净或血液黏附在镜头上导致视野模糊而延长吸引时间极易造成缺氧，从而诱发冠状动脉急性缺血，心绞痛，心肌梗死。处理不及时可危及病人生命。

　　自 2002 年 10 月～2012 年 6 月共 237 例患者天津医科大学第二医院行 FFB 引导下 $^{125}$I 放射性粒子植入术。主气管 7 例，左肺 112 例，右肺 118 例。植入成功 223 例，失败 14 例，其中死亡 1 例，并发症主要为：术中缺氧、肿瘤出血、循环系统改变、粒子游走或咳出、发热等。

　　1. 术中缺氧　经皮测定血氧饱和度（$SaO_2$）降低是常见的并发症，有大约 3/4 患者出现缺氧。大气道肿瘤患者多合并肺不张及阻塞性肺炎，肺功能欠佳，加之咽喉麻醉，气管镜身导入气管腔内，以及操作过程中使用吸引器超过 15 秒等因素所致。严重的低氧血症，可引发急性哮喘发作、急性心功能衰竭、心律失常等，危及生命。当 $SaO_2$ 降低于 90% 时应暂时停止手术，给予持续鼻导管吸氧。分泌物增多时，间断用 FFB 吸痰，待 $SaO_2$ 升至 95% 以上时继续操作，如缺氧仍无改善则中止操作。223 例中共有 5 例患者因较严重的缺氧而终止粒子植入。

2. 肿瘤出血　气管肿瘤大多血运丰富，导丝进入瘤体内制造通道后，不可避免导致出血。出血可导致视野模糊，影响粒子植入精确度，出血量大可导致窒息。针对出血的处理方法主要为吸净出血，再用注射针将含有肾上腺素的 1% 利多卡因液经操作孔进入气管，刺入瘤体，注入 0.5～1ml，瘤体颜色即瞬时变为苍白色，出血可止，继续操作，植入粒子。223 例中有 4 例患者因植入中出现较为严重的出血而终止粒子植入。另外，肿瘤出血、气道分泌物贴附在气管镜上使视野模糊，无法辨认肿瘤，此时可用冲洗管注入无菌注射用水或小量 1% 利多卡因液冲洗镜头，然后吸净，常可将贴附物冲掉。如反复冲洗无效，则将镜抽出，冲洗并擦拭镜头，重新导入后继续植入粒子。

3. 循环系统改变　患者多合并慢性阻塞性肺疾病、高血压病、冠心病等基础疾病，粒子植入前给予镇静药物，并针对基础疾病给予降压、扩冠治疗。植入前肌注阿托品，术中操作刺激、缺氧、病人紧张及等原因可导致循环系统改变如血压升高、心律失常、急性冠状动脉缺血等并发症。较为多见的是血压升高和心动过速，在暂时停止操作，吸氧及对症处理后可很快恢复正常。共有 5 例患者因为出现较为严重的循环系统并发症而终止植入，1 例为严重的高血压，2 例持续室上性心动过速，2 例为急性心肌梗死，其中 1 例行急诊冠脉支架植入术抢救成功，1 例死亡。

4. 粒子移位和游走　粒子移位和游走发生率为 8.1%（18/223）。粒子植入后拍胸片观察粒子植入部位及粒子个数。有 18 例患者发生了粒子移位和游走，粒子数量为 1～3 个。其中 13 例患者粒子移位至同侧肺远端小支气管。5 例病人粒子游走至对侧下叶小支气管。发生同侧肺小支气管移位游走的原因可能是植入通道过深，将粒子植到了支气管内的肿瘤的远端，因而发生了脱落。游离到对侧小肺支气管内的粒子可能因为植入时过浅或未植入于瘤体内，通过病人翻身、咳嗽等，粒子移位到对侧肺小支气管内。如果发生移位游走的粒子数量不多可无需处理。

5. 发热　发生率为 23.3%（52/223）在排除肺部感染后，粒子植入术后发热，可能是一种全身性的炎症反应，穿刺损伤引起水肿渗出可刺激机体发热。发热可出现在手术当日或次日，持续 2～3 天，大部分患者不需要处理体温可恢复正常，如体温超过 38℃可给予对症治疗。

6. 气管瘘　气管瘘的发生与粒子的物理特性及植入粒子的量化准确有关。FFB 下粒子植入并发气管壁放射性损伤而出现气管瘘的未见临床报道，但对于肺癌肺叶切除后残端内肿瘤复发行 FFB 下粒子植入的患者应重点观察。作者曾出现气管瘘是 1 例食管癌侵入气管腔患者，误诊为大气管腔内肿瘤，行 FFB 下粒子植入，肿瘤消退后出现食管气管瘘。

2010 年 12 月接诊 1 位 63 岁男性患者，胸 CT 显示左主气管口堵塞（图 3-21-17），FFB 检查见肿物阻塞左主气管腔（图 3-21-18，见文末彩图），诊断左主气管肿瘤。FFB 直视下肿物内植入 13 粒 $^{125}$I 粒子（图 3-21-19，见文末彩图），术后 1 个月复查 CT 气管腔内肿物消退（图 3-21-20）。但患者发烧，上消化道钡餐造影显示造影剂进入胸腔，液气胸（图 3-21-21），复习植入前 CT 检查均提示为食管癌肿侵入气管腔。导致的原因是误诊，粒子植入使食管癌侵入气管腔的肿瘤消退，形成气管食管瘘。

预防或减少并发症要点：

1. 选择适应证明确的患者，对合并各脏器官的疾病进行相应的治疗，特别是对快速心律失常的患者，植入前阿托品的使用应慎重。

2. 麻醉满意　镜头到达声门前，滴注 0.5～1ml 2% 利多卡因，麻醉声门，避免喉痉挛发生。到达肿物前滴注 0.5～1ml 2% 利多卡因，减少呛咳。

3. 进镜轻柔　尽量顺应生理弯曲轻柔进镜，镜头少触碰管壁，减少咳嗽，保持镜头干净。

4. 减少出血　嵌入导管刺入凸起的肿瘤，将 0.5ml 含肾上腺素 0.025mg 生理盐水注入瘤体内，待肿瘤表面由红转苍白后再用导丝制造粒子通道。

5. 间断吸痰　分泌物较多，避免长时间持续吸引器吸痰，应间断吸痰。

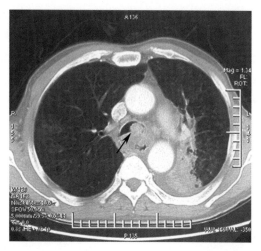

图 3-21-17　CT 显示左主气管内肿瘤，食管壁增厚为典型食管癌表现

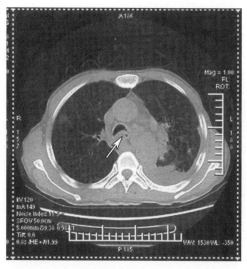

图 3-21-20　粒子植入后 1 个月，CT 显示气管腔内肿瘤 PR

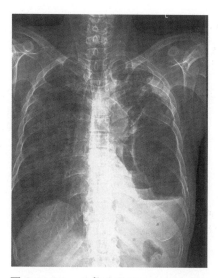

图 3-21-21　钡餐造影显示造影剂进入胸腔，液气胸

（郑广钧　柴树德　石树远）

# 参 考 文 献

1. Nori D. Intraopertive brachytherapy in non-small cell lung cancer. Seminars in Surgical Oncology, 1993, 9: 99-107.

2. Marsh BR, Colvin DP, Zinreich ES, et al. Clinical experience with an endobronchial implant. J Radiology, 1993, 189 (1): 147-150.

3. 金普乐，王敏，丁翠敏，等. 气道内悬挂 $^{125}$I 粒子治疗中心型肺癌引起的气道狭窄. 中华放射医学与防护杂志, 2006, 26 (1): 74-76.

4. 邢月明，黄柏，吴伟，等. 用纤维支气管镜植入放射性粒子治疗支气管肺癌的技术探讨. 中国辐射卫生, 2004, 13 (1): 78-78.

5. 柴树德，郑广钧，毛玉权等. 纤维支气管镜下 $^{125}$I 粒子植入治疗大气管肺癌. 中国肿瘤影像与微创治疗杂志, 2003, 1 (2): 23-26.

6. 郑广钧，柴树德，毛玉权，等. 种植放射性 $^{125}$I 粒子近距离放疗联合化疗治疗晚期肺癌的近期疗效. 中国微创外科杂志, 2008, 8 (2): 122-124.

7. 刘建国，安丽青，程劲光，等. 纤维支气管镜下植入 $^{125}$I粒子治疗中央型肺癌. 国际放射医学核医学杂志，2009，33（5）：291-292.

8. 高文芳，肖琅，梁静. 经支气管镜植入放射性粒子 $^{125}$I治疗中心型肺癌. 天津医药，2006，34（11）：823-824.

9. Kristensen M，Milman N，Jarnvig I. Pulse oximetry at fiberoptic bronchoscopy in local anaesthesia：indication for postbronchoscopy oxygen supplementation. Respir Med，1998，92：432-437.

10. 李小东，郭永涛，张遵成，等. $^{125}$I粒子植入治疗晚期肺癌的损伤效应与临床处理. 中华放射医学与防护杂志，2007，27（6）：565-568.

8. 郑广钧,柴树德,柴云飞,等.种植放射性 $^{125}$I 粒子治疗晚期中央型肺癌的近期疗效观察.中华放射医学与防护杂志,2009,29(5):508-509.

9. 廖江荣,蒲德利,程毅力,等.经纤支镜和经皮联合植入 $^{125}$I 粒子治疗晚期肺癌气管狭窄的临床分析.国际放射医学核医学杂志,2013,37(3):165-167.

# 第二十三章

# 开胸术中放射性粒子植入治疗肺癌

## 一、概述

恶性肿瘤手术治疗失败的原因是局部复发和远处转移，且局部复发更为重要。肿瘤已有外侵或（和）局部淋巴结已有转移者，放疗可显著提高生存率。

肿瘤组织累及重要脏器（如心脏、大血管、大气管、骨骼或其他脏器）而无法彻底切除，是造成术后肿瘤局部复发的重要因素。通常治疗术后残存肿瘤的方法是外照射。但是，外照射对正常组织的损伤大，对瘤组织的放射剂量不足，局控率并不令人满意。以食管癌为例，国内大多数学者对于食管癌术后大血管或吻合口有肿瘤残留、肿瘤明显外侵或淋巴结有转移的病例，仍坚持术后放射治疗以巩固疗效。对于手术后瘤床有明显肿瘤残存的病例，术前未行 CT 检查，多数凭经验设计前后野对穿照射。术后放射治疗照射范围通常包括：瘤床、吻合口及淋巴引流区，由于其失去等中心，不能避开脊髓，因此，达不到根治剂量。

利用放射性 $^{125}$I 粒子放射物理学的特点进行瘤床种植，其具有靶区准、持续照射、全身反应小等优点，作为手术和外放疗的补充和延伸，是中晚期肿瘤手术后的一种理想的综合治疗方法。

国外学者从 20 世纪 90 年代开始，尝试外科手术、术中放射性粒子植入和术后外照射联合治疗Ⅲ期、有纵隔淋巴结转移的肺癌患者以及肺癌手术切除联合切缘边种植放射性 $^{125}$I 粒子治疗 I 期 NSCLC，有效地控制了局部复发率。2005 年，国内柴树德报道的"三明治"粒子块瘤床植入，也提示可以降低局部复发率。

术中植入 $^{125}$I 粒子对附近的外科吻合口愈合是否会有影响，是手术医生极为关注的问题。从动物实验吻合口愈合情况及术后 7～14 天吻合口胶原含量和组织学观察均证明，术中植入 $^{125}$I 对附近吻合口是安全的。骆永基等报道 28 例消化道吻合口及支气管残端均愈合良好。手术切除加切缘种植或瘤床"三明治"粒子块植入，既可将放射性粒子稳固于瘤床，避免粒子移位、游走，又可达到高度适形的内放疗。

## 二、放射性粒子选择和剂量

$^{125}$I 和 $^{103}$Pd 是两种常用的永久性植入粒子，能量分别为 0.028MeV 和 0.021MeV，半衰期分别为 60 天和 17 天。初始剂量率分别 7～8cGy/h 和 20cGy/h。

在生物有效剂量和癌细胞杀伤方面，$^{103}$Pd 对生长快的肿瘤（Tp＜10 天），特别是 Tp＜5 天者非常有效，而对 Tp≥15 天者疗效差。$^{125}$I 对生长慢的肿瘤（Tp＞10 天）更有效，而对 Tp＜5 天者疗效差。原发肺鳞癌和腺癌的 Tp 分别为 15 天和 17 天，应选 $^{125}$I 粒子。小细胞癌和大细胞癌的 Tp 分别为 4 天和 5天，应选 $^{103}$Pd 粒子。

肺癌术中植入通常选择 $2.59 \times 10^7$Bq（0.7mCi）的 $^{125}$I 粒子，推荐 PD 为 140～160Gy。术前应用 TPS 计算出 $^{125}$I 粒子剂量分布。手术切除肿瘤后测量肿瘤瘤床的长度和宽度，计算粒子种植的面积图。

对手术中肿瘤组织残留厚度＜1.0cm 者，仅需平面植入（planar im-plant）。根据临床经验和放射生物学假设，对极小体积肿瘤，100% 治愈所需剂量相当小，对术中无明显肉眼可见残留的肿瘤床或已切除转移淋巴结的淋巴床，植入的粒子剂量可适当减低。

## 三、方法

### （一）开胸术中直视下及超声引导下插植

当探查证实，肺癌已属晚期，转移广泛、固定、无法切除时，以及肺叶切除后，肺门或纵隔淋巴结肿大、融合、固定并侵及相邻脏器时，在淋巴结上取标本送快速病理，诊断明确后，均可采用本方法。方法是：测量肿瘤的体积，用简易粒子植入公式算出粒子植入数量，即肿瘤（长＋宽＋高）÷3×5＝粒子活度＝粒子个数（根据临床实践，实际植入的粒子数要大于公式计算的粒子数）。以间隔 1cm 间距插入植入针至肿瘤预定深度，以 1cm 退针深度植入粒子（图 3-23-1，见文末彩图）。有条件时，最好应用术中 B 超实时监控，使植入粒子排布更准确。

### （二）淋巴床粒子植入术

肺叶或全肺切除术后，发现并证实肺门或纵隔淋巴结虽有转移，但尚未融合成团，且未与重要脏器浸润固定时，可在术中将淋巴结一一清除，行淋巴床内放射性粒子植入术。方法是：将吸收性明胶海绵修剪成 1cm 见方的海绵块，在放射屏蔽的条件下，按无菌操作原则，将 1～2 枚放射性 $^{125}$I 粒子插入吸收性明胶海绵中。待肿大淋巴结清除后，用干纱布将淋巴床拭干，以长镊夹持将粒子块植入淋巴床中，用生物蛋白胶黏附，再用细丝线缝合胸膜固定。

### （三）瘤床残存肿瘤平面插植术

当肿物位于肺根部与纵隔浸润，切除标本后，纵隔面仍有肿瘤组织残留时，残留瘤组织厚度达 1cm 左右，以每间隔 1cm 间距植入 1 枚粒子，再用生物蛋白胶涂布、固定。

### （四）肺楔形切除断面粒子块植入术

采用肺楔形切除适用于患者年龄高、心肺功能不佳、病灶位于周边或对侧已行肺叶或全肺切除的早期肺癌。这类患者行肺楔形切除后，肺断面淋巴管、血管等可能有转移性癌栓残留，易导致复发。肺断面用粒子块植入。方法是：将切除肺的断面拭净，用生物蛋白胶涂布，将预先缝制好的放射性粒子块"嵌"入肺断面中，稍加压数分钟，然后将肺两断面连同粒子块一起用细丝线缝合固定，或将粒子相距 1cm 固定于 Vicryl 网，缝于切缘（图 3-23-2，见文末彩图）。

### （五）放射性粒子块贴附术

当肿物切除后，残留肿物紧贴心包、主动脉等大血管时，残留瘤组织厚度不足 1cm，穿刺植入粒子会发生严重出血危险。此时，将瘤体面积大小测量后，在辐射屏蔽条件下，制备相应大小的"三明治"放射性粒子块，然后在瘤体上涂布生物蛋白胶或化学胶，将预制的"三明治"粒子块（图 3-23-3，见文末彩图）贴于瘤体，加压片刻，然后将粒子块周边与纵隔胸膜间断缝合固定。当肿瘤与胸壁浸润、切除不完整时，也可应用粒子块，周边再用细丝线与壁层胸膜缝合固定（图 3-23-4，见文末彩图）。

## 四、术中防护问题

监测结果显示 $^{125}$I 源在空气介质中近距离处辐射量较高。因此，操作时，应穿防护衣、戴防护镜或在铅有机玻璃屏后操作，取放粒子要用 8cm 长镊子或简易机械手。术中医务人员最大辐射剂量位（主刀）虽未超过国际标准的放射工作人员限值 25μSv/h，但为了使术者尽可能少受辐射，建议手术者也穿防护衣、戴防护镜。术后患者穿戴防辐射背心可屏蔽 $^{125}$I 粒子 90%～99% 的辐射量。

（柴树德　王春利　张双平）

## 参 考 文 献

1. Hilaris BS, Nori D, Beattie EJ, et al. Value of peioperative brachytherapy in the management of non-oat cell carcinoma of the lung. Int J Radiat Oncol Biol Phys, 1983, 9: 1161-1166.
2. Mark J, Athanasios C, David P, et al. Dosimetric and technical aspects of intraoperative I-125 brachytherapy for stage I non-small cell lung cancer. Physics in medicine and Biology, 2007, 52 (1) 1237-1245.
3. 柴树德, 毛玉权, 闫卫亮, 等. 三维立体定向种植放射性粒子近距离治疗肿瘤. 临床肿瘤学杂志, 2005, 10 (1): 77-79.
4. 骆永基, 曹钟华, 许运龙, 等. 125 碘粒子组织内放疗在肿瘤外科中的应用. 陕西肿瘤医学, 2002, 12 (10): 241-245.

# 第二十四章

## 放射性粒子植入治疗肺内转移瘤

### 第一节　肺内转移瘤的转移途径

　　恶性肿瘤转移到肺的途径包括血行转移、淋巴转移、支气管播散和直接侵犯等,可单独发生,也可同时出现。转移步骤可概括:肿瘤细胞脱离母体瘤群体,通过侵袭周围间质生长,并与局部毛细血管或淋巴管内皮细胞密切接触并穿透其管壁,或突入腔道并被转移到靶组织——肺,再穿过毛细血管或淋巴管壁在基质中不断生长,形成继发瘤。

　　血行转移是发生肺转移瘤最常见的途径,特别是大循环中以肺作为"第一过滤器"的原发肿瘤肺转移率较高,发生在门脉系统以肝脏作为"第一过滤器"、肺作为"第二过滤器"的原发肿瘤肺转移率显著降低。

　　胸腔的负压作用和大量的毛细血管网,使肺循环成为低压系统,血流缓慢,使得来自其他部位的肿瘤细胞容易在肺部停留,停滞下来的肿瘤细胞侵入到血管外间质中,通常称之为"外渗"的过程,定居下来而发生转移。原发肺肿瘤发生同侧或对侧肺转移的途径也是肿瘤细胞进入肺静脉系统,经体循环回经右心进入肺动脉血液播散。通过支气管动脉和淋巴管播散较少见。

　　肺脏丰富的淋巴管网,通过肺脏淋巴结的肿瘤细胞可被引流至肺门区和纵隔淋巴结群,出现相应区域的淋巴结转移。

### 第二节　肺转移瘤的诊断

　　既往有恶性肿瘤病史者,肺部出现新生肿物基本可确定为转移瘤。75%～90%患者没有症状。多数患者是在常规检查或肿瘤随访过程中影像学检查而发现,可能发生肺转移瘤的部位常位于肺的外周,并不引起气道阻塞。如肿瘤继续生长侵及气管腔或胸膜时,则有咳嗽、胸疼、咯血、胸水等原发性肺癌相似的症状出现。

　　胸部 CT 检查是肺转移瘤的标准性检查,其敏感性和分辨率高,必要时还可行三维重建,以评价肿物的形态。PET-CT 或 SPET-CT 也发挥着越来越重要的作用。活体组织检查获得组织学证据是诊断的金标准。活检的方法有针吸活检、FFB 活检、胸腔镜检查等,特别推荐 CT 定位下使用活检针切取活检,确诊率高。对于 1～2cm 的小病灶,推荐使用模板和粒子植入校准系统,以提高活检精准度和可靠性。

### 第三节　肺外恶性实体瘤肺内转移的放射性粒子植入治疗

　　肺转移瘤的传统治疗主要根据不同组织器官来源的肿瘤进行相应的化疗和手术切除。虽然使用机械的方法不能解决肺转移瘤(特别是多发性转移瘤)的生物学问题,但大多数人仍将手术切除放在治疗的首位。无论是常规开胸手术,还是电视胸腔镜下直视手术,手术方式与范围限定在肿物局部加肺组织楔形切除术,并不主张作淋巴结清扫。文献报道在行肺转移瘤楔形切除术的同时,联合 $^{125}I$ 粒子植入进行局部高剂量放疗,可减少局部复发。

国内开展 CT 引导下经皮穿刺放射性 $^{125}$I 粒子植入治疗肺转移性瘤近 15 年，2004 年，张福君等治疗了 18 例肺转移瘤患者，其中肝癌肺转移 10 例，直肠癌肺转移 6 例，乳腺癌肺转移 2 例，平均年龄 56.2 岁，病灶数平均 3.8 个，病灶平均直径 2.5cm。68 个病灶中，CR 52.9%（36 例），PR 25%（17 例），SD 14.7%（10 例），PD 7.4%（5 例），有效率 77.9%。术中肺内有少量渗出，术后痰中带血者 15 例，术后随访 2 个月，发现粒子肺内移位 2 例，白细胞下降 2 例。王俊杰等报道治疗 16 例肺癌（12 例肺转移瘤，4 例肺癌术后复发），CR 43.8%（7 例），PR 50.0%（8 例），PD 6.2%（1 例），有效率 93.8%。郑广钧等报道治疗的 82 个肺转移瘤灶，PD 80Gy。靶区接受的平均照射剂量为（181.4±59.1）Gy，中位剂量（132.6±50.8）Gy，MPD（82.6±7.3）Gy，$D_{90}$（90.5±10.5）Gy，。并发症气胸 12 例，胸腔闭式引流 10 例，穿刺抽气 2 例。咯血痰 41 例，咯血 >50ml 2 例。6 个月后复查 CT 显示，CR 29.3%（24 例），PR 62.1%（51 例），SD 4.9%（4 例），PD 3.7（3 例），有效率 91.4%。

天津医科大学第二医院总结了 2002～2016 年 CT 引导下经皮穿刺放射性 $^{125}$I 粒子植入治疗 94 例肺外原发肿瘤肺转移的患者，肺转移灶 249 个。按原发病的器官组织来源分别叙述。

## 一、头颈部肿瘤肺内转移

头颈部肿瘤 14 例，肺转移灶 75 个。涎腺癌术后 5 例，肺转移灶 50 个；鼻咽癌术后 1 例，肺转移灶 15 个；喉癌术后 2 例，肺转移灶 2 个。泪腺囊性混合瘤术后 2 例，肺转移灶 2 个；甲状腺癌 2 例，肺转移灶 5 个；颈部化学感受器瘤 1 例，肺转移灶 2 个；颈横纹肌肉瘤 1 例，肺转移灶 2 个。

### （一）涎腺癌术后肺内转移

涎腺癌一般预后较好，除鳞状细胞癌、分化较差的腺癌、未分化癌以外，大多存活时间较长，一般需 10 年以上的随诊。

放射治疗对涎腺癌的治疗有重要作用，术后实行放疗与否其效果有很大差别。

涎腺癌放疗适应证：

1. 恶性程度高或侵袭性强，如未分化癌、鳞状细胞癌、腺样囊性癌、导管癌等。

2. 肿瘤与周围器官有侵犯。

3. 高分化癌紧贴面神经而未切除彻底。

涎腺癌术后生存期较长，晚期发生肺转移高达 44.6%～90.5%，往往呈多发性，会明显缩短生存时间。各种外放疗（如 X 刀、γ 刀）、普通放疗，效果均不佳。有的患者进行了诸如氩氦刀、微波、射频消融、光子刀等治疗后，效果仍不理想。$^{125}$I 放射性粒子植入治疗临床未见报道。

5 例患者，肺转移灶 50 个，共进行粒子植入 27 次。选择 PD 80～110Gy，粒子活度 $2.59×10^7$Bq（0.7mCi），病灶 CR 20.0%（11 例），PR 70.0%（35 例），SD 6.0%（3 例），PD 2.0%（1 例），有效率 90%。5 例患者生存时间分别为 24 个月、30 个月、36 个月、36 个月和 39 个月。

患者女，60 岁，主因左颌下腺癌术后、双肺多发转移 12 年而入院。患者入院前 12 年行左颌下腺癌切除术，病理为腺样囊性癌。6 个月后胸片示双肺多发转移，曾行射频及 X 刀治疗，效果欠佳，为行粒子植入治疗入院。入院前胸 CT 示：双肺多发转移（图 3-24-1）。2003 年 11 月 6 日，CT 下左肺行粒子植入术，植入粒子 82 粒（图 3-24-2）。2003 年 11 月 11 日，CT 下右肺行粒子植入术，植入粒子 47 粒（图 3-24-3）。术后 1 个月、2 个月复查 CT，两侧肿瘤均为 PR（图 3-24-4、图 3-24-5）。6 个月复查 CT，两侧肿瘤均为 CR（图 3-24-6）。2005 年 1 月，粒子植入后 13 个月复查 CR，右肺出现新的转移灶（图 3-24-7），第 3 次行粒子植入（图 3-24-8），植入粒子 12 个。2005 年 10 月复查 CT，3 个病灶为 CR（图 3-24-9），但双肺出现多发病灶，肝多发转移灶（图 3-24-10），2006 年 10 月死于肝功能衰竭。

患者女，60 岁，颌下腺癌术后 7 年，双肺转移瘤 1 年，在 2004～2007 年间，经历了 11 次粒子植入，23 个转移灶，局部控制率 100%，2007 年 7 月胸片显示右下肺多靶区粒子植入密集处出现放射性肺炎改变（图 3-24-11），死于呼吸衰竭，生存 36 个月。

$^{125}$I 放射性粒子植入治疗颌下腺癌肺转移瘤局部控制效果显著，特别是针对肺内多发的、不断出现的转移瘤，此方法有其他治疗方法不可比拟的优势。

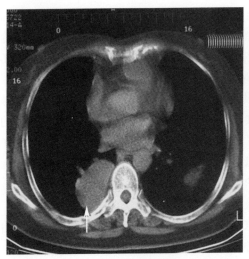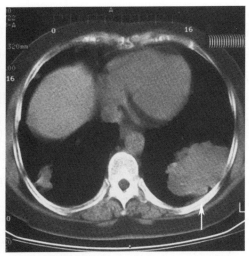

图 3-24-1　左颌下腺癌术后、双肺多发转移

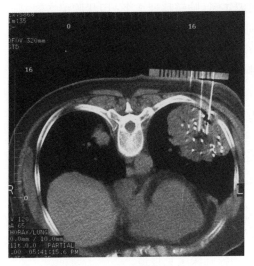

图 3-24-2　左肺转移瘤粒子植入

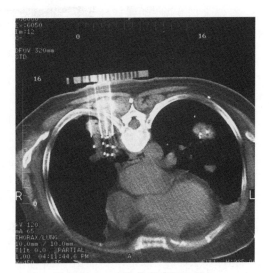

图 3-24-3　右肺转移瘤粒子植入

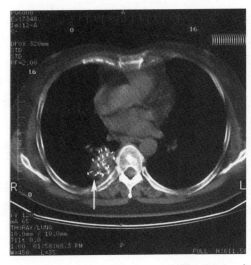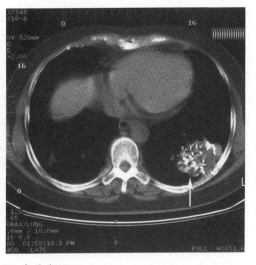

图 3-24-4　术后 1 个月为 PR

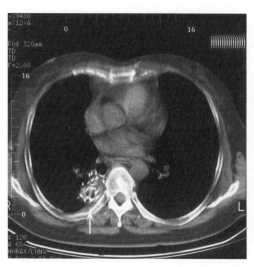
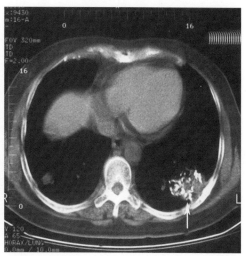

图 3-24-5　术后 3 个月为 PR

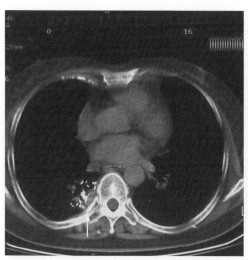
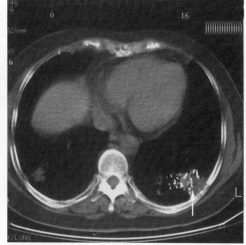

图 3-24-6　术后 6 个月为 CR

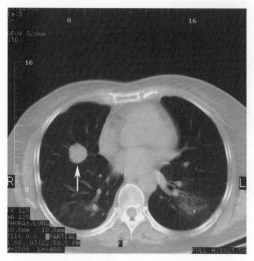
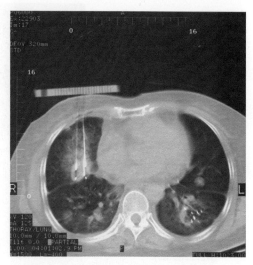

图 3-24-7　粒子植入术后 13 个月（2005 年 1 月）
发现右肺转移

图 3-24-8　2005 年 1 月第 3 次粒子植入

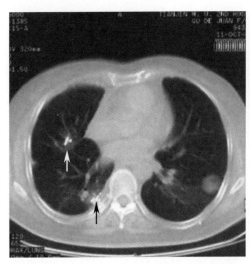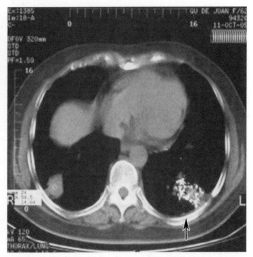

图 3-24-9 2005 年 10 月复查 CT，3 个病灶为 CR

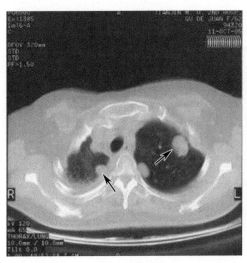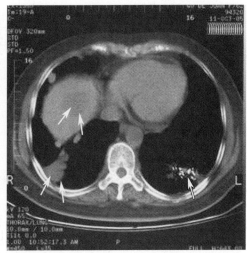

图 3-24-10 双肺出现多发病灶，肝多发转移灶

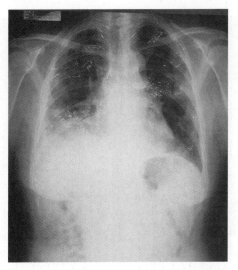

图 3-24-11 2007 年 7 月胸片显示右下肺粒子
密集地方出现放射性肺炎改变

### （二）鼻咽癌术后肺内转移

大多数鼻咽癌为低分化鳞癌，对放射线敏感，因此放射治疗往往是首选方法。鼻咽癌肺内转移灶单发可以采取手术切除或放疗，多个病灶时采用化疗的方案。采用 $^{125}$I 粒子植入治疗 1 例鼻咽癌术后双肺多发转移瘤患者。

患者男，33 岁，鼻咽癌（腺癌）术后 16 个月，双肺多发转移瘤。自 2006~2008 年间，5 次行粒子植入，PD 80Gy，粒子活度 $2.59 \times 10^7$Bq（0.7mCi），治疗病灶 15 个（图 3-24-12）。2008 年 11 月复查胸 CT 显示有效率 100%（图 3-24-13）。生存 40 个月，死于呼吸衰竭。提示 $^{125}$I 粒子植入联合化疗治疗多发肺内转移灶，是局部控制肿瘤生长的有效手段。

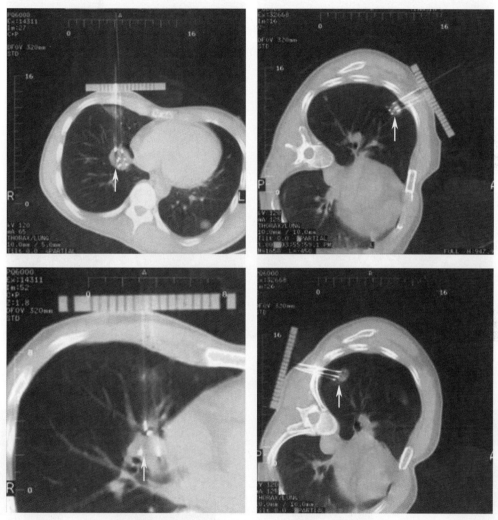

图 3-24-12　分次粒子植入治疗鼻咽癌多发肺转移瘤

### （三）喉癌术后肺内转移

喉位于上呼吸道，与肺关系密切。喉癌发生肺转移与其解剖关系密切直接相关，可通过癌细胞脱落种植、血行和淋巴扩散到肺，形成转移灶。

患者男，59 岁，喉癌术后 5 年，痰中带血 2 个月，胸部 CT 发现左肺转移灶（图 3-24-14），于 2008 年 5 月 29 日在 CT 下行粒子植入术（图 3-24-15）。PD 80Gy，粒子活度 $2.59 \times 10^7$Bq（0.7mCi）。术后 6 个月 PR（图 3-24-16），术后 12 个月 PR（图 3-24-17）。2010 年 3 月，术后第 21 个月转移灶上端出现复发（图 3-24-18），再次补种。2011 年 7 月，第 37 个月胸 CT 见左肺不张，转移灶上端复发（图 3-24-19）。于 2011 年 7 月第 3 次行粒子植入，2013 年死于呼吸衰竭。两例生存期分别为 50 个月、45 个月。

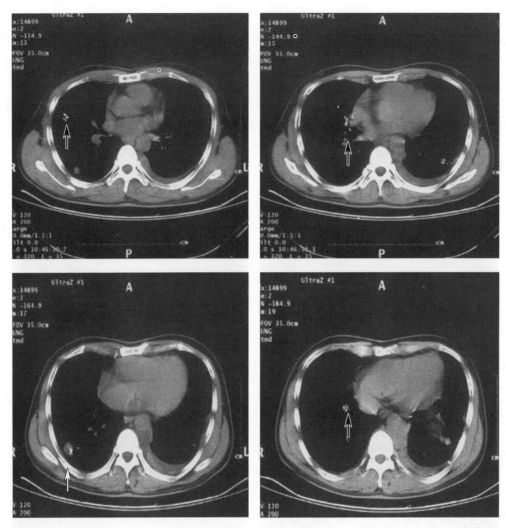

图3-24-13 2008年11月复查CT显示粒子植入后多发肺转移瘤CR（黑色箭头）或PR（白色箭头）

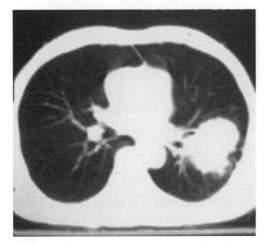

图3-24-14 喉癌术后5年，胸CT发现左肺转移灶2个月

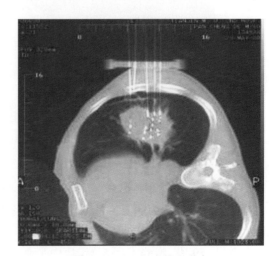

图3-24-15 粒子植入术中

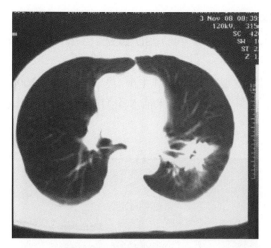

图 3-24-16　术后 6 个月 PR

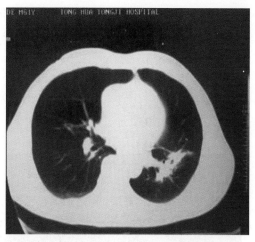

图 3-24-17　术后 12 个月 PR

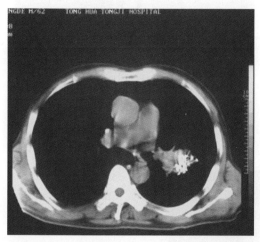

图 3-24-18　术后第 21 个月转移灶上端出现复发，再次行粒子植入

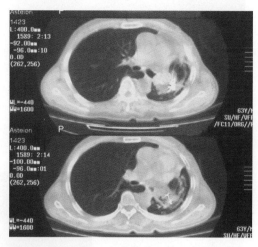

图 3-24-19　第 37 个月转移灶第 3 次原位复发，胸膜粘连

#### （四）颈横纹肌肉瘤肺内转移

横纹肌肉瘤为中胚层恶性肿瘤，胚胎型约占 70%，可发生在全身任何一个部位，以头颈部多见，横纹肌肉瘤 66% 发生在头颈部，好发于眼眶、耳、咽、鼻等处。本病恶性程度高，肺内转移多由血行转移而致，预后极差。本例患者男，30 岁，粒子植入后半年死亡。

#### （五）泪腺囊性混合瘤和甲状腺癌术后肺转移

泪腺囊性混合瘤 2 例、甲状腺癌肺转移 2 例失访。

### 二、乳腺癌肺内转移

乳腺癌绝大多数发源于乳腺各级导管上皮细胞，仅约 5% 发生自腺细胞。癌细胞一般先沿导管蔓延，形成管内癌。癌肿继续生长，迟早会浸出导管，向周围浸润生长，逐渐形成不规则的肿块。当肿块侵入淋巴管或血管，就会向区域淋巴结或远处组织转移。

乳腺癌较多发生血行转移，为患者致死的主要原因。癌细胞主要通过两个途径入血循环：一为进入小静脉后直接进入体循环；另一途径为经淋巴管进入淋巴总干，然后经无名静脉进入体静脉。少数可在远处器官形成转移癌灶。乳腺癌最多见的血行转移部位是肺脏，约占全部器官转移的一半以上。

乳腺癌肺转移性时有单发和多发性转移灶，转移至胸壁时常合并恶性胸腔积液。外放疗及化疗的效果并不满意。

7 例乳腺癌肺内转移瘤病例，转移灶 17 个，采用 PD 80～110Gy，$2.59 \times 10^7$Bq（0.7mCi）活度的 $^{125}$I 粒子植入治疗，术后 5～6 个月 CT 显示 CR 23.5%（4 例），PR 41.3%（7 例），SD 17.6%（3 例），PD 17.6%（3 例），有效率 64.8%。生存时间 10～62 个月。

患者女，37 岁，左乳单纯癌术后 3 年，1 个月前胸部 CT 发现右肺转移灶 1 个（图 3-24-20）。2006 年 10 月 9 日，在 CT 下行 $^{125}$I 粒子植入术，共植入 22 个粒子（图 3-24-21）。术后 5 个月复查 CT，显示 CR（图 3-24-22），生存 50 个月。

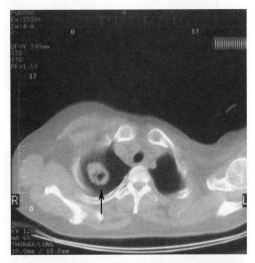

图 3-24-20 左乳腺癌术后 3 年右上肺转移

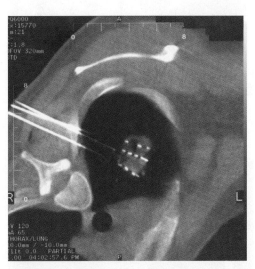

图 3-24-21 粒子植入

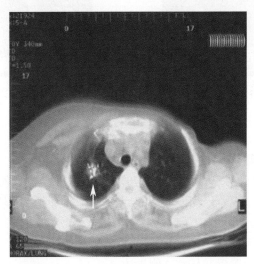

图 3-24-22 粒子植入后 5 个月 CT 示 CR

## 三、腹部肿瘤肺转移

腹部肿瘤肺转移共 28 例，转移灶 66 个例。胃癌术后肺转移 3 例，转移灶 4 个。晚期肝癌肺转移 2 例，转移灶 2 个。直肠癌术后肺转移 17 例，转移灶 47 个。乙状结肠癌术后肺转移 6 例，转移灶 13 个。

### （一）胃癌术后肺转移

胃癌术后肺转移，癌细胞可能由血液先经肝转移到肺，也可能从淋巴管直接转移至肺，发生率在 20%～40% 之间。胃癌术后肺转移多表示病变已属晚期，临床多采用化疗方案。放射性 $^{125}$I 粒子植入治疗胃癌肺转移瘤未见文献报道。

患者男，63 岁，胃癌术后 2 年，发现右肺转移瘤 8 个月，化疗无效（图 3-24-23）。2007 年 11 月，应用

PD 110Gy、2.59×10$^7$Bq（0.7mCi）活度的$^{125}$I粒子46粒植入治疗（图3-24-24）。术后5个月CR（图3-24-25），存活39个月。

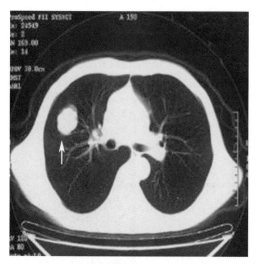

图3-24-23　胃癌术后右肺转移瘤

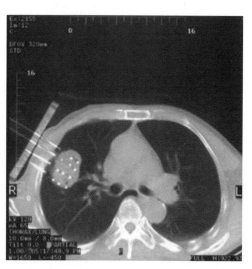

图3-24-24　粒子植入

### （二）晚期肝癌肺转移

晚期肝癌介入手术后多发肺转移1例，治疗病灶1个。家属放弃后继续治疗，未复查，4个月死亡（图3-24-26）。另一例晚期肝肺转移癌，治疗病灶1个，失访。

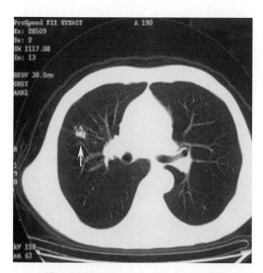

图3-24-25　粒子植入后5个月CR

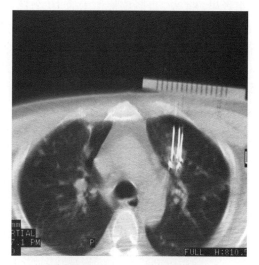

图3-24-26　粒子植入治疗肝癌肺转移

### （三）大肠癌术后肺内转移

大肠癌包括结肠癌和直肠癌，直肠癌和乙状结肠癌占全部大肠癌的60%～70%。血行转移是大肠癌转移的重要途径，最常见的是经门静脉回流到肝脏。肺部转移常发生在乙状结肠和直肠癌术后，它可以是由肝转移灶而来，也可以由肠道原发灶通过体静脉系统直接转移至肺。约2%的孤立性肺内单发结可手术切除，绝大部分要采用化疗。

1. 直肠癌术后肺内转移　2010年天津医科大学第二医院总结了2003年12月～2008年12月收治的直肠癌根治术后双肺多发转移瘤患者13例，其中男性8例，女性5例，年龄（56.1±13.8）岁（42～84岁）。从根治术完成后到发现肺转移瘤的时间（13.7±5.7）个月（8～24个月）。根治术部位无复发。肺转移瘤共31个，无单肺孤立性病灶，直径（2.7±1.2）cm（1～5cm）。2例转移瘤近肺门者出现刺激性咳嗽。合并肝转移2例，行肝血管内介入治疗，合并脑转移行头部伽玛刀治疗的2例和年龄>76岁的4例均拒绝联合化疗。

$^{125}$I粒子活度$2.59 \times 10^7$Bq（0.7mCi），PD 80Gy。靶区平均照射剂量为（151.3±31.2）Gy，中位剂量（142.6±29.1）Gy，$D_{100}$为（82.2±7.2）Gy，$D_{90}$为（90.2±5.7）Gy。6个月后胸CT显示转移灶CR 22.5%（7例），PR 67.8%（21例），SD 3.2%（1例），PD 6.5%（2例），有效率90.3%。粒子植入并发症包括术中气胸4例，咯血5例<50ml。无放射性肺炎改变。1例合并肝转移患者粒子植入术后8个月因肝功能衰竭死亡，1例合并脑转移患者粒子植入术后11个月再次脑多发转移死亡。生存8～56个月，中位生存期36.4个月。1年、2年和3年生存指数分别为0.85、0.64、0.42（图3-24-27）。

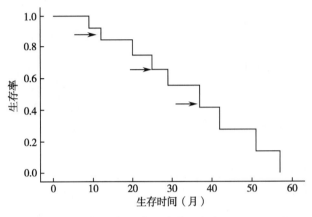

图3-24-27　1年、2年、3年的生存指数为0.85、0.64、0.42

患者男，84岁，直肠癌根治术后10个月发现双肺多发转移灶（图3-24-28）。2007年8月行粒子植入治疗（图3-24-29）。术后6个月复查胸部CT，两处转移灶粒子聚集成团，示CR（图3-24-30）。术后12个月复查胸部CT，两处转移灶无局部复发（图3-24-31），生存27个月。

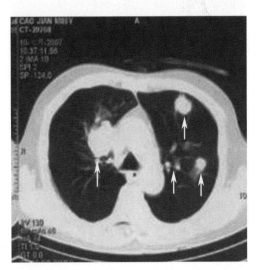

图3-24-28　直肠癌根治术后10个月发现双肺多发转移灶

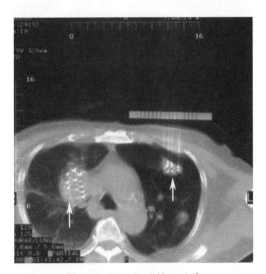

图3-24-29　粒子植入治疗

患者男，52岁，直肠癌术后1年，双肺多发转移癌（图3-24-32）。2005年10月CT下左肺转移癌行粒子植入术，植入粒子13粒（图3-24-33）。术后6个月复查胸部CT，其中一个病灶中心明显缩小，但周围仍有增长倾向（图3-24-34），生存21个月。除在植入时粒子排布不均匀上存在问题，结肠癌肿瘤细胞的潜在倍增时间（TOP）（7～10天），可能是导致复发的主要原因，若选用半衰期短的$^{103}$Pd放射粒子可能会更有效。

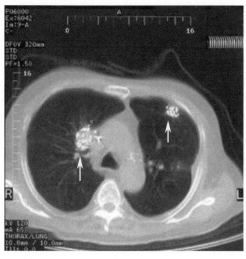

图 3-24-30 术后 6 个月复查胸 CT，两处转移灶粒子聚集成团，示 CR

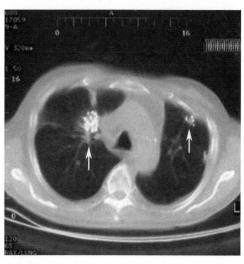

图 3-24-31 术后 12 个月复查胸 CT，两处转移灶无局部复发

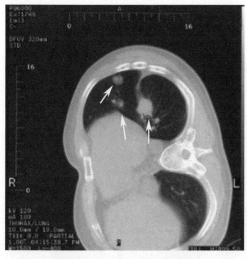

图 3-24-32 直肠癌术后，左肺多发转移癌

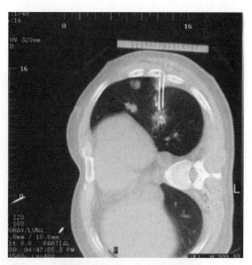

图 3-24-33 粒子植入

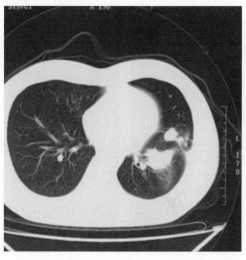

图 3-24-34 术后 6 个月，肿瘤增大

2012～2016年对4例直肠癌术后患者，16个肺转移灶行粒子植入。$^{125}$I粒子活度$2.59\times10^{7}$Bq（0.7mCi），PD 110Gy，$D_{100}$为（102.4±8.3）Gy，$D_{90}$为（115.2±6.7）Gy。6个月后胸部CT显示转移灶CR 50.0%（8例），PR 43.8%（7例），SD 6.2%（1例），PD 0%（0例），有效率93.8%。生存15～48个月。

2. 乙状结肠癌术后肺内转移 2002年11月～2008年5月收治的乙状结肠癌术后肺转移患者6例，男女各3例，平均年龄（76.0±7.6）岁（68～86岁）。低分化腺癌2例，高分化腺癌4例。术后到发现肺转移灶的平均时间为（19.2±17.1）个月（4～45个月）。转移灶13个，左肺8个，右肺5个；位于肺周边10个，靠近肺门3个，平均直径（2.8±1.5）cm（1～6cm）。1例合并右锁骨上淋巴结转移同时植入粒子。

PD 80Gy，$^{125}$I粒子活度$2.59\times10^{7}$Bq（0.7mCi）。13个转移灶PTV平均32.1±30.1cm$^{3}$，植入粒子平均（28±14.4）粒，靶区的平均剂量为（157.3±11.6）Gy，中位剂量152.4Gy，$D_{90}$（88.4±7.3）Gy。6个月后胸部CT与术前比较，4个病灶消失，8个病灶体积缩小50%以上，1个病灶增大，有效率为92.3%（12例），无放射性肺炎和末梢血粒细胞减少。随访（27.3±18.3）个月（8～53个月），中位随访25个月，期间12个转移灶无局部复发。低分化腺癌2例中，1例根治术后6个月内发现肺转移合并右锁骨上淋巴结转移患者于粒子植入术后8个月死亡，1例粒子植入术后29个月死亡。高分化腺癌4例中，1例粒子植入术后49个月死亡，平均生存28.8个月，中位生存24个月。植入术中气胸3例，均行胸腔闭式引流。咯血1例，约20ml，止血药处理2天，咯血停止。

患者男，68岁，乙状结肠癌（高分化腺癌）术后1年，入院前3个月胸CT发现左、右肺各1个转移瘤（图3-24-35）。2005年3月，分2次行粒子植入手术（图3-24-36）。2个月后复查CT显示CR（图3-24-37）。至2015年5月仍存活，超过10年。

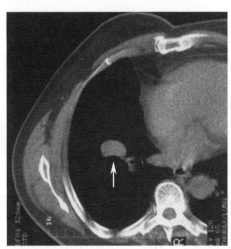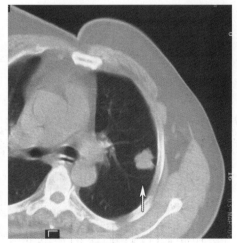

图3-24-35 乙状结肠癌术后1年，胸CT发现左、右肺各1个转移瘤

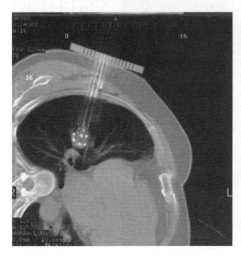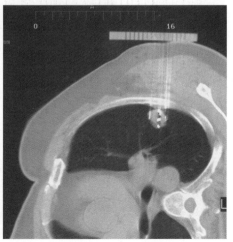

图3-24-36 同期2次行粒子植入手术

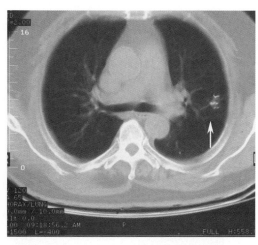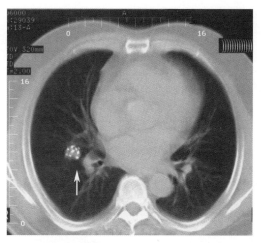

图 3-24-37　植入手术后 3 个月，2 个转移灶 CR

### 四、泌尿生殖系统肿瘤肺转移

泌尿生殖系统肿瘤肺转移 27 例，转移灶 49 个。肾癌术后肺转移 13 例，转移灶 25 个。膀胱癌 6 例，转移灶 9 个。卵巢癌术后肺转移 2 例，转移灶 4 个。宫颈癌术后肺转移 2 例，转移灶 5 个。子宫平滑肌肉瘤术后肺转移 1 例，转移灶 10 个。子宫内膜癌术后 2 例，转移灶 6 个。前列腺癌术后肺转移 1 例，转移灶 1 个。

#### （一）肾癌术后肺内转移

肾癌可分为原发和继发两大类。肾脏继发性恶性肿瘤常来自肺癌，由于肺癌是人类常见恶性肿瘤，所以肾转移癌来自肺癌的发病数可能高于原发性肾癌。

关于肾癌转移问题，局限在肾内肿瘤 5 年内有 25% 发生转移，也可以在 10 年甚至更长的时间里出现转移病灶。肾癌单个转移病灶可以手术切除达到良好效果。尤其是肺部转移灶，有报道肺内单个转移灶手术切除术后长期存活者。

采用 PD 80～110Gy，$2.59 \times 10^7$Bq（0.7mCi）活度的 $^{125}$I 粒子植入治疗 13 例肾癌术后肺转移瘤，病灶 25 个，术后 6 个月 CT 显示 CR 20.0%（5 例），PR 60.0%（15 例），SD 12.0%（3 例），PD 8.0%（2 例），有效率 80%。生存时间 13～45 个月，中位生存 28 个月。

患者男，67 岁，左肾癌术后 3 年、左肺转移 1 年。CT 显示左肺转移瘤（图 3-24-38）。于 2005 年 12 月 21 日行 CT 下植入粒子 17 粒（图 3-24-39）。术后 6 个月复查 CT，显示肿瘤消失（图 3-24-40）。生存 45 个月。

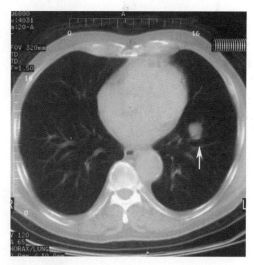

图 3-24-38　左肾癌术后、左肺转移

#### （二）膀胱癌术后肺内转移

膀胱癌术后肺内转移 6 例，9 个病灶，结果为 1～6 个月复查 CT 显示 CR 33.3%（3/9），PR 55.6%（5 例），SD 11.1%（1 例），有效率 88.9%。

患者男，66 岁，膀胱癌术后 3 年，发现多发肺内转移瘤 2 周（图 3-24-41）。于 2007 年 7 月对左下叶 1 个转移灶，采用 PD 90Gy，$2.59 \times 10^7$Bq（0.7mCi）活度的 $^{125}$I 粒子植入治疗（图 3-24-42）。术后 1 个月靶区 PR，但同时可见多个转移灶（图 3-24-43），生存期 21 个月。

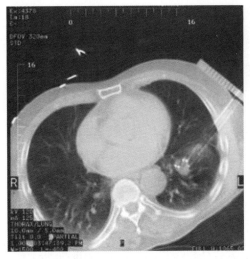

图 3-24-39 粒子植入术

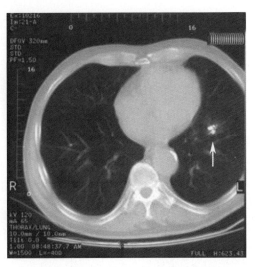

图 3-24-40 术后 6 个月肿瘤消失

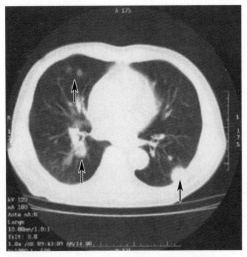

图 3-24-41 膀胱癌术后 3 年,发现多发肺内转移 2 周

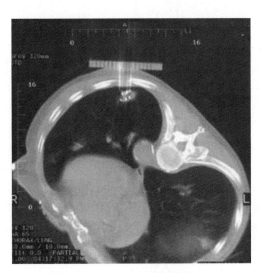

图 3-24-42 粒子植入

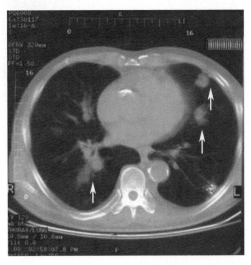

图 3-24-43 植入术后 1 个月 PR,同时可见多个转移灶

### （三）卵巢癌术后肺内转移

卵巢癌细胞经血液转运到肺内形成肺转移瘤。一旦出现肺转移则手术效果差,化疗是主要的方法。应用放射性 $^{125}$I 粒子治疗肺内转移病灶,目前尚未见有临床报道。

患者女,55 岁,卵巢癌术后 1 年,脑转移、右下肺转移(图 3-24-44),在实行了全脑照射后,2004 年 3 月 17 日又为其肺内转移瘤在 CT 定位下经皮穿刺 $^{125}$I 粒子植入治疗,PD 110Gy,粒子活度 $2.59 \times 10^7$Bq(0.7mCi),转移瘤植入粒子 34 粒(图 3-24-45)。术后 1 个月复查 CT,显示 PR(图 3-24-46),术后 6 个月复查 CT,显示 CR(图 3-24-47)。生存 26 个月。

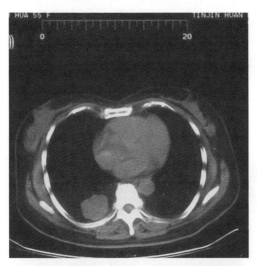

图 3-24-44　卵巢癌术后右下肺转移癌

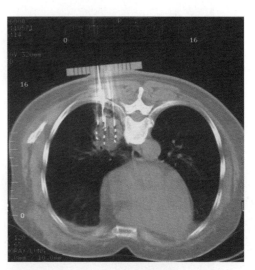

图 3-24-45　粒子植入

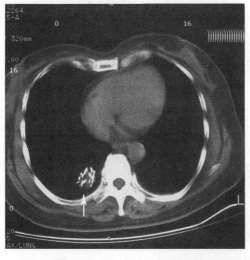

图 3-24-46　术后 1 个月 PR

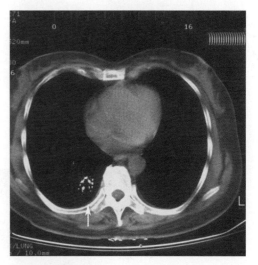

图 3-24-47　术后 6 个月 CR

### （四）宫颈癌术后肺内转移

宫颈癌转移主要是经淋巴途径,转移到肺的不多见。患者,57 岁,宫颈癌术后 30 个月,入院前 10 天发现双肺多个转移瘤。于 2007 年 2 月对右肺 3 个转移灶,采用 PD 90Gy、$2.59 \times 10^7$Bq(0.7mCi)活度的 $^{125}$I 粒子植入治疗(图 3-24-48)。术后 5 个月 CR(图 3-24-49),术后 12 个月胸 CT 显示 CR(图 3-24-50),术后 29 个月 CR(图 3-24-51),同时发现双肺多个新的转移灶,生存 45 个月。

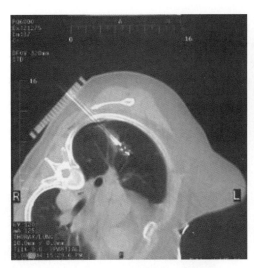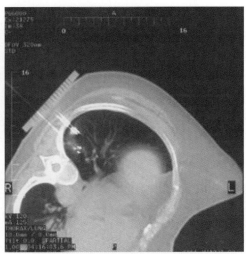

图 3-24-48 对宫颈癌术后右肺 3 个转移灶行粒子植入

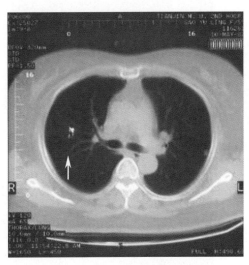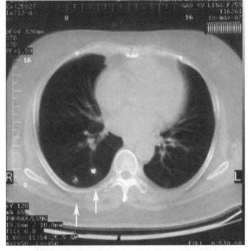

图 3-24-49 粒子植入术后 5 个月,右肺 3 个转移灶 CR

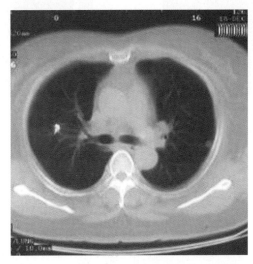

图 3-24-50 粒子植入术后 12 个月,右肺 3 个转移灶 CR

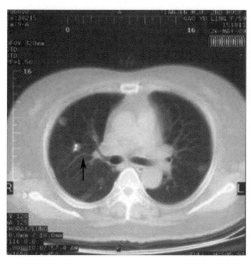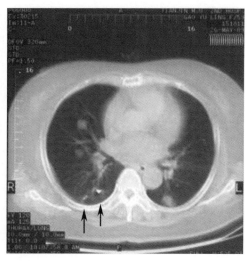

图 3-24-51　粒子植入术后 29 个月，右肺 3 个转移灶 CR
同时发现双肺多个新的转移灶

### （五）子宫平滑肌肉瘤术后肺转移

患者女，54 岁，子宫平滑肌肉瘤术后 3 年，左肺转移性瘤术后 2 年，发现双肺多发转移瘤 6 个月。自 2006 年 9 月～2010 年 1 月，6 次粒子植入治疗 10 个病灶。第 1 次粒子植入术后 40 个月，胸部 CT 显示 CR 80%（8 例），SD 10%（1 例），PD 10%（1 例）有效率 90%（图 3-24-52），生存 50 个月。

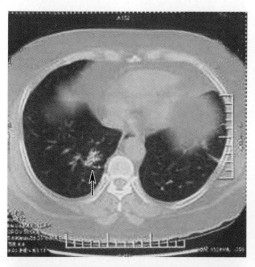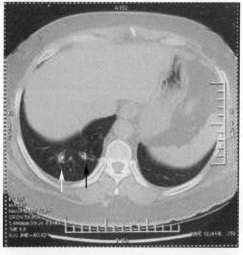

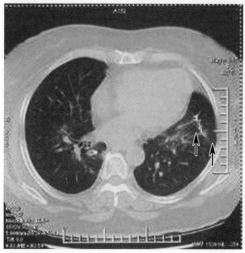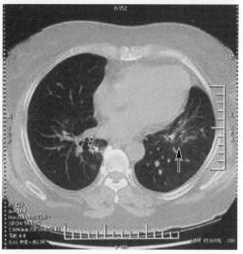

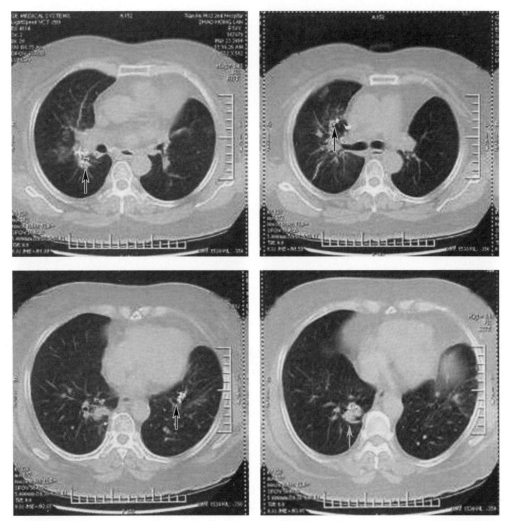

图 3-24-52　胸部 CT：子宫平滑肌肉瘤术后 10 个肺转移灶粒子植入后 40 个月，黑色箭头显示为 CR、白色箭头显示为 SD、灰色箭头显示为 PD

## 五、其他肿瘤

### （一）恶性纤维组织细胞瘤术后肺内转移

恶性纤维组织细胞瘤（malignant fibrous histiocytoma，MFH）是最常见的软组织恶性肿瘤之一，起源于原始间叶细胞的肉瘤，大多数发生于 50～70 岁，以男性较多，其术后复发率、转移率均很高，高度恶性，预后差，5 年生存率极低。广泛切除或根治性切除对局部控制和清除肿瘤病变有一定效果，但仍不能避免其复发和转移，且一般较早出现转移，80% 转移至肺，且以多发转移灶为特点。其次为淋巴结（10%）、肝和骨转移。对于 MFH 术后肺部转移癌，目前多数采取姑息性外放疗和化疗手段，尚无有效的治疗方法，且缺乏相关治疗疗效及生存率等方面的统计。

MFH 肺转移癌患者 9 例，肺转移灶 30 个。MFH 根治术后肺转移癌患者 8 例，男性 7 例，女性 1 例，年龄（52.6±9.1）岁（38～74 岁）；6 例原发病灶位于四肢，1 例位于胸壁，1 例位于腰部软组织；从根治术后到发现肺转移瘤的时间为（24.1±17.9）个月（4～54 个月），肺转移病灶共 28 个，全部位于肺周边，其中双肺转移 5 例，左肺转移 2 例，右肺转移 1 例。1 例 68 岁男性原发于胸骨未行手术治疗，6 个月后出现左肺转移灶 2 个。

采用 PD 90～110Gy、$2.59 \times 10^7$Bq（0.7mCi）活度的 $^{125}$I 粒子植入治疗。靶区接受平均照射剂量为（172.9±39.9）Gy，中位剂量（138.8±18.9）Gy，$D_{100}$（77.7±10.2）Gy，$D_{90}$（97.2±6.8）Gy。17 次粒子植入过程中出现气胸 7 次，行闭式引流 3 次，穿刺抽气 4 次，无咯血及放射性肺炎改变。

术后 6 个月随访胸部 CT 显示 30 个转移灶, CR 10.0%（3 例）, PR 73.3%（22 例）, SD 10.0%（3 例）, PD 6.7%（2 例）, 有效率为 83.3%。本组 9 例患者术后生存（16.8±4.2）个月（10～26 个月）, 中位生存期 15 个月。

患者女, 43 岁, 右侧胸壁 MFH 术后 54 个月发现右前胸壁复发伴右下肺转移癌（图 3-24-53）。胸壁复发灶粒子植入治疗后, 于 2006 年 1 月右下肺转移癌行 $^{125}$I 粒子植入治疗（图 3-24-54）, 术后 4 个月复查 PR（图 3-24-55）, 术后生存时间 26 个月。

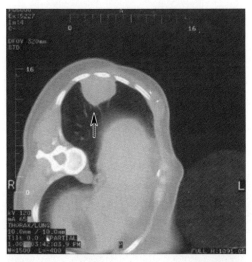

图 3-24-53　右侧胸壁 MFH 术后 54 个月发现右前胸壁复发伴右下肺转移

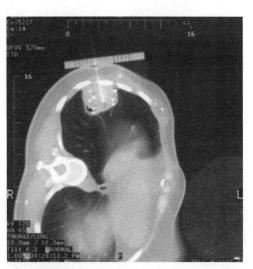

图 3-24-54　右下肺转移灶粒子植入

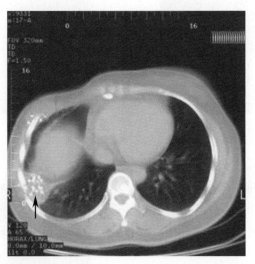

图 3-24-55　粒子植入后 4 个月 PR

## （二）骨肉瘤术后肺内转移

骨肉瘤在对原发灶进行完整切除后, 仍有 85% 的患者出现肺转移。一般转移瘤数目越多, 预后越差。粒子植入治疗骨肉瘤术后肺转移未见临床报道。

治疗的 6 例患者 16～60 岁, 男性 5 例, 女 1 例, 治疗肺转移灶 19 个。肺转移瘤 3 个以上的 3 例, 生存期 6～49 个月。

患者女, 49 岁, 入院前 20 个月因左肱骨骨肉瘤行切除术, 术后化疗。2 个月前痰中带血。胸 CT 示左下肺转移瘤（图 3-24-56）。2004 年 1 月, 行粒子植入术, PD 90Gy, 植入 2.59×10$^7$Bq（0.7mCi）活度的 $^{125}$I 粒子 10 粒（图 3-24-57）。术后 11 个月（图 3-24-58）和 26 个月 CR（图 3-24-59）, 生存 49 个月。

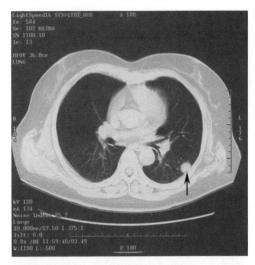

图 3-24-56 左肱骨骨肉瘤行切除术 20 个月，
左下肺转移瘤

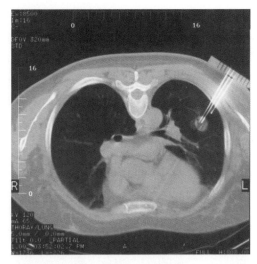

图 3-24-57 粒子植入

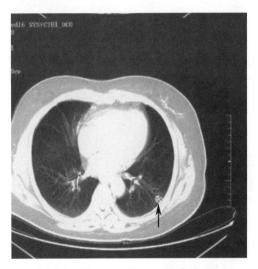

图 3-24-58 粒子植入后 11 个月 CR

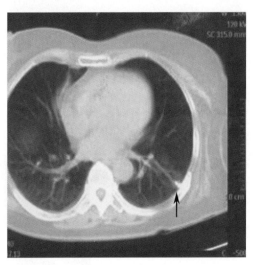

图 3-24-59 粒子植入后 26 个月 CR

## （三）恶性黑色素瘤术后肺内转移

皮肤恶性黑色素瘤可经淋巴系统扩散至表浅淋巴
管，引起皮肤转移并形成卫星结节或经深部淋巴管转
移至区域淋巴结，同时还可经血行播散至全身各脏器。
临床最常见的转移部位是皮肤、皮下组织和淋巴结。
内脏器官转移多见于肺，其次为肝、脑及胃肠道。

治疗 3 例单发肺转移瘤患者，均失访。

患者男，54 岁，右足部黑色素瘤术后 3 个月，发现
左肺单发转移瘤 10 天（图 3-24-60）。于 2009 年 1 月
在 CT 下行粒子植入术，PD 90Gy，植入 $2.59 \times 10^7$Bq
（0.7mCi）活度的 $^{125}$I 粒子 22 粒（图 3-24-61），术后 6 个
月 CR（图 3-24-62）。

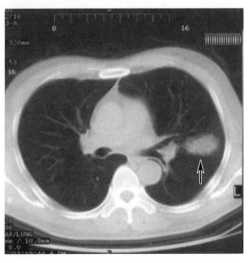

图 3-24-60 右足部黑色素瘤术后 3 个月，发现
左肺转移瘤

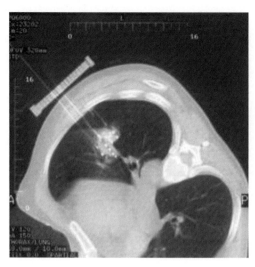

图 3-24-61　粒子植入

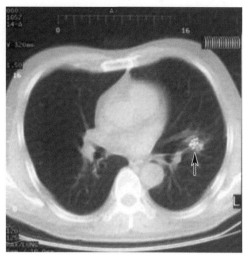

图 3-24-62　粒子植入后 6 个月 CR

# 第四节　肺癌肺内转移和术后复发的粒子植入治疗

　　肺癌既可以在原发部位继续生长、浸润和蔓延，也可以通过淋巴管、血道转移至局部或远处淋巴结、全身器官。

　　肺癌常发生血行转移，癌栓进入肺静脉后可引起肺内乃至全身广泛转移。无论是否接受手术切除治疗，肺内转移都可能发生，可以是同侧、对侧、双侧或多发。

　　肺癌肺内转移瘤的治疗，传统方法是肿瘤的局部切除，而不主张做肺叶切除。按照我国《放射性粒子近距离治疗规范》中对肺转移瘤治疗的规定"单侧病灶数目＜3 个；双侧病灶，每侧病灶数目＜3 个，且应分次治疗"的原则进行粒子植入治疗。

## 一、肺癌肺内转移的粒子植入治疗

　　发现肺癌已出现肺内转移灶或因各种原因不能接受手术切除的原发肺癌经外放疗、氩氦刀等治疗后又出现肺内转移灶的患者，粒子植入治疗是一个新的有效的治疗手段。

　　自 2003～2016 年，天津医科大学第二医院收治了 65 例上述患者（不包括肺门和纵隔淋巴结转移），其中男性 37 例，女性 28 例。年龄（67±6.4）岁（37～83 岁）。原发病灶 65 个，转移病灶 83 个。原发灶和转移灶同时发现的 39 例。余 26 例出现于发现原发灶后 2～26 个月。同侧转移 52 个，对侧转移 31 个。转移灶直径（2.3±1.6）cm（1～10cm），植入粒子（23.6±18.0）个（4～105 个）。1 例术后 2 天死于肺栓塞，4 例在 6 个月内死亡，共 5 个转移灶。6 个月胸 CT 检查，78 个转移灶 CR 28.2%（22 例），PR 53.9%（42 例），SD 11.5%（9 例），PD 6.4%（5 例），有效率 82.1%。

　　患者女，82 岁，2006 年 3 月，左下肺周围型肺癌（腺癌）在 CT 下行粒子植入术。术后 18 个月，2007年 9 月右上肺出现转移瘤（图 3-24-63），在 CT 下行粒子植入术（图 3-24-64）。术后 8 个月 PR（图 3-24-65），生存 60 个月。

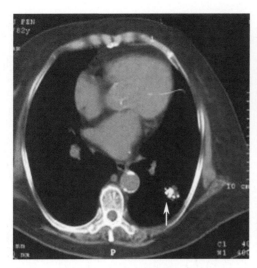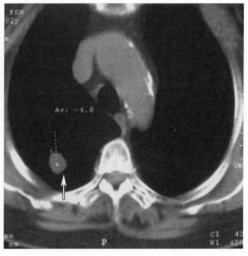

图 3-24-63 左下肺周围型肺癌(腺癌)粒子植入术后 18 个月右上肺出现转移癌

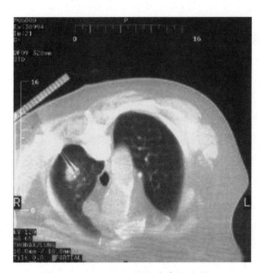

图 3-24-64 右上肺转移癌粒子植入

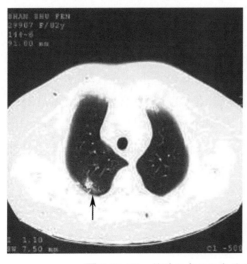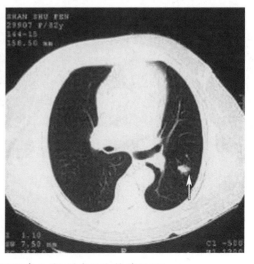

图 3-24-65 转移灶术后 8 个月(2008 年 6 月)原发灶和转移灶 PR

## 二、肺癌术后肺内转移的粒子植入治疗

自 2002～2016 年,天津医科大学第二医院对 33 个肺癌手术切除后患者的肺内 41 个转移瘤行粒子植入治疗,转移瘤直径(2.8±1.6)cm(1～6cm)。采用 PD 80～110Gy, $^{125}$I 粒子活度 2.59×107Bq(0.7mCi)。6 个月复查胸 CT 显示 CR 30.3%(10 例),PR 54.6%(18 例),SD 6.0%(2 例),PD 9.1%(3 例),有效率 84.9%。生存时间 6～65 个月,中位生存 23 个月。

患者男,56 岁,左肺癌术后 1 年,双肺多发转移瘤。于 2005 年 11 月 15 日行 CT 下双肺 2 个转移瘤粒子植入,植入粒子 6 粒和 9 粒(图 3-24-66)。术后 10 个月复查 CT,显示肿瘤 CR(图 3-24-67),生存 38 个月。

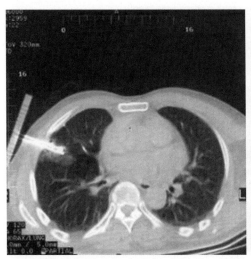
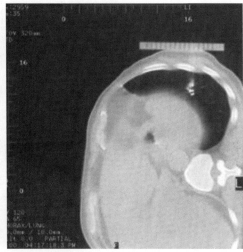

图 3-24-66　左肺癌术后 1 年,双肺转移癌同期行粒子植入

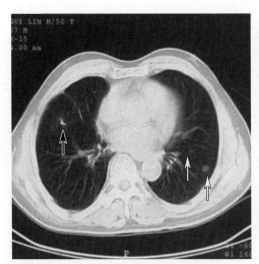
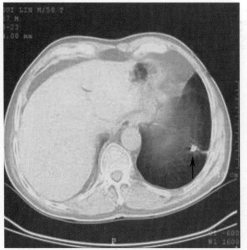

图 3-24-67　术后 10 个月两个转移灶 CR,又出现新的转移灶,黑箭头为植入后病灶,白箭头为新发病灶

## 三、肺癌术后局部复发的粒子植入治疗

自 2002 年 7 月～2016 年 7 月,17 例 NSCLC 切除术后复发患者在天津医科大学第二医院接受了 CT 引导下粒子植入治疗,采用 PD 80～110Gy、2.59×10$^7$Bq(0.7mCi)活度的 $^{125}$I 粒子。男性 15 例,女性 2 例。年龄(62.8±10.9)岁(40～79 岁)。行左上肺切除 3 例,左下肺切除 2 例,右上肺叶切除 4 例,右上肺楔形切除 2 例,右下肺切除 4 例;右中上肺叶切除 1 例,肿瘤复发部位均为支气管残端或其周围

淋巴结,直径(3.6±1.7)cm(1~5cm)。从肺癌切除手术到发现复发的时间间隔21个月。术后6个月复查胸部CT结果,CR 23.5%(4例),PR 58.8%(10例),SD 11.8%(2例)PD 5.9%(1例),有效率80.0%。

NSCLC患者根治术后出现局部复发,Ⅰ期复发率为6%~10%,Ⅱ期和ⅢA期复发率为28%~47%。对于局部复发病灶,少数患者可接受再次手术切除,大部分患者只能接受外放射等姑息治疗。对于很多心肺功能差等不能接受再次手术切除和无法完成全程外放疗的患者,放射性$^{125}$I粒子植入提供了一种有效的治疗方法。

患者男,57岁,左上肺癌术后1年、主动脉弓旁淋巴结转移(图3-24-68)。于2008年10月15日行CT下粒子植入,植入粒子25粒(图3-24-69)。术后6个月复查CT显示肿瘤CR(图3-24-70),生存25个月。

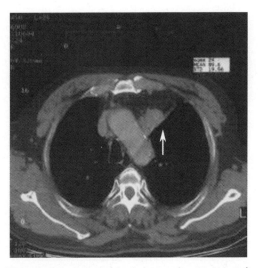

图3-24-68 左上肺癌切除术后1年,主动脉弓旁淋巴结转移

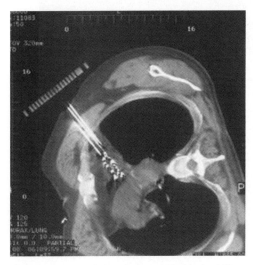

图3-24-69 主动脉弓旁淋巴结转移灶粒子植入

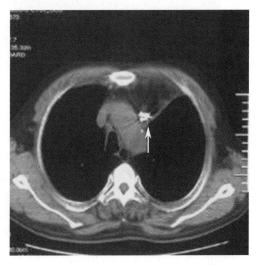

图3-24-70 术后6个月CR

无论是肺癌肺内转移、肺癌术后肺内转移,还是全身其他器官恶性肿瘤发生的肺内转移,在全身情况不允许二次开胸肿物切除或是患者及家属不愿再次接受手术治疗,经粒子植入治疗均可以获得较好的近期疗效。近年文献提示肺转移灶一般选0.5~0.7mCi(1.85×10$^7$~2.59×10$^7$Bq)活度的$^{125}$I粒子,PD 140~160Gy。

临床观察到,对于反复不断出现的肺转移灶,短时间内重复多次的粒子植入治疗会造成一定程度的肺放射性损伤,影响肺功能。采用降低粒子活度,加大处方剂量,同时联合其他治疗手段可减少放射性粒子治疗的副作用,尚需观察总结更多的病例,以得出科学的结论。

(柴树德 郑广钧 吉 喆)

## 参 考 文 献

1. 廖子君,雷光焰. 肿瘤转移学. 西安:陕西科学技术出版社,2007.

2. 马旺扣,许运龙,邢光富,等. 微创放射性粒子植入综合治疗肺癌. 中国微创外科杂志,2003,3(6):511-512.

3. 柴树德,郑广钧,毛玉权,等. $^{125}$I粒子块瘤床种植控制术后局部复发的观察. 天津医药,2005,33(10):666-667.

4. 张福君,吴沛宏,殷仰葵,等. CT 导向下 $^{125}$I粒子植入治疗肺转移瘤. 中华放射学杂志,2004,38(9):906-909.

5. 王俊杰,袁慧书,王皓,等. CT引导下放射性 $^{125}$I粒子组织间植入治疗肺癌. 中国微创外科杂志,2008,8(2):119-121.

6. Yang Y,Wu XR,Li L,et al. The clinical efficacy for 36 cases of malignant fibrous histiocytoma with radiation therapy after surgery. Journal of modern oncology,2007,15(3):408-409.

7. Paulson DL,Reisch JS. Long term survival after resection for bronchogenic carcinoma. Ann surg,1976,184(3):324-332.

8. Daulzenberg B,arriagada R,Chammard AB,et al. A controlled study of postoperative radiotherapy for patients with completed resected non small cell lung carcinoma. Cancer,1999,86(2):265-273.

9. Neisbitt JC,Putnam JB,Walsh JL,et al. Survival in early stage non small lung cancer. Ann thorac surg,1995,60(2):466-472.

10. 王俊杰. 中国放射性粒子治疗肿瘤临床应用指南. 北京:北京大学出版社,2011.

# 第二十五章

## 放射性粒子植入治疗纵隔淋巴结转移瘤

淋巴结转移是肺癌的重要转移途径。肺癌早期阶段即可有淋巴通道转移，是肺癌治疗失败的主要原因。生长缓慢的肺癌可经历数年病史而无淋巴结转移，生长迅速的肺癌容易发生早期淋巴通道转移。小细胞肺癌比鳞状细胞癌发生淋巴道转移要早且常见。淋巴道转移首先是局部淋巴结，如肺亚段、肺段、肺叶淋巴结，进而转移至肺门淋巴结，再穿过纵隔胸膜转移至纵隔淋巴结。左肺下叶除可转移至左侧纵隔淋巴结外，还可以经隆突下淋巴结横跨纵隔转移至右气管旁淋巴结，继而转移至双侧锁骨上淋巴结。

根据 AJCC 1996 年新标准使用的 CT 上较明显的解剖结构作为分界标记，在临床工作中依据其纵隔淋巴结 CT 分区方法，对肺癌发生纵隔淋巴结转移进行粒子植入，分六个层面加以表述：

### 一、左头臂静脉上缘层面

此层面属上纵隔区淋巴结中的最上纵隔区，即 1 区淋巴结，常居中而不分左右（图 3-25-1）。发生淋巴结转移时，因肺癌同侧淋巴结转移常偏向发生肺癌一侧，临床行转移淋巴结粒子植入时常根据其偏向而采用经左前或右前胸两种不同的穿刺方向。

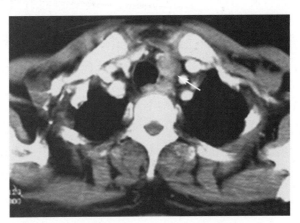

图 3-25-1　1 区纵隔淋巴结

转移淋巴结偏右，粒子植入穿刺针采取右前胸外侧斜行进针，深度以针尖刺入瘤体后，距其下方的头臂静脉 1.0cm 为度，然后植入粒子（图 3-25-2）。

转移淋巴结偏左，粒子植入穿刺针采取左前胸外侧斜行进针，深度以针尖刺入瘤体后，距其下方的头臂静脉 1.0cm 为度，然后植入粒子（图 3-25-3）。

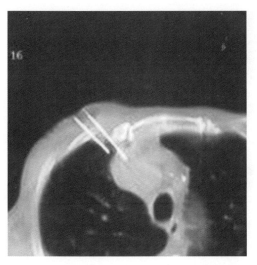

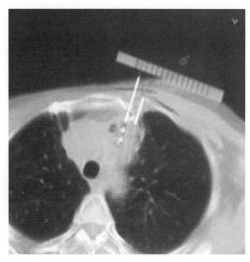

图 3-25-2　转移淋巴结偏右，采取右前胸外侧
斜行进针植入粒子

图 3-25-3　转移淋巴结偏左，采取左前胸外侧
斜行进针植入粒子

## 二、主动脉弓上缘层面

此组属于上气管旁淋巴结，属 2 区，分为左、右，常见右侧转移淋巴结肿大，位于上腔静脉上和上腔静脉下，严重时两组淋巴结可将上腔静脉包绕、压迫，导致上腔静脉综合征（图 3-25-4）。

1. 上腔静脉上转移淋巴结粒子植入，可经由前胸进针行粒子植入（图 3-25-5）。

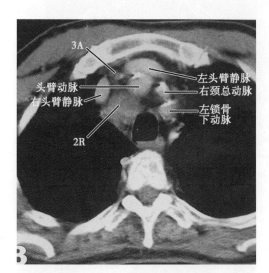

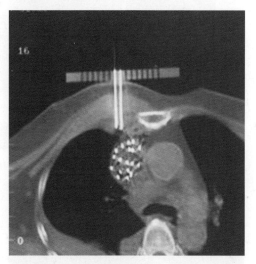

图 3-25-4　2 区纵隔淋巴结

图 3-25-5　上腔静脉上转移淋巴结粒子植入，
可经由前胸进针行粒子植入

2. 上腔静脉下转移淋巴结粒子植入，可经由前胸、后背及腋中 3 个进针方向四条路径穿刺行粒子植入。

（1）经前胸：由右前胸斜行进针，根据转移淋巴结肿大部位不同，又可分为两条路径：①平卧位，由右前胸斜行进针穿刺上腔静脉下淋巴结（图 3-25-6）；②平卧位，由右前胸斜行进针，经由肿大淋巴造成上腔静脉和主动脉弓上缘之间产生的"间隙"进针（图 3-25-7）。

（2）经侧胸：平卧位右侧垫高，侧胸部进针（图 3-25-8）或左侧卧位经腋中线垂直进针（图 3-25-9）。

（3）经后胸：由后胸部斜行进针，患者取左侧卧位（图 3-25-10）或俯卧位，经由后胸部依托椎体斜行进针（图 3-25-11）。

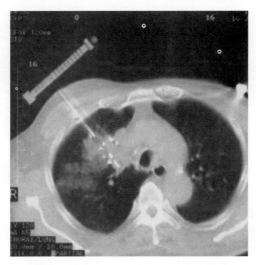

图 3-25-6　平卧位,由右前胸斜行进针穿刺上腔静脉下淋巴结

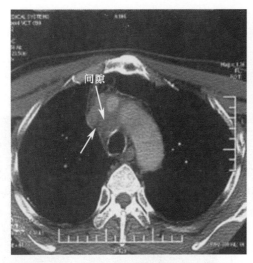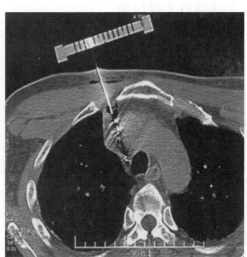

图 3-25-7　经由肿大淋巴结造成上腔静脉和主动脉弓上缘间产生的"间隙"进针植入粒子

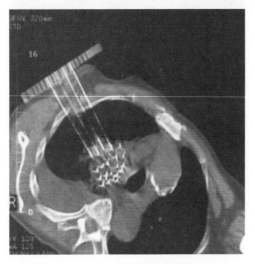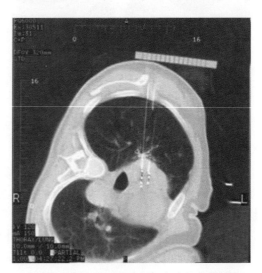

图 3-25-8　平卧位右侧垫高,侧胸部进针　　　　图 3-25-9　左侧卧位经腋中线垂直进针

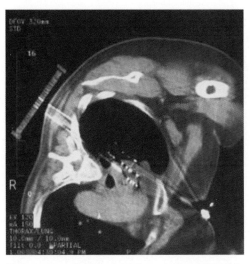

图 3-25-10　患者取左侧卧位,经由后胸部斜行进针

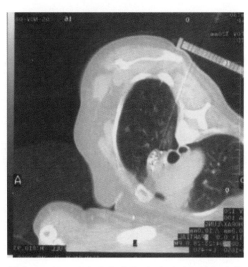

图 3-25-11　患者取俯卧位,经由后胸部斜行进针

### 三、隆突前及主-肺动脉窗层面

此层面属 3 区和 4 区,4 区又分为 4R 和 4L,相当于右肺上叶支气管开口上缘平面(4R)/左肺上叶支气管开口上缘平面(4L)(图 3-25-12~图 3-25-14)。

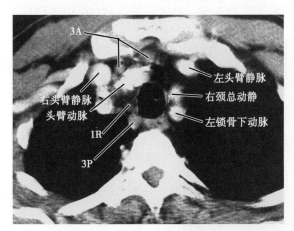

图 3-25-12　第 3 区纵隔淋巴结

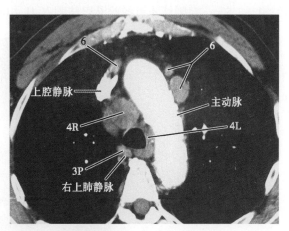

图 3-25-13　第 4、6 区纵隔淋巴结

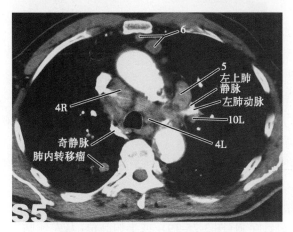

图 3-25-14　第 4~6 区纵隔淋巴结

1. 转移淋巴结位于 4R 时,穿刺行粒子植入时要注意与其上腔静脉连续的奇静脉可包绕淋巴结,患者采取平卧位,由右侧腋中线进针(图 3-25-15)或右背部垫高由右侧腋中线进针(图 3-25-16)。

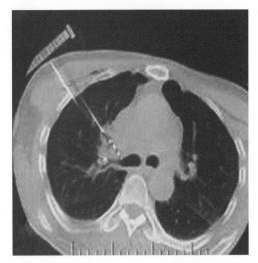

图 3-25-15 转移淋巴结位于 4R 时采取平卧位，由右侧腋中线进针

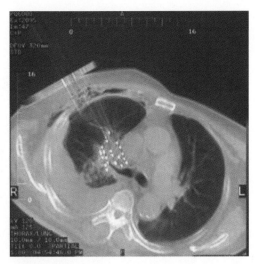

图 3-25-16 转移淋巴结位于 4R 时采取平卧位右背部垫高，由右侧腋中线进针

2. 转移淋巴结位于 4L 时，淋巴结被上腔静脉、主动脉弓、大气管及分叉包绕，粒子植入有困难，进针路径有 2 条：

（1）由左前胸斜行经主 - 肺动脉窗进针：此时要求主 - 肺动脉窗也要同时有转移肿大淋巴结，且直径>1～1.5cm，穿刺针才可经此淋巴结刺入 4L 组淋巴结，而不致损伤主动脉和肺动脉（图 3-25-17）。

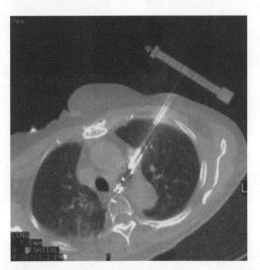

图 3-25-17 左前胸斜行经主 - 肺动脉窗进针植入粒子至 4L 区

（2）右后侧斜行进针：山东聊城王德祥采用左侧卧位，穿过大气管或右主气管，刺入瘤体植入粒子（图 3-25-18）。在进针邻近大气管壁和刺入气管腔内时，推注 0.5ml 的 1% 利多卡因以麻醉管壁及气管黏膜，以防止其咳嗽，然后刺中肿瘤植入粒子。

王德祥为这区转移淋巴结粒子植入开辟了一种新的方法，但操作技巧要求很高，需具有丰富的临床经验及精确的穿刺技术。

3. 主 - 肺动脉窗淋巴结，亦属 4L 区，当此组淋巴结转移肿大到直径 1.5～2.0cm 时，在导航定位系统精确定位下，由左前胸斜行进针穿刺（图 3-25-19），或半俯卧位，从左侧胸与主 - 肺动脉窗成垂直角度进针，进行粒子植入（图 3-25-20）。因其上、下紧邻主动脉弓下缘和主肺动脉上缘稍有偏差便会误伤两血管。

4. 主动脉旁转移淋巴结，属 6 区，转移的淋巴结与主动脉弓紧密相贴，有时可有活动。穿刺此组淋巴结，尽量避免穿刺针与主动脉成角，以免在穿刺时淋巴结滚动，进针过深、过猛而伤及主动脉。最安全的方法是进针方向与主动脉弓呈平行或切线位,容易刺中瘤体而不会伤及主动脉,但要注意穿刺时避开内乳动静脉(图3-25-21)。

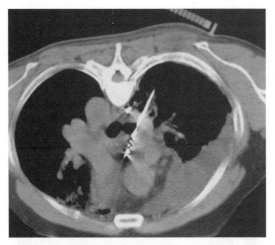

图 3-25-18　穿过大气管或右主气管,刺入 4L 区淋巴结植入粒子(王德祥供稿)

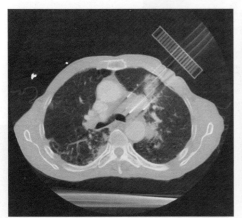
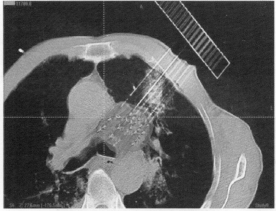

图 3-25-19　主-肺动脉窗淋巴结转移,由左前胸斜行进针穿刺,进行粒子植入

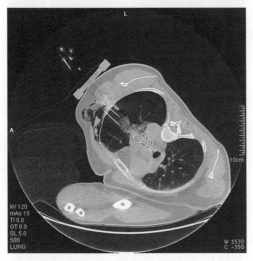
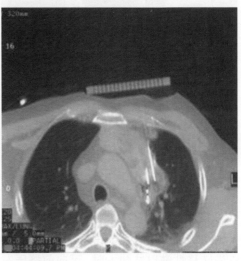

图 3-25-20　主-肺动脉窗淋巴结转移,半俯卧位,从左侧胸与主-肺动脉窗成垂直角度进针,进行粒子植入

图 3-25-21　主动脉旁转移淋巴结,进针方向与主动脉弓成平行或切线位

#### 四、隆突下淋巴结层面

此组淋巴结归为下纵隔淋巴结,属第7组,位于气管隆突下、左心房顶部(图3-25-22)。无转移性肿大时,隆突与左心房顶紧邻,当有转移性肿大时,将两者分离。粒子植入就是要在两者之间进针。方法是:患者取左侧卧位,由右后侧斜行进针(图3-25-23),或俯卧位,从背部进针(图3-25-24)。注意以胸椎椎体为依托,沿其外缘进针,刺入瘤体,抽出针芯,确定无回血,然后植入粒子。

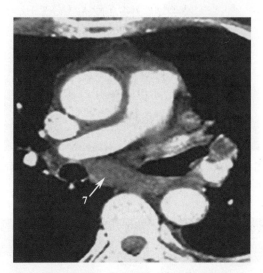

图3-25-22　隆突下淋巴结(第7区)

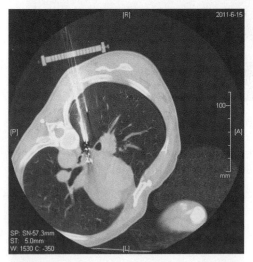

图3-25-23　隆突下淋巴转移取左侧卧位,由右后侧斜行进针,植入粒子

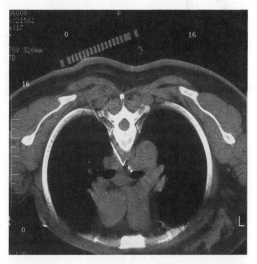

图3-25-24　隆突下淋巴转移取俯卧位,由背部斜行进针,植入粒子

#### 五、食管旁淋巴结

此组淋巴结归为下纵隔淋巴结,属8区,相当于下肺静脉水平上、下。淋巴结位于左心房后方、食管旁,当转移性淋巴结肿大时,可向前挤压左心房(图3-25-25)。行粒子植入时,穿刺进针方向与隆突下淋巴结相同(图3-25-26),或右侧卧位,从左侧胸进针(图3-25-27)。穿刺此组淋巴结注意勿伤及其前方的左心房。

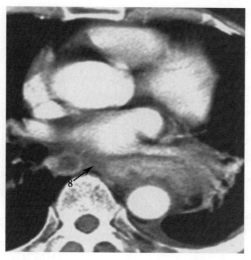

图 3-25-25　食管旁淋巴结(第8区)

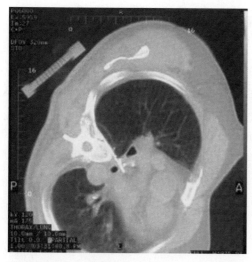

图 3-25-26　食管旁淋巴结转移行粒子植入时穿刺进针方向与隆突下淋巴结相同

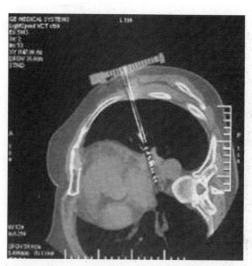

图 3-25-27　食管旁淋巴结转移取右侧卧位,从左侧胸穿刺行粒子植入

## 六、下肺韧带淋巴结

此组淋巴结也归属下纵隔淋巴结,属第9区,相当于食管下段、下肺韧带水平(图 3-25-28)。当有淋巴结肿大时,粒子植入穿刺进针方向与第8、9区淋巴结相同。注意勿伤前方的心脏和下腔静脉(图 3-25-29)。

纵隔转移性淋巴结肿大是两侧肺癌发生肺叶或肺门淋巴结转移的继续进展。如由同侧肺癌转移而来,属 N2 淋巴结;如由对侧肺癌淋巴转移而来,当属 N3 淋巴结。应当注意:发生肺叶或肺门淋巴结转移与纵隔淋巴结转移时,两者之间往往是连续的,而不是孤立的,常常在纵隔与肺门之间形成一个密不可分的肿块,并将肺门结构包绕其中。行粒子植入时应强调术中血管强化造影,进针时应实时与强化 CT 片对照,仔细辨认肺门结构,勿伤及其中的血管等重要器官。将穿刺针摆布妥当,实施粒子植入前,确认针道内无回血,后方可行粒子植入。

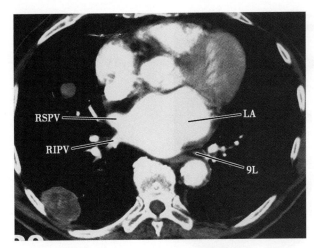

图 3-25-28  下肺韧带淋巴结（第 9 区）

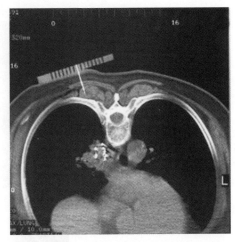

图 3-25-29  下肺韧带淋巴结粒子植入穿刺进针，注意勿伤前方的心脏和下腔静脉

（柴树德  吕金爽  王德祥）

# 参 考 文 献

1. 左太阳, 张忠涛, 张楠, 等. CT 引导下植入 $^{125}$I 放射粒子治疗纵隔淋巴结转移瘤的临床应用. 中国 CT 和 MRI 杂志, 2015, 13（9）: 68-71.

2. 张琦, 罗春娟, 王明富. $^{125}$I 粒子植入术联合 BAI 与黄芪多糖注射液在肺癌纵隔淋巴结 4R 组转移治疗中的效果. 中国老年学杂志, 2014（34）: 4483-4485.

3. 杨永波, 尤嘉琼, 周清华, 等. 胸部肿瘤引起的上腔静脉综合征的外科治疗. 中国肺癌杂志, 2009, 12（9）: 1018-1021.

4. 吕金爽, 郑广钧, 杨景魁, 等. CT 引导下 $^{125}$I 放射性粒子植入治疗肺癌纵隔淋巴结 4R 组转移进针路径的临床研究. 中华临床医师杂志, 2012, 06（16）: 4659-4662.

# 第二十六章

## 放射性粒子植入治疗胸壁肿瘤及腋窝、锁骨上淋巴结转移癌

### 第一节 概 述

胸壁肿瘤是发生在壁层胸膜、肌肉、血管、神经、骨膜、骨骼等胸壁深层组织的肿瘤,不包括皮肤、皮下组织及乳腺肿瘤。一般可分为原发性和继发性两类,原发性肿瘤又有良性、恶性之分,恶性者多为肉瘤;继发性肿瘤几乎都是转移瘤。不论良性、恶性胸壁肿瘤,若无全身性手术禁忌证,一经诊断均应手术切除。但由于其病理类型多样,病情复杂,侵犯肋骨,病变范围大,手术切除后胸壁缺损无法修复与重建,往往不适宜手术切除,此外,胸壁继发性肿瘤多预示肿瘤晚期,亦不是外科治疗的适应证。近年来,放射性 $^{125}$I 粒子植入作为一种新兴的近距离治疗技术,在治疗恶性实体肿瘤方面得到广泛应用,并取得了很好的疗效,尤其是在晚期复发或转移的难治性恶性肿瘤中显示了优势。

### 第二节 颈、胸及腋窝淋巴结应用解剖

#### 一、颈部淋巴结

颈部的淋巴结较多,借淋巴管彼此联结,其输出管最后汇入胸导管或右淋巴管,颈部淋巴结除收纳头颈部器官的淋巴以外,还直接收纳胸部淋巴液。根据淋巴结的位置,分为5群(图3-26-1)。

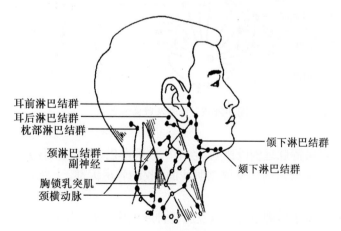

图3-26-1 颈部淋巴结分组解剖

1. 颏下淋巴结 位于下颌舌骨肌的浅面,收纳颏部皮肤及舌尖等处的淋巴。其输出管一部分汇入颌下淋巴结,另一部分直接汇入颈深下淋巴结。舌尖或下唇的癌肿可直接转移至此淋巴结群。

2. 下颌下淋巴结 又称颌下淋巴结,位于颌下腺周围,它们收纳来自颏下淋巴结、面部中线附近

和舌前 2/3（舌尖除外）等处的淋巴结。其输出管多数直接汇入颈深淋巴结，少数汇入颈深上淋巴结，面部及口腔感染都可导致此群淋巴结的肿大。当颌下和颏下淋巴结肿大时，在体表易于扪到。

3. 颈前淋巴结　分浅群和深群。浅群沿颈前静脉排列，收纳颈前部皮肤和肌的淋巴，其输出管汇入颈深下淋巴结；深群为排列在颈部器官周围的淋巴结，如器官前淋巴结，其输出管亦汇入颈深下淋巴结。

4. 颈（外侧）浅淋巴结　沿颈外静脉的上份排列，每侧 1～4 个，收纳外耳、腮腺淋巴结和枕淋巴结的输出管（在颈后三角尖处，其输出管汇入颈深上淋巴结和颈深下淋巴结）。

5. 颈深淋巴结　主要沿颈内静脉排列成纵行的淋巴结群，上至颅底，下至颈根部，总数可多达 30 个左右。通常，以肩胛舌骨肌与颈内静脉交叉处为界，将颈深淋巴结分为上、下两群：

（1）颈深上淋巴结：位于胸锁乳突肌深面，排列在颈内静脉周围。它直接或间接地收纳头面部和颈上部淋巴，其汇入颈深下淋巴结。

（2）颈深下淋巴结：是肩胛舌骨肌以下颈内静脉周围的淋巴结。此外，还包括副神经和颈横动脉周围的淋巴结。前者的输出管汇入颈深下淋巴结；后者又称为锁骨上淋巴结，其输出管可直接或间接地汇入淋巴导管。它不仅是头部主要淋巴的汇聚处，而且还收纳胸部及上肢的部分淋巴。其输出管，左侧汇入胸导管，右侧汇入右淋巴导管。

在肩胛舌骨肌与颈内静脉交角处的颈深上淋巴结，又称为肩胛舌骨肌淋巴结，它可直接收纳来自舌的淋巴。舌癌常直接侵及此结。

在锁骨上淋巴结中，紧邻左颈静脉角处的淋巴结称为魏尔啸淋巴结。当胸、腹部器官癌症转移时，在颈根部淋巴可出现逆流，使其肿大。通常，左侧的淋巴结与腹部和左半胸部器官有关；而右侧的仅与右半胸部器官有关。

## 二、胸部及腋窝淋巴结

胸部及腋窝淋巴结分为 5 群（图 3-26-2）。

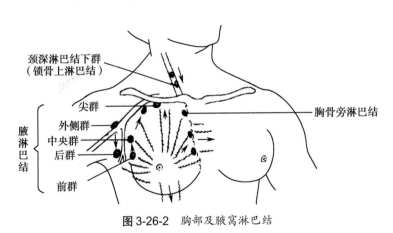

图 3-26-2　胸部及腋窝淋巴结

1. 外侧群（臂群）　沿腋静脉远侧段排列，收纳上肢的淋巴，手和前臂感染首先侵及该群。

2. 前群（胸肌群）　位于腋窝内侧壁前锯肌浅面，收纳乳房大部、上肢和胸前外侧壁以及脐平面以上的淋巴。

3. 后群（肩胛下群）　位于肩胛下动脉以及胸背神经周围，收纳背上部、颈后部及胸后壁的淋巴。

4. 中央群　位于腋窝底部中央的疏松结缔组织内，收纳前、后、外侧群的淋巴。

5. 尖群（锁骨下群）　又称内侧群，位于喙锁胸筋膜深面，沿腋动脉近侧段排列，收纳乳房上部和腋窝外、前、后以及中央群的淋巴，并有输出管与颈深下淋巴结交通，最后汇成锁骨下干。

6. 胸骨旁淋巴结　又称内乳动脉旁淋巴结，收纳乳腺内象限淋巴。

# 第三节　粒子植入适应证和禁忌证

## 一、适应证

1. 胸壁原发恶性肿瘤　肿瘤体积较大切除后胸壁组织缺损难以修补，或合并其他疾病不宜手术或拒绝手术者。

2. 胸壁转移性的恶性肿瘤，不宜采用手术治疗者。

3. 颈部、锁骨上及腋窝淋巴结转移。

## 二、禁忌证

1. 凝血功能障碍，有严重出血倾向者。

2. 严重心、肺、肝、肾功能不全者。

3. 全身及局部严重感染者。

4. 恶病质，不能耐受粒子植入手术者。

5. 不能合作患者。

# 第四节　胸壁及腋窝转移瘤的放射性粒子植入方法

## 一、瘤床"三明治"粒子植入

原发性胸壁肿瘤不论良性或恶性，在身体条件许可的情况下，一经诊断，均应手术切除。胸壁恶性肿瘤切除后瘤床粒子植入，能有效减少肿瘤术后复发。

粒子植入规范化流程

1. 取得组织学证据　术前病理证实为恶性肿瘤。

2. 选择 $^{125}$I 粒子活度　通常使用活度 $2.59 \times 10^7$Bq（0.7mCi）的 $^{125}$I 粒子，PD 140Gy。

3. 制作"三明治"粒子块　根据瘤床形状和大小制作相应大小粒子块。

4. 放置"三明治"粒子块　胸壁恶性肿瘤根治术后，于瘤床内植入粒子块，并用生物蛋白胶固定。

5. 粒子和皮肤的距离应超过 1cm，以减少皮肤和皮下组织的损伤。

6. 术后复查 CT，行 TPS 剂量评估。

## 二、超声引导下粒子植入

胸壁原发或转移性肿瘤位置表浅多变，形态欠规则，CT 引导定位往往不理想；同时其相对体积较小、表面弧度较大或凹凸不平，给手术操作带来了一定的难度。超声引导下的放射性粒子植入具有图像清晰、操作简便，实时监测针尖位置，使粒子种植在较为理想的位置，对手术者及患者均无放射损伤等优势，成为粒子植入肿瘤组织较好的引导手段。

术前准备：

1. 术前行穿刺活检术，明确病理。

2. 术前行血常规、出凝血时间、凝血酶原时间及心电图、胸片或胸部 CT 等检查。

3. 根据胸片、胸部 CT 所提示的病变位置，从不同角度作全面超声扫描，了解病灶范围、形态、内部结构与周围脏器以及血管的关系等。

4. 选择 $^{125}$I 粒子活度　通常使用活度 $2.59 \times 10^7$Bq（0.7mCi）的 $^{125}$I 粒子，PD 140Gy。

5. 做好疏导、解释、指导工作，指导患者进行浅呼吸和短暂屏气练习；术前过度紧张患者，可给予地西泮 10mg 肌注。

6. 手术野备皮　包括手术野与腋窝。

7. 器械消毒　穿刺导航架用 2% 戊二醛溶液浸泡 30 分钟消毒,用生理盐水冲洗干净。

规范化流程:

1. 将患者置于手术床上。

2. 摆放患者体位。

3. 面罩吸氧(5L/h)、心电监护、接连静脉通道。

4. 固定患者。

5. B 超扫查病灶,测得肿物体表标记范围,以间距 1cm 方形矩阵图形画出方格图,以方格中每个交点为进针通道,较小的肿物仅勾画范围。

6. 常规消毒、铺巾、局部麻醉。用带导航架的 B 超探头定位肿瘤,避开血管,探头固定于肿瘤边缘,从导航架穿刺孔进针,到肿瘤距皮肤远端边缘 0.5cm 处植入第一颗粒子(图 3-26-3),退针 1cm,植入第二颗粒子,直到距肿瘤近端边缘 0.5cm 处植入最后一颗粒子,更换部位继续植入。

7. 粒子植入完成后,B 超再次扫查病灶,观察局部有无血肿及粒子排布情况,必要时补种。

8. 术后加压包扎,佩戴防辐射背心,测量放射剂量率;在医护人员陪同下,用轮椅或平车将患者转运至 ICU,监护 6 小时。

9. 术后复查 CT,输入 TPS 进行质量评估。

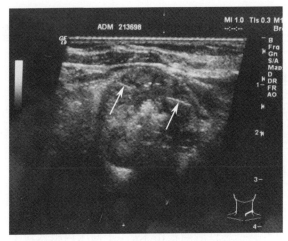

**图 3-26-3** 箭头所指为淋巴结内植入的粒子

行超声引导下粒子植入治疗注意点:

(1) 术前了解病变部位的局部解剖,特别是周围的血管及神经走向,术中随时用 B 超显示周围血流分布。

(2) 严格无菌操作。

(3) 植入针在超声屏幕导航线内由浅入深,到达肿瘤远端距边缘 0.5cm。

(4) 退针式植入粒子,间隔 1cm,植入完成后轻压局部以防血肿。

(5) 每针植入最后一颗粒子要距皮肤 1.0cm。

## 三、CT 引导下粒子植入

术前准备:

1. 术前病理　行穿刺活检术,明确病理。

2. 术前检查　行血常规、出凝血时间、凝血酶原时间及心电图等检查。

3. 术前定位　查胸部 CT 检查了解病灶范围、形态、内部结构与周围脏器以及血管的关系,必要时行胸部增强 CT,明确血管与病灶关系;将胸部 CT 检查图像输入 TPS 系统,制定术前计划。

4. 选择 $^{125}I$ 粒子活度　通常使用活度 $2.59 \times 10^7 Bq$(0.7mCi)的 $^{125}I$ 粒子,PD 140Gy。

5．做好疏导、解释、指导工作，指导患者进行浅呼吸和短暂屏气练习；术前过度紧张患者，可给予地西泮 10mg 肌注。

6．手术野备皮　手术野与腋窝。

7．器械消毒　穿刺导航架用 2% 戊二醛溶液浸泡 30 分钟消毒，用生理盐水冲洗干净。

规范化流程：

CT 引导下放射性粒子植入治疗胸壁肿瘤规范化流程同肺癌 CT 引导下经皮穿刺放射性粒子植入治疗肺癌规范化操作流程，详见第十九章。

## 第五节　放射性粒子植入胸壁及腋窝转移瘤的疗效观察

放射性 [125]I 粒子植入治疗胸壁原发或转移恶性肿瘤，特别是超声引导下治疗淋巴结转移癌，方法简单，疗效显著，全身无副作用，国内开展得较多。王舒滨等报道超声引导下粒子植入治疗淋巴结转移癌 25 例，CR 16%，PR 84%，无治疗失败病例。石敏报道 43 例浅表淋巴结转移癌患者超声引导下植入 [125]I 粒子，CR 9.3%（4 例），PR 72.1%（31 例），SD 14.0%（6 例），PD 4.7%（2 例），有效率为 81.4%。张建伟等超声引导下 [125]I 放射性粒子植入治疗颈部及胸壁转移瘤 20 例，8 例胸壁转移瘤及 12 例颈部转移瘤患者放射性粒子均成功植入预定部位，9 例患者肿瘤完全缓解（CR），6 例患者肿瘤部分缓解（PR）缩小 >50%，5 例肿瘤部分缩小（缩小 <50%），总有效率（CR＋PR）75%（15 例），所有患者未出现术后并发症。

姜秀杰 CT 引导下治疗了 16 例鼻咽癌根治性放疗后颈部淋巴结转移癌，CR 31.25%（5 例），PR 43.75%（7 例），SD 18.75%（3 例），PD 6.25%（1 例）。总有效率（CR＋PR）为 75%，未见急性并发症和治疗相关的放射损伤。江萍等 CT 引导下放射性粒子植入治疗难治性胸壁转移复发肿瘤 20 例，植入 [125]I 粒子 $D_{90}$ 范围为 100～60Gy（中位数 130Gy）；随访时间 3～54 个月（中位：11.5 个月），CR 15%（3 例），PR 60%（12 例），SD 25%（5 例）。1 年、2 年、3 年和 4 年肿瘤控制率均为 88.7%；生存率分别为 56.5%、47.1%、47.1%、47.1%；总生存率分别为 53.3%、35.6%、35.6%、35.6%；中位生存期 15 个月（95% $CI$，7.0～22.9）。轻度臂丛神经损伤 1 例；1 度或 2 度皮肤反应 6 例（之前接受外放射治疗），无 3 度和 4 度皮肤反应。未见肋骨骨折、溃疡、气胸或血气胸等并发症。

天津医科大学第二医院于 2002～2009 年 B 超引导下植入放射性 [125]I 粒子治疗的 63 例患者，88 个颈部淋巴结转移癌。术后 6 个月随访结果，58 例患者 81 个病灶，B 超检查 CR 28.4%（23 例），PR 59.3%（48 例），SD 8.6%（7 例），PD 3.7%（3 例），有效率为 92.1%。失访 5 例，局部放射性损伤为 I 级，皮肤色素沉着、无破溃、无骨髓抑制。

典型病例：患者女，66 岁，右中心型肺癌（腺），右锁骨上淋巴结转移癌（图 3-26-4）。于 2008 年 5 月 23 日在 B 超下右锁骨上淋巴结转移癌行粒子植入术，通道 8 个，粒子 50 个（图 3-26-5）。于 2008 年 5 月 28 日

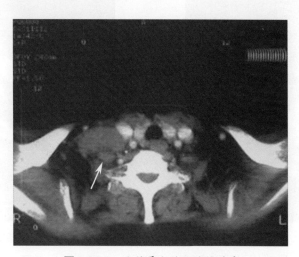

图 3-26-4　右锁骨上淋巴结转移癌

在 CT 下右中心型肺癌行粒子植入术，通道 10 个，粒子 50 个。术后 3 个月复查 CT 显示 CR（图 3-26-6），PET-CT（图 3-26-7）显示无活性。术后 5 个月（图 3-26-8）、12 个月（图 3-26-9）、24 个月（图 3-26-10）复查 CT 显示无复发。

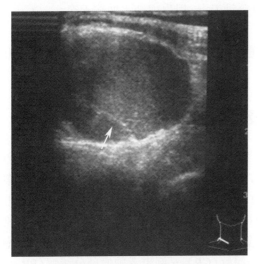

图 3-26-5　B 超下粒子植入

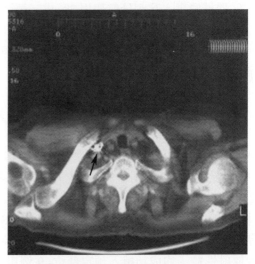

图 3-26-6　术后 3 个月，CT 显示 CR

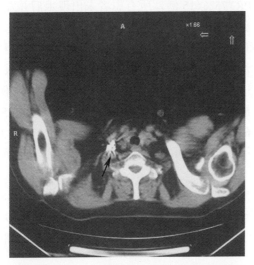

图 3-26-7　术后 3 个月，PET-CT 显示无活性

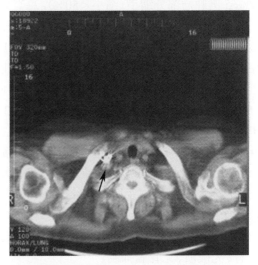

图 3-26-8　术后 5 个月，CT 显示 CR

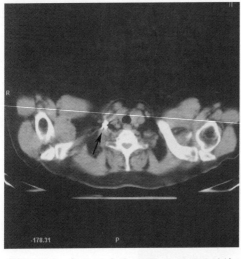

图 3-26-9　术后 12 个月，PET-CT 显示无活性

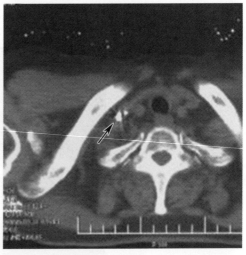

图 3-26-10　术后 24 个月，CT 显示 CR

（王　磊　阎卫亮　王舒滨）

# 参 考 文 献

1. 茅乃权，左传田，周元明，等. 胸壁肿瘤的外科治疗. 中国胸心血管外科临床杂志，2005，12（4）：299-300.

2. 顾恺时. 顾恺时. 胸心外科手术学. 上海：上海科学技术出版社，2003.

3. 张义栋，张秀颖，杨睿，等. 胸外科胸壁肿瘤分析. 中外健康文摘，2013，（27）：243-244.

4. Nag S，DeHaan M，Scruggs G，et al. Long-term follow-up of patients of intrahepatic malignancies treated with iodine-125 brachytherapy. Int J Radiat Oncol Biol Phys，2006，64（3）：736-744.

5. Older RA，Synder B，Krupski TL，et al. Radioactive implant migration in patients treated for localized prostate cancer with interstitial brachytherapy. J Urol，2001，165（5）：1590-1592.

6. Lee W，Daly BD，Dipetrillo TA，et al. Limited resection for non-small cell lung cancer：Observed local control with implantation of $^{125}$I brachytherapy seeds[J]，Ann thorac surg，2003，75：237-243.

7. 江萍，王俊杰，柳晨，等. 复发转移胸壁肿瘤 CT 引导 $^{125}$I 粒子治疗疗效初探. 中华放射肿瘤学杂志，2013，22（3）：209-212.

8. 王耐霜. 彩超在粒子植入治疗颈部淋巴结转移癌的应用. 内蒙古医学杂志，2013，（07）：847-848.

9. 王舒滨，柴树德，郑广钧，等. 彩超引导下经皮穿刺植入碘 -125 放射性粒子治疗恶性肿瘤. 天津医药，2005，33（2）：104-105.

10. 石敏，廖旺军，康世均，等. 超声引导放射性 $^{125}$I 粒子植入治疗浅表淋巴结转移癌. 南方医科大学学报，2008，28（7）：1288-1289.

11. 张建伟，王建军，李万刚，等. 超声引导下 $^{125}$I 放射性粒子植入治疗颈部及胸壁转移瘤 20 例分析. 中国现代医药杂志，2006，8（10）：44-45.

12. 姜秀杰，胡元清，马数艳，等. CT 引导下 $^{125}$I 粒子植入治疗鼻咽癌放疗后颈部淋巴结转移. 当代医学，2011（5）：31-32.

13. Jiang P，Liu C，Wang J，et al. Computed tomography（CT）-guided interstitial permanent implantation of $^{125}$I seeds for refractory chest wall metastasis or recurrence. Technol Cancer Res Treat，2015，14（1）：11-18.

# 第二十七章

## 放射性粒子植入治疗胸廓骨转移瘤

### 第一节　骨转移概况

骨骼除构成人体支架外，也是机体造血的主要器官。这些部位血液循环非常丰富，血流缓慢，为癌细胞的生长提供了有利条件。恶性肿瘤主要是通过血液循环或淋巴系统转移到骨骼，据统计骨转移的平均发生率为15%～20%，仅次于肺和肝脏列转移部位的第三位。对于骨骼系统来说，转移性骨肿瘤的发病率是骨原发性恶性肿瘤的35～40倍。大多数晚期乳腺癌和前列腺癌患者易发生骨转移，且肺癌、甲状腺、肾癌、鼻咽癌、肝癌、胃癌等均为较易发生骨转移的原发肿瘤。

肺癌骨转移约占骨转移癌的30%～40%。其发生率、部位与原发癌的病理类型有关。腺癌骨转移发生率最高，其次为小细胞肺癌和鳞癌。骨转移的病灶以多发为主，其好发部位依次为：肋骨、胸椎、腰椎、骨盆。腺癌常侵犯肋骨、胸椎及骨盆，原因可能与腺癌多发生于肺的周边，易造成直接侵犯而累及肋骨及胸椎。另外，肿瘤细胞经血液循环到达骨骼，也易在含红骨髓的躯干骨生长和增殖，较少在含黄骨髓的四肢长骨生长。

肺癌骨转移多为溶骨性，小细胞未分化癌及少数腺癌可表现为成骨性转移灶。比例大约为86%溶骨性，6.9%成骨性，6.9%混合性破坏。原发性肺癌并发高钙血症的发生率为26%，主要是由肿瘤所分泌的人甲状旁腺激素相关蛋白（PTHrP）等因子，并非由于骨转移所致的破骨细胞活性增大引起骨骼中钙进入细胞外液所致。

肺癌骨转移早期一般无症状，骨同位素扫描可发现有病变的骨骼。骨转移症状与肿瘤转移的部位、数量有关，如肺癌肋骨转移引起的胸痛，多表现为胸壁局限的、有明确压痛点的疼痛。脊髓转移引起后背部正中或病变部位疼痛，而四肢或躯干的骨转移则引起该部位的局限性疼痛。骨转移并不是威胁肺癌患者生命的直接原因，若肿瘤转移到机体承重骨如颈椎、胸椎、腰椎等部位则可造成瘫痪的严重后果，因此对肺癌出现骨转移患者应及时治疗。

骨转移的主要症状是骨疼。癌细胞转移到骨组织会释放出可溶性介质，激活骨组织中的破骨细胞和成骨细胞，破骨细胞又释放细胞因子进一步促进瘤组织分泌溶骨性介质，形成恶性循环，最终导致的溶骨性破坏是骨疼的主要原因。临床上大约有1/3年长患者出现骨转移时不伴有骨疼，可能与老年人反应迟钝，痛觉不敏感有关。除骨痛之外，临床上还会出现病理性骨折，高钙血症，血清碱性磷酸酶升高等症状。凡有病理性骨折或骨痛者应给予ECT检查。

### 第二节　胸部骨转移的诊断

骨转移肿瘤的影像学检查在诊断中占重要地位，不仅能够显示骨肿瘤的部位、大小、邻近骨骼和软组织的改变，对多数病例还能判断其良恶性、原发或继发。X线、CT、MRI和骨扫描是诊断和评估骨肿瘤的重要手段。CT在多数情况下能够显示病变范围和周围结构的关系，但是对部分骨松质内蔓延病灶的境界显示不清。MRI对骨髓内脂肪和水相对含量的变化非常敏感，$T_1WI$相平扫＋增强可以显示肿瘤髓腔内侵犯的范围，而$T_2WI$相可显示软组织肿块的侵及和水肿范围，脂肪抑制序列使病变范围显示更加清楚,弥散加权相对肿瘤活性有较好的鉴别价值。骨扫描可以用于排除骨内的跳跃和转移灶,也是骨转移肿瘤的首选筛查手段。骨扫描易于发现成骨性转移,但是容易遗漏溶骨性转移,需与断面影像图像相结合判断。PET/CT 也日益用于肿瘤转移情况,较常规影像诊断更为敏感。对病灶明确病理诊断仍需要组织病理活检,目前传统的外科手术活检已被摒弃,由 CT 或 MRI 影像引导为主流的经皮穿刺组织活检取代,穿刺针活检准确率达 80%～98%。总之,正确的诊断有赖于临床、影像表现、实验室等检查综合分析,最后还需同病理学检查结合才能确定。

## 第三节　骨转移瘤的治疗方法

骨转移特别是胸、腰椎体转移,以往传统治疗主要依靠手术、外放疗、放射性核素治疗和化疗。放射性粒子植入为骨转移瘤提供了一条新的途径。

1. 手术治疗　手术局部切除或截肢(如肺尖癌)等破坏性手术,致残的可能性大,不为多数患者接受。

2. 化学治疗　全身化学治疗在治疗肺部原发病灶的同时亦能起到控制骨转移灶进展、缓解疼痛的作用,不仅可以止痛,还可杀灭癌细胞,控制其生长。而 Manus 等报道以铂类为基础的联合化疗合并放疗治疗局部晚期肺癌,有效率为 81%,1 年、2 年生存率分别为 68% 和 45%。

3. 外放射治疗　放射治疗可分为 $^{60}$Co 照射、深部 X 线机及直线加速器等几种方法。对于孤立性骨转移灶,在肺部病灶经化学治疗控制后,可给予大剂量、短疗程的放射治疗,起到缓解疼痛并杀灭癌细胞、控制病灶发展的作用,副作用主要是骨髓抑制。约 50% 的患者在放射治疗后,疼痛可完全缓解,约 75% 的患者疼痛可显著减轻。但由于放疗部位的局限性以及化疗药物长期使用的耐药性和不良反应,特别是晚期骨转移瘤患者一般情况差等问题,降低了疗效,限制了放化疗的开展。

4. 放射性核素治疗　对于全身多发性骨转移的患者不宜进行局部放射治疗,可采用放射性核素(锶、钐)治疗,减少骨转移引起的骨质破坏、溶解,并可消除或减轻由于骨转移所致的剧烈疼痛,同时抑制骨转移灶的发展。当脊柱转移时,如出现硬膜外转移灶,则禁忌核素治疗。副反应有骨髓抑制,原则上不和化学治疗同期使用,并须定期观察白细胞变化。

5. $^{125}$I 粒子植入治疗　主要是在影像学(CT)导引下经皮穿刺将放射性粒子植入到骨转移灶中。它与外照射放疗最大的区别是剂量率不同。粒子植入术后开始的剂量率仅为直线加速器的 1%,加速器为 2Gy/min,每周 10Gy;而 $^{125}$I 为 0.0013Gy/min,1 周后为每周 13Gy,它的极低剂量率和高度适形的持续照射,提高了治疗效果,减少了正常组织特别是对脊髓的损伤,而且无骨髓抑制等全身反应。王俊杰等对 14 例转移及复发性骨肿瘤患者进行粒子植入治疗,2 个月后 9 个病灶完全或部分缓解,8 个病灶稳定,1 年局部控制率 82%。天津医科大学第二医院(2003 年 9 月～2009 年 2 月)采用 $^{125}$I 放射性粒子植入治疗肺癌骨转移 15 人(共 20 个病灶),男性 8 例,女性 7 例。年龄 59±16 岁,中位年龄 61.1 岁。其中腺癌 8 例,鳞癌 2 例,小细胞癌 5 例。20 个骨转移灶为:胸椎 5 个,腰椎 3 个,肋骨 7 个,髂骨 4 个,股骨 1 个。均在 CT 引导下均顺利完成粒子植入,无脊髓损伤及其他并发症发生,6 个月内 20 个病灶中有 6 个病灶消失,14 个病灶缩小 50% 以上,有效率 100%。可见放射性 $^{125}$I 粒子可以显著提高肿瘤靶区受照射剂量,降低危及器官剂量,在胸部骨转移的治疗中发挥重要作用。

6. 其他方法　如骨磷、博宁、阿可达等药物通过刺激骨小梁的再建、增加骨量既能有效防止发生病理性骨折,又可减轻患者的骨质疏松性疼痛。

## 第四节　CT 引导下放射性粒子植入治疗胸廓骨转移瘤

### 一、适应证

对于骨转移瘤不能耐受外放射治疗或外放射治疗后复发者,转移灶不能手术或不接受手术治疗者,患者自愿接受 $^{125}$I 粒子植入治疗而无禁忌者可用此治疗方法,其胸部不同部位骨转移适应证如下。

## （一）胸椎转移

1. 局限性胸椎转移，单一椎体病变首选。

2. 合并胸椎压缩性病变或脊髓压迫症状者可先行椎体金属支架成型术，再行粒子植入治疗。

3. 经皮穿刺能达到的病变部位。

## （二）肋骨转移

1. 孤立性肋骨转移灶。

2. 多发性肋骨转移灶可同时或分次植入。

3. 周围性肺癌侵蚀肋骨，肿瘤与受侵肋骨视为一个病灶行粒子植入术。

## （三）胸骨转移

1. 局限性转移灶。

2. 纵隔型肺癌或纵隔恶性肿瘤侵蚀。

## 二、禁忌证

胸部骨转移无绝对禁忌证，但是对于有严重心肺功能不全，无法耐受粒子植入者应慎重。

## 三、操作程序

1. 术前准备　术前准备包括原发病变和转移病变的确诊，病变大小、范围及邻近结构受累情况；心肺功能评估、血常规、凝血功能等检查。医患沟通方案及后果告知，签署知情同意书。

2. 术前计划　根据病灶部位和病灶范围确定处方剂量，未经放射治疗者肿瘤周边匹配剂量为 $120\sim160Gy$，放射治疗复发者为 $100\sim120Gy$，椎体治疗者脊髓受照剂量小于 $60Gy$ 为宜。推荐使用 $^{125}I$ 粒子活度：椎体及椎旁 $1.85\times10^7\sim2.96\times10^7Bq$（$0.5\sim0.8mCi$/粒），椎管及椎间孔 $1.48\times10^7\sim1.85\times10^7Bq$（$0.4\sim0.5mCi$/粒）。经 TPS 计算粒子数量、空间分布、靶区以脊髓等敏感器官辐射剂量。由于 CT 图像对于勾画脊髓靶区较为困难，特别是粒子植入后由于伪影关系更难确定脊髓边界，建议将整个骨性椎管作为危及器官，上下界离病灶层面 1cm，$D_{2cc}$（2 个 $cm^3$ 接受最大剂量）不应超过 100Gy。同时要求 $D_{90}$ 覆盖 100% 靶区，90% 以上靶区接受剂量达到 100% 以上，$D_{200}$ 剂量区小于 50% 靶区。

3. 体位和麻醉　安放校准仪，视肿物部位采用健侧卧位、俯卧位或平卧位。CT 扫描确定肿瘤部位，根据胸椎生理度可适当调整 CT 机 Y 轴位前倾角度。选择进针点，体表勾画穿刺点和肿物投影轮廓。常规消毒铺手术单巾，1% 利多卡因皮下浸润及肋间神经阻滞麻醉。

4. 试穿　CT 扫描确定靶区，测量模板倾角和进针方向，安装共面模板后并确定进针方向及角度后试穿。

5. 布针　多针布针。遇到骨皮质较硬时，可用骨钻放入植入针。

6. 种植　CT 扫描针尖到达预定位置后，按术前计划放置粒子。

7. 验证　CT 扫描粒子排布情况，用 TPS 做出术后评估，包括脊髓实际受量。

## 四、围术期处理及随访

术前 30 分钟常规给予止血及止痛药。邻近神经根和脊髓病灶治疗后，由于穿刺术区出血、水肿导致临床症状加重，合理使用镇痛药、激素、脱水等治疗。术中还应注意观察患者的血压、心率、血氧饱和度等指标。

术后 2 个月、6 个月复查 CT、观察病灶变化，记录患者疼痛的缓解程度。及 ECT、MRI、PET-CT 和肿瘤标志物等。

## 五、注意事项

转移肿瘤边界以影像学边界为准，对边界不清者，建议粒子植入后加外照射。与脊髓距离保持适

# 第二十八章
## 放射性粒子植入治疗恶性胸腺瘤

### 一、概述

胸腺癌是一种少见的纵隔恶性肿瘤，来源于胸腺上皮细胞，最常见的组织类型是鳞状细胞癌和未分化癌。与胸腺瘤相比，其侵袭性强，手术切除率低，预后差，逐渐被大家所重视。2004 年 WHO 病理分类将其列为一类独立的胸腺上皮肿瘤。胸腺癌在组织学行为上表现出明显不同于胸腺瘤的恶性生物学行为。胸腺癌多见于成年男性，平均年龄 50 岁。类淋巴上皮癌也可见于儿童。基底细胞样癌多见于中老年男性，黏液表皮样癌与腺鳞癌也可见于中老年女性。

胸腺癌标准的治疗模式仍然没有建立，影响生存的预后因素研究也很少。对于未发生广泛转移或远处转移的病例，手术切除是最佳选择。但胸腺癌具有较强的侵袭性，局部进展期的胸腺癌切除彻底往往比较困难，完全切除率仅 20%～60%。手术常涉及周围脏器的切除，约 1/3 的患者需要部分或完全切除腔静脉。局部侵犯肺组织也很常见，可做肺楔形切除或叶切除。胸膜外全肺切除术曾被推荐用于Ⅳ期胸腺癌，但研究表明该手术方式并未带来生存获益，反而增加了手术并发症。对于侵犯主动脉，肺动脉干或心脏的肿瘤是否适合切除，目前仍存在争议。

尽管手术切除是最主要的治疗方式，但是胸腺癌侵袭性强，手术切除率低、复发率高，而需要综合治疗。放疗在胸腺癌的综合治疗中占有重要地位。一方面放疗可作为术后的辅助治疗，另一方面，对于因并发症或技术原因不可切除的患者，可作为根治性治疗方式。术后联合放疗可有良好的局部控制率。

胸腺癌对化疗的反应明显低于胸腺瘤，胸腺瘤的化疗反应率可达 60%～90%，但多项小样本回顾性研究显示，胸腺癌的化疗反应仅 25%～50%。关于胸腺癌的二线化疗方案研究更是稀少，有研究倾向使用培美曲塞，虽然未观察到明显的影像学缓解，但中位无疾病进展生存期可达 5 个月。关于胸腺癌辅助化疗的研究极少，因此辅助化疗是否可给胸腺癌患者带来生存获益尚不明确。近年胸腺癌的靶向治疗逐渐受到关注，但截至目前尚无有效靶向药物，胸腺癌的靶向治疗需进一步探索。

近年来，组织间放射性粒子植入治疗作为一种新的治疗方法，在治疗恶性肿瘤方面逐渐显示出了它的优势，但治疗胸腺癌未见临床报道。胸腺癌细胞生物学特点，是否适合 $^{125}$I 放射性粒子的生物学特点治疗。天津医科大学第二医院和山东邹平县中医院采用共面模板辅助 CT 引导下种植 $^{125}$I 放射性粒子治疗 4 例胸腺癌，2 例失访，2 例术后 1 个月复查稳定（NC）（图 3-28-1～图 3-28-5，图 3-28-2、图 3-28-4 见文末彩图）。

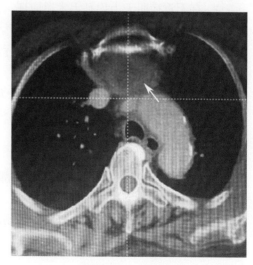

图 3-28-1 胸腺癌

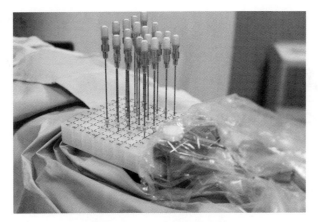

图 3-28-3 按术前计划布针

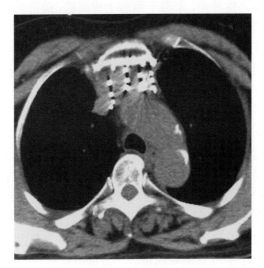

图 3-28-5 术后 1 个月 NC

## 二、适应证

1. 有无重症肌无力均是手术适应证。

2. 无法手术或不愿、不宜手术的患者。

3. 肿瘤切除术中肉眼或镜下残留可行,术中植入。

4. 外照射效果不佳或失败的病例。

5. 外照射剂量不足,作为局部剂量补充。

6. 术中残存肿瘤或切缘距肿瘤太近(<0.5cm)等。

## 三、禁忌证

1. 有出血倾向:凝血功能障碍、肿瘤部位有活动性出血、坏死或溃疡。

2. 恶病质,脏器功能严重衰竭。

3. 血液病及有麻醉禁忌证以及难于耐受操作者应慎用。

4. 严重心脏病和糖尿病。

## 四、术前准备

### (一)患者准备

1. 通过全面的影像学和病理检查,明确诊断为胸腺癌,无病理结果推荐 PET 结果支持。

2．术前完善相关检查：血常规、尿常规、血糖、出凝血、肝肾功能、心电图、胸片、腹盆部 B 超、CT 扫描确定肿瘤的部位、范围和大小。

3．植入前向患者或家属介绍粒子植入的基本过程，可能出现的并发症，患者配合对植入顺利完成的重要性，完善相关文书，签署患者知情同意书和手术同意书。

4．术前一日植入区域备皮。

5．对精神紧张者，可于术前 30 分钟给予地西泮 10mg 肌注。嘱咐患者在操作过程中，避免深呼吸和咳嗽，如有任何不适及时提出。若预计手术时间较长可为患者插尿管。

### （二）器械准备

1．放射性粒子的选择　胸腺肿瘤一般选择 $2.22 \times 10^7 \sim 2.96 \times 10^7 Bq$（$0.6 \sim 0.8mCi$）的粒子。粒子分装后高压、高温消毒。

2．粒子植入专用器材　粒子植入器、推杆、200mm 或 150mm 规格 18G 粒子植入针，共面模板及定位导航系统。

3．手术操作器械　手术包、手术衣、无菌手套、注射器、氧气、心电监护仪、钢尺、麻醉药品、抢救药品等。

4．影像设备　采用多排螺旋 CT，术前对 CT 室进行紫外线消毒。

## 五、操作流程

### （一）术前计划

植入术前，用影像学方法（CT、磁共振）确定靶区。根据患者既往治疗情况确定 PD，既往接受放疗者 PD 为 90～120Gy，未行放疗者 PD 为 120～160Gy。在 TPS 上行术前计划，确定植入针数、针位置、粒子植入层数、数量及位置、计算靶区总活度，预期靶区剂量分布以及周围正常组织或器官的受量。

### （二）术中操作

1．患者体位选择　根据瘤体的位置，患者取仰卧、俯卧或侧卧位，用真空成形袋固定。

2．初始扫描定位　在患者手术部位放置定位标记栅格，先以层间距 5mm 对病灶区行 CT 扫描，层间距与制订计划的图像一致，然后依据 TPS 计划的层数对应扫描出的图像确定需植入粒子的图层。根据计划在 CT 图像上用线段箭头标记出针的方向、角度、位置、深度、粒子数量，并做好记录。画出靶区的体表投影。

3．消毒和麻醉　常规消毒铺巾，用 1% 的利多卡因，按确定的穿刺区域进行局部麻醉。安装定位导航架和过目模板。

4．粒子植入

（1）根据术前计划布针，避开重要血管。经过胸骨时，可用骨钻连接穿刺针钻穿胸骨。

（2）进针深度最好不要一次进到位，预留 1cm 左右的距离，再次扫描，确定针的方向和针尖位置与术前计划是否相同，调整植入针的深度，把针穿刺到预定位置。

（3）穿刺针到达预定位置后回抽应无血液回流，或退出针心观察是否有血液流出或涌出，根据血液涌出的速度来判断出是否穿刺到粗大血管或动脉，这时可把针心放入针鞘，调整针尖至血管外。然后间隔其 10mm 平行布针，CT 扫描确认针尖位于距靶区外缘 0.5cm。

（4）第一次术中优化：当所有穿刺针到位后，输入计划系统，沿穿刺针模拟进行排布粒子，进行术中快速计划，以达到满意的植入效果。

（5）按计划所示依次将 $^{125}I$ 粒子植入至瘤体内。

（6）第二次术中优化：粒子植入完成后，即刻将图像输入 TPS，对粒子进行拾取，剂量计算观察剂量分布，看有剂量冷点，立即进行补种，直到剂量学符合要求为止。

（7）植入完成后，拔出穿刺针，常规消毒皮肤，用无菌敷料覆盖固定，压迫 5～10 分钟。术中和术后用粒子射线沾污仪探测粒子，对丢失的粒子进行回收。

## （三）术后剂量评估

植入后行 CT 行术后扫描，捡拾粒子输入 TPS 进行剂量评估，与术前治疗计划进行对照。如在重要组织附近出现低剂量区则进行外照射补充。同时评估周围正常组织受量。

## 六、术后处理及随访

1. 术后给予止血药物，24 小时内观察血压、脉搏变化。

2. 术后 3 日内常规使用抗生素预防感染。

3. 术后一周内检查血常规。

4. 植入后的患者 1 个月、2 个月、4 个月、6 个月定期复诊、随访。采集靶区图像，动态观察剂量变化及植入粒子是否有迁移。

（王保明　朱旭东　郑广钧）

参 考 文 献

付浩, 陈克能. 胸腺癌的诊治现状与争议. 中华胸心血管外科杂志, 2015, 31（2）：126-128.

# 第二十九章
# 放射性粒子植入治疗食管癌

## 第一节 概 述

食管癌具有高发病率、恶性程度高、预后差的特点。据 2015 年我国癌症统计数据显示,2015 年我国新增食管癌病例约 47.79 万人,食管癌死亡人数高达 37.5 万人,位于恶性肿瘤死亡人数第 5 位,被认为是仅次于胰腺癌的难以治愈的消化系统恶性肿瘤。食管恶性肿瘤早期无特殊症状,确诊时 60%~80% 的食管癌已属中晚期,任何单一治疗效果均较差,多学科综合治疗食管癌已成共识。

放射治疗可控制食管癌的局部复发,同时化学治疗也具有抗肿瘤复发转移的作用。化学治疗联合放射治疗可提高杀伤不同周期肿瘤细胞的敏感性,当放射治疗在空间上发挥抗肿瘤作用的同时,化学治疗还可发挥抗肿瘤微转移灶的效用,疗效互补并增益。新辅助放化疗有益于减少复发,改善预后,但其放化疗的最佳方案仍未明朗。术中放疗只有少数非随机对照研究,与术前、术后放疗相比,国内外研究相对较少,多为一些非随机对照研究或临床经验报道,且多为术中应用直线加速器限光筒置入胸腔内瘤床及淋巴引流区进行术中放射治疗。术后行辅助放射治疗,结果虽显示局部复发率降低,但常引起放射性肺炎,治疗较难,预后不佳。

$^{125}$I 粒子植入人体恶性肿瘤内和(或)肿瘤周围作为一种新的治疗方法已广泛应用于临床,无论是手术切除食管癌后控制瘤床周围局部复发,还是治疗食管癌性狭窄,都是一种有效的治疗手段。其主要生物学特性为近距离对肿瘤组织进行持续的低剂量照射,而周围的组织剂量陡降,易于防护。近年来 $^{125}$I 粒子植入在食管癌的基础及临床研究逐年开展,并取得一定的成果。手术切除联合 $^{125}$I 粒子植入治疗食管癌简单、安全、有效,有望缩小手术区域,扩大治疗范围。在瘤床及淋巴结转移途径布源,可提高治疗效果,抑制肿瘤细胞的转移,同时可减轻手术创伤对正常组织的干扰,有助于患者的术后恢复。随着食管癌外科治疗的进展,术中直视下 $^{125}$I 粒子植入已经成为食管癌治疗的一种重要辅助治疗手段。

近年来,越来越多的治疗中心临床上应用食管带膜支架捆绑放射性粒子置入术治疗晚期食管癌癌性狭窄,这是一种快速、有效、安全的姑息治疗手段,既能立刻解除食管梗阻,改善患者进食状况,又能够减缓肿瘤生长速度,提高生活质量。

## 第二节 食管癌诊断

1. 病因 食管癌病因至今不明,一般认为其发病与食物粗糙、饮食过快、饮酒、吸烟、精神作用、遗传及食管炎症等因素关系密切;相关疾病包括:反流性食管炎、食管憩室、贲门失弛缓症。亚硝胺类化合物是常见的致食管癌物质。

2. 临床表现 早期时症状常不明显,仅在吞咽粗硬食物时可有不同程度的不适感,包括哽噎感,胸骨后烧灼感、针刺样或牵拉摩擦样疼痛。食物通过缓慢,并有停滞感或异物感。哽噎感常在饮水后缓解、消失。症状时轻时重,进展缓慢。

中晚期食管癌典型的症状为进行性吞咽困难。从普食过渡到半流质、流质饮食,直至最终无法进食。痰多，呈黏液样，为下咽的唾液和食管的分泌物。患者逐渐消瘦、脱水、无力。吞咽困难 Stooler 分级见表 3-29-1。

表 3-29-1　吞咽困难 Stooler 分级

| 0 级 | 能进普食 |
| --- | --- |
| 1 级 | 能进软食 |
| 2 级 | 能进半流质 |
| 3 级 | 能进流质 |
| 4 级 | 不能进食 |

胸痛或背痛表示为晚期症状，癌已侵犯食管外组织。当癌肿梗阻所引起的炎症水肿暂时消退或部分癌肿脱落后，梗阻症状可暂时减轻，常误认为病情好转。癌肿侵犯喉返神经，可出现声音嘶哑；压迫颈交感神经节，可产生 Horner 综合征。侵入气管、支气管，可形成食管、气管或支气管瘘。最后可见恶病质状态。有肝、脑等脏器转移，可出现黄疸、腹水、昏迷等状态。

3. 辅助检查

（1）高危易感人群筛查：对食管癌高危易感人群的筛查是一种经济高效的方法，年龄大于 65 岁、慢性食管炎、Barrett 食管、贲门失弛缓症、食管裂孔疝等患者均属高危易感人群，均建议行拉网细胞学检查。

（2）X 线食管钡餐检查：X 线食管钡餐检查是食管癌首选且常用的检查方法，此方法可对食管癌进行定位，亦能明确病变范围，但对周围浸润显示不清，不能明确有无淋巴结及远处转移。

（3）CT：胸部 CT 平扫有利于显示管腔的狭窄程度及位置、管壁的厚度及软组织肿块，但不能清楚的显示癌肿的外侵程度；增强扫描既可以清晰显示上述情况，又可以清晰显示管壁及其邻近结构的受侵程度；增大扫描范围，可以判断淋巴结及远处转移情况。

（4）PET-CT：PET-CT 在诊断食管鳞癌淋巴结及远处转移方面可能优于 CT，为食管癌术前的无创淋巴结分期检查及是否存在远处转移提供判断方法。

（5）超声内镜检查（EUS）：EUS 在通过内镜直接观察腔内异常改变的同时，可近距离对病灶进行实时超声扫描，获得管道层次的组织学特征及周围邻近器官的超声图像，从而提高诊断水平。EUS 有利于食管癌尤其是早期癌的浸润深度。

（6）MRI：MRI 在食管癌诊断方面的价值与 CT 相似，但有些方面仍不及 CT，临床上较少使用。

（7）内镜：对于进展期肿瘤及部分早期肿瘤，通过内镜检查及组织活检、刷检等手段可以获得细胞学及病理学诊断。内镜检查成为确诊食管癌的主要手段。为进一步方便观察，发展出如：色素内镜、荧光内镜、放大染色内镜诊断法。

（8）肿瘤标志物：应用于临床的肿瘤标志物有鳞状细胞癌抗原、癌胚抗原、糖链抗原 19-9、细胞角蛋白 -19 片段等。

## 第三节　放射性粒子置入治疗食管癌的基础研究

有学者通过细胞及动物实验研究发现，$^{125}$I 放射性粒子照射体外培养的人食管鳞癌 Eca-109 细胞，可有效抑制细胞克隆形成率，诱导细胞凋亡，并通过把细胞阻滞在 G2/M 期而延迟细胞分裂，抑制其增殖能力。$^{125}$I 粒子裸鼠瘤体内植入可有效杀伤食管鳞癌细胞，使肿瘤体积缩小。

研究显示，植入 $^{125}$I 粒子 3 天后各组克隆形成率渐趋平稳，各组间细胞克隆形成率差距渐趋明显（图 3-29-1）。第 7 天将 $^{125}$I 粒子回收结束实验。显微镜下观察 A（0mCi，对照组）组未照射细胞呈典型鳞状细胞癌表现，癌细胞异型明显，细胞团较紧密；B（0.2mCi，0.7×107Bq）组可见被照射细胞有坏死表现，出现少量核碎裂；C（0.4mCi，1.4×107Bq）、D（0.8mCi，2.8×107Bq）组可见明显细胞坏死，核碎裂、核溶解、细胞模糊无结构，细胞克隆形成较松散（图 3-29-2～图 3-29-5，见文末彩图）。对照组中克隆形成较为均匀，而各实验组中粒子周围细胞克隆形成相对较少，远离粒子 1cm 以上则细胞克隆形成明显增多。计算 $^{125}$I 粒子照射 7 天后 A、B、C、D 各组克隆形成率（表 3-29-2），各实验组细胞克隆形成率均低于对照组，差别均有统计学意义（$P<0.05$）；C 组与 B 组、D 组与 B 组比较，差别均有显著统计学意义（$P<0.01$）；D 组与 C 组比较，差别无统计学意义（$P>0.05$）。

表 3-29-2 粒子照射 7 天后各组克隆形成率

| | A组（对照组） | B组（低剂量组） | C组（中剂量组） | D组（高剂量组） |
| --- | --- | --- | --- | --- |
| 接种细胞数 | 88.2±11.4 | 102.2±15.3 | 93.4±19.4 | 85.1±13.4 |
| 细胞克隆形成数 | 64.2±10.3 | 59.6±12.0 | 32.1±5.6 | 19.2±4.5 |
| 绝对克隆形成率（%） | 72.7±12.2 | 57.8±10.5 | 34.4±8.4 | 22.4±5.2 |
| 相对克隆形成率（%） | 100.0±0.0 | 79.5±13.3 | 47.3±10.4 | 30.7±7.6 |

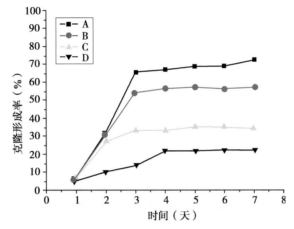

图 3-29-1 时间 - 剂量 - 克隆形成率曲线
（A：对照组；B：低剂量组；C：中剂量组；D：高剂量组）

最近，有学者通过细胞学研究了 $^{125}$I 粒子持续低剂量率照射对人食管癌细胞系 KYSE150 的抑制作用及机制。实验对比了高剂量单次外照射（single dose radiation，SDR）和 $^{125}$I 粒子低剂量率持续照射（$^{125}$I radioactive seeds continuous low dose rate radiation，$^{125}$I-CLDR）两种不同照射方式对食管癌细胞系 KYSE150 的影响。对比结果显示：KYSE150 对 $^{125}$I-CLDR 的放射敏感性要高于 SDR；$^{125}$I-CLDR 较 SDR 能更显著的诱导 KYSE150 细胞的早期和晚期凋亡，提高 G2/M 期细胞比例。与 SDR 相比，$^{125}$I-CLDR 对人食管癌细胞系 KYSE150 的抑制作用更为显著。克隆形成能力受损，DNA 损伤严重，细胞的凋亡和 G2/M 期阻滞增加可能是 $^{125}$I-CLDR 的主要机制。

（曹秀峰）

## 第四节 开胸术中放射性粒子植入治疗食管癌

多学科综合治疗食管癌已成共识，但尚未标准化。目前，手术仍然是治疗食管癌最有效的方法，然而大量的临床研究结果表明，即使外科医师最大努力实施了食管癌的根治手术，但仍不能够完全防止食管癌的转移和复发。术中 $^{125}$I 粒子植入治疗，为提高食管癌根治的手术治愈率、有效杀伤根治术难以涉及的亚临床病灶、降低局部复发率提供了一种有效的新方法。

### 一、适应证

1. 肿瘤已侵犯至食管外膜，即 TNM 分期中的 T3 期。

2. 肿瘤虽未侵犯至食管外膜，但淋巴引流区域淋巴结经快速病理检查提示有肿瘤侵犯，即 TNM 分期中的 N1-2。

3. T2 期食管癌,淋巴引流区域有明显肿大淋巴结,疑有恶性倾向。

4. 术前 PET-CT 检查疑有淋巴结转移者。

## 二、植入方法

在食管癌内放疗范畴中,术中直视下 $^{125}$I 粒子植入术为最常用的方式。对于可手术切除的食管癌,可对瘤床和淋巴引流区域种植 $^{125}$I 粒子进行预防性照射或辅助放射治疗;而对姑息性切除的食管癌,可对残存肿瘤和瘤床种植 $^{125}$I 粒子进行根治性放射治疗。

1. 放射性粒子"三明治"平面种植法 以往对于肿瘤切除后的瘤床采用平面置放 $^{125}$I 放射性粒子的方法有可能造成粒子移位,或心脏和大血管表面有残留肿瘤组织时无法植入粒子。为克服这一缺陷,柴树德等设计了放射性粒子瘤床"三明治"法植入的方式:①制备"三明治"粒子块:根据肿瘤临床大小、形态,修剪适形的吸收性明胶海绵,将粒子按治疗计划系统所确定的数目和位置种植在吸收性明胶海绵中,用进口可吸收织布 Dexon 片包被吸收性明胶海绵,制备成像"三明治"一样的粒子块,用丝线将这三层缝合在一起以固定粒子;②置入法:食管切除后,将制备的"三明治"粒子块嵌入已标记的瘤床,并与之适形,缝合纵隔胸膜,医用蛋白胶喷涂固定;③贴附法:当心脏和大血管表面有残留时,先用医用蛋白胶喷涂瘤床,再将"三明治"粒子块附于瘤床,加压 5～10 分钟,用周围胸膜缝合固定。根据术后胸片检查结果,上述种植方法未见有明显的粒子移位。

2. 插植法 术中直视下或术中 B 超引导下植入 $^{125}$I 粒子主要针对残存肿瘤组织和怀疑淋巴引流区域有转移而进行插植。

## 三、治疗效果

有明确的病理诊断和病灶范围的情况下,术中粒子植入的位置更加符合剂量学要求,准确性优于经皮穿刺,利于正常组织保护。特别是肿瘤减瘤手术后再植入粒子,可以提高疗效。

吕进等曾对 150 例中晚期食管鳞癌(ESCC)患者进行了手术联合 $^{125}$I 粒子植入前瞻性队列研究,结果显示,研究组 3 年、5 年、7 年生存率分别为 64%、42.7%、25.1%,与对照组比较差异有统计学意义($P<0.05$);中位生存期为 55 个月,与对照组 37 个月相比,有显著统计学意义(图 3-29-6);亚组中 pTNM 分期为 II期患者研究组和对照组中位生存期分别为 51 个月和 47 个月,比较有统计学意义($\chi^2=5.57$,$P=0.0183$)(图 3-29-7)。研究结果提示生存期的延长可能获益于粒子植入后局部复发率的降低,显示术中联合 $^{125}$I粒子植入也适用于病期 IIA 或 IIB 患者,扩大了相应的适应证。我们认为,手术联合 $^{125}$I 粒子植入治疗食管癌简单、安全、有效,有望缩小手术区域,扩大治疗范围。在瘤床及淋巴结转移途径布源,可提高治疗效果,抑制肿瘤细胞的转移,同时可减轻手术创伤和对正常组织的干扰,有助于患者的术后恢复。

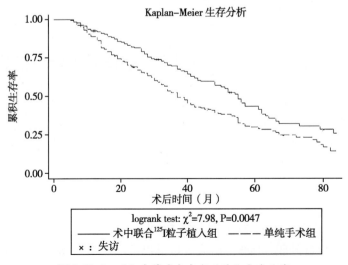

图 3-29-6 两组食管癌患者术后总体生存曲线

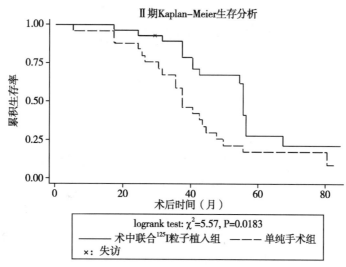

图 3-29-7　两组食管癌患者术后 pTNM 分期为 Ⅱa+Ⅱb 生存曲线

相对于外放疗，术中 125I 粒子植入治疗有以下优点：① 125I 粒子组织间植入与手术结合，可以缩小手术的解剖区域，扩大手术的治疗范围，减轻手术创伤和对正常组织的干扰，有助于术后恢复；②术后残存部位即时得到放射治疗，尽可能减少癌细胞的再增殖。在瘤床及淋巴结转移途径布源可抑制肿瘤细胞的转移；③术中性粒子植入时，靶区完全暴露在视野中，几何丢失几率明显减少，具有高度适形性、局部控制和持续低剂量等优点，并减少了外放疗常见并发症的发生。

影响术中联合 125I 粒子植入治疗中晚期食管癌患者生产率的因素有多方面，如患者的全身情况、手术切缘阴性与否等。研究显示其局部复发率降低，而 48.5% 患者死于远处转移，因此，必须采用合理的序贯治疗以延长生存时间。

食管癌患者的粒子植入在需要使用多少活度的 125I 粒子及 PD、mPD 等方面应进一步探讨。加之食管为空腔脏器，存在穿孔的潜在危险，国内部分学者对此持谨慎态度。因此，在治疗中应严格掌握适应证，由熟练的外科专家进行操作以保证安全性，使患者受益最大而受伤害最小。另外，在实施治疗前寻找有效的生物标记物去预测和评价患者的受益程度将具有重要意义。

### 四、手术切除后远处转移的治疗

食管癌经过手术等综合治疗后复发和转移是临床医师经常碰到的问题，往往比较棘手。对于此类患者，可于相应的转移部位转移灶行 CT 引导下粒子植入治疗。相对于传统的放化疗，具有定位精确，局部累积剂量高，并发症少，安全性高，可重复性高，治疗效果好等优势。对于食管癌术后颈部淋巴结转移患者放疗往往不能完全控制颈部淋巴结的生长，此时将 125I 粒子植入到转移的淋巴结内可取得较好的疗效。

对于紧邻重要的血管或肿瘤完全包裹血管的肿瘤，普通 CT 无法明确分辨血管与肿瘤关系的情况下，可于术中给患者静脉注入适量的造影剂，行"术中增强引导"，可清楚的显示肿瘤与血管的关系，避免发生出血等并发症。2017 年 1 月收治一例食管癌术后上纵隔复发转移的患者，经辅助化疗 6 周期，放疗 60Gy，上纵隔病灶仍未消失，且声音嘶哑伴有吞咽疼痛感。术中行增强引导，清楚的显示肿块与颈部周围大血管的关系，植入粒子 55 枚，手术顺利，术后第 3 天诉吞咽疼痛感明显减轻。

需要强调的是，125I 粒子植入治疗只是作为一种局部治疗方法，并不能忽视肿瘤的综合治疗。对于食管癌发生远处转移的患者，应严格评估患者能否从 125I 粒子植入治疗中获益，从而减少过度医疗的发生。

（柴树德）

## 第五节  放射性粒子支架治疗

1983 年 Frimberger 首次报道了利用金属支架置入治疗食管癌性狭窄梗阻。其定位准确,操作简单,效果确切,能够迅速改善患者的梗阻症状,迅速成为晚期食管癌姑息治疗的主要方式之一。然而这种方式并没有对肿瘤进行有效的治疗,不能阻止肿瘤的继续生长和转移,一旦发生支架上端炎性肉芽肿的形成以及肿瘤的持续增殖导致支架内再狭窄和(或)肿瘤侵犯血管至大出血,患者往往预后较差。

天津医科大学第二医院自 2002 年开始依据放射性 $^{125}$I 粒子肿瘤放疗原则,研制并发明了"装载式治疗性自扩张腔内支架",即放射性粒子覆膜支架用于临床,并获 2005 年国家专利证书。同期国内滕皋军等也进行了粒子支架的研发和临床应用。2003 年,张韧、贾斌等应用捆绑 $^{125}$I 粒子的食管支架治疗手术无法切除的食管癌患者,取得较好的疗效,开创了中晚期食管癌姑息治疗的新模式。

### 一、治疗原理及剂量学探讨

$^{125}$I 放射性粒子支架是在普通自膨式金属支架的基础上,利用一定的方法 TPS 计划好的一定数量的 $^{125}$I 粒子固定在金属支架上,将支架的扩张作用与 $^{125}$I 粒子的治疗作用相结合,覆膜金属支架的支撑作用能立刻解除食管梗阻,改善患者的进食状况,同时,附着在支架上的 $^{125}$I 粒子能进行食管癌的组织间低剂量、局部、长时间的放射治疗,能够减慢肿瘤的生长速度,延缓再狭窄的发生,以此达到改善患者的生活质量,延长患者生存时间的治疗目的。

既往 TPS 是为实体肿瘤设计的,不能模拟食管等空腔脏器制定治疗计划,国内各中心报道的 $^{125}$I 粒子剂量计算标准、$^{125}$I 粒子在金属支架上的排列分布和固定方式不尽相同。

郭金和等认为当食管癌病变较大时可近似为实体肿瘤,故针对实体肿瘤的 TPS 在特定的情况下是可以用于食管癌,再用进行食管癌吸收剂量计算时先预置裸支架,然后让患者作胸部检查,记录食管病变的长度及每个层面病变的范围,将上述图片扫描至系统作食管病变的三维重建,计算出治疗食管病变所需的粒子数量。根据病变生长的特点和提供的信息,将粒子呈梅花状排列并固定于支架外周,临床取得较好的临床疗效。

国内林蕾使用食管放射性支架模型进行剂量学研究,初步证实支架长度为 8cm 直径为 2cm 时,每层间距为 1.0cm 时,每层捆绑 6 颗粒子,剂量分布更加均匀,所需粒子活度与病变侵犯深度呈正比,所需粒子数目及捆绑层数与病变侵犯长度呈正比。

于慧敏等研究使用激光扫描仪扫描不同粒子层间距(0.5cm、1.0cm、1.5cm)模拟图像并使用计算机三维计划系统(TPS)模拟载入不同活度粒子 $1.11 \times 10^7 \sim \times 3.33 \times 10^7 Bq(0.3 \sim 0.9mCi)$,结果推荐直径 2cm $^{125}$I 粒子放射性食管支架布源粒子纵横垂直间距为 1.0cm,活度为 $2.22 \times 10^7 Bq(0.6mCi)$。

综合各中心治疗经验,目前,食管癌根治性治疗常用 6～7 周、60～70Gy。按照近距离治疗"靶区高剂量,周围低剂量"的特点,粒子支架治疗的 PD 暂使用 90Gy。粒子活度选择为①既往没有放疗的初治患者为 $2.22 \times 10^7 Bq(0.6mci)$;②既往放疗的复治患者推荐粒子活度为 $1.48 \times 10^7 \sim \times 1.86 \times 10^7 Bq(0.4 \sim 0.5mCi)$。

随着国内应用于食管癌粒子支架剂量分析的 TPS 研发成功,建立标准的 $^{125}$I 粒子食管支架治疗剂量学测量模型指日可待。

### 二、适应证

1. 手术无法切除的晚期食管癌,溃疡型慎用。

2. 吞咽困难 Ⅱ～Ⅳ 度。

3. 肿瘤位于第七颈椎以下。

4. 病变长度 <10cm。

5. 预计生存时间大于 3 个月者。

6. 食管癌术后吻合口复发。

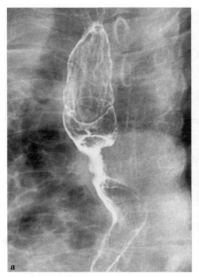
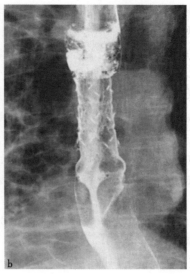

图 3-29-20　a：术前 PD 90Gy，粒子活度 $1.85 \times 10^7$Bq（0.5mCi），粒子层间距 1.0cm，粒子间距 1.0cm，粒子层数 4 层，每层粒子数目 6 颗，粒子总数 24 颗，$D_{90}$ 116.8Gy，$V_{90}$ 99.5% 支架规格 2.0cm×12.0cm。于 2016 年 7 月 7 日，置入粒子支架。b：术后 $D_{90}$ 63.7Gy，$V_{90}$ 91.0%。总生存期 143 天，死于肺内感染合并心力衰竭

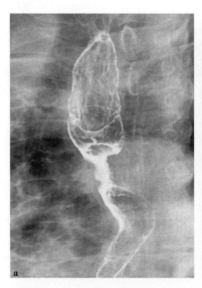
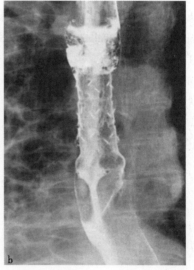

图 3-29-21　a：PD 70Gy 术前 $D_{90}$ 116.8Gy，$V_{90}$ 99.5%，于 2015 年 6 月 22 日，置入粒子支架。b：术后 $D_{90}$ 63.7Gy，$V_{90}$ 91.0%，截止 2017 年 1 月 7 日，总生存期 565 天

（郭金和　张开贤）

# 参 考 文 献

1. CA：2015 中国癌症统计数据发布. 中国医学创新，2016，（5）：149-149.

2. Calvo FA，Sole CV，Obregón R，et al. Postchemoradiation resected locally advanced esophageal and gastroesophageal junction carcinoma：long-term outcome with or without intraoperative radiotherapy. Ann SurgOncol，2013，20（6）：1962-1969.

3. 鹿博，吴明波，吴萍等. $^{125}$I 粒子食管支架治疗食管癌术后食管再狭窄的疗效与安全性. 中华放射学杂志，2014，48（4）：311-315.

4. 赵明星，刘文天，王邦茂，等. 近距离放射治疗在消化系肿瘤治疗中的应用前景. 国际消化病杂志，2013，33（3）：160-164.

5. 肖建，曹秀峰，龚涌灵，等. $^{125}$I 粒子对食管癌 Eca-109 细胞凋亡及细胞周期的影响. 标记免疫分析与临床，2008，15（3）：167-170.

6. 曹秀峰，吕进，肖建，等. [125]I粒子组织间植入治疗食管鳞癌. 中华实验外科杂志，2010，27（4）：437.

7. 吕进，曹秀峰，朱斌，等. 放射性[125]I粒子治疗食管鳞癌的安全性及疗效. 世界华人消化杂志，2010，18（29）：3065-3071.

8. 杜立法，刘敬佳，黄鹏等. [125]I粒子持续低剂量率照射对人食管癌细胞系 KYSE150 抑制作用及其机制研究. 中华放射医学与防护杂志，2014，34（6）：415-418.

9. 柴树德，毛玉权，闫卫亮，等. 三维立体定向种植放射性粒子近距离治疗肿瘤. 临床肿瘤学杂志，2005，10（1）：77-79.

10. 吕进，曹秀峰，朱斌，等. 术中联合[125]I粒子植入治疗中晚期食管鳞状细胞癌前瞻性研究. 中华外科杂志，2010，48（5）：338-341.

11. 曹秀峰，吕进. [125]I粒子组织间植入治疗恶性肿瘤的现状和未来. 中华肿瘤杂志，2012，34（2）：81-83.

12. Frimberger E. Expanding spiral--a new type of prosthesis for the palliative treatment of malignant esophageal stenoses. Endoscopy，1983，1：213-4.

13. 张韧，王伟时，汪海生，等. 支架捆绑放射粒子近距离治疗食道癌的临床应用 [J]. 实用肿瘤学杂志，2003，17（3）：236-237.

14. 贾斌，李麟荪，谈大荣. 内放疗支架治疗中晚期食管癌的临床初步探讨. 实用肿瘤学杂志，2003，17（4）：295-298.

15. 郭金和，滕皋军，何仕诚，等. 食管内照射支架的研制及临床应用的初步结果. 中华放射学杂志，2004，38：916-920.

16. 林蕾，王俊杰. [125]I放射性粒子支架治疗食管癌进展. 癌症进展，2013，11（1）：41-43.

17. 于慧敏，张宏涛，丁柏英，等. 不同间距[125]I粒子放射性食管支架的剂量学对比介入放射学杂志，2015，4：338-341.

18. Guo JH，Teng GJ，Zhu GY，et al. Self-expandable stent loaded with [125]I seeds：feasibility and safety in a rabbit model. Eur J Radiol，2007，61：356-361.

19. Guo JH，Teng GJ，Zhu GY，et al. Self-expandable esophageal stent loaded with [125]I seeds：initial experience in patients with advanced esophageal cancer. Radiology，2008，247：574-581.

20. Zhu HD，Guo JH，Teng GJ，et al. Conventional stents versus stents loaded with [125]iodine seeds for the treatment of unresectableoesophageal cancer：a multicentre，randomized phase 3 trial. Lancet Oncol，2014，15（6）：612-619.

# 第三十章
# 放射性粒子支架植入治疗大气管肿瘤

## 第一节 概 述

恶性中央气道狭窄是指发生于气管、两侧支气管及右侧中间段支气管的由恶性病变直接压迫和（或）侵犯所致的气道狭窄。根据狭窄程度不同，患者可出现咳嗽、咳痰、胸闷、气短、呼吸困难等症状，严重者出现窒息死亡。多种恶性肿瘤，如肺癌、食管癌、甲状腺癌、淋巴瘤及其他纵隔内原发或转移性肿瘤是恶性中央气道狭窄的常见病因。肺癌的发病率和死亡率高居全球各类恶性肿瘤之首，它也是中央气道狭窄的主要病因，20%～30% 的肺癌患者会出现不同程度的中央气道狭窄。

临床上治疗恶性中央气道狭窄的常用方法包括：外科切除与气道重建、放 / 化疗、气道扩张与支架成形术及各类肿瘤消融技术。外科切除与气道重建是中央气道狭窄的首选治疗方案，但多数患者确诊时已失去手术机会。全身静脉化疗作用缓慢，效果不佳，放疗因早期的肿瘤组织水肿而加重气道狭窄，据报道有 37% 的患者不能完成放射治疗，超过 1/3 的患者死于肿瘤气管腔内生长而导致的窒息。近年来围绕恶性气道狭窄的处理，出现了很多介入治疗方法，包括：气道扩张与支架成形术、激光、高频电刀、冷冻、光动力治疗及腔内近距离照射等。特别是支架成形术，因其能安全、快速、有效地缓解狭窄症状，在临床上得到了广泛的应用，已成为治疗恶性中央气道狭窄的重要手段。

气管支架置入技术简单，对气管损伤小，置入气管后，肺通气功能和低氧血症会立即得到纠正或减轻，为后续治疗创造条件，其得益于材料学的发展和制作工艺的进步。国内外市场上相继出现了具有不同形态、可满足不同功能的气管支架。气管支架按材质主要分为非金属支架和金属支架：非金属支架可分为塑料、硅酮或硅胶；金属支架可分为不锈钢支架和记忆合金支架（钽、钴和镍钛合金等）。目前以镍钛合金支架应用较多。按扩张方式分为自膨胀式、球囊扩张式和温度控制式支架等。按支架的形态可分为筒形、"L" 形与 "Y" 形。按是否覆膜可分为（全、半或部分）覆膜支架和裸支架。国内以裸支架为主，国外近年来提倡使用全覆膜支架。单纯的支架治疗只能缓解临床症状，不能控制病变进展，因此，出现了具有局部治疗作用的药物缓释支架、放射性支架等。药物缓释支架在动脉狭窄的治疗上得到成功应用，但在气道狭窄的治疗上尚处于动物实验阶段，其疗效有待进一步评估。

近年来，放射性 125I 粒子在临床治疗肿瘤方面应用日渐广泛，125I 放射性粒子近距离放射治疗具有高精度、微创、低剂量率、持续照射、可反复植入等特点。国内外研究显示放射性 125I 粒子治疗肿瘤局部控制率高、提高了肿瘤患者的生存率，目前已广泛应用于头颈部恶性肿瘤、前列腺癌、肺癌、肝癌等实体肿瘤的临床治疗。国内滕皋军、郭金和团队通过捆绑的方法将 125I 粒子和金属支架结合在一起，研制出了放射性粒子支架，已成功应用于恶性食管狭窄和胆道梗阻中。相关的临床研究显示，食管和胆道放射性粒子支架能有效改善患者狭窄、梗阻症状，延长患者生存期，表现出了良好的应用前景。东南大学附属中大医院结合恶性气道病变的特点，研制出了适用于恶性中央气道狭窄的放射性粒子支架。自 2013 年开始将该支架应用于恶性中央气道狭窄患者的治疗，单中心、随机、对照临床试验正在进行中，已初步显示出了理想的结果。随着放射性气管粒子支架的逐步应用，有望进一步改善恶性中央气道狭窄患者的预后。

## 第二节 放射性粒子支架置入治疗大气管肿瘤的规范化流程

### 一、适应证

1. 恶性肿瘤直接侵袭和（或）压迫造成的中央气道狭窄。
2. 淋巴结转移、肿大，压迫造成的中央气道狭窄。

### 二、禁忌证

1. 气道大出血、穿孔及瘘道形成。
2. 大气道狭窄伴多发小气道的狭窄。
3. 病灶累及声门周围。
4. 严重心、肺、肝、肾功能不全者。
5. 严重的凝血功能障碍。

### 三、术前准备

#### （一）术前检查

1. 收集病史　重点了解患者已接受的治疗情况。
2. 实验室检查　包括血常规、肝肾功能、电解质、凝血功能、血气分析、血糖、肿瘤标志物、病毒八项、免疫性指标。
3. CT平扫＋增强＋三维重建　了解病灶与气道及其他周围重要组织器官的关系，判断气道狭窄的范围、程度及类型，并评估全身转移情况。
4. 心电图或心脏彩超　常规行心电图检查，如有异常，则进一步完善心脏彩色超声检查。
5. 组织病理学检查　对于病理不明确者，需行组织活检或纤维支气管镜刷取细胞明确病理类型。

#### （二）患者准备

1. 改善全身一般状况，调节水电解质平衡。有感染者予以抗感染治疗。
2. 与家属及患者签署放射性粒子支架植入治疗协议书。
3. 术前4小时禁食水。
4. 保留静脉通道。

#### （三）器材准备

1. 订制支架　国内气道支架多选用网状编织型裸支架，支架直径通常为相邻正常气道管径的1.1～1.2倍，长度应超过狭窄段两端各10mm。以上根据病变累及范围，选择筒形、"L"形或"Y"形支架。
2. 术前行TPS计划通常选用国产$^{125}$I粒子，半衰期60.2天，活度为$2.22\times10^7\sim3.0\times10^7$Bq（0.6～0.8mCi），γ射线能量（27～35keV）。将粒子活度、PD（80～100Gy）、CT采集到的肿瘤靶区图像输入空腔脏器粒子植入TPS系统，计算出所需粒子颗数及排布方案；导出DVH图，计算出肿瘤靶区最大照射剂量、平均剂量及$D_{100}$、$D_{90}$、$V_{100}$、$V_{90}$等。
3. 订购及消毒粒子。
4. 其他手术器材　包括X线透视及防护设备、导丝、导管、气管插管器械、全身麻醉器械及药物。

### 四、操作流程

1. 麻醉　患者取仰卧位，由麻醉科医师行全身麻醉，麻醉成功后行气管插管，接麻醉机控制呼吸。
2. 病变部位确定　透视下再次核实狭窄部位及长度，有经验的医师可凭胸片或CT片在透视下定位，缺乏经验者可在体表放置金属标记指示狭窄范围。
3. 粒子支架装配　将$^{125}$I粒子按术前计划依次装入支架表面的粒子仓内，装填完毕后再将支架置入支架释放系统内。

4. 粒子支架置入　在 X 线透视下,将导丝通过狭窄段并送至一侧叶支气管内,必要时可借助导管。沿导丝送入支架释放系统至气道狭窄段,准确定位后后撤外套管,释放支架(图 3-30-1)。摄片,评估支架位置及膨胀是否满意。如果支架异位或膨胀不理想,无法起到支撑作用时,则在原支架基础上追加放置裸支架,以达到满意的效果。如果病变部位气道狭窄严重,预估气道支架释放系统通过困难或释放器释放完支架后撤出困难时,应先行病变部位球囊扩张术。

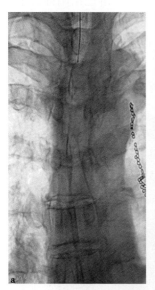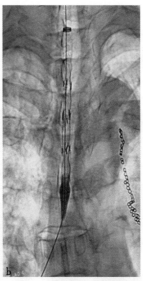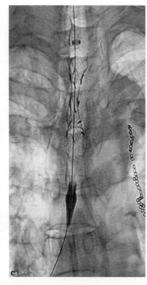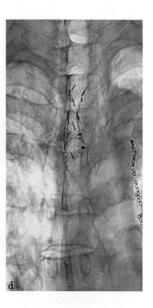

**图 3-30-1**　放射性粒子支架置入流程
a:置入导丝;b:支架释放系统定位于气道狭窄段;c:逐步释放支架;d:退出支架释放系统,支架释放完毕

5. 恢复　将患者送至恢复室,待患者苏醒后送回病房。

## 五、术后处理

1. 一般处理　术后 24 小时监测患者生命体征,重点观察呼吸情况。术后行对症治疗包括:止血、抗感染、止咳、化痰等。

2. 放射防护　患者转入粒子防护专用病房,体表需覆盖 0.10～0.25mm 铅当量防护设备。陪护者与患者长时间接触时,应保持 1 米以上距离,儿童与孕妇避免与患者同房。

3. 疗效评估　术后定期复查胸部 CT、血气分析、肺功能等指标。

4. 并发症及其防治。

# 第三节　放射性粒子支架置入治疗大气管肿瘤的疗效观察

气道放射性粒子支架由国内滕皋军、郭金和团队研制,前期动物研究已证实其安全性,现处于Ⅱ期临床试验阶段,国内外未见相关临床研究报道。

在一项进行中的单臂回顾性研究中,收集 2013 年 6 月～2015 年 1 月间行放射性粒子支架置入治疗的 42 例大气管恶性肿瘤的患者病例资料。其中男性 25 例,女性 17 例,年龄 47～80 岁,中位年龄 63 岁。其中食管癌 22 例(52.4%),肺癌 17 例(40.5%),甲状腺癌纵隔转移 1 例(2.4%),结肠癌纵隔转移 1 例(2.4%),宫颈癌纵隔转移 1 例(2.4%)。狭窄部位仅位于气管 10 例(23.8%),单侧主支气管 6 例(14.3%),累及气管及一侧主支气管 10 例(23.8%),累及气管及双侧主支气管 16 例(38.1%)。使用筒形支架 16 例(38.1%),"L"形支架 10 例(23.8%),"Y"形支架 16 例(38.1%)。

平均生存时间为(5.0±2.2)个月,中位生存时间为 5.1 个月。术前呼吸困难评分(3.07±0.56)分,术后 1 个月、2 个月、4 个月、6 个月呼吸困难评分依次为（1.10±0.30）分、（1.31±0.47）分、（1.81±0.56）分、（2.40±0.51）分（与术前比较，$P$ 值依次为 <0.001、<0.001、<0.001、0.11，Wilcoxon 秩和检验）。

放射性气管粒子支架置入成功率为 100%。术后经对症治疗，剧烈咳嗽 0 例（0%），胸部剧痛 4 例（9.5%），瘘道形成 2 例（4.8%），肺炎 6 例（14.3%），气道出血 12 例（28.6%），支架移位 0 例（0%），再狭窄 5 例（11.9%）。

典型病例：男性，52 岁，因"甲状腺恶性肿瘤术后 4 年，咳嗽咳痰 1 个月余"入院。患者 4 年前发现颈部包块，行甲状腺全切＋颈部淋巴结清扫术，术后病理为右甲状腺髓样癌，气管旁淋巴结阳性。术后行局部植入粒子放射治疗。1 个月前出现咳嗽咳痰，CT 检查提示甲状腺肿瘤术后复发及转移，突入气管。入院后行放射性气管粒子支架置入术，术后 10 个月发现气道再狭窄，于再狭窄处再次置入放射性气管粒子支架一枚（图 3-30-2～图 3-30-8，图 3-30-7 见文末彩图）。

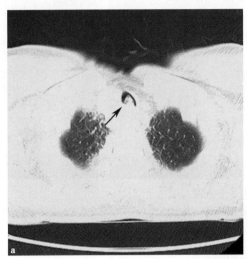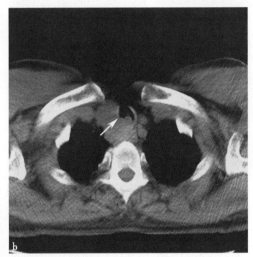

图 3-30-2　术前 CT：显示大气管肿瘤导致气道狭窄
（a：肺窗；b：纵隔窗）

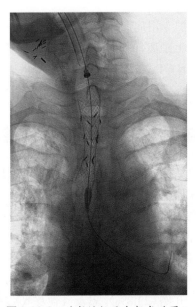

图 3-30-3　放射性粒子支架成功置入

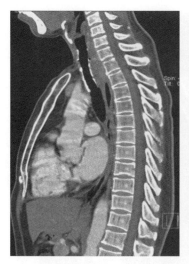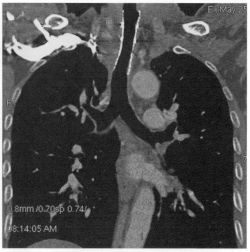

图 3-30-4　CT 检查支架扩张良好

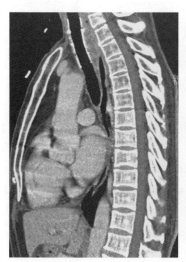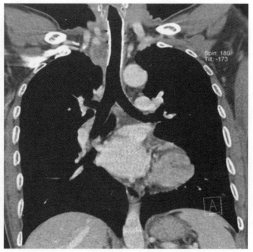

图 3-30-5　术后 2 个月，CT 复查支架扩张良好

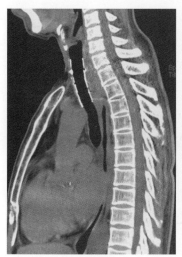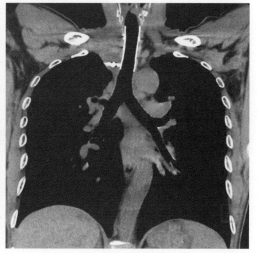

图 3-30-6　术后 8 个月，CT 复查支架扩张良好

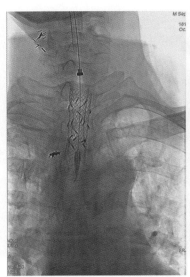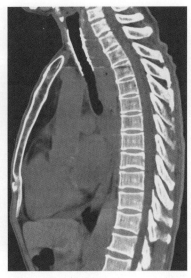

图3-30-8 术后10个月,发现气道再狭窄,于再狭窄处再次置入放射性气管粒子支架

(郭金和 陆 建)

# 参 考 文 献

1. Ernst A, Feller-Kopman D, Becker H D, et al. Central Airway Obstruction. Chest, 2004, 169(12): 1278-1297.

2. Williamson J P, Phillips M J, Hillman D R, et al. Managing obstruction of the central airways. Intern Med J, 2010, 40(6): 399-410.

3. 王洪武. 应充分认识气管支架严格掌握其适应证. 中华医学杂志, 2011, 91(36): 2521-2524.

4. 王勇, 朱海东, 郭金和. 支架植入治疗恶性气道狭窄的研究进展. 介入放射学杂志, 2015(02): 172-176.

5. Zhu H D, Guo J H, Mao A W, et al. Conventional stents versus stents loaded with(125)iodine seeds for the treatment of unresectableoesophageal cancer: a multicentre, randomised phase 3 trial. Lancet Oncol, 2014, 15(6): 612-619.

6. Zhu H, Guo J, Zhu G, et al. A novel biliary stent loaded with 125I seeds in patients with malignant biliary obstruction: Preliminary results versus a conventional biliary stent. Journal of Hepatology, 2012, 56(5): 1104-1111.

# 第三十一章
## 放射性粒子植入治疗胸部肿瘤并发症的处理及预防

### 第一节　CT引导下粒子植入治疗胸部肿瘤

#### 一、并发症及处理

1. 气胸　在布针过程中，多针穿刺造成肺组织损伤，气胸发生率10%～30%。中心型肺癌占气胸的80%左右，周围型占20%左右。

植入过程中，气胸造成肺萎陷5%～10%，可继续操作。肺萎陷10%以上，暂停操作，穿刺针进胸膜腔，外连接单向负压吸引球，连续抽气使肺快速复张。待血氧饱和度恢复正常、肿瘤归位后再继续粒子植入。

粒子植入完成后肺仍萎陷10%左右者，多数不需处理，1～2周后可自行吸收，也可将积气抽净。肺萎陷15%～30%左右者，CT下穿刺抽气后，观察5分钟，再做CT检查，如不再漏气，结束手术，返回病房。如仍漏气，则行胸腔闭式引流后返回。

2. 肺出血　发生率10%～20%，CT显示沿针道周围肺组织实变，中心型肺癌发生率高于周围型肺癌。发生原因主要为穿刺损伤肺实质内血管以及刺中瘤体内血管所致（图3-31-1）。肺出血使用一般止血药静脉滴注1～2天，不需特殊处理，较大范围肺出血术后可出现38℃左右低热。

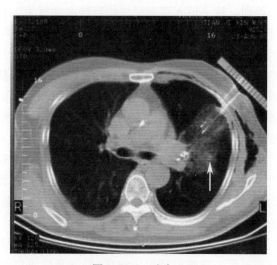

**图3-31-1　肺出血**

3. 咯血　常为术中或术后少量血痰，30～50ml，持续5～15分钟左右后逐渐减少、停止，术后1～3天内可有血痰。常规使用一般止血药静脉滴注2天，不需特殊处理。大量咯血造成窒息偶见，可以出血部位局部注射凝血酶，并通过穿刺针植入吸收性明胶海绵颗粒，同时静脉给予凝血酶和缩血管药物。大量出血介入行支气管动脉栓塞。出血侧卧位，尽量排出气道内积血防止血块阻塞呼吸道。天津医科大学第二医院曾为一位隆突下淋巴结转移癌做第二次粒子植入，手术过程顺利，心脏大血管均无损伤。

手术结束患者转为坐位，咳嗽数次后发生大咯血，咯出暗红色血液100ml以上，随之呼吸、心跳骤停。经抢救呼吸心跳恢复，但终因多脏器衰竭死亡。探究发生大咯血原因主要为上腔静脉后淋巴结转移癌多次外放疗无效，上腔静脉几近闭锁，上胸背、肩胛部肌肉内及右胸壁及肋间广泛侧支循环形成，与下腔静脉属支沟通，借道返回心脏（图3-31-2）。由于侧支循环血管内压力增大，当穿刺针将静脉与肺内小气道贯通后，一旦拔除穿刺针，压力增高的静脉血急速流入小气管内造成咯血、窒息。腔静脉血流回流受阻主要有原因是腔静脉内瘤栓形成、肿瘤外压、外放疗后血管受损。因上腔静脉回流受阻而继发的头颈部、上肢血回流受阻而导致前胸、侧胸及后胸壁静脉及上纵隔、心包等静脉广泛迂曲、扩张、压力上升。临床上出现颈静脉怒张、胸壁浅静脉曲张、血流方向改变的一征候群称之为上腔静脉综合征。这一综合征诊断并不困难，简单而认真的临床理学检查即可明确。患者表现胸壁微隆，触之有海绵样感，浅静脉呈蓝紫色扩张等。一旦怀疑患者有上腔静脉回流受阻，一定先行血管内强化，造影剂经上肢血管穿刺注入，观察侧支形成的程度，

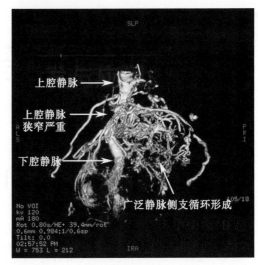

图3-31-2　上腔静脉回流受阻，一定先行血管内强化三维重建，可见侧支广泛形成

并立即行血管三维重建，即可见侧支广泛形成。如侧支走行妨碍穿刺针进入通道，应评价CT引导的粒子植入术的风险和价值，勉强穿刺有可能导致高压的侧支与肺内支气管沟通而引发灾难性的大咯血。此虽为特殊罕见病例，却也为今后选择手术患者、预估术中术后并发症提供了难得的经验和教训。

4. 胸腔内出血　较为少见。血胸因穿刺损伤肋间和或肺内血管，血液沿针道流入胸膜腔。一般出血不足100ml，CT扫描仅见肺底有液性区，合并气胸可见小液平。出血量大于300ml，CT扫描可见明显积血和气液平面。出血量在500~800ml，常因肋间动脉受损，出血迅速，导致有效血容量不足，患者面色苍白、冷汗淋漓、心率加快、血压一过性降低。此时，给予止血药和静脉快速补充以乳酸钠林格为主的液体，必要时给予羟甲淀粉和升压药（多巴胺）静脉点滴。密切观察血压、心率变化，待生命体征稳定后返回病房，常规止血药处理。粒子植入穿刺造成进行性血胸极为罕见，不建议开胸止血。

5. 循环状态改变　①因紧张、疼痛所致窦性心动过速最为常见，多伴有血压增高，部分严重气胸血氧饱和度下降伴有心率增快，胸膜腔内出血较多心率增快伴有血压一过性降低，去除诱因后心率很快恢复正常。部分体弱和原有心功能不全患者去除诱因后窦性心动过速持续10分钟以上，给予毛花苷丙处理。②合并高血压和冠心病患者，血压持续增高或出现急性心绞痛，给予舌下含服短效硝苯地平、硝酸甘油或静脉点滴硝酸甘油等药物。③窦性心动过缓，发生原因不明，少见。可能与局麻药利多卡因应用，抑制心脏传导有关。一般心率50次/分左右，如无血压改变，可观察或给予阿托品静脉点滴。④出现室性早搏二连律伴血压改变，应及时查找并去除诱因，给予利多卡因静脉推注和持续点滴，并及时查找并去除诱因。⑤肋间神经阻滞不完全，穿刺疼痛会导致大汗淋漓、虚脱甚至休克，应立即给升压药处理并补充有效循环血量。⑥个别体弱患者，手术后由卧位马上坐起时，出现体位性低血压引发的晕厥，平卧后即可缓解。

6. 空气栓塞　气体栓塞是肺癌粒子植入和经皮肺活检的罕见并发症，发生率在0.02%~0.05%之间。一旦发生，往往危及生命。穿刺过程中咳嗽时肺内压增高、肺部囊性或空洞性病变、正压通气和穿刺针误入肺静脉都是导致气体栓塞的常见诱发因素。推进与拔出针芯或切割时，患者吸气，空气自体外进入针套，再进入血管。进入肺静脉气体，继而进入到左心房、左心室、主动脉，造成空气栓塞，（图3-31-3~图3-31-5）造成是心肌损害，进入脑动脉造成脑部损害。进入肺循环或右侧心脏的空气栓子可以阻塞肺动脉主要通路。

（1）心脏栓塞：100ml/s左右空气进入心室即可能发生循环衰竭，表现为胸部不适，呼吸困难、发绀。听诊心前区响亮、持续性水泡声或滴答音至粗糙的磨轮样杂音，双肺闻及干湿性啰音。出现致死性心

律失常、心肌梗死、猝死。首先给 100% 氧吸入（用面罩或气管插管），静脉输入晶体维持循环。如为右侧气栓，让患者躺在左侧，头低位，经静脉穿刺或放进导管至右心房排气，同时让患者关闭声门，强行呼气以增加胸膜腔内压，减慢含气泡的血液流入心脏并经导管排出。如为左侧气栓，应立即开胸，夹住肺门，挤出冠状动脉内气泡并可穿刺排出心腔内的空气，极少数不严重的病例有可能救活。实际上，依目前国内 CT 室的条件，很难做到及时处理。

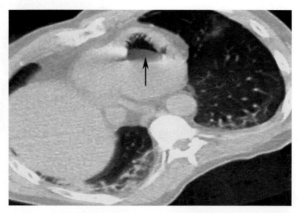

图 3-31-3　左心室大量气体

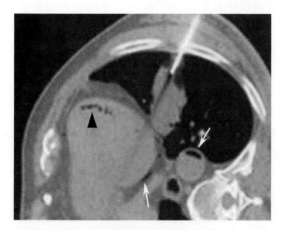

图 3-31-4　左心室（黑箭头）、冠状动脉、降主动脉内（白箭头）见气体密度影

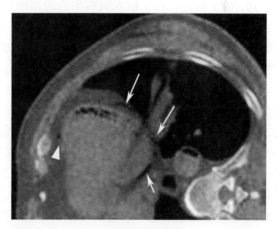

图 3-31-5　冠状动脉降支（中箭头）、回旋支（短箭头）、钝圆支（长箭头）气体密度影

　　（2）脑血管空气栓塞：癫痫发作、失语、偏瘫、意识丧失、恢复期认知功能障碍等神经系统受损症状。如图 3-31-6、图 3-31-7 所示，肺穿刺后患者脑部出现气体栓塞并有相应神经系统体征，包括嗜睡、眼球反病灶侧偏视和右侧偏瘫。给予高压氧治疗。5 天后，MRI 提示存在大面积卒中。3 个月后，患者恢复了运动功能，但是仍然存在严重的认知功能障碍。

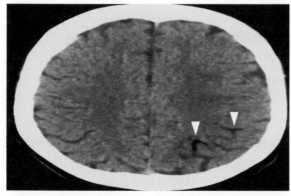

图 3-31-6　脑 CT 可见脑气室

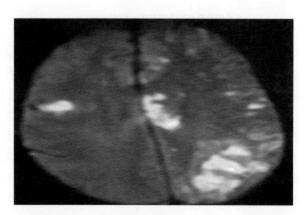

图 3-31-7　5 天后，脑 MRI 可见大面积脑梗塞

7. 肺栓塞 原因不明，2例，植入过程顺利。患者血氧饱和度和血压均快速下降，呼吸急促，发绀，双肺布满干湿啰音和哮鸣音，动脉血气分析为呼吸性碱中毒合并代谢性酸中毒，血 D- 二聚体＞8000mg/L（正常＜0.3mg/L），床旁胸片显示健侧肺实变，血管造影显示左下肺动脉肺栓塞（图3-31-8），经抗凝治疗病情缓解，7个月后死于心功能衰竭。

8. 针道出血 穿刺针刺中靶区内小血管，拔出针芯有血涌出。解决方法是将针退1～2cm，在其0.5cm处再进一针到相同深度，拔出针芯如无血涌出，可以植入粒子。植入完成后，将出血针针芯拔出，如无继续出血再拔出此针。中心型肺癌靶区周围的大血管应在穿刺时反复与强化CT同一层面对照，以避开大血管，保证患者安全。

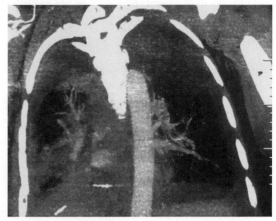

图3-31-8 血管造影显示左下肺动脉肺栓塞

9. 针道种植 肿瘤多为低分化型，由穿刺针带入皮下或胸水沿针道流到皮下种植生长。天津医科大学第二医院在2000余例粒子植入病例发生4例，经手术切除，病理证实。1例患者胸水沿针道流到皮下形成"水肿"样改变，但两周后"水肿"仍不消失，穿刺活检病理证实为转移癌。

10. 粒子移位 粒子植入到胸膜腔的原因是紧靠近胸壁生长的周围型肺癌合并胸腔积液的患者，在植入最后1颗粒子时，将粒子植入到胸膜腔中。粒子移位到周围肺组织原因可能是粒子进入到小气道所致。作者随访了4例粒子植入到胸膜腔中、2例粒子移位到肺组织患者1年，未发现放射性损伤的并发症。

11. 粒子游走 粒子植入到被肿瘤挤压变形的肺血管内或部分位于肺血管内，随着粒子发挥作用，瘤体缩小，被挤压变形的肺血管血流恢复，粒子随血流游走。作者为一中心型肺癌患者粒子植入1年后，发现左心室内有粒子影，术后3年粒子影固定于心肌内，心电图和超声心动检查未发现异常。此粒子可能是进入肺静脉后游走到左心室内，未发现心脏功能损伤。山东邹平中医院对一例肺癌伴4R组淋巴结转移行粒子植入，植入的4颗粒子，悬浮于右心室内2颗，迁移至右肺野中2颗。此患者在淋巴结转移癌粒子植入时，发生粒子错误植入右心大血管系统，以误入上腔静脉的可能性最大。徒手穿刺使针的走行在X轴上发生了些许偏差，体外针发了"毫厘"的偏差，行程近15cm的针尖则会发生较大偏离于转移癌中心，CT扫描在一个层面上不能显示全部针行轨迹，特别是针经过肿瘤时，并未刺中肿瘤，而是"擦边"而过，所见的"针尖"也不是真正针尖，真正的针尖恰巧刚刚刺中紧邻的上腔静脉。粒子误入右心且发生迁移，如单个粒子滞留在右心室乳头肌间隙和栓塞于肺小动脉远端，尚不致引起血液循环系统的改变，心肌和肺组织也不致发生严重放射性损伤。因为单个粒子辐射范围小，周围组织损伤轻。尽管对患者全身并无大碍，却足以引起医者的高度警惕。

12. 术后发热 一般为38℃左右低热，3～5天恢复正常。血白细胞计数也降至正常。

## 二、预防或减少并发症的要点

1. 术前要求 ①常规检查并处理好并发症；②术前常规使用镇静药物和止咳药；③术前反复训练患者手术体位及呼吸；④对于中心型和纵隔淋巴结转移瘤以及周围型瘤体内滋养血管较粗大者行增强CT扫描，给操作者提供明确的穿刺目标；⑤选择最佳进针方向，合理设置计划针道位置。

2. 术中要求 ①按术前计划体位固定患者，建议使用负压真空垫；②充分麻醉胸膜，避免疼痛与咳嗽。由于胸膜神经分布丰富，而且壁层胸膜的神经支配为自主神经，感觉敏锐，因此充分麻醉胸膜，避免胸膜局部刺激后引起的胸膜反应和咳嗽导致的胸膜划破；③使用与CT连床的粒子植入定位校准仪装置，按术前计划的角度安装并校准模板，按术前计划针道穿刺；④穿刺中心型肺癌或纵隔淋巴结转移瘤某一平面时，将在同一平面的强化CT扫描图像调至当前同一CT屏幕界面上，便于实时确认肿瘤、大血管与进针通道的准确位置；⑤当穿刺针针尖接近与之相邻的大血管时，应暂停进针，即刻CT扫描，观察针尖位置是否指向大血管。如出现偏针，针尖远端发生交叉，如果继续盲目推入，会误入大血管内。可将其中一根针拔出 2cm，调整进针方向，使两根针尖平行。刺到肿瘤中心后再次 CT 扫描，精确测量针尖至肿瘤外缘的 0.5 厘米处的距离，进针到位；⑥如怀疑针尖进入血管，随时拔出针芯，观察有无血流涌出并做相应处理；⑦穿刺周围型瘤体内滋养血管较粗大者对照强化 CT，避开血管；⑧使用肋骨钻时，应注意避开肋间动脉；⑨每根针植入粒子过程准确迅速，既要避免粒子虹吸现象也要避免空气进入；⑩及时发现和处理轻微并发症，避免病情进展影响手术进程或生命。

3．术后要求　生命体征稳定后平车运送到病房，常规生命体征监护，以及时发现迟发的并发症。

（柴树德　霍小东　朱旭东　巩瑞红）

# 第二节　纤维镜下粒子植入治疗大气管肺癌

对于无法外科手术切除、生长于大气管或主支气管内的恶性肿瘤，放射性粒子植入治疗是一种尝试。1961 年到 1984 年 Nori 使用了全麻和硬支气管镜盲插，并发症主要是引起支气管破损、气管内大出血、窒息等，致死率较高。

柴树德等 2002 年研制了专用于大气管肿瘤粒子植入的特殊嵌入导管和植入导丝，纤维镜（FFB）直视下将 $^{125}$I 粒子永久性植入大气管瘤体内，治疗的 15 例患者 2 例因并发症植入失败。郑广钧等报道 65 例患者并发症主要肿瘤出血、粒子移位和游走。至 2012 年连续治疗了 223 例大气管内肿瘤，有效率达到 85.1%，肺不张缓解率达 75.4%，显示了良好的治疗效果，但术中并发症造成了一定比例的植入失败，甚至死亡。因此熟练掌握 FFB 引导下放射性粒子植入操作的技术要领并及时恰当处理并发症尤为重要。

## 一、并发症及处理

1．缺氧　血氧饱和度降低是常见的并发症，有大约 3/4 患者出现缺氧。大气道肿瘤患者多合并肺不张及阻塞性肺炎，肺功能欠佳，加之咽喉麻醉，气管镜身导入气管腔内，以及操作过程中使用吸引器超过 15 秒等因素所致。严重的低氧血症，可引发急性哮喘发作、急性心功能衰竭、心律失常等，危及生命。当血氧饱和度降低到 90% 时应暂时停止手术，给予持续鼻导管吸氧。分泌物增多时，间断用 FFB 吸痰，待血氧饱和度升至 95% 以上时继续操作，如缺氧仍无改善则中止操作。223 例中共有 5 例患者因较严重的缺氧而终止粒子植入。

2．肿瘤出血　气管肿瘤大多血运丰富，导丝进入瘤体内制造通道后，不可避免导致出血。出血可导致视野模糊，影响粒子植入精确度，出血量大可导致窒息。针对出血的处理方法主要为吸净出血，再用注射针将含有肾上腺素的 1% 利多卡因液经操作孔进入气管，刺入瘤体，注入 0.5～1ml，瘤体颜色即瞬时变为苍白色，出血可止，继续操作，植入粒子。223 例中有 4 例患者因植入中出现较为严重的出血而终止粒子植入。另外，肿瘤出血、气道分泌物贴附在气管镜上使视野模糊，无法辨认肿瘤，此时可用冲洗管注入无菌注射用水或小量 1% 利多卡因液冲洗镜头，然后吸净，常可将贴附物冲掉。如反复冲洗无效，则将镜抽出，冲洗并擦拭镜头，重新导入后继续植入粒子。

3．循环系统改变　患者多合并慢性阻塞性肺疾病、高血压病、冠心病等基础疾病，粒子植入前给予镇静药物，并针对基础疾病给予降压、扩冠治疗。植入前肌注阿托品，术中操作刺激、缺氧、患者紧张及等原因可导致循环系统改变如血压升高、心律失常、急性冠状动脉缺血等并发症。较为多见的是血压升高和心动过速，在暂时停止操作，吸氧及对症处理后可很快恢复正常。共有 5 例患者因为出现较为严重的循环系统并发症而终止植入，1 例为严重的高血压，2 例持续室上性心动过速，2 例为急性心肌梗死，其中 1 例行急诊冠脉支架植入术抢救成功，1 例死亡。

4．粒子移位和游走　粒子移位和游走发生率为 8.1%（18 例）。粒子植入后拍胸片观察粒子植入部位及粒子个数。有 18 例患者发生了粒子移位和游走，粒子子数量为 1～3 个。其中 13 例患者粒子移位至同侧肺远端小支气管。5 例患者粒子游走至对侧下叶小支气管。发生同侧肺小支气管移位游走的原因可能是植入通道过深，将粒子植到了支气管内的肿瘤的远端，因而发生了脱落。游离到对侧小肺支气管内的粒子可能因为植入时过浅或未植入于瘤体内,通过患者翻身,咳嗽等,粒子移位到对侧肺小支气管内。如果发生移位游走的粒子数量不多可无需处理。

5. 发热 发生率为23.3%(52例)在排除肺部感染后,粒子植入术后发热,可能是一种全身性的炎症反应,穿刺损伤引起水肿可刺激机体发热。发热可出现在手术当日或次日,持续2~3日,大部分患者不需要处理体温可恢复正常,如体温超过38℃可给予对症治疗。

6. 气管瘘 气管瘘的发生与粒子的物理特性及植入粒子的量化准确有关。FFB下粒子植入并发气管壁放射性损伤而出现气管瘘的未见临床报道,但对于肺癌肺叶切除后残端内肿瘤复发行FFB下粒子植入的患者应重点观察。天津医科大学第二医院曾出现气管瘘是1例食管癌侵入气管腔患者,误诊为大气管腔内肿瘤,行FFB下粒子植入,肿瘤消退后出现食管气管瘘(图3-31-9~图3-31-13,图3-31-10、图3-31-11见文末彩图)。

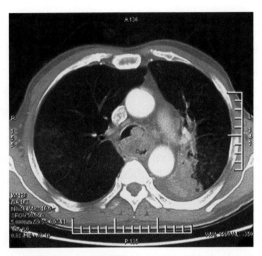

图3-31-9 胸CT显示左主气管口堵塞

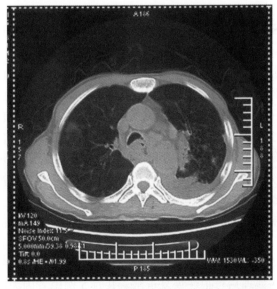

图3-31-12 术后1个月,复查CT气管腔内肿物消退,患者发烧

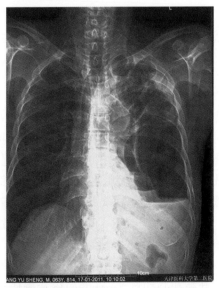

图3-31-13 上消化道钡餐造影显示造影剂进入胸腔,液气胸

## 二、预防或减少并发症的要点

1. 选择适应证明确的患者,对合并各脏器器官的疾病进行相应的治疗,特别是对快速心律失常的患者,植入前阿托品的使用应慎重。

2. **麻醉满意**　镜头到达声门前,滴注 0.5～1ml 2% 利多卡因,麻醉声门,避免喉痉挛发生。到达肿物前滴注 0.5～1ml 2% 利多卡因,减少呛咳。

3. **进镜轻柔**　尽量顺应生理弯曲轻柔进镜,镜头少触碰管壁,减少咳嗽,保持镜头干净。

4. **减少出血**　嵌入导管刺入凸起的肿瘤,将 0.5ml 含肾上腺素 0.025mg 生理盐水注入瘤体内,待肿瘤表面由红转苍白后再用导丝制造粒子通道。

5. **间断吸痰**　分泌物较多,避免长时间持续吸引器吸痰,应间断吸痰。

(郑广钧　石树远)

# 第三节　CT 引导下粒子植入治疗胸部骨转移瘤

## 一、并发症及处理

1. **病理性骨折**　病理性骨折主要发生在承重骨,以胸椎发生率较高,为避免粒子植入术后病理骨折发生,术前应对椎体不稳程度进行评估(表 3-31-1),根据骨折风险程度选择是否需要外科手术干预或者进行骨水泥加固。

2. **组织坏死**　主要由于放射剂量过大导致。这种并发症一旦继发细菌性感染,必须作引流手术时,因放射粒子在体内仍是一种细小异物,难以清除,将会影响伤口愈合。预防重点在于放射粒子的量化要精确,以肿瘤细胞凋亡的剂量为标准,避免放射粒子数过量引起局部产生放射性热点造成组织的坏死。

3. **出血**　在进行肋骨转移、或椎体转移粒子植入时容易损伤邻近肋动脉,根据出血量的速度进行初步判断是动脉性或是静脉性,处理方案可以选择肋动脉栓塞或局部凝血酶注入。在胸主动脉旁粒子植入时最好做到分步进针,与主动脉壁成切线进针,缓慢调针,避免损伤主动脉,特别是进行椎体穿刺时由于穿刺经过骨的骨质破坏程度不一,术者在穿刺过程中由于穿刺阻力的改变,导致误伤主动脉(图 3-31-14),术者在进行此类操作时,需把控好穿刺针力度,以免穿到大血管,引起大出血。损伤主动脉时可以分步缓慢退针,抵达主动脉外壁后局部注射凝血酶(图 3-31-15),一旦姑息性处理失败后,出血量持续增加,需行介入覆膜支架植入或者外科手术干预。

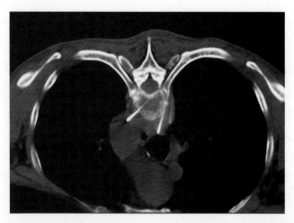

**图 3-31-14**　胸 5 椎体转移粒子植入,术中出现主动脉穿刺伤

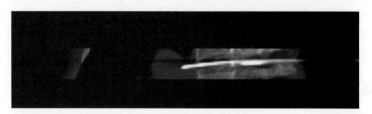

**图 3-31-15**　缓慢退出穿刺针,抵达主动脉外壁区域停留,向损伤区域注入血凝酶,持续观察出血情况

表 3-31-1　脊柱肿瘤不稳定评分

| 组成 | 评分 |
|---|---|
| 位置 | |
| 结合部位（枕骨-C2，C7-T2，T11-L1，L5-S1） | 3 |
| 移动椎体（C3-6，L2-L4） | 2 |
| 半固定椎体（T3-T10） | 1 |
| 固定椎体（S2-S5） | 0 |
| 疼痛 | |
| 有 | 3 |
| 偶尔，但不是活动痛 | 1 |
| 无 | 0 |
| 骨转移分型 | |
| 溶骨型 | 2 |
| 混合型 | 1 |
| 成骨型 | 0 |
| 脊柱力线的放射学表现 | |
| 半脱位 | 4 |
| 脊柱后凸、侧弯 | 2 |
| 正常 | 0 |
| 椎体塌陷 | |
| ≥50% | 3 |
| <50% | 2 |
| 无塌陷，但椎体侵犯>50% | 1 |
| 无 | 0 |
| 脊柱后外侧受累情况 | |
| 双侧 | 3 |
| 单侧 | 1 |
| 无 | 0 |

注：其中0～6分表示稳定，7～12分表示可能不稳定，13～18分表示不稳定

4. 神经卡压症　因穿刺路径抵达神经走行区域导致神经卡压所致疼痛。主要是穿刺到肋间神经、脊神经根走行区最易导致卡压性疼痛。术者在穿刺前对神经所在解剖区域做初步判断，穿刺过程中患者诉疼痛明显，可以调整穿刺针方向或者局部注射少量利多卡因封闭后再进行穿刺。

5. 气胸　气胸的发生率较低，主要是因肋骨转移进行粒子插针时出现，由于术者的误穿导致胸膜的损伤，一种情况是由于下肺活动度较大，穿刺针抵达脏层胸膜停滞时，患者呼吸动度或咳嗽的情况下容易导致针尖撕裂脏层胸膜，根据气胸情况，进行抽气或者行闭式胸腔引流术。另外一种情况，穿刺针刚抵达壁层胸膜，拔出穿刺针内芯，导致胸膜腔与大气胸相通，形成人造气胸，进行简单抽气或不予处理。

6. 脊髓穿刺伤　主要是由于术者对椎管区域肿瘤组织穿刺出现，术前对病灶详细评估，主要使用 MRI 轴位 $T_2$ 或 $T_1$ 增强图像进行判定，穿刺过程中采用分步进针，避免因穿刺受力不均偏离设计路径而误穿脊髓。术后应密切观察了解节段以下脊髓功能情况，治疗上采用脱水疗法以消除脊髓水肿、激素治疗或采用高压氧等。

## 二、预防或减少并发症要点

胸部骨转移肿瘤粒子植入治疗主要辐射损伤的器官为皮肤、脊髓、神经以及骨，辐射损伤主要根据 RTOG/EORTC 急性和晚期放射损伤分级标准进行判定。合理的 PD、精准的术前术后剂量匹配可显

著降低反射性副反应。对穿刺部位、路径组织器官解剖的熟练掌握,标准的粒子植入方式,特别是大血管、脊髓周围骨转移瘤穿刺时应实时对照 CT 扫面图像进针,不可一步到位是预防或减少并发症要点。

（黄学全　何　闯　冯　震）

## 第四节　粒子支架置入治疗食管癌

### 一、并发症及处理

1. 胸痛和异物感　胸骨后疼痛和异物感是食管内照射支架置入术后最常见的并发症,其原因主要包括:

（1）支架置入机械性扩张压迫周围食管黏膜,其强度与食管内照射支架的直径呈正相关。

（2）行高位食管支架置入术的患者发生率高,特别是 T2 水平以上病变者,支架上缘不能靠近环状软骨 3cm 处。

（3）术后胃食管反流增加。

（4）肿瘤的侵蚀作用。

（5）患者自身体质及心理因素。

选择合适直径的支架,能减少或减轻该并发症;在支架置入术后嘱患者舒适卧位,给予精神安慰,指导患者在进食后站立半小时 / 取高半卧位休息 1～2 小时,以减少胃食管反流,勿进食过烫食物,以免支架遇热扩张而增加支架侧压力引起疼痛。支架扩张阶段所致胸痛和异物感一般 3～7 天可明显减轻或消失。临床中也可予口服自行配制的葡萄糖液、庆大霉素、地塞米松及利多卡因的混合液,镇痛效果较好,具体配制方法为:10% 葡萄糖 250ml、庆大霉素 8 万单位、地塞米松 5mg 及利多卡因 0.1g 混合,嘱患者 24 小时内口服。对于严重胸痛可遵循三级镇痛原则给予镇痛治疗。

2. 出血　主要表现为支架置入术后出现呕鲜血或黑便,少数患者发生上消化道大出血,数小时内失血量可达 1000ml,是支架置入术后最为严重的并发症。支架置入术前放疗史与出血呈正相关,因放疗后食管管壁较为僵硬,更易发生大出血,该类患者置入的支架直径宜小于常规直径,术中动作要轻柔。少量出血可给予口服或静脉输注止血药,或局部止血(喷洒止血药、激光、氩气刀等治疗),严密观察病情变化。大量呕血、黑便,甚至出现头晕、面色苍白、出冷汗、血压下降等休克症状,应立即建立静脉通道,扩容、静脉止血、抑酸、吸氧等治疗,采取有效止血措施(如灌注冰盐水、球囊压迫等)。呕血时头偏一侧,保持呼吸道通畅,必要时给予输血。

3. 反流性食管炎　多见于支架置入食管下段和贲门或吻合口肿瘤的患者,表现为恶心、呕吐、上腹部烧灼感等,胃镜下可见食道下段黏膜充血、出血、糜烂,甚至溃疡形成。原因是支架跨越贲门,失去了食管下段括约肌、His 角、贲门部黏膜皱褶等多种防反流机制,食管酸廓清功能障碍。常发生于支架置入术后早期,随病程进展,症状多数可自行缓解。在支架置入术后指导患者少食多餐、进食后不宜平卧,应取半卧位或坐位,饭后适当活动,睡觉时床头抬高 15°～30°,给予抑酸剂、黏膜保护剂及胃动力药。

4. 支架移位、脱落　主要表现为支架下滑或脱落于胃肠道内,使食管再次出现狭窄致吞咽困难或其他不适,影像学检查可证实,并可确定支架位置。其原因主要是:

（1）与病变部位(支架位置)和支架直径有关。支架移位通常多见于食管下段、贲门及食管胃吻合口处的支架,由于支架部分位于胃腔内,与管壁的接触面积小,导致支架移位率增加。覆膜支架较非覆膜支架移位发生率高。所选支架直径小于食管内径也会导致支架移位。

（2）支架置入前行球囊扩张后病变水肿或炎症较明显,置入后炎症水肿消退,支架相对直径变小。

（3）剧烈咳嗽、呕吐;术后强烈的呕吐也可造成支架移位。

（4）饮食不当:目前食管支架为镍钛记忆合金制成,遇冷遇热易变形,如进过冷、过热饮食,均可引起支架移位,甚至脱落。

术前全面评估病变的性质、部位、范围等因素,正确选好支架的直径、扩张时不宜过度,置入支架过程要做到定位准确。术后尽量避免剧烈咳嗽及剧烈呕吐,对原有咳嗽的患者给予镇咳处理,对呕吐剧烈的患者使用镇吐剂。术后饮食忌过冷、过热、过硬、过急,将纤维素丰富的食物加工成食糜,防止纤维素食物包绕、牵拉支架。对已明显发生移位仍在食管内的支架,如无明显吞咽困难症状可予以密切随访,如发生吞咽困难症状,则置入第2枚支架;对已脱落至胃内的支架可在内镜直视下用异物钳取出;对已脱落至肠内的支架,随访观察,部分支架可自行排出体外,若出现急腹症时需外科手术。

5. 再狭窄　患者出现复发性吞咽困难症状,食道钡餐造影检查可见对比剂通过不畅,甚至完全不能通过,支架出现再狭窄,多发生于支架的上端端口。放射性食管粒子支架置入术后再狭窄应区分是恶性狭窄还是良性狭窄。

(1)恶性狭窄多为肿瘤组织继续生长,临床研究表明食管内照射支架因 $^{125}$I 粒子的内放疗作用可以降低恶性再狭窄的发生率。

(2)良性再狭窄发生原因为食管蠕动时与支架端的剪切力作用,支架端与食管壁反复摩擦、压迫等原因,支架两端尤其支架上端随着纤维组织的增生产生局限性狭窄。

一般良性狭窄,可采用球囊扩张、再置入支架、内窥镜下微波烧灼等予以解除。在选取支架前应行上消化道造影检查,多角度对病变范围进行评估,支架长度要超出病变上下各 2 cm。条件允许者,也可根据再狭窄性质,在狭窄端放置新的支架。

6. 气道狭窄　术前食道肿瘤已侵犯气管后壁,术后食管内有支架支撑,气管环状软骨逐渐塌陷,造成气管狭窄,通气功能障碍。此外,转移性周围肿大淋巴结可在食管支架推移下压迫气管导致气道狭窄。患者出现喘憋症状,胸部 CT 可证实。处理:支架释放后出现压迫气管,经面罩给氧等常规处理效果难以见效时应行气管支架置入。

7. 心律失常　多发生在食管扩张器或球囊扩张的机械性牵拉和刺激的操作过程中,主要是由于支配食管运动的神经主要为迷走神经,支架释放后食管扩张、挤压会刺激迷走神经的传入纤维,引起支配心肌的迷走神经兴奋,使心脏的兴奋性、传导性受到影响而发生心律失常,甚至心源性猝死。在术中应加强监护,准备好急救药品和设施。若术中出现室性早搏,应立即给予利多卡因;心律过缓者可给阿托品 0.5mg 皮下注射待缓解后再进行。

8. 食管慢性感染　主要表现是支架置入术后与食管壁间不能完全贴附而出现空隙,食物残渣滞留其间引起局部感染,出现吞咽时疼痛,甚至静息痛,嗳气时可嗅到明显腐败食物的味道,胃镜下见食物残渣滞留其中,食管黏膜呈慢性炎症表现。发生原因主要是可能:

(1)病变时间长、体质差导致食管蠕动、收缩能力下降;

(2)支架术后进食过早,在管壁回缩时食物嵌在中间。

可尝试消炎对症处理,对于效果欠佳患者,若实在不能忍受,可试行取出支架,改鼻饲或行胃造瘘术。一旦并发症已经发生,尽快取出支架和积极抗感染是合理的处理措施。

9. 放射性肺炎　发生原因可能与粒子剂量及受照射肺容积有关,食管内照射支架因小剂量内照射,该型并发症发生较少。放射性肺炎多发生于术后 1~3 个月,急性放射性肺炎的症状和体征与一般肺炎的症状和体征无特殊区别。急性期过后临床症状减轻,但组织学逐渐进入纤维化期。影像学早期表现为小片状磨玻璃样影,密度淡薄,边缘模糊、"袖套征"。中期表现为肺实变,其内可见有支气管充气征。晚期表现为照射野内长条状、大片状密度增高影,边缘锐利呈"刀切状",同侧胸膜增厚,支气管、肺门、纵隔牵拉移位等改变。肾上腺皮质激素是目前治疗放射性肺炎常用而有效的药物,特别在早期使用更为有效,它能减轻肺实质细胞和微血管的损害程度、减轻肺组织渗出和水肿,进而有效地减轻症状。可给予单日累计计量 20~40mg 甲泼尼龙相当剂量的短程激素治疗,为减轻症状还可以采用雾化吸入法。

10. 骨髓抑制　理论上放射性食管粒子支架置入后可能出现骨髓抑制症状,如三系减少等,目前的研究随访尚未观察到粒子支架相关骨髓抑制并发症。

## 二、预防或减少并发症要点

食管支架置入术是晚期食管癌的有效姑息治疗手段，不仅能改善食管恶性狭窄晚期患者的进食困难症状，而且对肿瘤有一定的内放疗作用，但术后可能出现一定的并发症，影响患者预后和生活质量，亦不容忽视。应在术前准确评估病变情况，严格把握食管内照射支架置入术的适应证、粒子放射剂量及熟练掌握支架植入技术要领是预防或减少并发症要点。

（郭金和）

# 第五节　粒子支架置入治疗大气管肿瘤

## 一、并发症及处理

1. 咳嗽、胸痛　与支架对气管黏膜的刺激、对管腔扩张、影响排痰以及 $^{125}I$ 粒子内放疗对病变组织的损伤有关。多为刺激性咳嗽，室内定时通风换气，保持空气通畅，每周进行空气消毒，防止呼吸道黏膜干燥；呼吸困难者给予半卧位，必要时吸氧，多可通过上述对症治疗缓解。只有极少数出现剧烈咳嗽，密切观察咳嗽的时间及伴随症状，必要时给予镇咳治疗，以免引起支架移位。

2. 支架附着分泌物的潴留　气管内照射支架置入后，由于支架段支气管上皮纤毛摆动及支架嵌入支气管内膜，分泌物易黏附在支架上。一般在支架置入后 3～5 天，予以雾化吸入及服用祛痰药有助于分泌物排出，必要时给予吸痰。

3. 支架移位、断裂及咯出　支架大小、位置不当常导致移位，在支架植入早期，支架尚未完全膨胀，嘱患者术后 24 小时内避免剧烈咳嗽，必要时雾化吸入止咳、祛痰药，减少气道反应，预防支架移位。恶性气道狭窄由于患者预期寿命短，很少发生断裂。支架植入远期咯出常是由于 $^{125}I$ 粒子的减瘤作用，支架与组织之间的径向支撑力下降，若不伴有出血、呼吸困难和感染，通常不需要特殊处理。

4. 管腔再狭窄　主要系肿瘤腔内生长、过度生长及肉芽组织形成所致，再狭窄率达 5%～45%。肿瘤组织增生后可以穿过金属网眼支架的网孔，导致网腔再度狭窄。肉芽组织增生是由于机体对支架的过敏反应，肉芽肿可以发生支架的任何部位，但支架两端更易发生。

5. 感染　有研究发现，支架植入治疗恶性气道狭窄术后下呼吸道感染发生率高达 32%，风险比 3.76；支架植入后 3～4 周支架上菌落形成率高达 78%，感染会进一步促进肉芽组织的形成，堵塞气道加重感染，形成恶性循环。一旦发生呼吸道感染，应进行细菌培养及药敏试验，进行抗感染治疗。

6. 气道大出血　这是气道支架术后最严重的并发症，虽然发生率不高，但极易导致窒息死亡；其原因很可能与支气管壁穿孔损伤周围大血管或支架金属丝对气道周围大血管的侵蚀破坏有关。支架术后会出现少量的痰中带血，少数患者随着病情进展可发生大咯血。首先消除患者紧张情绪，头偏向一侧，轻轻将血咯出，勿咽下；同时应仔细观察咯血情况，如痰中带血丝、有无血块、咯血的颜色等。其次可适当应用止血药物，如卡巴克洛、巴曲酶、维生素 K、酚磺乙胺、垂体后叶素等，必要时行急诊行支气管动脉造影化疗栓塞治疗，同时床旁备吸引器防止大出血引起窒息死亡。

7. 食管气管瘘　是一种严重并发症，一旦发生气管食管瘘，由于进食呛咳，患者多无法进食，最终全身消耗衰竭或肺部感染死亡。术后，气管支架对管壁的刺激和摩擦，促使气管壁发生坏死，并向后穿透食管壁，形成气管后壁与食管壁间的异常通道，同时内放疗可促进管壁坏死，若置入的支架膨胀力过大，也会导致穿孔。出现此并发症时首先应嘱患者禁饮食，避免吞咽唾液，以防止食物及液体经瘘口流入气道引起呛咳，加重肺部感染；指导并协助患者进行有效咳嗽排痰。给予雾化吸入，同时给予有效的抗生素进行抗感染治疗；静脉营养支持治疗，维持机体需要量，保证营养及水电解质酸碱平衡。必要时可行全覆膜食管支架置入术封堵瘘口。

8. 放射性食管炎　气管内照射支架置入术后，$^{125}I$ 粒子内放疗作用下出现食管黏膜轻度充血水肿，有阻挡感或胸骨后部疼痛加剧。嘱患者进食后给少量淡盐水冲洗食管，防止食物残留食管损伤黏膜。

如患者疼痛加剧，10% 葡萄糖 250ml、庆大霉素 8 万单位、地塞米松 5mg 及利多卡因 0.1g 混合，嘱患者 24 小时内口服。

9. 发热　少数患者支架置入后会出现一过性发热，可能与肿瘤患者机体抵抗力差有关。首先操作过程中应该注意无菌操作，术后积极治疗原发病，抗感染及抗肿瘤治疗，加强护理。

## 二、预防或减少并发症要点

由恶性肿瘤所引起的气管狭窄在确诊时往往 80% 以上已失去手术治疗时机，置入气管内照射支架是重要治疗手段之一，可以迅速解除呼吸困难，改善临床症状，同时 $^{125}$I 粒子的内放疗作用，控制肿瘤的进展。随着材料学的发展，虽然支架的组织相容性得到很大提高，但支架植入后仍会引起一系列的并发症，发生率的高低与支架类型和狭窄的部位以及类型有关，因此术前行 CT 及其多平面重建对狭窄段管径进行准确测量，正确评估，选择大小合适的支架是非常主要的，其次粒子放射剂量及熟练掌握支架植入技术要领是预防或减少并发症要点。

（郭金和　陆　建）

## 参 考 文 献

1. 柴树德，郑广钧，毛玉权，等. 纤维支气管镜下 $^{125}$I 粒子植入治疗大气管肺癌. 中国肿瘤影像与微创治疗杂志，2003，1（2）：23-26.

2. 郑广钧、柴树德、柴云飞，等. 种植放射性 $^{125}$I 粒子治疗晚期中心型肺癌的近期疗效观察. 中华放射医学与防护杂志，2009，29（5）：46-47.

3. Kristensen M，Milman N，Jarnvig I. Pulse oximetry at fiberoptic bronchoscopy in local anaesthesia：indication for postbronchoscopy oxygen supplementation. Respir Med，1998；92：432-437.

4. 李小东，郭永涛，张遵成，等. I 粒子植入治疗晚期肺癌的损伤效应与临床处理. 中华放射医学与防护杂志，2007，27（6）：565-568.

5. Krause A，Hohberg B，Heine F，et al. Cytokines derived from alveolar macrophages induce fever after bronchoscopy and bronchoalveolar lavage. Am J Respir Crit Care Med，1997，155：1793-1797.

6. Fisher CG，DiPaola CP，Ryken TC，et al. A novel classification system for spinal instability in neoplastic disease：an evidence-based approach and expert consensus from the Spine Oncology Study Group. Spine（Phila Pa 1976），2010，35（22）：E1221-1229.

7. 郭金和，滕皋军，何仕诚，等. 食管内照射支架的研制及临床应用的初步结果. 中华放射学杂志，2004，9：20-24.

8. 方春华，江应安，于皆平，等. 食管贲门癌支架置入术后再狭窄的观察. 中华消化内镜杂志，2002（05）：54.

# 第三十二章

# 放射性粒子植入联合其他微创治疗在胸部肿瘤的应用

胸部肿瘤主要包括乳腺癌、肺癌、食道癌、纵隔肿瘤等。目前，国内外普遍认为，规范、循证、个体化的综合治疗是胸部肿瘤治疗的趋势和方向。随着人工同位素的发展及 TPS 的问世，植入 $^{125}$I 放射性粒子进行近距离放疗在治疗实体肿瘤中越来越受到关注。$^{125}$I 是一种低能量的人工放射性核素，在组织间衰变后释放 γ 射线和软 X 射线，持续性抑制肿瘤细胞的增殖，杀灭肿瘤细胞。由于其释放的射线能够将肿瘤细胞内 DNA 断链，导致肿瘤细胞不可逆损伤，因此对肿瘤细胞的治疗效果显著。$^{125}$I 粒子植入具有高度适形，靶区高剂量，能提高靶区局部与正常组织剂量分配比的优点。

近几年来，肿瘤局部消融技术，如射频消融、微波消融和冷冻消融正逐步走向临床，放射性粒子植入联合其他微创治疗也成为中晚期胸部肿瘤患者的一种治疗选择。

## 第一节　冷冻消融联合放射性粒子植入

### 一、原理

冷冻治疗是一种原位消融技术，通过将冷冻探针插入靶组织，将致冷源直接作用于靶组织，将局部温度迅速降至临界（$-140\sim-180℃$）以下，使细胞外与细胞内产生冰晶或形成易溶性结晶体，破坏靶组织内（或邻近）血管，影响或断绝肿瘤的营养与氧供应，使肿瘤组织细胞坏死。对中晚期肿瘤具有止痛、缩小肿瘤的效应，局部近期治疗效果明显，能够明显减轻肿瘤负荷。表 3-32-1 显示了冷冻治疗时，细胞周围温度与细胞坏死情况的对应关系。

表 3-32-1　冷冻治疗时，细胞周围温度与细胞坏死情况的对应关系

| 细胞周围温度 | 细胞坏死情况 |
| --- | --- |
| 4～0℃ | 细胞的生物化学反应能力减低，细胞膜离子通道发生障碍，细胞膜渗透性增强；这种损伤通常是可逆的 |
| 0.1～-0.56℃ | 细胞内开始脱水，细胞外液无显著变化 |
| -0.6～-10℃ | 细胞外液冷冻，细胞内液不冷冻；这个阶段将引起细胞内外电解质和渗透压的改变导致细胞脱水，细胞膜损伤 |
| -10～-20℃ | 冰晶开始在细胞内形成 |
| -21～-100℃ | 冰晶迅速在细胞内外和微静脉及微动脉内形成，细胞脱水和破裂及小血管破坏造成缺氧的联合作用 |

冷冻消融治疗可在 CT 引导下直接观察冷冻区域，确保肿瘤被冰球完全覆盖而坏死。另外，冷冻治疗还能保留术部胶原结构、大血管和气管的完整性，诱导抗肿瘤免疫反应，且可同时对原发灶及转移灶进行冷冻。作为一种姑息性减瘤手术，冷冻治疗（特别是经皮冷冻治疗）已被 2015 版 NCCN 指南批准应用于肝、肾、前列腺、肺、乳腺、头颈部肿瘤、软组织肉瘤、神经内分泌肿瘤等原发肿瘤及淋巴结转移的治疗。

## 二、联合应用方法

应用冷冻和放射性粒子植入联合治疗胸部肿瘤,可提高治疗效果,减少复发。该方法多在体表肿瘤及术中直视下应用,而位置深且无法判断肿瘤与周围的毗邻关系者应用受到限制。

冷冻源常采用氩氦冷冻系统。经皮冷冻系在 CT 引导下,插入冷冻探针,作两个循环冷冻——复温。对于冷冻区边缘部分及冰球不能涵盖的部位用 TPS 制定粒子植入治疗计划,在冷冻完成后选择 $^{125}$I 或 $^{103}$Pd 粒子植入。植入后通过 CT 检查确定植入粒子数目、病灶体积变化及粒子分布情况,对治疗质量进行评估。

## 三、联合治疗研究进展

经皮氩氦刀冷消融创伤小,使一些不可切除的肺癌患者获得了治疗的机会。但由于肺组织含气多、血管丰富,以及气管结构与肺泡的异质性,导致冰球涵盖范围不规则,很难确保冰球超过肿瘤组织 1cm 的安全区。因而有必要与其他治疗手段相结合,以降低肿瘤局部复发的风险。植入 $^{125}$I 具有方法简单、疗效确切、安全可靠等优点。$^{125}$I 粒子植入为近距离放射治疗,肿瘤靶区高剂量而周围正常组织受量较低,能弥补氩氦刀冷消融在定向破坏肺部肿瘤方面的不足,更好地控制局部肿瘤灶,降低局部肿瘤复发率。研究表明,氩氦刀冷冻消融术能使肿瘤负荷大大减少,易于 $^{125}$I 粒子植入病灶,使射线辐射范围更广,冷冻效果更明显。

目前该疗法已广泛用于肺、肝癌、肾癌和前列腺癌等肿瘤的姑息治疗。2008 年广州复大医院对 140 例晚期肺癌患者行冷冻联合 $^{125}$I 粒子植入治疗(图 3-32-1),其中术后 6 个月时 CR 16.8%、PR 70.1%、SD 7.4%、PD 5.7%;术后 6 个月、1 年生存率分别为 94.3%、65.7%;部分患者术后 1 个月症状即有所改善,KPS 评分平均从 66.9 提高到 76.3。2012 年 Yamauchi 等发表的个案报道中提出经皮冷冻可作为姑

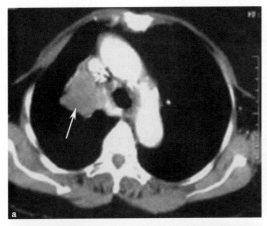
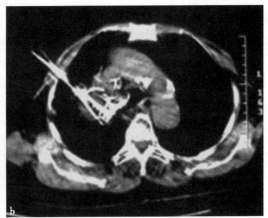
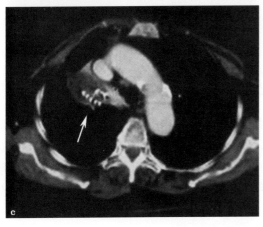

图 3-32-1  a:肺癌冷冻联合粒子植入治疗前;b:肺癌冷冻联合粒子植入治疗中;c:肺癌冷冻联合粒子植入治疗后 6 个月 CR

息性治疗局部晚期、治疗无反应的纵隔肿瘤的综合疗法。2014 年对 19 例患者非可手术切除恶性胸腺瘤行冷冻联合 $^{125}$I 粒子治疗（图 3-32-2），术后均未见严重并发症，随访数据显示经冷冻联合 $^{125}$I 粒子治疗患者无进展生存期为 14～29 个月（平均 18 个月），肿瘤直径是否≥或<8cm 与恶性胸腺瘤冷冻后复发时间无关（$P=0.6753$）。

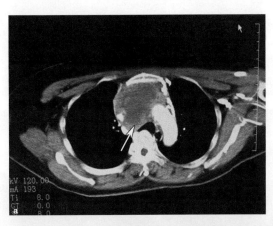

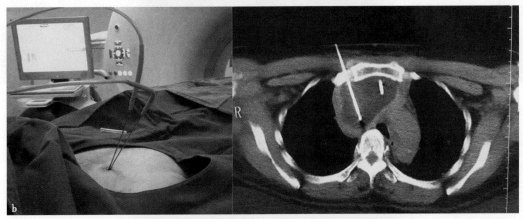

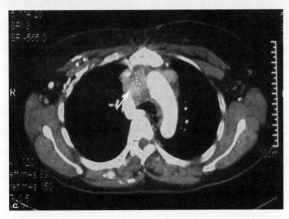

图 3-32-2　a：术前 CT 显示恶性胸腺瘤侵犯大血管伴上腔静脉综合征；b：冷冻联合粒子植入术中；c：半年后复查 PR，症状消失

2015 年曾对一名右腿腺泡状软组织肉瘤术后心脏转移瘤的 36 岁男性患者行冷冻消融联合 $^{125}$I 粒子治疗（图 3-32-3），术中术后未见明显并发症，3 个月后影像学检查示肿瘤控制良好。迄今已生存 17 个月。冷冻联合 $^{125}$I 粒子疗法对治疗不可手术切除的胸部肿瘤是安全、有效的，可作为不可切除胸部肿瘤的一种治疗选择。

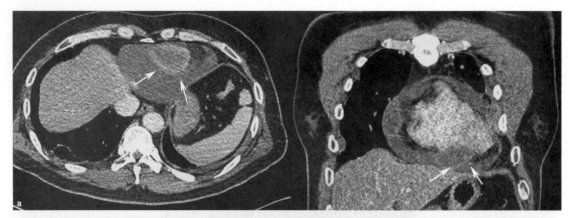

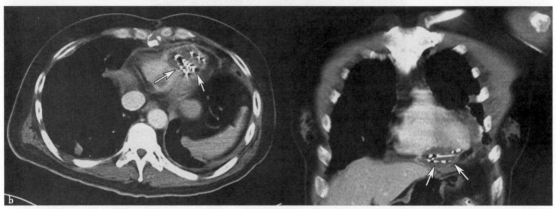

图 3-32-3　a：胸增强 CT 扫描示心脏转移瘤；b：冷冻消融联合粒子治疗 3 个月后 SD

# 第二节　射频消融联合放射性粒子植入

## 一、原理

射频消融是在通过将射频针插入瘤体，电极发出射频波以激发组织中的离子发生震荡，相互摩擦后产生热能并迅速形成一个高温场，射频能量转化为热能。诱发肿瘤结构发生改变：细胞膜结构发生改变，造成膜分子转运功能丧失；细胞核内非组蛋白大量增加，限制 DNA 酶与 DNA 的结合，同时影响 DNA 复制子启动和 DNA 链的延伸；基因突变及染色体畸变，最终导致细胞变性、坏死或程序性死亡。射频治疗肿瘤的合理性在于一方面它可以控制加热区域，减少对肿瘤周围正常组织的影响。另一方面由于肿瘤组织血管系统发育不良，对热反应的调节较差，热量容易积聚致使肿瘤组织受热严重。此外，实体肿瘤 pH 值明显降低、乏氧细胞比例明显升高，均有利于发挥射频治疗肿瘤的作用。射频消融造成的直接热破坏作用和热休克蛋白的表达可刺激抗肿瘤免疫。该技术具有操作简便、创伤小、副作用及并发症少、疗程短和安全可靠的特点，在肿瘤治疗中起到了越来越重要的作用。

## 二、联合应用方法

射频消融可以选择经皮通路，配合胸腔镜或者在开放式外科手术时使用。

1. 经皮穿刺适用于肺癌术后局部或肺内转移者及有胸膜粘连的肺原发或转移瘤。CT 定位下直接经皮穿刺，肿瘤直径 >3cm 者，先穿入射频针行射频热疗，然后植入粒子。

2. 胸腔镜辅助小切口　外周型肺癌尽可能行肿瘤（局部）楔形切除，然后在切缘植入放射性粒子。中央型肺癌如直径 >3cm，则通过小切口手指触摸，使射频针穿入肿瘤中心先行射频热疗，然后根据肿瘤体积计算出的粒子数量用穿刺方法植入肿瘤外周。直径 <3cm 的肿瘤可单用粒子植入。

射频治疗可提高中晚期肺癌的手术切除率，对气管和支气管腔内肿瘤以及恶性胸水也具有明显的疗效,可减少局部复发、延长生存期和提高生存质量。全身衰竭、感染期、有血液系统疾病及全身免疫系统功能低下者不适合射频治疗。

### 三、联合治疗研究进展

射频治疗的理想病灶比较局限,直径在 5cm 以内,距离大血管至少 0.5~1cm。研究发现,无论怎样选择穿刺点和设计穿刺点的距离,单纯消融时都可能有漏空现象,消融后肿瘤周边有残存癌细胞的可能,消融后结合永久性放射性粒子植入技术杀死残存的癌细胞,两者联合治疗的效果大于单纯的叠加治疗效果,且可降低粒子数量,大大降低治疗费用。

2003 年,马旺扣等报道对 12 例肺癌患者采用胸腔镜辅助小切口,行肿瘤局部楔形切除联合粒子植入 5 例,射频热疗联合粒子植入 3 例;经皮穿刺射频治疗联合粒子植入 3 例,单纯粒子植入 1 例。结果示全组局部控制率为 83%,均已存活 1 年以上,2 例死亡(18 个月,21 个月)。2014 年,陆光兵等探讨冷极射频消融联合 $^{125}$I 粒子植入术治疗肺癌患者疗效,研究发现冷极射频消融联合 $^{125}$I 粒子植入治疗肺癌的治疗方法相对安全,疾病近期控制率 85%。射频消融联合 $^{125}$I 粒子植入是治疗晚期肺癌不能耐受手术或不愿接受手术治疗患者的一种可行方法,两者联合治疗可进一步提高肿瘤局部控制率,减轻并发症。

射频治疗疗效近于手术,创伤小,很少有严重并发症,故临床应用越来越广泛。

## 第三节 微波消融联合放射性粒子植入

### 一、原理

微波消融利用探头将微波能量集中在一个区域,使组织细胞内的带电粒子高速振荡,局部组织温度达到 65~100℃,使肿瘤组织凝固、变性、坏死,达到原位灭活或局部根治的目的。

### 二、联合应用方法

像射频消融一样,微波消融可以选择经皮通路,配合胸腔镜或者在开放式外科手术时使用。

以经皮微波消融为例,通过 CT 或超声定位,决定最优通路,然后在超声引导下将狭长的微波天线(如 14.5-G)经皮刺入瘤体。以同轴电缆连接微波天线与微波发生器,设定输出功率,根据瘤体大小设定消融时间,开启微波发生器,电磁微波就从暴露的、非绝缘的那部分天线中发射出来辐射到瘤体。消融的同时可通过单独放置热电偶装置对肿瘤内的温度进行测量。治疗后即刻对治疗区与消融瘤体边缘处行超声引导下切割式自动活检针穿刺取材,观察肿瘤细胞灭活情况。

大肿瘤的消融需要耗费的时间较长,为确保重叠覆盖整个消融区域,可使用多联微波天线来扩大热凝固体积。多联微波天线的消融区域比单个微波天线广,对大肿瘤进行消融时,效率更高,更为适用。通过超声配合三维 C 形臂锥束和 CT 定位,可以使微波天线进针位置更加精准。与射频消融比较,微波消融不受电流传导、组织碳化以及血流灌注的影响,时间更快更彻底、消融区域更大。

### 三、联合治疗研究进展

目前,微波消融联合放射疗法治疗胸部肿瘤的报道广泛,但胸部肿瘤射频消融联合粒子植入治疗的应用报道较少。

2009 年,柯明耀等对 22 例晚期肺癌患者行经皮微波凝固治疗联合 $^{125}$I 放射性粒子植入治疗,平均每例植入 32.4 颗粒子。术后 2 个月并发症包括少量咯血(7 例)、气胸(4 例)、PMCT 术后发热(17 例)、肺部炎症(11 例)、少量胸腔积液(6 例)及粒子移位(2 例)。PR 15 例,SD 5 例,PD 2 例,有效率 68.2%(15 例)。15 例术前疼痛者治疗后疼痛完全消失(11 例)或明显减轻(4 例)。22 例随访 4~18 个月,平均 7 个月,PR、SD 的病灶均未见增大,作者认为微波凝固治疗联合 $^{125}$I 粒子植入治疗病灶≥5cm 的晚期肺癌疗效肯定、微创、安全。

微波消融联合 $^{125}$I 放射性粒子植入治疗有以下几个优势：①通过不同机理杀灭肿瘤细胞,增加局部控制效果。②微波消融可一次治疗较大范围的肿瘤,但存在治疗胸壁病灶疼痛明显难以忍受、治疗大血管周围病灶疗效差、治疗大气道周围病灶易损伤气道等缺点,故不宜治疗侵及到胸壁或大血管、大气道周围的病灶。③对直径 >5cm 以上的病灶,尤其胸壁上或大血管、大气道周围的病灶疗效可靠且无明显不良反应;④微波消融联合 $^{125}$I 放射性粒子植入治疗肿瘤,结合两者优点,取长补短,发挥最佳疗效。

综上所述,以微创手术联合放射性粒子植入为基础的综合治疗有望获得较高的肿瘤局部控制率,明显延长生存期,改善患者生活质量。

(牛立志 李家亮)

## 第四节 血管介入联合粒子植入治疗肺癌

近年来,以局部瘤细胞灭活为主的微创靶向治疗(包括血管介入治疗)逐渐成为中、晚期肺癌主要的治疗手段之一。

### 一、肺癌血管内介入治疗

1. 经支气管动脉灌注化疗术 经支气管动脉灌注化疗术(bronchial arterial infusion chemotherapy, BAI)是肺癌介入治疗常用的手段。肖湘生、常恒等研究证实,肺癌主要由支气管动脉供血,肿瘤内部和周边都没有肺动脉的血供。即使是肺转移瘤,支气管动脉仍是主要供血动脉。动脉灌注主要是增加局部药物浓度提高疗效、减少正常组织损伤及肿瘤耐药性的形成,达到抑制肿瘤生长、延长患者生存期及改善患者生存质量。由于绝大多数化疗药物在肝脏清除、分解,所以 BAI 既是肿瘤局部化疗,又是全身化疗。

2. BAI 疗效评价 局部动脉灌注可使肿瘤组织的药物浓度达到静脉给药时的 8~48 倍,药物浓度每增加 1 倍,杀灭肿瘤细胞的数量增加 10 倍,两者呈对数关系增加。同时,BAI 可减少药物与血浆蛋白的结合而增加游离药物的浓度,进一步提高化疗药物对肿瘤组织的细胞毒性作用,使肿瘤缩小,提高手术切除率及降低手术后复发率,作为中晚期肺癌的姑息治疗,其近期疗效显著。

3. BAI 的不足 单纯 BAI 不能根治肺癌,5 年生存率低,远期疗效比静脉化疗无明显提高。同时,又是一种侵入性手术,反复穿刺插管有一定的损伤。且支气管动脉内导管药盒留置又有一定的困难,患者常难以长期坚持治疗,远期疗效尚不令人满意。目前,BAI 多联合其他治疗手段以提高患者生存。

### 二、肺癌血管内介入联合粒子植入治疗

1. 经支气管动脉灌注化疗术及栓塞术 采用 Seldinger 技术经股动脉穿刺,用 5F Pigtail 导管,在 X 线监视下行胸主动脉造影,观察病变区的动脉供血情况,再引入 5F Cobra 导管,选择性进入肿瘤供血支气管动脉,经支气管动脉注造影剂证实后,做造影摄片以详细了解肿瘤血供情况。使用造影剂总量~10ml,流速 1~2ml/s,DSA 摄影。然后进行灌注化疗。化疗药为 5-Fu 1.0,吡柔比星 40mg,羟喜树碱 20mg,Vp16 100mg,分别用生理盐水稀释,推注速度为 2ml/s,以防止导管头脱出靶血管或药物逆流而影响疗效。对于肿瘤供血支气管动脉迂曲、增粗的患者,行支气管动脉栓塞术。栓塞时,用微导管(3F 的 SP 导管)选择性进入肿瘤供血支气管动脉,尽量到达支气管动脉远端,注意一定避开脊髓前动脉,以明胶海绵颗粒 1mm×1mm×1mm 混合一定造影剂行栓塞治疗。当观察到血流速度明显减慢、造影见肿瘤染色消失时,终止栓塞治疗。必要时可加用微钢圈闭塞支气管动脉。术毕拔管,局部压迫止血 15 分钟,加压包扎返回病房。患肢制动 12 小时,卧床 24 小时。常规抗炎、止吐、水化等治疗。

2. CT 引导下放射性粒子植入治疗 肺癌血管介入治疗后,择期再次行血管介入治疗,间隔时间以 3~4 周为宜。期间依据患者的一般状况决定行局部放射性粒子植入术。放射性粒子植入治疗是一种安全、有效的内放疗方式,对周围重要组织器官的损伤小。韦长元等将不同剂量的放射性粒子 $^{125}$I 植入兔大动脉旁,在不同时间、用电镜、光镜等方法观察兔大动脉组织的变化。结果显示:同剂量、作用不同时间的放射性粒子植入大动脉旁后,光镜观察动脉外膜有炎细胞浸润,中膜、内膜层无变化。电镜观

察了粒子活度为 2.15×10⁷Bq（0.58mCi）、植入 30 天和粒子活度为 5.92×10⁷Bq（1.6mCi）、植入 20 天两组。显示动脉内膜的微绒毛变形、嵴变平。粒子活度为 5.92×10⁷Bq（1.6mCi）、植入 30 天组，显示动脉内膜细胞嵴变平，微绒毛大部分消失，但无内膜破溃。因而认为放射性 ¹²⁵I 粒子植入对正常血管组织损伤小，为可逆性，血管无穿孔、出血的严重损害。覃庆洪、韦长元等通过细胞学实验研究显示：联合 ¹²⁵I 照射能提高化疗药物 ADM 在乳腺癌敏感株细胞中的浓度。¹²⁵I 放射性粒子与化疗药物 ADM 联合作用，除诱导细胞凋亡外，还可导致大量细胞死亡，具有协同、增效的作用。

在临床研究中，刘丽等采用 ¹²⁵I 粒子植入联合支气管动脉灌注化疗栓塞治疗肺鳞癌 30 例，治疗后 1 个月、2 个月、4 个月的有效率分别为：63.3%、93.3% 和 96.7%。全组 30 例患者均全部完成治疗，所有患者未出现严重并发症，化疗不良反应轻。孙勇等对 15 例经活检证实的晚期非小细胞肺癌患者，通过血管介入联合 CT 导向下放、化疗粒子植入双重靶向治疗，术后 2 个月复查肿瘤情况，结果植入病例全部一次性成功。总有效率（CR＋PR）为 86.7%（13 例）。贾斌等报道的先行粒子植入再行支气管动脉化疗的有效率为 71.93%。贺克武等对 43 例 57 个病灶的进展期肺癌采用 CT 引导下植入放射性粒子，联合同步支气管动脉内灌注 GP 方案化疗 2～4 周期，1 个月、3 个月、6 个月、12 个月的总缓解率分别为 8.8%、56.1%、63.6%、84%。广州东方医院使用肺癌血管内介入治疗代替全身化疗，联合局部放射性粒子植入综合治疗，形成一套"介入栓塞术—粒子植入术—介入栓塞术的三部曲"序贯疗法，治疗 60 例中、晚期 NSCLC，有效率为 98.6%，1 年生存率为 92.2%，明显提高了患者生存率，改善了患者的生活质量（图 3-32-4）。

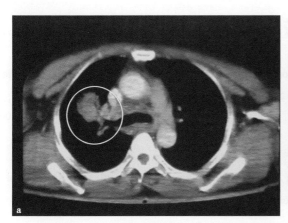 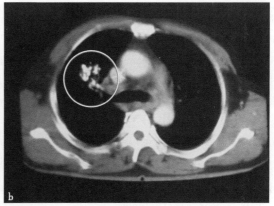

图 3-32-4　a：右肺中央型癌；b：BAI＋BAE 术后 2 周，行 ¹²⁵I 粒子植入，1 个月后复查，肿瘤基本消失

血管介入栓塞术联合放射性粒子植入术治疗晚期 NSCLC 是一种安全、疗效显著的治疗方法，毒副反应低，并发症少，为于癌症晚期患者提供了安全有效的治疗方法，并且显著提高了患者的生存质量，延长了存活时间，具有很高的临床应用价值。

（姚　波　韦长元）

# 参 考 文 献

1. Schmid-Bindert G，Henzler T，Chu TQ，et al. Functional imaging of lung cancer using dual energy CT：how does iodine related attenuation correlate with standardized uptake value of 18FDG-PET-CT？Eur Radiol，2012，22（1）：93-103.

2. Ng KK，Lam CM，Poon RT，et al. Comparison of systemic responses of radiofrequency ablation，cryotherapy，and surgical resection in a porcine liver model. Ann Surg Oncol，2004，11（7）：650-7.

3. Gage AA，Baust JM，Baust JG. Experimental cryosurgery investigations in vivo. Cryobiology，2009，59（3）：229-43.

4. Li J，Chen J，Zhou L，et al. Comparison of dual- and triple-freeze protocols for hepatic cryoablation in a Tibet pig model. Cryobiology，2012，65（1）：68-71.

5. Littrup PJ，Mody A，Sparschu R，et al. Prostatic cryotherapy：ultrasonographic and pathologic correlation in the canine model. Urology，1994，44（2）：175-183.

6. Maiwand MO. The role of cryosurgery in palliation of tracheo-bronchial carcinoma. Eur J Cardiothorac Surg, 1999, 15(6): 764-768.

7. Chen JB, Li JL, He LH, et al. Radical treatment of stage IV pancreatic cancer by the combination of cryosurgery and iodine-125 seed implantation. World J Gastroenterol, 2012, 18(47): 7056-7062.

8. Chen J, Liang B, Yuan Y, et al. Comprehensive treatment of malignant mesothelioma patients after the failure of systemic chemotherapy. Cryobiology, 2012, 65(3): 284-8.

9. 周红桃, 牛立志, 周亮, 等. 冷消融联合放射性碘粒子植入治疗不可切除的肺癌. 中国肺癌杂志, 2008, 11(06): 780-783.

10. Niu L, Zhou L, Xu K, et al. Combination of cryosurgery and Iodine-125 seeds brachytherapy for lung cancer. J Thorac Dis, 2012, 4(5): 504-507.

11. Mu F, Niu L, Li H, et al. Percutaneous comprehensive cryoablation for metastatic hepatocellular cancer. Cryobiology, 2013, 66(1): 76-80.

12. Buy X, Lang H, Garnon J, et al. Percutaneous renal cryoablation: prospective experience treating 120 consecutive tumors. AJR Am J Roentgenol, 2013, 201(6): 1353-61.

13. Borre M. Percutaneous focal cryoablation of prostatic cancer. Ugeskr Laeger, 2011, 173(10): 733.

14. amauchi Y, Izumi Y, Hashimoto K, et al. Palliative percutaneous cryoablation in a patient with locally advanced invasive thymoma. Eur Respir J, 2012, 39(2): 505-7.

15. 周亮, 曾健滢, 张志凯, 等. 冷冻消融联合 125I 粒子治疗恶性胸腺瘤疗效观察. 中华临床医师杂志(电子版), 2014, 8(12): 2366-2369.

16. Stewart JR, Gibbs FA, Jr. Hyperthermia in the treatment of cancer. Perspectives on its promise and its problems. Cancer, 1984, 54: 2823-2830.

17. Storm FK, Baker HW, Scanlon EF, et al. Magnetic-induction hyperthermia. Results of a 5-year multi-institutional national cooperative trial in advanced cancer patients. Cancer, 1985, 55(11): 2677-2687.

18. 陈光春, 吴开俊. 125I 粒子永久植入联合巨能射频消融治疗前列腺癌 12 例疗效. 现代临床医学生物工程学杂志, 2002, 8(5): 333-334, 339.

19. 马旺扣, 许运龙, 邢光富, 等. 微创放射粒子植入综合治疗肺癌. 中国微创外科杂志, 2003, 3(6): 511-512.

20. 陆光兵, 雷敏, 田良东, 等. 冷极射频消融联合 125I 粒子植入治疗肺癌 20 例报告. 西南军医, 2014, 16(5): 513-514.

21. Wright AS, Sampson LA, Warner TF, et al. Radiofrequency versus microwave ablation in a hepatic porcine model. Radiology, 2005, 236(1): 132-9.

22. 柯明耀, 陈玲玲, 吴雪梅, 等. 经皮微波热凝固联合 125I 放射性粒子植入治疗晚期肺癌. 中国微创外科杂志, 2009, 5(9): 432-434.

23. 肖湘生, 董生, 董伟华, 等. 肺癌血供系列研究. 介入放射学杂志, 2008, 17(3): 169-171.

24. 常恒, 肖湘生, 董伟华, 等. 动脉 CT 血管造影对肺转移瘤的血供研究. 中华放射学杂志, 2005, 39(1): 34-38.

25. 韦长元, 李挺, 杨伟萍, 等. 放射性粒子 125I 对兔大血管放射性损伤的实验研究. 外科理论与实践, 2006, 1(1): 59-60.

26. 覃庆洪, 韦长元, 杨伟萍, 等. 125I 放射性粒子对乳腺癌细胞内阿霉素浓度影响的实验研究. 广西医科大学学报, 2009, (01): 13-15.

27. 韦长元, 杨伟萍, 覃庆洪, 等. 125I 联合 ADM 对乳腺癌 MCF-7 细胞增殖、凋亡的影响. 实用肿瘤杂志, 2011, 26(2): 124-127.

28. 刘丽, 王武章. 125I 粒子植入联合支气管动脉灌注化疗栓塞治疗肺鳞癌的临床应用. 中国肿瘤临床与康复, 2014, 21(6): 688-690.

29. 孙勇, 高剑波, 周志刚, 等. 血管介入联合放化疗粒子植入治疗晚期非小细胞肺癌 15 例分析. 中国误诊学杂志, 2010, 10(18) 4491-4508.

30. 贾斌, 田志明. 125I 粒子植入联合支气管动脉灌注化疗治疗肺癌的临床观察. 山西医科大学学报, 2012, 43: 33-37.

31. 贺克武, 高斌, 秦汉林, 等. 125I 粒子组织间植入联合支气管动脉灌注化疗治疗肺癌的疗效观察. 介入放射学杂志, 2012, 7: 554-558.

# 第三十三章
# 放射性粒子植入联合分子靶向药物治疗肺癌

原发性支气管肺癌起源于支气管黏膜或腺体，常有区域性淋巴结和血行转移，病情的进展速度与细胞的生物学特性相关。根据肺癌的生物学特点及预后，将肺癌分为 NSCLC 和 SCLC 两大类。它们的治疗原则不同，NSCLC 的治疗原则是 I～IIIa 采用以手术为主的综合治疗；IIIb 采用以放疗为主的综合治疗；IV 期则采用以化疗为主的综合治疗。SCLC 的治疗原则是以化疗为主，辅以手术和（或）放疗。

微创医学与生物医学是未来医学的发展方向，以放射性粒子植入为代表近距离放射治疗在中国已经走过十余年的历史，取得令人鼓舞的局部控制疗效；以分子特异性靶向药物治疗为代表的生物治疗在临床已经广泛应用，那么将放射性粒子极好的局部控制率与靶向药物的全身治疗结合在一起是否能进一步地巩固疗效、提高远期生存率，将是一个崭新的课题。

## 第一节　分子靶向治疗的现状

21 世纪，抗肿瘤治疗领域最重要、最突出的进展当属分子靶向治疗。最近几年，新型分子靶向药物在临床实践中已取得了显著疗效，表明了其理论的正确性、可行性。分子靶向治疗是现在肿瘤治疗领域的突破性和革命性的发展，代表了肿瘤生物治疗目前的最新的发展方向。与传统的放疗和化疗相比，它具有特异、高效和低毒等特点，并逐步形成一种重要的治疗模式和治疗手段，在肿瘤综合治疗中发挥着日益重要的作用。

肿瘤分子靶向治疗在临床治疗中的应用，得益于 20 世纪 80 年代以来分子生物学和免疫学方面的发展，主要包括：对机体免疫系统和肿瘤细胞生物学与分子生物学的深入了解，DNA 重组技术的进展；杂交瘤技术的广泛应用和计算机控制的生产工艺和纯化等。特别是 2000 年人类基因组计划的突破，成为分子水平上理解机体器官以及分析与操纵分子 DNA 的又一座新里程碑，与之相发展并衍生一系列现代生物技术前沿：基因组学技术、蛋白质组学技术、生物信息学技术和生物芯片技术。除此之外，计算机虚拟筛选、组合化学、高通量筛选都加速了分子靶向治疗新药研究进程。1997 年 11 月，美国 FDA 批准 rituximab 用于治疗 CD20 表达的 B 细胞性淋巴瘤，真正揭开了肿瘤分子靶向治疗的序幕。自 1997 年以来，美国 FDA 批准已用于临床的肿瘤分子靶向制剂已有数十种，并取得了极好的社会与经济效益。肿瘤分子靶向治疗是指在肿瘤分子生物学和分子免疫学等的基础上，以肿瘤组织或细胞所具有的特异性（或相对特异的）结构分子作为靶点，利用某些能与这些靶分子特异结合的抗体、配体和小分子化合物等，阻断或干扰肿瘤细胞异常增殖信号，从而达到直接治疗或导向治疗目的的一类疗法。其作用具有高度的特异性，即要求有特定的靶标。由于肿瘤分子特征的复杂性，分子靶向治疗需要根据每位患者肿瘤的分子病理学和分子生物学特征进行分类，才能制定出个体化的治疗方案。因此，肿瘤分子靶向治疗是贯穿了肿瘤的发病特征、分子病理诊断、靶向药物的选择等多因素综合的结果。2015 年，美国总统奥巴马在国情咨文演讲中首次提出了"精准医学（precision medicine）"计划，使肿瘤的治疗进入了精准治疗时代，所谓的精准治疗，即个性化医疗，是生物信息科学与先进医疗技术交叉应用发展起来的新型医疗模式。通过基因组、蛋白质组等医学前沿技术，精确寻找到疾病原因和治疗靶点，最终实现对疾病和特定患者进行个性化精准治疗的目的。近年来，随着医学诊断技术，特别是分子诊断技术的不断提高,针对肺癌的新的驱动基因不断被发现,基于驱动基因的新型靶向药物不断涌现,肺癌精准治疗成为了实体瘤中关注及治疗的热点。

## 一、分子靶向药物的分类

分子靶向治疗药物按药物本身性质特点主要分两类:单克隆抗体和小分子化合物。按照不同的作用机制,将现有的靶向药根据不同靶点罗列(表3-33-1)。

表3-33-1 靶点与敏感靶向药表

| 靶点 | 靶向药 |
| --- | --- |
| EGFR | 吉非替尼;埃罗替尼;奥斯替尼;耐昔妥珠单抗;AG-013736;西妥昔单抗;帕尼单抗 |
| HER2 | 曲妥珠单抗;拉帕替尼;阿法替尼 |
| ALK | 克唑替尼;艾乐替尼;赛立替尼 |
| Bcr-Abl 酪氨酸激酶 | 伊马替尼;尼罗替尼 |
| CD20 | 利妥昔单抗;替伊莫单抗;托西莫单抗 奥滨尤妥珠单抗;奥法木单抗 |
| 抗血管生成 | 血管内皮抑素;沙利度胺;PTK/ZK;贝伐单抗;阿柏西普;雷莫芦单抗;雷那多胺 |
| 泛素-蛋白酶体抑制剂 | 硼替佐米;卡菲佐米 |
| IGFR-1 激酶抑制剂 | NVP-AEW541 |
| mTOR 激酶抑制剂 | 依维莫斯;CCI-779;RADOOI |
| 多靶点小分子靶向药物 | 索拉菲尼;凡德他尼;舒尼替尼;ZD647 达沙替尼/瑞格菲尼;阿昔替尼;卡博替尼 帕唑帕尼 |
| CD38 单抗 | 达雷木单抗 |
| BTK 抑制剂 | 依鲁替尼 |
| CD30 单抗 | 苯妥昔单抗 |
| CD52 单抗 | 阿伦单抗 |
| Bcl-2 抑制剂 | Venetoclax |
| CDK4/6 | 帕博西尼 |
| PARP 抑制剂 | 奥拉帕尼 |

早期的单靶点药物,除伊马替尼疗效异常显著外,大部分分子靶向药物的客观有效率(CR+PR)基本都在10%左右。主要是由于大多数实体肿瘤都是受到多靶点、多环节的调控,单一因素的过度表达不能全面代表肿瘤细胞增殖分化的真正机制。阻断一个受体或靶位,不一定能阻断所有细胞信号传导。2005年7月,国际肺癌大会(WCLC)上,Ranson等报道了能同时阻断EGFR和VEGF的多靶点药物ZD6474(Zactima),用于晚期NSCLC的二、三线治疗,可比吉非替尼更能显著延长疾病进展时间。新型多靶点的抗肿瘤药物中,具有代表性的为索拉非尼(Sorafenib),该药一方面通过抑制RAF、MEK、ERK信号传导通路直接抑制肿瘤生长,另一方面通过抑制VEGF和血小板衍生生长因子(PDGF)受体而阻断肿瘤新生血管的形成,间接地抑制肿瘤细胞的生长。大规模随机Ⅲ期临床试验显示,系统抗癌治疗失败的晚期肾透明细胞癌患者可从索拉非尼治疗中获益。美国FDA于2005年12月快速批准了索拉非尼作为晚期肾细胞癌的治疗药物。这是美国FDA 10年来批准的第一个治疗肾癌的药物。此外,临床研究初步结果表明,索拉非尼对肝癌、黑色素瘤或NSCLC等实体瘤有潜在的抗肿瘤效应。

## 二、靶向药物在肺癌的应用

### (一)表皮生长因子受体抑制剂

1. 吉非替尼 吉非替尼(gefitinib,ZDl839,iressa)是小分子苯胺喹唑啉类化合物,为口服EGFR酪氨酸激酶的可逆性抑制剂。2003 年 5 月，被美国 FAD 批准单药用于含铂类或多西他赛方案化疗失败的晚期 NSCLC。3 项大型Ⅲ期临床研究 INTACT1、INTACT2 和 ISE 均未显示吉非替尼与传统化疗药物有协同作用，也未观察到患者生存期延长。2008～2015 年，有几项大型Ⅲ期临床研究比较吉非替尼一线对照以铂类为基础的化疗，治疗 EGFR 基因突变的晚期 NSCLC，研究结果一致表明，存在 EGFR 基因敏感突变的患者，先用标准含铂类两联化疗和先用吉非替尼的总生存无统计学上显著性差异，但是先用吉非替尼的患者 PFS 和生活质量均明显优于先用化疗组，这几项研究奠定了吉非替尼在晚期 NSCLC 中一线治疗的地位。2012 年欧洲肿瘤年会上一项Ⅱ期临床试验报道了对 EGFR 敏感突变的患者，进行培美曲赛联合吉非替尼的治疗，显示出了良好的 PR 率。这些数据表明，改善患者的选择和组合策略，很可能扩大该靶向治疗的益处。提示 EGFR 突变状态很可能是吉非替尼一线治疗疗效的决定性预测因素。目前很多研究致力于寻找 TKI 疗效预测指标，以确定哪些患者对表皮生长因子受体酪氨酸激酶抑制剂（tyrosine kinase inhibitors，TKI）有效，哪些患者无效，取得了一些令人瞩目的结果，对临床有一定的指导意义但仍不足以预测某一个体的确切疗效、也无法确定最佳的用药时机，只能拭目以待。但 ISEL 亚组分析提示吉非替尼对女性、腺癌、不吸烟者、EGFR 突变、含支气管肺泡癌成分者有较好疗效。吉非替尼主要副作用是皮疹及腹泻。

2. 厄洛替尼　厄洛替尼（erlotinib，0SI-774，tarceva）为低相对分子质量喹唑啉类化合物，是一种人表皮生长因子受体 -1（humanepidermal-growth-factor receptor-1，Her-1）和 EGFR 酪氨酸激酶（thymidine kinase，TK）抑制剂，通过抑制 EGFR-TK 的自磷酸化反应抑制信号转导，从而达到抑制细胞增殖的作用。于 2004 年 11 月、2005 年 9 月及 2006 年 4 月分别被美国、欧洲及我国批准用于化疗失败后 NSCLC 的二、三线治疗。在 1 项多中心、随机、双盲、安慰剂对照的厄洛替尼用于晚期 NSCLC 的二线或三线治疗的Ⅲ期临床实验 BR21（n＝731）中，厄洛替尼作为 EGFR 酪氨酸激酶抑制剂，第一次显示出生存优势，同时提示性别、吸烟状况、是否为腺癌、种族是影响患者预后的因素。厄洛替尼单药一线治疗晚期 NSCLC 也受到广泛关注。1 项厄洛替尼单药（150mg/d）一线治疗晚期 NSCLC 的Ⅱ期临床研究中（n＝40），PR 15%，SD 28%，PD 58%，肿瘤进展时间 8 周，中位生存期 50 周，1 年、2 年、3 年生存率分别为 44%、18% 和 16%，差异具有统计学意义。不良反应主要为皮疹，且皮疹发生与疗效具有相关性。厄洛替尼作为第一个可延长生存期的 EGFR 酪氨酸激酶抑制剂，很有潜力成为一线治疗晚期 NSCLC 的选择，其联合化疗失败及不良反应皮疹发生的原因尚不清楚，有待进一步研究。与全球研究结果比较，亚洲患者具有更好的疾病控制率和更长的 PFS，此研究再证实了厄罗替尼是治疗 NSCLC 的一种有效且耐受性好的药物。

3. 二代 EGFR 抑制剂的产生及应用　随着一代 EGFR 抑制剂在肺癌中的应用及取得显著的疗效，耐药问题成为亟待解决的问题。应运而生的是第二代 EGFR 抑制剂阿法替尼和 CO-1686 及 AZD9291。第二代 EGFR-T（代表药物为阿法替尼）的开发，应用于存在 EGFR 外显子 19 突变的转移性 NSCLC 患者。LUX-Lung 3 试验表明阿法替尼作为一线治疗的患者中位无进展生存期（PFS）明显超过接受培美曲塞 / 顺铂的患者。此外，伴有两种最常见的 EGFR 突变类型（Del19 或 L858R）的 NSCLC 患者在接受阿法替尼后的无进展生存期明显优于对照组。阿法替尼治疗肺癌的Ⅲ期临床试验证实，阿法替尼为不可逆的 EGFR 和 HER2 双重抑制剂，体外试验表明阿法替尼对 HER2 和 EGFR 野生型及突变型是有效的，还包括 L858R/T790M 受体双突变。随后进行的多中心、随机、开放标记的Ⅲ期临床试验 LUX-Lung6 得到了一致的结果。第 3 代 EGFR-TKI 代表药物 Tagrisso（osimer-tinib，AZD9291）和 Rociletini（CO-1686）针对大部分晚期 EGFR 突变的 NSCLC 患者在使用 EGFR-TKI 治疗 1～2 年后会发生获得性耐药，T790M 突变是最常见的耐药机制。其具有高靶向性、口服生物利用度高、疾病控制时间长、毒副作用较同靶点药物低以及患者口服依从性较好等优点。

4. 西妥昔单抗　西妥昔单抗（cetuximab，IMC-C225，erbitux）是一种人鼠嵌合型单克隆 IgG 抗体，与 EGFR 膜外区结合后可阻断 EGFR 与配体（EGF，转化生长因子 -α）结合，从而竞争性抑制 EGFR 激酶活性。2004 年，被美国 FDA 批准用于结直肠癌的二线治疗。1 项大型随机、多中心Ⅲ期临床研究比较了长春瑞滨加顺铂联合或不联合西妥昔单抗一线治疗 NSCLC 的疗效。结果控制组和西妥昔单抗组中位生存期为 10.1 个月和 11.3 个月，1 年生存率为 42% 和 47%（$P=0.004$），有效率为 29% 和 42%。提示西妥昔单抗联合化疗能显著改善总体生存，不良反应主要是腹泻和皮疹。亚组分析提示西妥昔单抗联合化疗对亚洲人疗效不如白种人明显。西妥昔单抗联合化疗有望成为 NSCLC 一线治疗新标准，目前还有多项临床试验研究其在治疗表达 EGFR 的 NSCLC 中的疗效。

### （二）ALK 抑制剂药物及临床试验

1. 克唑替尼　克唑替尼（crizotinib）是一种口服氨基吡啶活性衍生物、小分子酪氨酸激酶抑制剂，是全球第一个小分子 ALK 和 c-MET 双靶点口服抑制剂，通过抑制 EML4-ALK 融合蛋白，阻止 ALK 激酶区异常激活，达到抗肿瘤效应。ALK 融合基因是继 EGFR 基因突变后在 NSCLC 患者中发现的又一个具备针对性靶向药物治疗的肿瘤驱动基因，其发生于 3%～7% 的 NSCLC 患者。EML4-ALK 融合基因已经成为 NSCLC 治疗的新靶点。克唑替尼分别于 2011 年和 2013 年在 FDA 和 EMA 获批上市，2013 年获得 SFDA 批准上市。在一项 I/II 期克唑替尼对 ALK 阳性的进展期 NSCLC 患者的临床试验结果表明，总体的客观缓解率达 61%，PFS 为 9.7 个月，平均响应时间为 49 周。PROFILE 1005 研究入组 259 例既往接受过化疗的 ALK 阳性晚期 NSCLC 患者，客观缓解率为 60%，中位 PFS 为 8.1 个月，且安全性良好。体外试验证实，克唑替尼在 MET 基因扩增阳性的肺癌细胞中有显著的抗肿瘤活性，而对 MET 扩增阴性的肺癌细胞无效。PROFILE 1007 研究结果提示，对于既往治疗过的 EML4-ALK 阳性晚期 NSCLC，克唑替尼较标准二线化疗（培美曲塞或多西他赛）可显著改善中位 PFS 期和客观缓解率。晚期 NSCLC 的 III 期临床研究（PROFILE 1014）进一步研究克唑替尼与培美曲塞联合顺铂/卡铂一线治疗 ALK 阳性晚期 NSCLC，得出克唑替尼疗效明显优于化疗。2015 年美国国家综合癌症网络（NCCN）指南指出，克里唑替尼可用于 ALK 重排患者的一线治疗方案。ROS1 是与 ALK 密切相关的 RTK，它同 ALK 基因一样在 NSCLC 以及其他癌症中通过基因重排产生融合基因。ohn Iafrate 等研究表明，克唑替尼对 ROS1 重排的进展期 NSCLC 有着显著的抗肿瘤作用。

2. ALK + 二代抑制剂　针对二次突变引起耐药的对策临床前研究已证实，第 2 代 ALK 抑制剂（如 CH5424802）不仅对于存在 EML4-ALK 融合基因的肿瘤细胞具有活性，而且对已鉴定出来的多种 ALK 激酶区耐药突变均具有活性。LDK378，AP26113 和 CH5424802 的早期临床前数据提示这些药物对未接受克唑替尼治疗和克唑替尼耐药的患者均具有活性。Davare 等发现 foretinib（一种 C-met 抑制剂，GSK1363089）比克唑替尼更有效，新近的研究证明使用克唑替尼治疗 ROS1 阳性的 NSCLC 一段时间后会出现一定的耐药，但是在临床的安全范围内，却仍对 foretinib 敏感，此研究证明 foretinib 是一种强有力的抗 ROS1 阳性的 NSCLC 药物。NP28761 研究和 NP28673 研究中，alectinib 表现出了对克唑替尼耐药 ALK 阳性 NSCLC 患者的良好抗肿瘤作用，尤其是对发生中枢神经系统（CNS）转移的患者。这个研究结果初步显示 alectinib 对耐药的且有脑转移的 ALK 阳性患者显示出良好的前景。

### （三）血管内皮生长抑制剂

1. 贝伐单抗　贝伐单抗（bevacizumab，avastin）是重组人源化 VEGF 的 IgGl 型单克隆抗体，能与所有 VEGF 异构体结合，从而阻断 VEGF 与 VEGFR 结合，以抑制 VEGF 活性。它是 2006 年 10 月第 1 个被美国 FDA 批准用于癌症治疗的抗血管生成药物。1 项大型的随机 III 期临床试验比较了紫杉醇加卡铂联用或不联用贝伐单抗一线治疗晚期 NSCLC 的疗效。控制组整体中位生存期为 10.3 个月，贝伐单抗组为 12.3 个月（$P=0.003$）。中位无进展生存期为 4.5 个月和 6.2 个月，2 年生存率为 15% 和 23%。控制组与实验组有效率为 15% 和 35%。另 1 项大型双盲、随机 III 期临床试验比较了吉非替尼与顺铂联用低、高剂量贝伐单抗（及安慰剂一线治疗晚期 NSCLC 疗效。客观有效率分别为 20.1%、34.2% 和 30.4%。低剂量组与安慰剂组中位无进展生存期为 6.7 个月和 6.1 个月，高剂量组与安慰剂组中位无进展生存期为 6.5 个月和 6.3 个月。

2. 血管内皮抑素　血管内皮抑素可抑制内皮细胞 eNOS 的激活，从而抑制 VEGF 诱导的 NO 合成和内皮细胞迁移。国内 24 家中心开展了国产血管内皮抑素（YH-16，恩度）联合 NP 方案比较 NP 方案治疗晚期 NSCLC 的 III 期临床试验，有效率分别为 35.4% 和 19.5%，中位生存期分别为 6.3 个月和 3.6 个月，不良反应并未因加入恩度而增加，对初治与复治 NSCLC 均有效。恩度成为世界上第 1 个成功上市的血管内皮抑素。且国内霍小东等人曾研究过在小鼠肺癌模型中恩度对近距离放射治疗的增敏作用，得出了恩度对肺癌移植瘤的近距离辐射增敏作用明确，VEGF，MVD 等的表达变化是其重要机制。

3．多靶点药物

（1）索拉非尼：索拉非尼（sorafenib，BAY-ER 43-9006，nexavar）是一种口服 VEGFR-2、RAF 激酶、PDGFR-B 和 C-Kit 抑制剂，可抑制肿瘤增殖及新血管形成。2000 年 12 月被美国 FDA 批准用于治疗晚期肾细胞癌，2006 年 11 月在中国上市。1 项索拉非尼单药治疗晚期 NSCLC 的 II 期临床研究中（$n=25$），PR 3 例，SD 7 例，无进展生存期和中位生存期分别为 2.9 个月和 8.8 个月。索拉非尼在疾病控制率及生存率上都表现出初步效果。主要不良反应是疲劳、腹泻和呼吸困难，其中 1 例病例出现 IV 级肺部出血。1 项紫杉醇加卡铂联合索拉非尼治疗晚期 NSCLC 的 II 期临床研究中（$n=14$），PR 4 例，SD 7 例，中位无进展生存期为 34 周，主要不良反应为皮疹、面肌痉挛和腹泻。基于 II 期研究初步表现的有效率及安全性，化疗联合索拉非尼治疗晚期 NSCLC 的多项 III 期临床研究都已在进行中，包括 1 项大型试验 ESCAPE（$n=900$）。索拉非尼对早期 NSCLC 的疗效及其联合其他靶向药物对晚期 NSCLC 的研究也正在研究中。怎样联合索拉非尼与化疗或其他靶向药物才能取得最佳的疗效及其作用机制、安全性等都需进一步研究。

（2）凡的他尼：凡的他尼（vandetanib，ZD6474）为一种合成的苯胺喹唑啉化合物，能选择性抑制 VEGFR-1、VEGFR-2、VEGFR-3、RET 和 EGFR，对血管生成和肿瘤生长均有抑制作用。Heymach 等将 127 例均接受过含铂方案的晚期 NSCLC 随机分为 3 组：多西他赛 + 安慰剂组、多西他赛 +ZD6474 100mg 组和多西他赛 + ZD6474 300mg 组，3 组患者的中位疾病无进展生存期分别为 2.8 个月、4.3 个月和 4.0 个月。数项 II 期和 III 期临床试验正在进行，旨在评价 ZD6474 单药或联合化疗在 NSCLC 患者一、二、三线治疗和辅助治疗中的疗效和安全性。

（3）舒尼替尼：该药是多靶点酪氨酸激酶抑制剂，主要作用靶点为 VEGFR-1、VEGFR-2、VEGFR-3、PDGFR-α、PDG-FR-β、Fit-3 和 c-Kit，可抑制肿瘤增殖和血管生成。两项 II 期临床试验对舒尼替尼用于复治 NSCLC 患者的疗效进行评价，有效率分别有 11% 和 2%，疾病控制率分别为 40% 和 21%，PFS 均为 12 周，OS 分别为 5.4 个月和 8.6 个月。目前数项试验正在进行，旨在评价舒尼替尼联合含铂化疗用于初治 NSCLC 患者的疗效和安全性。

### 三、靶向药物治疗存在的问题和发展方向

进入 21 世纪以来，肿瘤靶向治疗已取得了长足进步，使过去很多不能治疗的疾病得到了有效控制。分子靶向治疗能够延长癌症患者生存期，改善患者的生活质量，为人类战胜癌症迈出了一大步。虽然分子靶向治疗在肿瘤治疗中取得了划时代的伟大进步，但是面临更多的挑战。正确和客观地认识分子靶向治疗的作用和地位，是临床肿瘤医生当前之要务。

1．对肿瘤诊断提出新的要求　随着对肿瘤发病机制认识的深入，肿瘤的诊断将由现在的以组织病理学为主的形态学诊断，逐渐向形态学、免疫学、细胞遗传学和基因学为基础的分子病理学方向发展。分子靶向治疗需要根据每位患者肿瘤的分子学特征进行详细分类，制定出更具针对性的个体化治疗方案。

2．分子靶向治疗本身的问题　尚需进一步了解各种靶向药物及其治疗的分子生物学基础，提高现有分子靶向药物的特异性，并挖掘已有的分子靶向药物的潜能，进一步探讨患者的种族、性别、生活习惯及环境条件等各项临床特征对靶向治疗疗效的影响，从而优化药物的选择和优势人群的选择，大大提高靶向药物的针对性、靶向性和有效性。最终提高性价比和临床疗效，真正做到"量体裁衣"式的个体化治疗。

3．分子靶向治疗还有待进一步完善　大多数实体瘤形成的机制很复杂，肿瘤组织一开始可能源于单一基因突变，但随着肿瘤生长，可能带来新的基因突变。而单一靶向药物仅能阻止一小部分肿瘤细胞增殖，最有效的方法是同时去除多种关键的异常基因。因此，需要深入研究不同实体肿瘤的多靶点、多环节调控过程，以便加速推进分子靶向治疗领域的转化性研究，提高靶向药物选择的针对性。

4.单克隆抗体的人源化问题 在临床治疗中使用鼠源性单抗的主要障碍之一是产生人抗鼠抗体（HARA）反应，通过基因工程技术制备嵌合抗体的 HAMA 反应率较鼠源性单抗低，但完全的人源抗体才是单抗药物的发展目标。噬菌体抗体库技术和人人杂交瘤技术是制备完全人源单抗的两种方法。目前，肿瘤药物治疗正处于从单纯细胞毒性攻击到分子靶向性调节的过渡时期。期待不久的将来，随着人类基因组学中功能性基因组以及肿瘤基因组的深入了解，并结合高新技术（如高通量药物筛选等手段）的有效运用，肿瘤分子靶向治疗能在肿瘤治疗中发挥更加重要的作用。

## 第二节 放射性粒子植入联合分子靶向药物治疗肺癌

Das 等在体外试验发现，EGFR 野生型 NSCLC 细胞对放射抗拒，EGFR 突变型细胞却对放射敏感。另外，2011 年，哈佛医学院放疗中心对 123 例既往行单纯放疗或放疗联合其他治疗（化疗、手术、靶向治疗）的局部晚期 NSCLC 患者进行回顾性疗效分析发现，EGFR 突变型患者放射治疗后 2 年内局部复发率（17.8%）要明显低于 EGFR 野生型患者（41.7%），同时 EGFR 突变型患者 2 年生存率（92.6%）也要明显高于野生型患者（69.0%）。部分研究报道称在放射敏感的 EGFR 突变型 NSCLC 细胞 HCC827 中，吉非替尼可通过减少 ERK1/2 和 AKT 的磷酸化，阻断其介导的抗凋亡及促增殖作用，从而进一步增强放射敏感性。这些研究提示我们在分子靶向时代，靶向治疗可能会增强放疗的疗效。

放疗联合靶向药物基于的放射敏感性分子基础包括：放射对肿瘤细胞 DNA 造成的原发性损伤，对 DNA 损伤修复能力的抑制，细胞周期的阻滞，放射相关信号通路及组蛋白修饰等。DNA 损伤可以激活 P53，导致 ATM 及 Rad3 相关蛋白 ATR 的活化，Lin 等通过高内涵系统筛选出 PARP 及 ATM 抑制剂在 H460 细胞中可成为有效的放疗增敏剂。放疗后跨膜酪氨酸激酶受体（如 EGFR 通路）激活级联刺激信号通路的下游，包括 Ras 蛋白，分裂素活化蛋白激酶（MRK），细胞外信号调节激酶（ERK）和磷脂酰肌醇激酶（PI3K）等。EGFR、PI3K/Akt/mTOR、Raf/Mek/ERK 信号通路共同调控细胞增殖生长、细胞周期，与放疗敏感性有着密切的相关性。已有研究显示 EGFR 抑制剂 gefitinib，ALK 抑制剂 crizotinib，及 MEK 抑制剂 trametinb 等分别在 EGFR，ALK 及 KRAS 突变阳性的肺癌细胞中显示出较好的放疗增敏作用。此外，组蛋白脱乙酰酶抑制剂如 vorinostat 等也可以在肺癌细胞中起到放射增敏作用，这可能与 DNA 修复动力学，基因转录及非组蛋白乙酰化作用等相关。

而粒子是通过在肿瘤内部植入放射源，持续低剂量的释放放射性射线，属于内放疗范畴，放射性粒子植入是肿瘤微创靶向治疗技术，将肿瘤微创靶向治疗技术与分子靶向药物的应用相结合，可以发挥"双靶向"作用即肿瘤微创靶向灭活大部分肿瘤组织、分子靶向药物治疗残余病灶或者亚临床病灶。张福君等在国内较早开展了分子靶向药物结合放射性粒子局部植入控制局部中晚期肺癌的研究，选择了 20 名患者，标准为女性、腺癌、不吸烟者、EGFR 突变、既往接受过铂剂和多西紫杉醇化学治疗无效的局部晚期或转移性 NSCLC，每天口服吉非替尼（gefitinib, ZDl839, iressa）同时联合放射性 $^{125}$I 粒子植入局部病灶，6 个月局部病灶控制率 75%，患者中位生存期 18.2 个月，肿瘤无进展生存时间为 4.5 个月，1 年生存率 42%。其中，有 2 例皮疹患者，给以激素软膏对症处理；1 例严重腹泻患者，给以药量减半并同时给以洛哌丁胺对症处理；余患者药物耐受性好，未出现明显毒副作用。初步研究结果认为，其安全性高，能够延长患者的生存期，改善患者生活质量。有一女性肺癌患者，8 个疗程化疗失败，因V度骨髓抑制无法再进行化疗，选择易瑞沙联合局部粒子植入术后，患者出现髂骨转移，局部给以骨水泥控制局部病灶，患者现仍带瘤生存 3 年余。部分患者由于无法承担较高的靶向药物治疗费用，而不得不停止服用。浙江纪建松等人报道了 48 例ⅢB～Ⅳ期不可手术切除的、EGFR 突变阳性的晚期 NSCLC 患者，分成 A、B 两组，A 组 26 例，行 EGFR-TKIS 联合 $^{125}$I 放射性粒子植入治疗；B 组 22 例单纯行 EGFR-TKIS 治疗直至进展，对比分析两组患者的疗效，不良反应发生率及生存率。结果 A、B 两组患者局部控制率分别为 92.3% 和 68.2%，差异有统计学意义（$P=0.033$）；治疗有效率分别为 76.9% 和 54.5% 差异无统计学意义。研究组与对照组无进展生存时间（PFS）分别为 14.1 个月和 9.7 个月；1 年生存率分别为 80.8% 和 63.6%，中位生存时间分别为 26.9 个月和 17.1 个月，差异均有统计学意义。$^{125}$I 放射性粒子植入的主要并发症为气胸，A 组有 1 例患者出现Ⅲ度以上白细胞减少予粒细胞集落刺激因子等治疗后恢复正常。两组患者均未出现严重的心、肝、肾功能损害。结论 EGFR-TKIS 联合 $^{125}$I 放射性粒子植入治疗 EGFR 突变的晚期 NSCLC 是一种安全、有效的疗法，短期疗效优于单纯 EGFR-TKIS 药物治疗，是现阶段治疗 EGFR 突变的晚期 NSCLC 患者的新选择。

分子靶向药物治疗根据病变的分子特点，特别是对于微创靶向治疗技术不能够处理的部位，药物通过阻断肿瘤细胞或相关细胞的信号转导，来控制细胞基因表达的改变，而产生抑制或杀死肿瘤细胞。靶向药物最大的优点是以肿瘤细胞或与之相关的细胞为靶向点，选择性地抑制或杀死肿瘤细胞，而不损伤人体的正常细胞。根据药物攻击靶点的不同，靶向治疗有不同的作用途径：有的药物可以切断肿瘤生长；有的通过抑制肿瘤新生血管的形成来扼杀肿瘤；还有的利用疫苗激发人体的免疫系统，来攻击癌细胞上特有的靶点。如果把针对不同通路的靶向药物进行有效的组合，通过多种渠道来封杀肿瘤细胞，结合微创靶向治疗技术将会取得更为理想的治疗效果。

目前已有许多临床前及临床研究探索了各类靶向药物联合放疗的疗效和安全性，特别在局部晚期的 NSCLC 中，放疗同步 EGFR TKI 的治疗策略对 EGFR 敏感性突变的患者或带来更大获益。对于 TKI 治疗失败的患者，当病灶比较局限，进展缓慢时在继续使用 TKI 同时可考虑给予局部放疗。今后我们将需要更多前瞻性的随机对照研究去指导放疗联合靶向药物的临床应用，而随着我们对放疗联合靶向药物的放射增敏机制认识进一步加深，晚期 NSCLC 患者将会得到更佳的个体化治疗。

（王海涛　臧　立）

# 参 考 文 献

1. Giaccone G，Herbst RS，Manegold C，et al. Gefitinib in combination with gemcitabine and cisplatin in advanced non-small-cell lung cancer：a phase Ⅲ trial--INTACT 1. J Clin Oncol，2004，22：777-784.

2. Herbst RS，Giaccone G，Schiller JH，et al. Gefitinib in combination with paclitaxel and carboplatin in advanced non-small-cell lung cancer：a phase Ⅲ trial--INTACT 2. J Clin Oncol，2004，22：785-794.

3. Thatcher N，Chang A，Parikh P，et al. Gefitinib plus best supportive care in previously treated patients with refractory advanced non-small-cell lung cancer：results from a randomised，placebo-controlled，multicentre study（Iressa Survival Evaluation in Lung Cancer）. Lancet，2005；366：1527-1537.

4. Han JY，Park K，Kim SW，et al. First-SIGNAL：first-line single-agent iressa versus gemcitabine and cisplatin trial in never-smokers with adenocarcinoma of the lung. J Clin Oncol，2012，30：1122-1128.

5. Yang JC，Wu YL，Chan V，et al. Epidermal growth factor receptor mutation analysis in previously unanalyzed histology samples and cytology samples from the phase Ⅲ Iressa Pan-ASia Study（IPASS）. Lung Cancer，2014，83：174-181.

6. Mitsudomi T，Morita S，Yatabe Y，et al. Gefitinib versus cisplatin plus docetaxel in patients with non-small-cell lung cancer harbouring mutations of the epidermal growth factor receptor（WJTOG3405）：an open label，randomised phase 3 trial. Lancet Oncol，2010，11：121-128.

7. Shepherd FA，Rodrigues Pereira J，Ciuleanu T，et al. Erlotinib in previously treated non-small-cell lung cancer. N Engl J Med，2005，353：123-132.

8. Akerley W，Boucher KM，Bentz JS，et al. A phase Ⅱ study of erlotinib as initial treatment for patients with stage ⅢB-Ⅳ non-small cell lung cancer. J Thorac Oncol，2009，4：214-219.

9. Mok TS，Wu YL，Yu CJ，et al. Randomized，placebo-controlled，phase Ⅱ study of sequential erlotinib and chemotherapy as first-line treatment for advanced non-small-cell lung cancer. J Clin Oncol，2009，27：5080-5087.

10. Pirker R，Szczesna A，von Pawel J，et al. FLEX：a randomized，multicenter，phase Ⅲ study of cetuximab iu combination with cisplatin/vinorelbine（CV）versus CV alone in the first- line treatment of patients with advanced non-small cell lung cancer. J Clin Oncol，2008，26（Suppl）：8015.

11. Shaw A T，Kim D W，Nakagawa K，et al. Crizotinib versus chemotherapy in advanced ALK-positive lung cancer. New England Journal of Medicine，2013，368（25）：2385-94.

12. Solomon BJ，Mok T，Kim DW，et al. First-line crizotinib versus chemotherapy in ALK-positive lung cancer. N Engl J Med，2014，371：2167-2177.

13. Morcos P N，Cleary Y，Guerini E，et al. Clinical Drug-Drug Interactions Through Cytochrome P450 3A（CYP3A）for the Selective ALK Inhibitor Alectinib[J]. Clinical Pharmacology in Drug Development，2016，6（3）.

14. Sandier AB，Gray R，Perry MC，et al. Paclitaxel-earboplatin alone or with Bevacizumab for non-small-cell lung cancer. N Engl J Med，2006，355（24）：2542-2550.

15. 王金万，孙燕，刘永煜，等. 重组人血管内皮抑素联合 NP 方案治疗晚期 NSCLC 随机、双盲、对照、多中心Ⅲ期临床研究. 中国肺癌杂志，2005，8（4）：283-290.

16. 郭其森. 非小细胞肺癌的内科治疗现状. 中华肿瘤防治杂志，2009，16（10）：721-725.

17. Wilhelm SM，Carter C，Tang L，et al. BAY 43-9006 exhibits broad spectrum oral antitumor activity and targets the RAF/MEK/ERK pathway and receptor tyrosine kinases involved in tumor progression and angiogenesis. Cancer Res，2004，64：7099-7109.

18. Dy GK，Hillman SL，Rowland KM，Jr，et al. A front-line window of opportunity phase 2 study of sorafenib in patients with advanced nonsmall cell lung cancer: North Central Cancer Treatment Group Study N0326. Cancer，2010，116：5686-5693.

19. Gridelli C，Maione P，Del Gaizo F，et al. Sorafenib and sunitinib in the treatment of advanced non-small cell lung cancer. Oncologist，2007，12：191-200.

20. Das AK，Sato M，Story MD，et al. Non-small-cell lung cancers with kinase domain mutations in the epidermal growth factor receptor are sensitive to ionizing radiation. Cancer Res，2006，66：9601-9608.

21. Mak RH，Doran E，Muzikansky A，et al. Outcomes after combined modality therapy for EGFR-mutant and wild-type locally advanced NSCLC. Oncologist，2011，16：886-895.

# 第三十四章
# 放射性粒子植入联合免疫治疗

## 第一节　免疫治疗肺癌的研究现状

免疫治疗是肿瘤临床中一个重要的研究领域,并取得了显著进展。肺癌及其他恶性肿瘤都显示出临床改善。2013年,美国顶尖学术期刊 *Science*,将肿瘤免疫治疗评为"年度10大科学突破"之首。肿瘤免疫治疗在经过多年的积淀后,到了腾飞和爆发的时代。目前免疫检查点抑制剂在肺癌临床治疗中取得了突破性进展,其机制是通过抑制相应靶点(CTLA-4、PD-1/PD-L1)解除 T 细胞活性受抑制的状态,活化后的 T 细胞能够消灭肿瘤细胞。美国 FDA 于 2015 年正式批准 Nivolumab(PD-1 抑制剂)用于晚期非小细胞肺癌的二线治疗,批准 Pembrolizumab(PD-1 抑制剂)用于肿瘤表达 PD-L1 蛋白的转移性非小细胞肺癌患者的二线治疗。2016 年,美国 FDA 授予 Atezolizumab(PD-L1 抑制剂)优先审批资格,用于 PD-L1 阳性的转移性非小细胞肺癌患者含铂化疗后的二线治疗方案。

### 一、肿瘤免疫治疗理论基础

免疫逃逸是肿瘤的十大特征之一。温伯格(Weinberg)曾于 2011 年发表综述介绍肿瘤的十大特征及其治疗性靶点(图 3-34-1,见文末彩图),其中一项为免疫逃逸,这也是肿瘤发生中的重要机制之一,将其作为肿瘤治疗的重要靶点,当前已成为免疫治疗的主流。

相对于正常细胞,肿瘤细胞自身通常携带大量的基因突变,这些突变的累积将诱导新抗原产生并表达在肿瘤细胞的表面,即肿瘤特异性抗原。突变的负荷和新抗原的产生概率呈正相关。肿瘤细胞的死亡(如放化疗后)将促进大量的新抗原入血,通过抗原提呈细胞刺激 T 淋巴细胞增殖并向肿瘤浸润、识别和杀伤肿瘤细胞,但肿瘤微环境可使肿瘤细胞逃逸 T 细胞介导的杀伤。部分通路或分子的异常活化将抑制免疫系统对肿瘤细胞的及时清除,相对肿瘤而言产生免疫耐受,甚至促进肿瘤的生长。如 CTLA-4 可通过调控 T 细胞增殖反应而抑制主动免疫应答形成。

### 二、非小细胞肺癌免疫治疗的最新进展

#### (一)疫苗

1. EGF 疫苗　表皮生长因子受体(epithelial growth factor receptor,EGFR)信号途径也是肿瘤免疫治疗的一个靶点。配体 EGF 与 EGFR 结合导致受体激活,通过一系列信号传导级联反应最终引起核内基因转录水平的增加,使细胞增殖、转化和恶性化针对一线治疗后的ⅢB/Ⅳ期 NSCLC 患者的Ⅲ期临床试验目前正在马来西亚和中国等地进行中,主要的研究终点为 OS。而在古巴,EGF 疫苗已经获批用于ⅢB/Ⅳ期

2. 人黑色素瘤相关抗原 A3　在一项随机Ⅱ期临床试验中纳入了 182 例ⅠB 或Ⅱ期的 NSCLC 患者,经过完全手术切除并且人黑色素瘤相关抗原 A3(MAGE-A3)为阳性,全部患者以 2:1 的比例随机分入术后 MAGE-A3 疫苗组和安慰剂组。其中疫苗接种方式为术后 15 周内接种 5 次,然后每 3 个月接种 1 次,共 8 次。疫苗组的 PFS 优于对照组,但差异无统计学意义(HR 0.75,95% 置信区间 0.46～1.23,$P=0.254$)。

#### (二)免疫检查点抑制剂

免疫检查点是重要的"哨卡点",主要包括 CTLA-4 和 PD-1/PD-L1 两条通路。以 PD-1 通路为例,

如果 T 细胞表达的 PD-1 和肿瘤细胞表达的 PD-L1 相结合，则不再将肿瘤细胞视为"异己分子"而清除，所以通过抑制该通路，就能够恢复免疫系统的监视和清除作用。

1. Ipilimumab（CTLA-4 抗体）　是抑制 CTLA-4 通路的代表性药物，通过作用于抗原提呈细胞（antigen presenting cell，APC）与 T 细胞的活化途径而间接活化抗肿瘤免疫反应，达到清除癌细胞的目的，在肺癌早期研究中表现出不错的疗效。

2. Nivolumab（PD-1 单抗）　是 PD-1/PD-L1 通路的代表性药物。CheckMate 017、CheckMate 017 研究是 Nivolumab（3mg/kg，每 2 周 1 个周期）对比多西他赛（75mg/m²，每 3 周 1 个周期）分别在 NSCLC 非鳞癌、鳞癌患者二线治疗中的Ⅱ期随机研究。这两项研究结果均提示无论在鳞癌还是非鳞癌患者二线治疗中，Nivolumab 显示出 OS 和 ORR 均显著优于多西他赛。基于以上数据，FDA 已批准 Nivolumab 用于 NSCLC 的二线治疗。

3. Pembrolizumab（PD-1 单抗）　是 PD-1/PD-L1 通路的代表性药物。默沙东的 Keynote-024 的临床研究。该研究是样本量比较大的三期临床研究。选择 PD-L1 高表达的患者（PD-L1TPS 大于 50% 以上）。随机分为两组，一组采用 Pembrolizumab，另外一组采用标准的含铂双药方案进行化疗。化疗组肿瘤进展以后，让患者交叉到 Pembrolizumab 来进行治疗。这个临床研究主要终点是 PFS。在这两个临床研究当中，均排除了 EGFR 突变、ALK 阳性患者。PFS 达到了主要研究终点，Pembrolizumab 单药跟化疗相比，患者的进展风险下降了 50%，HR 0.50，P 值具有高度的显著性。亚组分析告诉我们，多个亚组患者最能从免疫治疗当中获得更好的临床受益；次要研究终点化疗组的缓解率是 29% 左右，免疫治疗组可以达到 45% 以上；OS 同样取得了显著改善。使用免疫治疗的患者，患者 OS 比先用化疗的患者两条曲线是区分开了，患者的死亡风险下降到 40%。这是非常大的一个改变。所以这个临床研究第一次告诉我们：①药物治疗的使用顺序很重要。②属于靶向群体的患者主要采用靶向治疗，不属于靶向群体治疗的患者将来可能有免疫治疗的机会。③单一用药在一线要想挑战化疗，确实需要 PD-L1 高表达人群。如果再进一步提高免疫治疗的效果，可能需要和化疗、放疗、抗血管生成药物联合，目前的研究还在进行中，已经初步显示出联合应用的潜力。

4. Atezolizumab（PD-L1 单抗）　是 PD-1/PD-L1 通路的代表性药物。POPLAR 研究对比了 Atezolizumab 和多西他赛在转移性或局部晚期 NSCLC 患者二、三线治疗中的疗效的Ⅱ期随机对照研究。截至 2015 年 12 月 1 日，Atezolizumab 和多西他赛组中位 OS 分别为 12.6 个月和 9.7 个月（HR 0.69，P=0.011）。中位反应持续时间分别为 18.6 个月和 7.2 个月。不过需要指出的是，Atezolizumab 疗效与肿瘤细胞 PD-L1 表达水平相关。综上，PD-1、PD-L1 单抗的单药治疗已经成为晚期非小细胞肺癌二线治疗的金标准。与多西他赛相比，它的缓解率高、PFS 长。更重要的是，OS 有明显的改善，安全性要比化疗好很多。

### （三）联合治疗

免疫治疗用于一线治疗是完全有希望的。但是 PD-L1 高表达的患者只占到 25%～30%。对于低表达的患者，同样我们可以看到免疫联合化疗、免疫加免疫的临床研究。

1. 免疫联合化疗　Pembrolizumab + 培美曲塞 + 顺铂此方法治疗鳞癌以外的非小细胞肺癌，取得了缓解率的明显提高，也取得了 PFS 的明显改善，中位 PFS 可以达到 13 个月。也就是免疫加化疗对于 PD-L1 低表达的患者也有很好的疗效。亚组分析显示 PD-L1 阴性的患者，它的缓解率是 57%，PD-L1 阳性的患者是 54%，基本上是一样的。也就是免疫加化疗将来的覆盖度会是更大。

2. 免疫加免疫　也就是 Nivolumab + Ipilimumab 在 PD-L1 阳性的患者有效，在阴性的患者也有效。尤其是在 PD-L1 高表达的患者当中，缓解率达到 90% 以上。PFS 均超过 1 年以上。这也就告诉大家，免疫治疗将来会有很多的机会，晚期非小细胞肺癌的治疗策略会得到巨大的改善。关于免疫治疗模式的研究，仍期待更大样本的临床试验进一步探索。

## 三、小细胞肺癌免疫治疗的最新进展

小细胞肺癌是肺癌中除外非小细胞肺癌外的另外一个重要的肺癌亚型，但是小细胞肺癌进展快，化疗容易产生耐受，治疗效果差于非小细胞肺癌。并且该领域的临床研究进展缓慢，化疗仍是小细胞肺癌的主要治疗方式。

Checkmate 032 研究纳入 128 名一线或多线治疗（包括一线铂类为基础）后疾病进展的 SCLC 患者，分为三个组。N3 组（nivo 3mg/kg 每 2 周一次，$n=80$），N1＋I3 组（nivo 1mg/kg 和 ipi 3mg/kg 21 天/周期共 4 周期，并继续 nivo 3mg/kg 21 天/周期，$n=47$），以及 N3＋I1 组（nivo 3mg/kg 和 ipi 1mg/kg 21 天/周期共 4 周期，并继续 nivo 3mg/kg 14 天/周期，$n=53$）。结果显示 N3 组 ORR 13%，N1＋I3 组 31%；中位 OS，N3 为 3.55 个月，N1＋I3 组为 7.75 个月。中位 PFS，N3 组为 1.38 个月，N1＋I3 组为 3.35 个月。在铂类敏感和铂类抵抗/耐药患者中均观察到 nivolumab 的疗效，不管 PD-L1 表达情况如何，都能有所缓解（Scott Joseph Antonia）。

肺癌的免疫治疗的机遇与挑战并存。肺癌免疫治疗所面临的挑战包括：如何设定免疫治疗疗效评价标准；合适的疗效预测因子是哪些，如何确定肿瘤免疫治疗联合其他治疗的最优策略，如何实现个体化的肿瘤免疫治疗，以期进一步提高患者生存。

## 第二节　放疗联合免疫治疗肺癌

1. 放疗联合免疫检测点抑制剂　临床前研究报道，放疗与抗 CTLA-4 抗体联合应用既可增强对抗放射区肿瘤，又可产生非放射区的远端抗肿瘤效应。Silkaw 等报道放疗与抗 CTLA-4 抗体联合的临床研究，1 例晚期黑色素瘤患者，在使用 Ipilimumab 过程中出现了疾病进展，但联合胸部放疗后，全身多处转移灶出现缩小，甚至达到 CR。放疗联合 Ipilimumab 治疗黑色素瘤脑转移的临床研究，接受全脑放射治疗（WBRT）和 Ipilimumab 患者的中位生存期是 3.1 个月，而接受立体定向放疗（SRS）和 Ipilimumab 患者的生存时间是 19.9 个月。因此，抗 CTLA-4 抗体联合立体定向放疗更具优势。

2. 放疗联合抗 CD134（OX40）抗体 OX40/OX40-L 是机体免疫应答过程中一对重要的协同刺激分子，参与 T 细胞的活化、增殖和迁移。

3. 放疗联合粒细胞 - 巨噬细胞集落刺激因子（granulocyte-macrophagecolony-stimulating Factor，GM-CSF）GM-CSF 是一种主要由巨噬细胞和活化 T 细胞产生的细胞因子，其通过促进 DC 细胞分化、成熟和活化，进而促 Th、Tc、NK 细胞识别 TAAs，引起系统性抗肿瘤反应。2015 年 Golden EB 等的研究发表于 *Lancet Oncology* 杂志：应用放疗联合 GM-CSF 首次在非小细胞肺癌及乳腺癌中证明放疗联合免疫治疗所致远位效应的存在。在这项研究中，入组患者至少有 3 个不同位置的肿瘤，选取 2 个部位照射：第一阶段给予 35gy/10f（第 1～14 天），第二阶段给予 35gy/10f（第 22～36 天），在第 7～21 天给予 GM-CSF 125ug/（m²·d），主要终点为远位效应发生。结果显示 22%（4/18）的非小细胞肺癌、36%（5/14）的乳腺癌患者出现远位效应，表明局部放疗联合 GM-CSF 免疫治疗可诱发全身抗肿瘤免疫反应。同样证实，肺癌患者体外持续低剂量 $^{125}I$ 粒子的旁观者效应能够发挥放射性杀伤作用。

4. 放疗联合过继免疫细胞　树突状细胞 - 细胞因子诱导的杀伤细胞（DC-CIK 细胞）是从患者外周血中提取 DC 和 CIK 经过体外培养混合后，获得的一群含有 NK 和 T 细胞的异质细胞。近年来，DC-CIK 细胞成为肿瘤免疫治疗领域新的研究热点，已被用来作为恶性肿瘤（包括前列腺癌、胰腺和肺癌）的一种局部治疗方式 DC-CIK 细胞能通过分泌细胞因子如 IL-12 激活初始 T 细胞，从而诱发机体适应性免疫应答，杀灭放疗后免疫逃逸的肿瘤细胞，提高放疗效果。

5. 放疗联合肿瘤疫苗　Shibamoto Y 等分析 40 例晚期或局部晚期实体肿瘤（包括头颈部癌、胰腺癌、肺癌、食道癌和子宫癌）患者经树突状细胞（DC）为基础的疫苗联合放疗治疗的疗效。从人体分离的单核细胞体外培养分化为不成熟 DC，经自体肿瘤细胞裂解产物或肿瘤特异性抗原肽等刺激后，转变为成熟 DC 细胞，然后注入体内。DC 疫苗每隔 1 周给药一次，直到七次，既往接受过放疗和未接受过放疗的患者分别给予 30Gy（9 例）、60Gy（31 例）。31 例接受全剂量放疗的患者有效率为 61%，曾接受放疗的患者有效率为 55%。其中，有 9 例患者发生远离放射部位的肿瘤反应，22% 的患者有部分反应，33% 病情稳定和 44% 疾病进展。这些结果提示，基于 DC 的疫苗和放疗的联合可改善肿瘤疫苗治疗获益。因此，通过二代测序等技术选择最佳抗原为靶点，利用 DC 细胞作为抗原呈递平台，和（或）联合局部放疗,可成为今后肿瘤治疗的研究方向。

6. 放疗联合免疫治疗的最佳时机 放疗前已存在的活化免疫微环境能够增强后续放疗的疗效,但考虑到放疗的细胞毒作用,其可能破坏已存在和正在进行的细胞免疫反应。目前的临床试验中,免疫治疗在放疗前数日、放疗中或与放疗同时进行,关于放疗联合免疫治疗的最佳时机一直未有定论。因放疗所带来的免疫活化时间短暂,放疗结束后行免疫治疗效果将大打折扣,在放疗结束后行免疫治疗可能效果不佳,具体机制仍需进一步研究。与既往普遍认为的放疗只具有免疫抑制作用的观点不同,研究表明局部放疗可促进机体抗肿瘤免疫反应。肿瘤通过释放多种免疫抑制因子以及招募免疫抑制细胞,导致免疫抑制微环境阻碍放疗产生抗肿瘤免疫反应。如何有效的放疗联合免疫治疗成为肿瘤治疗的一大挑战。目前临床观察发现,放疗联合免疫治疗显著优于任一单一疗法,但对于放疗促进抗肿瘤免疫反应的具体机制还需要进一步探讨。

放疗与免疫制剂如抗体、细胞因子、过继免疫细胞和肿瘤疫苗等免疫治疗适当联合应用可显著提高治疗肿瘤的效果。在放射线杀伤局部肿瘤细胞的过程中,肿瘤相关抗原释放表达增加、肿瘤免疫抑制微环境得到改善、激活特异性 T 细胞免疫应答促使肿瘤细胞形成原位疫苗。

## 第三节 粒子植入联合免疫治疗

肺癌是最常见的恶性肿瘤之一。非小细胞肺癌约占肺癌的 84%,大部分患者就诊时已属于晚期,其治疗手段比较局限,5 年生存率仅为 2%。大部分已失去手术切除的机会,而是采用放射治疗。据报道 52% 的肿瘤患者在其肿瘤治疗过程中会接受至少一次放射治疗。$^{125}$I 放射性粒子植入治疗肿瘤是局部适形内放疗,该技术在肿瘤得到较高剂量照射的同时,可以有效地减少周围正常组织的损伤。向国安等研究提示局部 $^{125}$I 粒子患者体内 CD3 + T、CD4 + T 淋巴细胞百分比的升高,表明局部 $^{125}$I 粒子放疗调动了机体免疫,增强机体的抵抗肿瘤能力,减少了肿瘤术后复发,延长患者的生存期。Chen HH 等实验研究发现体外持续低剂量 $^{125}$I 粒子放射诱导的旁观者效应可增强肺癌细胞的放射杀伤作用,从而弥补辐射剂量不均匀分布对治疗结果的影响。同样吴念等实验研究发现 $^{125}$I 放射性粒子永久植入联合 CIK 细胞免疫治疗在体内可显著抑制人肝癌裸鼠移植瘤的生长,抑制癌细胞增殖,诱导其凋亡,其疗效优于单一治疗方式,局部内放疗联合细胞免疫治疗可能有协同增效作用。可见 $^{125}$I 放射性粒子植入联合免疫治疗在肺癌中的应用效果值得观察,预期效果较好。

综上所述,放射治疗联合免疫治疗肿瘤是今后重要的研究领域。大量关于放射治疗联合免疫治疗的临床前期试验已取得显著疗效,一些临床研究也正在陆续开展。目前,肿瘤放射免疫治疗尚处于高速发展期,仍存在一系列挑战。首先,选择合适的患者至关重要。放疗联合免疫疗法治疗恶性肿瘤依赖于放疗激发的个体化肿瘤特异性免疫,应结合肿瘤的组织学类型、分期等因素进行临床试验设计。其次,放疗联合免疫治疗的最佳时机非常重要。若免疫治疗在放疗前数日开展,放疗的细胞毒作用可能破坏已存在和正在进行的细胞免疫反应。若在放疗结束后行免疫治疗,因放疗引起的免疫活化时间短暂,免疫治疗可能效果不佳。应根据各个免疫治疗药物的作用机制,设计放疗及免疫治疗的序贯顺序和时机。然后探讨放疗的最佳部位、分割模式与总剂量。因对于不同器官,放疗引起的免疫应答程度有差异,且常规分割放疗与大分割放疗促进抗肿瘤免疫应答效应亦不同。故应确定适宜的疗效评价方法,结合患者对治疗的敏感性不同制定相关治疗策略。传统实体肿瘤的疗效评价标准(RECIST v1.1)可能低估了免疫治疗药物在恶性肿瘤患者中的治疗效果,应结合免疫相关反应标准评估患者获益情况。因此,需深入研究放射免疫治疗过程中机体特异性免疫应答的发生机制,明确放射免疫治疗联合的最佳治疗策略,使得更多肿瘤患者最大程度获益。

(王海涛 霍小东 石树远 王金焕)

## 参 考 文 献

1. Pujol JL,Vansteenkiste JF,De Pas TM,et al. Safety and Immunogenicity of MAGE-A3 Cancer Immunotherapeutic with or

without Adjuvant Chemotherapy in Patients with Resected Stage IB to Ⅲ MAGE-A3-Positive Non-Small-Cell Lung Cancer. J Thorac Oncol，2015，10（10）：1458-1567.

2. Quoix E，Ramlau R，Westeel V，et al. Therapeutic vaccination with TG4010 and first-line chemotherapy in advanced non-small-cell lung cancer：a controlled phase 2B trial. LancetOncol，2011，12（12）：1125-1133.

3. Zitvogel L，Kroemer G. Targeting pd-1/pd-l1 interactions for cancer immunotherapy. Oncoimmunology，2012，1（8）：1223-1225.

4. Boyman O，Sprent J. The role of interleukin-2 during homeostasisand activation of the immunesystem. Nat Rev Immunol，2012，12（3）：180-190.

5. Riley JL. PD-1 signaling in primary T cells. Immunol Rev，2009，229（1）：114-125.

6. Sundar R，Cho BC，Brahmer JR，et al. Nivolumab in NSCLC：latest evidence and clinical potential. Ther Adv MedOncol，2015，7（2）：85-96.

7. 李捷，杨荣跃，李付广，等. CIK 细胞免疫治疗在中晚期非小细胞肺癌中的应用. 国际医药卫生导报，2015，21（18）：2663-2665.

8. Olioso P，Glancola R，Di Rti M，et al. Immunotherapy with cytokine induced killer cells in solid and hematopoietic tumours：a pilot clinical trial. Hematol Oncol，2009，27（3）：130-139.

9. Silk AW，Bassetti MF，West BT，et al. Ipilimumab and radiationtherapy for melanoma brain metastases. Cancer Med，2013，2（6）：899-906.

10. Golden EB，Chhabra A，Chachoua A，et al. Local radiotherapy and granulocyte-macrophage colony-stimulating factor to gene rateabscopal responses in patients with metastatic solid tumors：a proof-of-principle trial. Lancet Oncolol，2015，16（7）：795-803.

11. Yuan Y，Niu L，Feng M，et al. Therapeutic outcomes of combining cryotherapy，chemotherapy and DC-CIK immunotherapy in the treatment of metastatic non-small cell lung cancer. Cryobiology，2013，67（2）：235-240.

12. Shibamoto Y. Okamoto M，Kobayashi M，et al. Immune-maximizing（IMAX）therapyfor cancer：Combination of dendritic cell vaccine and intensity-modulated radiation. Mol Clin Oncol，2013，1（4）：649-654.

13. Early Breast Cancer Trialists Colaborative Group（EBCTCG），DarbyS，McG ale P，et al. Effect of radiotherapy after breast-conservin gsurgery on 10 - year recu rrence and 15- year breast cancer death：meta-analysis of individual patient data for 10 801 women in 17randomised trials. Lancet，2011，378（98O4）：1707-l716.

14. Weiss EM，Wun derfich R，Ebel N，et al. Selectedanti- tumor vaccines merita place in multimodaltum or therapies. Front Oncol，2012，2：132.

15. Gabrilovich DI，Ostrand-Rosenherg S，Bronte V. Coordinated regulation ofmyeloi d cellsbymmours. NatR ev Immunol，2012，12（4）：253-268.

16. Hao J，Chen WQ. Beijing：2012 Chinese cancer registry annual report. Beijing：Military Medical Science Press，2012.

17. Detterbeck FC，Boffa DJ，Tanoue LT. The new lung cancer staging system. Chest，2009，136（1）：260-271.

18. De laney G，Jacob S，Feather stone C，et al. The role of radiotherapy in cancer treatment：estimating optialutilization from a review of evidence-based clinical guide lines. Cancer，2005，104：1129-1137.

19. Zhang FJ，Li CX，Wu PH，et al. CT guided radioactive [125]I seed implantation in treating localized advanced pulmonary carcinoma. Zhonghua Yi Xue Za Zhi，2007，87（46）：3272-3275.

20. 霍小东，郑广钧，柴树德，等. CT 引导下 [125]I 放射性粒子植入Ⅲ期非小细胞肺癌疗效分析. 中华放射医学与防护杂志，2012，32（2）104-107.

21. 向国安，陈开运，王汉宁，等. 肝癌切除术后肝断面 [125]I 粒子植入对机体免疫的影响. 南方医科大学学报，2010，（02）：292-294.

22. Chen HH，Jia RF，Yu L，et al. Bystander effects induced by continuous low-dose-rate [125]I seeds potentiate the killing action of irradiation on human lung cancer cells in vitro. Int J Radiat Oncol Biol Phys，2008，72（5）：1560-1566.

23. 吴念. [125]I 放射性粒子植入联合 CIK 细胞对人肝癌裸鼠移植瘤生长的抑制作用. 重庆医科大学，2013，35（05）：488.

# 第三十五章

# 放射性粒子植入联合外放疗治疗胸部肿瘤

## 第一节 概　述

　　放射治疗是肿瘤综合治疗的重要手段之一，与手术一样，同属于局部治疗。随着放射物理、计算机技术和医学影像技术的进展，肿瘤的放射治疗技术迅猛发展，许多先进的放疗技术逐渐应用于临床，如三维适形放疗技术（3D-CRT）、调强适形放疗技术（IMRT）、影像引导的放疗技术（IGRT）和断层放疗技术（Tomotherapy）等。这些前沿技术的临床应用使得放疗模式发生了质的转变，即由过去的二维照射模式转换成了三维立体定位的精确放疗模式。正是由于这种放疗模式的转换，才使得放疗技术在肿瘤治疗中的地位越来越高。据 WHO 统计，约 75% 的恶性肿瘤患者在疾病发展的不同时期因为不同目的需要接受放射治疗。目前约 45% 的肿瘤患者可以达到 5 年生存，其中 22% 为通过手术治疗获得，18% 通过放射治疗，5% 通过化疗。

## 第二节　外放疗在肿瘤治疗中的应用

　　为提高肿瘤患者放射治疗的局部控制率和生存率，外照射的设备和技术提高，如 3D-CRT、IMRT 和 IGRT，使外照射治疗进入了精确治疗时代。特别是 IGRT 技术，可以实现单次剂量（single dose）和低分次（hypo fraction）大剂量放疗，可以提高靶区的剂量，更好的保护肿瘤周围的正常组织。

### 一、肿瘤对放射线的敏感性

　　在细胞分裂周期中，不同时相的细胞，对放射线的敏感性不同：有丝分裂期（M）和接近有丝分裂期的细胞对放射线最敏感；晚 DNA 合成期（S）一般对放射线有较大耐受性；DNA 合成前期（G1）相对时间较长，G1 早期细胞对射线相对耐受，其后逐渐敏感，G1 后期更敏感；DNA 合成后期或有丝分裂前的间隙 G2 期，对放射线较为敏感，敏感性可与 M 期相似。

　　比较不同性质放射线的生物效应，采用"相对生物效应"（RBE）概念。一般以 250kv X 射线为标准，产生的相等生物效应所需用的 X 线剂量与被测试的射线剂量之比。$RBE = D_{250}/Dr$。$D_{250}$ 是 250kv X 线的剂量，$Dr$ 是所测试的射线剂量。

### 二、放射治疗对肿瘤的控制

　　放射治疗对肿瘤的控制率，取决于肿瘤的种类、分期和分化程度等因素。很长一段时间，对肿瘤根治的剂量难以得到正确结论，对剂量 - 效应关系的研究都是分次外照射的结果。常用 TCD95（达到95% 肿瘤控制率所需要的剂量）代表控制 95% 肿瘤所需放射剂量，用 TD5/5（最小损伤剂量，治疗 5 年，因放射治疗造成的严重放射损伤剂量）表示正常组织产生 5% 的并发症时所用的放射剂量。

　　放射治疗与其他治疗方法相似，都有治疗受益与风险之比，治疗方案的制定就是要求受益与风险之间的平衡。在两者平衡范围内就是"治疗窗"（therapeutic window）。在制定放疗剂量时，力求得到最大的放射收益及最小的放射并发症。

从肿瘤的放射生物学研究中,可以得到一些临床值得参考的结论。首先,肿瘤的体积与治疗疗效相关,大的肿瘤放疗治愈相对困难较多,而且大肿瘤中克隆源细胞对放射线敏感性低。其次,在放疗过程中,肿瘤细胞再增殖能力提高,再群体化加速。第三,放疗后复发的肿瘤生长速度较为缓慢,这是因为瘤床间质(包括血管)的放射损伤造成的。最后,含氧肿瘤对放射线敏感,乏氧细胞对放射线抗拒等都影响放射敏感性。

### 三、外放疗的制约因素

尽管外放疗研究取得了一定的进展,但以下几个因素制约了外放疗的疗效:①一些组织或器官如骨髓、脊髓、肺等耐受剂量较低,限制放疗剂量的提高;②在放射分隔间期,细胞放射亚致死损伤及潜在致死损伤的修复,降低恶性骨肿瘤的放疗敏感性;③处于不同周期的细胞对放射敏感性不同,处于S期细胞对放射耐受,处于 G2 和 M 期的细胞对放射敏感,一次放疗只能有效杀死处于放射敏感期的细胞;④不同氧合状态的肿瘤细胞对放射敏感性不同,乏氧细胞对放射耐受,多次放疗之后肿瘤血管床受到破坏,乏氧细胞明显增多,肿瘤放射敏感性降低;⑤放疗后期肿瘤内存活的克隆源细胞加速再群体化,降低了放射治疗的效果。

## 第三节　食管癌的外放射治疗与粒子植入

我国是世界上食管癌高发地区之一,每年平均新发病例约 25 万人,病死约 15 万人。放射性粒子植入治疗作为一种新的治疗方法,既可以单独使用来缓解症状,也可以作为常规放疗后的进一步治疗。

### 一、外放射治疗

放射治疗在食管癌治疗中的占据显著地位,80% 的食管癌须放疗,疗效仅次于手术治疗,部分病人通过放疗可治愈。

1. 影响疗效的因素　食管癌放疗的效果主要决定于肿瘤病期的早晚,也同肿瘤对放射线的敏感度有关。如①肿瘤大小:癌瘤病灶小的放疗效果好于大的癌灶;②癌瘤生长类型:腔内型、蕈伞型比髓质型、溃疡型、缩窄型敏感,局部肿瘤消退较快;③癌瘤局部感染:食管癌局部合并感染,可出现水肿、坏死、溃疡,使肿瘤放射敏感性下降;④复发性食管癌:根治剂量放疗后复发,其瘤床本身内在纤维组织较多,血运差,放射敏感性低,故再次放疗效果很差;⑤患者本身内在放射敏感性差异。

2. 放疗前准备　①核实诊断,应有病理或细胞学证实;②颈段、胸上段病变应排除气管及左支气管侵犯;③有较重的胸背痛,不能排除主动脉受侵者,应作胸部 CT 或磁共振(MRI)检查;④因进食梗阻造成营养不良或脱水者应尽快纠正。

3. 放疗中注意事项　①每照射 20Gy 应摄食管吞钡 X 线片,了解病变的变化,高危穿孔者,每 10Gy 透视一次;一旦出现穿孔或食管瘘,应停止放疗并做适当处理;②剂量达 30～40Gy 时应进行照射野核对或进行必要的照射野调整;③放疗 40Gy 应摄食管吞钡 X 线片,这时病变改善情况常能了解放疗效果好坏,并可以此作为决定最终照射多少剂量的参考。

4. 照射野的布局　食管癌照射野布局主要考虑三个因素:①符合癌区剂量分布要求;②不超过脊髓允许量(小于 40～50Gy);③最小的肺照射面积及剂量。

(1)二野照射:前胸后背两野垂直对穿照射,优点是定位容易,很少发生病变遗漏,当肿瘤较大或向一侧外侵严重时,射野宽度可随意加大而肺组织照射少。缺点是脊髓量高,根治性外照射不应采用这种方法。但对于术前放疗(小于等于40Gy)该法为最佳选择。

(2)三野交叉照射:前胸一个垂直野和后背左右两个斜野(角度为 50°～55°)。这是目前国内外最常用的方法,剂量分布较合理,脊髓和肺组织受量基本上在允许范围内。

(3)前胸二个斜野加楔形板法:主要用于胸骨切迹水平上下的病变。此处解剖位置特殊,其有两个特点:一是颈段病变距皮肤近而胸段病变距皮肤远,造成同一照射野内上、中、下三个平面剂量相差很大；二是食管病变同脊髓的间距小，采用三野交叉照射法很难避开脊髓。胸廓入口处食管偏左（平均偏左0.9cm），右后斜野更难避开脊髓。根据以上特点我们建议采用前胸左右两个斜野加楔形过滤板，过滤板的厚端朝头，薄端朝足（即上厚、下薄），使同一照射野内上、中、下三个平面剂量均匀。因右前斜野可以完全避开脊髓，即使左前斜野完全照射到脊髓，脊髓量只占总剂量的50%左右，仍在允许范围之内。

5. 射野长度与宽度

（1）照射野长度：主要取决于X线上病变长度，再加上X线片未能显示的浸润长度。一般上下各外放3cm左右，例如X线片上7～8cm，照射野总长度可选择13～15cm左右。某些情况下外放长度可适当长一些。例如：①X线片病灶上下界显示不清楚，难以判断病变的确实长度；②病变稍长的表浅型肿瘤；③下段食管癌为了照射到胃左淋巴区，也可适当延长照射野。

（2）照射野宽度：照射宽度最好按每个病人肿瘤宽度或外侵程度来决定。如果X线片上病变形态或CT片上是大的腔内型肿瘤或明显偏向一侧的大肿块，野宽应适当放大一些。但要防止后背斜野照射到脊髓。偏心性大肿瘤，后背左右斜野也可采用定位时把野宽中心点调节到偏心病变厚度的中心附近。这样既可把某侧壁向外侵犯的严重病变包在高剂量区内，又可减少对侧食管壁外正常组织不必要的照射，使得野宽不增加或增加不多，这也易于避开脊髓。

6. 照射剂量  食管癌最佳照射剂量尚未统一。在决定每个具体病人剂量时，应注意个别对待。放疗中密切观察肿瘤消退情况，了解癌瘤对放疗的敏感程度，进行适当的剂量调节。目前国内外习惯使用剂量为6～7周60～70Gy。

7. 食管近距离（腔内）照射  食管腔内照射是把一种特制的管子（施源器）通过口腔插入食管，放置在食管腔内肿瘤部位，然后导入放射源铱-192进行食管腔内放疗。腔内照射剂量的参考点，多数人以放射源中心轴外1cm处。每次腔内照射剂量以5Gy（3～7Gy）较多。两次间隔一般为1周左右。

体外照射加腔内照射的副作用主要有严重的食管炎发生率明显增加；病变区溃疡、穿孔、瘘及管腔狭窄等机会增多。由于腔内放疗的施源器操作中并不能完全随医生的意愿，仅仅紧贴在残癌的表面，若因局部剂量过高产生放射性溃疡坏死而穿孔者，使病人预后更坏。临床医生对此应有警惕。

## 二、术中放疗与粒子植入

食管癌手术是将原发食管癌及其上下端一部分正常食管切除，是治疗食管癌的最有效方法。经食管癌根治术治疗的病例术后5年生存率为30%。故可认为，即使外科医师最大努力实施了食管癌根治术仍有很多病例不能够获得彻底的治愈，仅仅依靠根治手术是不能够完全防止食管癌转移和复发的。

术中放疗（IORT）  食管癌术中放疗是近20～30年开展的一种治疗。其主要优点：①是易于准确控制射线的照射方向；②是精确地限制了有用线束照射到及观察的肿瘤病灶上；③是有效地保护了线束外敏感器官组织；④是缩短了放射治疗周期；⑤是为了提高某些肿瘤的生存率。

使用高能电子束，为开展术中放疗提供了有利条件，能够短时间内提供较大的输出量，而且电子束有一定射程，到达一定深度量迅速下降，根据病变厚度，选用能量调节射程，肿瘤后面正常组织或器官，照射量很小，因此得到保护。

山东邹平中医院于1999～2001年间，对30例食管癌患者实施了手中放疗术，方法为将直线加速器机房改造成为可以进行开胸手术的手术室，手中使用限光筒对瘤床进行单次性大剂量（21Gy）的放疗，取得一定效果。术中 $^{125}$I 放射粒子植入治疗，主要采用瘤床放射性粒子"三明治"法。不主张 IORT 和粒子植入联合应用。

# 第四节  非小细胞肺癌放疗与粒子植入

## 一、早期 NSCLC 的放射治疗

外科手术仍然是早期 NSCLC 的首选治疗手段。Ⅰ～Ⅱ期病例手术治疗的 5 年生存率分别为 53%～

70%和48%～56%。由于肺癌多发生于高龄人群,常见于长期吸烟合并慢性肺部疾患的患者,使手术的危险性增加。另有部分早期患者因各种合并疾病或体弱而不能耐受手术治疗,对这部分非手术患者,放射治疗是一种有效的治疗手段。根治性放射治疗可使部分患者获得长期生存。特别是三维适形放射治疗技术和立体定向放射治疗的临床应用,使之成为早期非小细胞肺癌继手术之后的另一根治性治疗手段。

## 二、NSCLC 的术后放射治疗

临床诊断的 NSCLC 中,仅 20%的病例能够行根治性手术切除。即使是手术切除的病例,其 5 年生存率仅为 30%～40%。治疗失败的原因主要是局部复发和(或)远处转移。为提高局部控制率和生存率,术后放射治疗被广泛应用于ⅢA 期病例。目前认为,Ⅰ、Ⅱ期病例术后放射治疗对总生存率有负相影响,不宜行术后放疗。ⅢA 期病例单纯手术后复发率和死亡率高,术后放疗有价值。

## 三、局部晚期 NSCLC 的放射治疗

局部晚期 NSCLC 指ⅢA 期和ⅢB 期患者,约占 70%。表现形式也为多种,包括纵隔淋巴结转移(N2)、侵犯纵隔重要脏器(T4)和(或)锁骨上淋巴结转移。Bahri 等用 5 个射野的适形放疗技术治疗了 41 例Ⅲ期患者,其中包括 6 例复发患者,平均肿瘤体积达 324.14cm$^3$。平均总剂量 63Gy,6～6.5 周,每次 1.8～2.75Gy,每周 5 次。1～2 级肺损伤发生率为 6.8%,未发生≥3 级的肺损伤,1 年生存率为 70.2%,2 年生存率为 51.5%。海富等报道应用三维适形调强放疗治疗患者 83 例,CR 30.1%(25 例),PR 63.9%(53 例),PD 6.0%(5 例),总有效率为 94.0%。提示三维适形及适形调强放疗在局部中晚期 NSCLC 患者的治疗中起着非常重要的作用。

## 四、NSCLC 立体定向放射治疗

立体定向放疗设备分两类:一类是采用直线加速器来实现,称为 X 刀(射波刀),另一类是通过多源 γ 射线聚焦照射技术来实现的,称为 γ 刀。X(γ)刀的突出特点是能实现定点式大剂量放疗,做到位置和剂量的高度准确,体现了"高精度、高剂量、高疗效、低损伤"的特点和方向。近年来,立体定向放射治疗技术应用于肿瘤的治疗日益得到临床医师的重视,特别是在早期 NSCLC 开展的高分割剂量立体定向放疗临床应用研究,其局控率和生存率都远高于常规放疗,Ⅰ期 NSCLC 立体定向放疗的局控率 74.6%～92%,3 年生存率达到 56%,5 年生存率达到 47%。

## 五、粒子植入联合外放射治疗

粒子植入属于放射治疗,与传统外放疗治疗 NSCLC 相比其避免了:①外放疗分次短时的不足之处;②因呼吸而上下移动的胸腔内恶性肿瘤,接受放射剂量不均匀的缺陷;③因放射源强度大引起并发症较明显的缺点。它的 PD(110Gy 左右)显著高于三维立体定位的精确外放疗模式的 PD,而无明显放射副作用。

Ⅰ～Ⅱ期 NSCLC 病例国内主要行手术治疗,极少部分不能耐受手术和外放疗的病例接受 CT 引导下经皮穿刺粒子植入治疗,临床尚未见报道。天津医科大学第二医院 2002～2006 年 4 年间治疗了 18 例Ⅰ～Ⅱ期 NSCLC 患者,PD 为 110Gy,瘤体接受的平均照射剂量为(145.7±5.3)Gy,$D_{90}$(113±3.7)Gy。6 个月后胸部 CT 显示 CR 38.9%(7 例),PR 50.0%(9 例),SD 11.1%(2 例),PD 0%(0 例),有效率(CR+PR)为 92.9%(16 例),1 年局部控制率为 92%。随访至 2009 年 10 月。1 年累计生存率为 94.4%,2 年为 72.2%,3 年为 66.7%,5 年为 27.8%,7 年 5.6%。中位生存期 39 个月,失访 1 例,失访率 5.6%。国外曾报道治疗了 7 例 T1N0M0 的 NSCLC 患者,RBE 为 140Gy,达到了局部控制的目的。

中、晚期肺癌粒子治疗国内报道比较多,天津医科大学第二医院在 2002 年 6 月至 2009 年 6 月间采用 CT 引导下经皮穿刺 $^{125}$I 放射性粒子植入治疗 247 例局部Ⅲ期 NSCLC,PD 80Gy 125 例,$D_{100}$(82.31±9.3)Gy,$D_{90}$(94.6±10.0)Gy,平均剂量(156.2±17.5)Gy。PD 110Gy 122 例,$D_{100}$(112.6±13.3)Gy,$D_{90}$(151.7±

21.7）Gy，平均剂量（244.9±12.1）Gy。总有效率（CR＋PR）为85.4%。1年、3年、5年生存率分别为82.8%、23.8%、8.5%；1年、3年、5年局部控制率分别为92.2%、63.8%、25.7%；ⅢA与ⅢB期患者中位生存时间分别为29.7个月及24.0个月。未出现放射性肺炎、食管炎及骨髓抑制、脊髓损伤等并发症，部分患者纵隔内转移淋巴结如L4被周围大血管包绕，穿刺有误伤大血管的可能，应根据个人技术状态慎重选择适应证或选择外放射治疗。

与外放疗不同的是，经皮穿刺粒子植入治疗肺癌由我国学者应用于临床，手术由放疗、核医学科、外科等多学科协作完成，目前尚未完成标准化、规范化操作程序。治疗中操作不规范，使得粒子植入的位置不准确，剂量分布不均匀，可出现剂量冷区。发生这种情况应补充外照射治疗，通常补充20～40Gy外照射剂量。

对于外放疗失败的患者，选择CT引导下经皮穿刺粒子植入治疗是很好的选择。山东邹平中医院收治了三维适形外放疗后3个月局部残存病灶的18例NSCLC患者。肿瘤平均直径3～5cm，Ⅰ/Ⅱ期2例，Ⅲ期12例，Ⅳ4例，16例经调强外放疗，2例经立体定向放射治疗，外放疗PD（61.8±10.3）Gy，投照次数32.2±2.4，靶区平均剂量（61.2±10.7）Gy。Ⅰ度放射性肺炎6例，Ⅰ度骨髓抑制1例，Ⅰ度消化道反应1例。经相应治疗缓解后，应用CT引导下经皮穿刺$^{125}$I粒子植入治疗残存病灶，活度$2.59×10^7$Bq（0.7mCi），PD 90Gy，植入粒子42.9±13.1颗，靶区平均剂量（148±16.3）Gy，$D_{100}$（88.2±14.6）Gy，$D_{90}$ 92.7±11.3，术后6个月CR 22.2%（4例），PR 66.6%（12例），SD 5.6%（1例），PD 5.6%（1例）。气胸5例（27.8%），咯血3例（16.7%）。术后10个月，1例死于肝转移。1年生存率94.4%，2年生存率55.6%，3年生存率11.1%。

（朱旭东 郑广钧）

# 参 考 文 献

1. 柴树德，朱旭东，王保明，等.肿瘤病人的术中综合治疗（附30例报告）.天津医药，2002，7：53-54.

2. 柴树德，郑广钧，毛玉权，等.$^{125}$I粒子块瘤床种植控制术后局部复发的观察.天津医药，2005，10：666-667.

3. Bahri S，Flickinger JC，Kalend AM，et al. Results of multifield conformal radiation therapy of nonsmall-cell lung carcinoma using multileaf collimation beams. Radiat Oncol Investig, 1999，7（5）：297-308.

4. 海富，喻瑾瑞，冯展昌. Clinical application of three-dimensimal conformal radiotherapy and intensity-modulated radiotherapy for non-small-cell cancer. 井冈山大学学报（自然科学版），2007，28（4）：83-84.

5. Onishi M，Araki T，shirato H，et al. Stereotatic hypofractionated high-dose irradiation for stage I non-small cell lung cancer: Clinial outcomes in 245 subjects in a Japanese. multiinstitutional study cancer, 2004，101：1623-1631.

6. 郑广钧，柴树德，柴云飞，等.种植放射性$^{125}$I粒子治疗晚期中心型肺癌的近期疗效观察.中华放射医学与防护杂志，2009，29（5）：46-47.

7. Martinez R，Pagola M，Vivas I，et al. CT-guided permanent brachytherapy for patients with medically inoperable early-stage non-small cell lung cancer（NSCLC）. Lung Cancer, 2008，61（2）：209-213.

# 第三十六章
## 放射性粒子植入联合化疗治疗胸部肿瘤

### 第一节　概　　述

肺癌就诊时大部分（70%以上）已属中晚期，失去手术机会，其中 NSCLC 占全部肺癌病例的 85%。放、化疗是不能手术治疗的中晚期肺癌的主要治疗手段。Scagliotti GV 等报道，在一项 1725 例中晚期肺癌化疗疗效的临床研究中显示 PP 与 GP 相比，含铂两药联合方案的中位生存期为 10.3 个月，在腺癌中，PP 方案中位生存期 11.8 个月，在鳞癌中，GP 方案中位生存期 10.4 个月，疗效有限。而放疗 + 化疗疗效得到了显著提高，Belderbos J 等报道中，放化疗中位生存期达到 16.2 个月，高于单纯化疗组 10.3 个月，放化疗 1 年、2 年和 3 年生存率分别为 69%、33.6% 和 21.6%。放化疗提高肺癌疗效的同事，不可忽视的增加了治疗的毒副反应，该作者报道放化疗比单纯化疗毒性更高，以非血液系统毒性更显著，其中食管炎的发生率由化疗的 5% 升高到 17%。

放疗与化疗的同期进行是近年来肺癌最有效的治疗模式之一，放化疗同期进行明显地提高了治疗的有效率，在临床上备受推崇。RTOG9410 研究报告了同步放化疗与序贯放化疗相比的Ⅲ期临床试验结论：中位生存期在同步组为 17.0 个月，而序贯组的 14.6 个月，Aupérin A 等报道的一项荟萃分析提示：放化疗同步治疗能改善 NSCLC 患者的生存期，放疗联合化疗优于单纯放射治疗。但是两项研究均提示，同步放化疗的毒副反应，均高于序贯放化疗组，其中放射性食管炎的发生率在同步放化疗组均高于序贯治疗组，由于同步放化疗明显增加的毒副作用，使其在国内的应用受到限制，仅在一般状态较好的患者中得到实施。

放射性粒子 $^{125}$I 是一种放射性同位素，具有植入瘤体后长时间持续不断发出低剂量 γ 射线照射的特性，植入瘤体后 6 个月内进行的化疗都等同于同期放化疗的治疗模式。粒子植入作为局部高效低毒的近距离局部治疗手段联合全身化疗既实现了同步放化疗的目的，又最大程度减低了瘤体周围正常组织的毒副作用，是一种非常有前景的联合治疗模式。Li W 等报道将不能手术切除的 71 名非小细胞肺癌患者，随机分成 2 组，分别接受 $^{125}$I 粒子植入术和常规放疗，结果显示有效率（CR + PR）分别为 88% 和 59%，且接受 $^{125}$I 粒子植入的患者的 1 年和 2 年生存率高于常规外放疗者（$P < 0.05$），并且与常规放化疗相比，能明显改善局部大肿块肺癌患者的症状，提高生活质量。

### 第二节　化疗联合放射性粒子植入治疗肺癌

#### 一、粒子植入和目的

1. 根治性粒子植入　大多数属于手术不能切除或不愿接受手术的病例，应在明确分期的前提下制定详细的治疗计划，最大程度的追求根治原发病灶。临床观察中靶区剂量达到 140Gy 时，亦少有放射损伤的报道。作为肿瘤综合治疗的一个重要部分，局部病灶的根治性治疗也为全身治疗提供了可能治愈的机会。无论是经皮穿刺，还是剖胸直视下的放射性 $^{125}$I 粒子植入，都可以达到根治目的。

2. 姑息性粒子植入　由于疾病分期太晚无法达到根治目的，或因一般状态较差无法接受根治性治

347

疗的患者,作为创伤轻微的局部有效治疗手段,以达到减轻痛苦、改善症状、延长生命的目的。临床上又可分为高度姑息和低度姑息两种。高度姑息治疗用于一般状况尚好的患者,所给剂量为根治量或接近根治量,以改善症状、延长生命,个别患者可获治愈,达到根治性目的。低度姑息治疗用于一般状况较差或病已到了晚期,剂量仅为根治量的 1/2 或 1/3,只希望起到减轻疼痛的作用。

3. 补救性粒子植入　一种情况是对于接受过外照射后仍进展的肺癌患者,可以行补救性的粒子植入。对于这部分患者的粒子植入时间的选择,根据我们的经验,一般选择在放疗结束后两个月以上,在粒子植入前最后行 PET-CT 检查明确肿瘤情况,根据肿瘤残存情况参考外照射剂量调整粒子靶区剂量,一般剂量在 100Gy 左右;另一种情况是在中心型肺癌无法切除或纵隔淋巴结清扫不彻底时,在术中行补救性植入粒子以控制局部病变及转移,对于这部分患者,术前可以行 TPS 计划也可以行术中实时TPS 计划,根据 TPS 计划植入粒子,达到补救性治疗的目的。

放射性 $^{125}$I 粒子植入瘤体后,持续释放射线有效治疗可长达 10 个月,在此期间加入化疗更加符合同期放化疗的定义。粒子植入治疗靶区外剂量衰减梯度陡峭,周围正常组织受到的放射性损伤轻微,全身副作用(特别是骨髓、胃肠道毒性)至今未见临床报道。可以认为粒子植入作为局部治疗并未增加全身毒性。联合化疗既发挥了同期放化疗的有效性,又避免了传统放疗同期进行所引起的副作用叠加效应,使更多的患者受益。

## 二、粒子植入后同期化疗的时机选择

由于 $^{125}$I 粒子植入的方法和途径的不同,患者的恢复时间和联合化疗开始的时机亦会不同。只要在粒子释放射线的有效时间段内(10 个月)进行化疗,均可达到放化疗同期治疗的目的。

1. 经皮穿刺 $^{125}$I 粒子植入联合化疗　经皮穿刺 $^{125}$I 粒子植入后应用抗生素 2～3 天,确认无感染征象,停止抗生素,开始化疗。

2. FFB 下 $^{125}$I 粒子植入联合化疗　支气管镜下 $^{125}$I 粒子植入联合化疗时机的选择可参照经皮穿刺粒子植入联合化疗。

3. 剖胸 $^{125}$I 粒子植入联合化疗　适当的联合化疗时机一般选择在术后 1 周左右。

4. 胸腔镜下 $^{125}$I 粒子植入联合化疗　化疗时机应选择在术后 1 周内开始。只要身体状态允许,越早越好。

无论胸腔镜手术还是剖胸手术,在植入 $^{125}$I 粒子后,术后联合化疗时机的选择仍要结合患者个体的体质状况、恢复状况、年龄和基础病以及是否出现并发症等情况综合判定。在 $^{125}$I 粒子植入手术后相当一段时间内开始的化疗,都可以达到放化疗同期进行的治疗目的。

## 三、粒子植入后联合治疗方案的选择

$^{125}$I 粒子植入后化疗药物的选择与化疗方案的确定并不与 $^{125}$I 粒子植入的途径有关,因为不管何种方式植入 $^{125}$I 粒子,均不会因 $^{125}$I 粒子的植入而增加全身毒性,更没有因此而降低患者的体质,也就没有改变化疗药物应用的机体状态。治疗方案完全参考中国临床肿瘤学会(CSCO)原发性肺癌诊疗指南(2016.V1)的方案,根据个体差异相应的调整剂量。全身治疗除化疗以外,在一些具有基因突变的患者中,靶向治疗意义重大,疗效显著,这些有效的全身治疗手段与粒子植入局部治疗的同期联合已在探索之中。

1. 腺癌、大细胞癌、不能明确的 NSCLC 常用方案

(1)EGFR/ALK 突变阳性:一线推荐:厄洛替尼、阿法替尼 / 克唑替尼(1 类)。也可选择化疗:含铂双药化疗(表 3-36-1)或含铂双药化疗 + 贝伐珠单抗。

(2)EGFR/ALK 突变阴性或未知:首选静脉输入贝伐珠单抗 7.5mg/kg 第 1 天 + 培美曲塞 500mg/m$^2$ 第 2 天 + 顺铂 75mg/m$^2$;第 2 天的方案(1 类),每 3 周重复,共 6 周期。也可选择含铂双药方案(表 3-36-1)或单药化疗(表 3-36-2)。

2. 鳞癌常用方案

（1）EGFR/ALK 突变阳性：厄洛替尼、阿法替尼 / 克唑替尼（1 类）。

（2）GEFR/ALK 突变阴性或未知：首选吉西他滨 + 顺铂方案（1 类）。也可选择其他含铂双药化疗，不适合铂类化疗的可以选择非铂双药方案（表 3-36-1）。

3. SCLC 常用方案　一线首选依托泊苷 + 顺铂化疗（1 类）。二线治疗可选择伊立替康 + 顺铂化疗或其他含铂双药化疗（表 3-36-3）。

4. 对于多次化疗无效的患者，可行免疫治疗或行基因检测，发现新的突变基因及靶点，给予个体化治疗。

5. 联合 $^{125}$I 粒子植入的肺转移癌的综合治疗。

肺转移癌因原发肿瘤的不同而有不同的化疗方案，肺转移癌的化疗方案参照原发肿瘤的化疗方案。

表 3-36-1　常用非小细胞肺癌化疗方案

| | 化疗方案 | 剂量 | 用药时间 | 时间及周期 |
|---|---|---|---|---|
| NP 方案 | 长春瑞滨 | $25mg/m^2$ | 第 1、8 天 | |
| | 顺铂 | $75mg/m^2$ | 第 1 天 | |
| TP 方案 | 紫杉醇 | $135\sim175mg/m^2$ | 第 1 天 | |
| | 顺铂 | $75mg/m^2$ | 第 1 天 | |
| GP 方案 | 吉西他滨 | $1250mg/m^2$ | 第 1、8 天 | 21 天为 1 周期，4～6 周期 |
| | 顺铂 | $75mg/m^2$ | 第 1 天 | |
| DP 方案 | 多西他赛 | $75mg/m^2$ | 第 1 天 | |
| | 顺铂 | $75mg/m^2$ | 第 1 天 | |
| AP 方案 | 培美曲塞 | $500mg/m^2$ | 第 1 天 | |
| | 顺铂 | $75mg/m^2$ | 第 1 天 | |

表 3-36-2　常用非小细胞肺癌单药治疗方案

| 化疗方案 | 剂量 | 用药时间 | 时间及周期 |
|---|---|---|---|
| 多西他赛 | $75mg/m^2$ | 第 1 天 | 21 天为一个周期 |
| 培美曲塞 | $500mg/m^2$ | 第 1 天 | 21 天为一个周期 |

表 3-36-3　常用小细胞肺癌化疗方案

| | 化疗方案 | 剂量 | 用药时间 | 时间及周期 |
|---|---|---|---|---|
| EP 方案 | 依托泊苷 | $100mg/m^2$ | 第 1～3 天 | |
| | 顺铂 | $75mg/m^2$ | 第 1 天 | |
| EL 方案 | 依托泊苷 | $100mg/m^2$ | 第 1～3 天 | 21 天为 1 周期，4～6 天为 1 周期 |
| | 洛铂 | $30mg/m^2$ | 第 1 天 | |
| | 拓扑替康 | 静滴 $1.5mg/m^2$ | 第 1～5 天 | |
| | | 口服 $2.3mg/m^2$ | 第 1～5 天 | |
| IP 方案 | 伊立替康 | $60mg/m^2$ | 第 1、8、15 天 | 28 天为 1 周期，4～6 天为 1 周期 |
| | 顺铂 | $60mg/m^2$ | 第 1 天 | |

## 四、粒子植入后联合化疗的途径

无论在粒子植入后化疗药物经过何种途径进入体内，都具有局部作用，也同时具有全身作用，是全身治疗的一部分，其给药途径包括：

1. 静脉化疗　最为常用的全身化疗途径，以药物全身分布为其特点而发挥治疗作用，在肿瘤局部并不具有特别优势。

2. 支气管动脉介入化疗　作为肿瘤的供血动脉的选择性区域化疗,在肿瘤局部和支气管动脉供应区有较高的药物浓度和较好的疗效,在肿瘤局部更有优势。药物所具有二次的全身分布的选择,使其具有一定的全身作用。

3. 胸膜腔化疗　将化疗药物注入胸腔,使胸膜转移灶浸入高浓度化疗药物中,而发挥局部的治疗作用。其作用时间在局部较长,全身毒性小。

4. 组织间化疗　将化疗药物直接注入瘤体内,在肺部瘤体内形成局部极高的药物浓度或形成较长时间内的持续释放药物,在局部治疗中有优势。药物也有吸收和再分布的可能,全身毒性小。

## 五、联合粒子植入治疗肺癌化疗的常用药物

1. 培美曲塞二钠　是一种结构上含有核心为吡咯嘧啶基团的抗叶酸制剂,通过破坏细胞内叶酸依赖性的正常代谢过程,抑制细胞复制,从而抑制肿瘤的生长。常用剂量:单药或与顺铂联用,每次 $500mg/m^2$,用生理盐水溶解后进一步稀释 100ml 生理盐水中,静脉输注 10 分钟以上,每 3 周给药 1 次。

2. 顺铂(DDP)　本品为铂的金属络合物,作用似烷化剂,主要作用靶点为 DNA,作用于 DNA 链间及链内交链,形成 DDP-DNA 复合物,干扰 DNA 复制,或与核蛋白及胞质蛋白结合。属于细胞周期非特异性药。常用剂量:①一般剂量:按体表面积一次 $20mg/m^2$,每天 1 次,连用 5 天;或一次 $30mg/m^2$,连用 3 天,需水化利尿。②大剂量:每次 $80\sim120mg/m^2$,静滴,每 $3\sim4$ 周一次,最大剂量不应超过 $120mg/m^2$,以 $100mg/m^2$ 为宜。

3. 长春瑞滨(NVB)　主要通过抑制着丝点微管蛋白的聚合,使细胞分裂停止于有丝分裂的中期,是一细胞周期特异性的药物。常用剂量:①单药化疗:推荐剂量 $25\sim30mg/m^2$。②联合化疗:一般 $25\sim30mg/m^2$。药物必须溶于生理盐水,于短时间内($15\sim20$ 分钟)静脉输入,然后滴生理盐水冲洗静脉。

4. 紫杉醇(TAX)　紫杉醇的抗癌机制主要是通过抑制微管解聚,使肿瘤细胞有丝分裂终止,促进肿瘤细胞凋亡,最后导致肿瘤细胞死亡。紫杉醇体内免疫调节功能也可以对肿瘤细胞起杀伤或抑制作用。常用剂量:常用紫杉醇的剂量为 $135\sim175mg/m^2$,应先将注射液加于生理盐水或 5% 葡萄糖液 $500\sim1000ml$ 中。

5. 吉西他滨(GEM)　细胞周期特异性,主要作用于 DNA 合成期(即 S 期)细胞,在一定的条件下可以阻止由 G1 期向 S 期的进展。常用剂量:成人推荐 $1000mg/m^2$ 静脉滴注 30 分钟,每周一次,连续 3 周,随后休息一周,每 4 周重复一次。

6. 依托泊苷(VP-16)　VP-16 是细胞周期特异性抗肿瘤药物,作用于晚 S 期或 G2 期,其作用位点是拓扑异构酶Ⅱ,形成一种药物 - 酶 -DNA 三者之间稳定的可裂性复合物,干扰 DNA 拓扑异构酶Ⅱ(DNA topoisomerase Ⅱ),致使受损的 DNA 不能修复。拓扑异构酶Ⅱ插入 DNA 中,产生一般细胞功能所需的断裂反应;VP-16 似乎可通过稳定脱氧核糖核酸断裂复合物,引起 DNA 和拓扑异构酶Ⅱ的双线断裂。常用剂量:①静脉滴注:每天 $60\sim100mg/m^2$,加生理盐水 500ml,静脉滴注,连用 $3\sim5$ 天。常用每天 $50\sim100mg$,静脉滴注,连用 5 天,3 周重复。②口服:软胶囊剂,每次 50mg,每天 3 次,连用 5 天。$21\sim28$ 天为 1 周期,至少治疗 2 周期。

7. 多西他赛(TXT)　TXT 是由欧洲浆果紫杉的针叶中提取的化合物半合成的紫杉醇衍生物,通过促进微管双聚体装配成微管,同时防止去多聚化过程而使微管稳定,阻滞细胞于 G2 和 M 期,抑制细胞进一步分裂,从而抑制癌细胞的有丝分裂和增殖。常用剂量:静脉滴注给药,单药剂量为 $75\sim100mg/m^2$,国内用 $75mg/m^2$,联合用药使用 $60\sim75mg/m^2$,静脉滴注 1 小时,每 3 周重复 1 次。近年来,国内外有许多学者采用每周疗法,一般单药剂量为 $35\sim40mg/m^2$,一周 1 次,连用 6 周,停 2 周。

8. 伊立替康(CPT-11)　伊立替康是喜树碱的半合成衍生物。喜树碱可特异性地与拓扑异构酶Ⅰ结合,后者诱导可逆性单链断裂,从而使 DNA 双链结构解旋;伊立替康及其活性代谢物 SN-38 可与拓扑异构酶Ⅰ-DNA 复合物结合,从而阻止断裂单链的再连接。常用剂量:静脉滴注给药,联合用药使用 $60mg/m^2$,第 1 天、8 天、15 天给药。

## 第三节　联合粒子植入治疗肺癌的疗效

肺癌是以局部为主的全身疾病，在临床发现的病例中大部分已存在远处转移，这正是治疗失败的主要原因。$^{125}$I粒子植入是一种局部治疗手段，在局部控制的条件下，为获取更好的生存率，全身治疗就显得极其重要。粒子植入的微创性和全身低副作用的优势使化疗等全身综合治疗能有机会及时地加入到治疗方案中来。粒子植入与同期化疗作为肺癌治疗中相互协同的两个方面，一个局部治疗，一个全身治疗，相互协作，相辅相成，使疗效更佳，使患者更多地受益。目前，国内外诸多报道显示了联合$^{125}$I粒子植入治疗肺癌的显著疗效。

### 一、经皮穿刺粒子植入联合同期化疗的疗效

经皮穿刺$^{125}$I粒子植入是最为常用的粒子植入方法，因其具有创伤轻微、恢复快、并发症少的特点而广泛应用，联合同期化疗治疗晚期肺癌国内报道较多。向展望等将78例经过1周期同步放化疗后进展的局部晚期非小细胞肺癌患者随机分为两组，A组为经皮穿刺CT导引下肿瘤内植入$^{125}$I粒子联合二线化疗组（37例），B组为单纯二线化疗组（41例）。中位随访时间为19个月，其中A组的反应率为63.6%，高于B组的41.5%；无进展生存时间分别为A组的（8.00±1.09）个月，高于B组的（5.00±0.64）个月；中位生存期分别为A组的（14.00±1.82）个月，高于B组的（10.00±1.37）个月；两组在副反应上没有明显差异。李巍等报道，18例接受经皮行$^{125}$I粒子植入术的Ⅲ～Ⅳ期非小细胞肺癌患者，其中6例接受了吉西他滨联合顺铂方案化疗，6例接受了外照射，其总反应率为87.4%；局部控制率在1年、2年及3年分别为94.1%，58.8%及41.2%。于晓娟等报道，52例接受过放化疗复发的Ⅲ期非小细胞肺癌患者，随机分为两组，实验组为经皮穿刺CT导引下肿瘤内植入$^{125}$I粒子联合DP方案化疗，对照组为DP方案化疗，实验组的无进展生存时间为8个月，高于对照组的5.5个月，实验组的局部控制时间为10个月，高于对照组的6.2个月；总体反应率，实验组与对照组差异不大，分别为69.2%及57.7%。全部患者均发生严重并发症。Jiang G等报道，80例肺部恶性肿瘤患者，其中38例鳞状细胞癌，29例腺癌，2例小细胞肺癌，11例肺转移癌。均接受CT引导下的$^{125}$I粒子植入术，CR 47.5%（38/80），PR 33.75%（27/80），SD 12.5%（10/80），PD 6.25%（5/80），局部控制率（CR＋PR＋SD）93.75%。2个月、4个月及6个月的总反应率分别为78%、83%及81%。魏巍等报道，141例原发性NSCLC患者实施CT引导下放射性$^{125}$I粒子植入治疗，其中26例单纯粒子植入，115例$^{125}$I粒子植入联合化疗CR 26.2%（37例），PR 66.0%（93例），有效率（CR＋PR）92.2%。所有患者治疗期间均未发生相关严重并发症，且与近期疗效无明显相关。Zhang T等报道，接受一线化疗后进展的69例非小细胞肺癌患者，A组接受$^{125}$I粒子植入联合二线化疗，B组单纯接受二线化疗，A组的2年的局部控制为39.9%，高于B组的12.5%。A组的中位生存期为17.4个月，高于B组的11.3个月。A组的中位无进展生存期为11个月，高于B组的7.3个月，两组在治疗副反应上没有显著性差异，A组未见明显的放射性损害。A组与B组无进展生存时间（PFS）分别为14.1个月和9.7个月；1年生存率分别为80.8%和63.6%，中位生存时间分别为26.9个月和17.1个月，差异均有统计学意义（$P<0.05$）。雷光焰等报道32例在CT引导下经皮行$^{125}$I粒子植入术，联合EP（依托泊苷和顺铂）、NP（长春瑞滨和顺铂）或TP（紫杉醇和顺铂）等方案治疗。结果植入后2～4个月CR 46.9%（15例），PR 37.5%（12例），SD 15.6%（5例），有效率（CR＋PR）84.4%。1年和2年生存率分别为78.6%、66.7%，4例生存超过3年。未发生粒子迁移与放射性肺损伤。

### 二、FFB下粒子植入联合同期化疗的疗效

卢鸣剑等报道15例接受过至少4周期化疗的肺癌肺不张的患者，给予支气管镜下植入$^{125}$I粒子，未见严重并发症，肺复张率在2个月、6个月、12个月、18个月及24个月分别86.7%、76.9%、80.0%、75.0%及50.0%。中位生存期及平均生存期为15.6个月和16个月，6个月、12个月及24个月的生存率为86.7%、66.7%和13.3%。KPS评分持续改善的时间在3个月到27个月。孙龙华等报道，65例非

小细胞肺癌患者,采取支气管镜直视下种植 $^{125}$I 粒子联合 NP 方案化疗(长春瑞滨 + 顺铂)23 例作为实验组,单纯 NP 方案化疗 42 例作为对照组。6 个月后实验组和对照组有效率分别为 78.2%(18 例)和 42.8%(18 例),$P < 0.01$。郑广钧等采取 FFB 直视下种植 $^{125}$I 粒子联合 NP 方案化疗治疗肺癌 121 例,与单纯化疗组 64 例进行对比。两组治疗后 6 个月的有效率(CR + PR)分别为 95.0%(115 例)和 42.2%(27 例),联合治疗组明显高于单纯化疗组,两组差异有显著性。

### 三、术中 $^{125}$I 粒子植入联合同期化疗的疗效

ACOSOG Z4032 研究发现亚肺段切除与亚肺段切除 + 粒子植入治疗早期肺癌相比,两者总生存期无差异,但后者有延长生存的趋势,特别是对安全范围不够的患者。陈溯等报道,81 例非小细胞肺癌患者,胸腔镜下放射 $^{125}$I 粒子植入术 14 例,小切口或胸腔镜辅助下小切口放射 $^{125}$I 粒子植入术 40 例。随访 12~24 个月,平均 18 个月。局部控制率 82.3%。需要处理的气胸患者有 3 例。术后 1 例患者出现咯血。胸痛胸闷缓解率 80%(45 例),咯血缓解率 91%(16 例),阻塞性肺炎缓解率 87%(15 例),上腔静脉综合征好转率 96%(5 例)。林锋等将 63 例 NSCLC 患者分为术中 $^{125}$I 粒子植入组 30 例和常规手术组 33 例,两组术后均给予 TP 化疗方案。随访 24 个月,两组均无并发症发生。粒子植入组与常规组的远处转移率、1 年生存率、2 年生存率分别为 16.67%、93.33%、83.33% 和 21.21%、75.76%、63.64%($P > 0.05$)。局部复发率两组分别为 3.33% 和 24.24%($P < 0.05$)。王东坤等治疗 23 例 NSCLC 患者,采用常规手术切除肺瘤体后,术中直视下将 $^{125}$I 粒子植入到肿瘤残存部分和手术无法切除的转移的淋巴结内,术后联合化疗。结果 23 例无围术期死亡,术后未出现植入 $^{125}$I 粒子而导致严重并发症。随访 3~11 个月,无肿瘤复发。黄淼龙等将 62 例 NSCLC 患者分为术中 $^{125}$I 粒子植入组 32 例和常规手术组 30 例,术后均给予化疗。随访超过 36 个月。$^{125}$I 粒子植入组和对照组 1 年、3 年生存率分别为 63.8%、31.9% 和 50.6%、26.9%,两组生存率比较差异无显著性意义($P > 0.05$),两组局控率比较,$^{125}$I 粒子植入组高于对照组($P < 0.05$)。

在不同的 $^{125}$I 粒子植入的方式中,经皮穿刺粒子植入是最常用的粒子植入方法,不仅具有创伤小、并发症少、适应证广泛的优点,而且可于术后最短的时间(2~3 天)内开始综合治疗,在不增加全身毒性的同时,达到局部治疗和全身治疗同期进行的效果。

$^{125}$I 粒子植入联合同期化疗取得的良好效果,拓宽了化疗领域的综合治疗手段,促使了联合热化疗和联合区域放化疗的尝试,同样取得了较好的疗效。目前陕西省肿瘤医院已行肺癌 $^{125}$I 粒子植入术 2000 例以上,其在放化疗同步治疗中,与外照射相比显示出了较明显的优势,特别是开展了经皮及气管后纵隔肿瘤穿刺植入粒子将一些以往无法穿刺植入粒子的部位如上后纵隔提供了新的选择。对于纵隔广泛转移不适合植入粒子的患者,应用采取了原发灶粒子治疗 + 同步化疗 + 纵隔外照射的办法,实现多种治疗手段的优势互补,也取得了一定的疗效,目前生存时间最长的患者已到 13 年。

(雷光焰 韩 乐)

## 参 考 文 献

1. Scagliotti GV. Phase Ⅲ study comparing cisplatin plus gemcitabine with cisplatin plus pemetrexed in chemotherapy-naive patients with advanced-stage non-small-cell lung cancer. J Clin Oncol, 2008, 26: 3543-3551.

2. Belderbos J, Uitterhoeve L, van Zandwijk N, et al. Randomized trial of sequential versus concurrent chemoradiotherapy in patients with inoperable non-small-cell lung cancer. Eur J Cancer, 2007, 43: 114-121.

3. Curran WJ, Jr Paulus R, Langer CJ, et al. Sequential vs. concurrent chemoradiation for stage Ⅲ non-small cell lung cancer: randomized phase Ⅲ trial RTOG 9410. J Natl Cancer Inst, 2011, 103(19): 1452-1460.

4. Aupérin A, Le Péchoux C, Rolland E, et al. Meta- analysis of concomitant versus sequential radiochemotherapy in locally advanced non-small-cell lung cancer. J Clin Oncol, 2010, 28(13): 2181-2190.

5. Li W, Guan J, Yang L, et al. Iodine-125 brachytherapy improved overall survival of patients with inoperable stage Ⅲ/Ⅳ non-small cell lung cancer versus the conventional radiotherapy. Medical Oncology, 2015, 32(1): 395.

6. Zhanwang Xiang, Fujun Zhang, et al. [125]I Brachytherapy in Locally Advanced Nonsmall Cell Lung Cancer After Progression of Concurrent Radiochemotherapy. Medicine, 2015, 94(49): 2249.

7. Wei Li, Gang Dan. Repeated iodine-125 seed implantations combined with external beam radiotherapy for the treatment of locally recurrent or metastatic stage Ⅲ/Ⅳ non-small cell lung cancer: a retrospective study. Radiation Oncology, 2016, 11: 119-122.

8. Xiaojuan Yu, Jin Li. Combination of Iodine-125 brachytherapy and chemotherapy for locally recurrent stage Ⅲ non-small cell lung cancer after concurrent chemoradiotherapy. BMC Cancer, 2015, 15: 656-663.

9. Jiang G, Li Z. Computed tomography-guided iodine-125 interstitial implantation as an alternative treatment option for lung cancer. Indian J Cancer, 2015, 51(2): e9-12.

10. 魏巍, 沈啸洪. 放射性 [125]I 粒子植入治疗非小细胞肺癌近期疗效的多因素分析. 中华内科杂志, 2012, 51(12): 978-981.

11. Zhang T1, Lu M. CT-guided implantation of radioactive [125]I seed in advanced non-small-cell lung cancer after failure of first-line chemotherapy. J Cancer Res Clin Oncol, 2014, 140(8): 1383-90.

12. 雷光焰, 付改发. [125]I 粒子植入联合化、放疗治疗局部复发性晚期肺癌. 中国微创外科杂志, 2008, 8(7): 596-598.

13. MINGJIAN LU, FUJUN ZHANG, et al. Trans-bronchoscopy with implantation of [125]I radioactive seeds in patients with pulmonary atelectasis induced by lung cancer. ONCOLOGY LETTERS, 2015, 10: 216-222.

14. 孙龙华, 陈国华. 经支气管镜植入放射性 [125]I 粒子治疗中央型肺癌的应用研究. 山东医药, 2011, 51(24): 42-44.

15. 郑广钧, 柴树德. 放射性 [125]I 粒子植入近距离放疗联合化疗治疗晚期肺癌的近期疗效. 中国微创外科杂志, 2008, 8(2): 122-136.

16. HC Fernando, RJ Landreneau, SJ Mandrekar, et al. Impact of brachytherapy on local recurrence rates after sublobar resection: results from ACOSOG Z4032(Alliance), a phase Ⅲ randomized trial for high-risk operable non-small-cell lung cancer. Journal of Clinical Oncology, 2014, 32(23): 2456-2462.

17. 陈溯, 黄乃祥. 微创条件下放射性 [125]I 粒子组织间植入治疗非小细胞肺癌近期临床观察. 临床军医杂志, 2012, 40(1): 23-25.

18. 林锋, 冉鹏. 术中植入放射性 [125]I 粒子治疗肺癌效果分析. 广东医学, 2010, 31(1): 104-106.

19. 王东坤, 黄云超. 手术联合 [125]I 粒子植入治疗非小细胞肺癌疗效观察(附 23 例报道). 昆明医学院学报, 2010, (07): 87-89.

20. 黄淼龙, 陈翀. 术中组织间植入 [125]I 放射性粒子治疗Ⅲb 期非小细胞肺癌的临床研究. 临床和实验医学杂志, 2007, 6(5): 41-42.

# 第三十七章
## 放射性粒子植入联合中医药治疗胸部肿瘤

### 第一节　放射性粒子植入联合中医药治疗肺癌

肺为华盖，又称"娇脏"，喜润而恶燥，故易受邪。放射性粒子在中医认为乃是热毒，易灼伤肺阴，而引起一系列肺部症状。故中医药配合放射性粒子植入治疗肺癌能够清热解毒、滋阴养血，减轻粒子可能引起的副反应。

#### 一、治疗原则

扶正祛邪、标本兼治是治疗肺癌的基本原则。本病整体属虚，局部属实，正虚为本，邪实为标。肺癌早期，以邪实为主，治当行气活血、化瘀软坚和清热化痰、利湿解毒；肺癌晚期，以正虚为主，治宜扶正祛邪，分别采用养阴清热、解毒散结及益气养阴、清化痰热等法。临床还应根据虚实不同，每个患者的具体情况，按标本缓急恰当处理。由于肺癌患者正气内虚，要始终顾护正气，保护胃气，把扶正抗癌的原则贯穿肺癌治疗的全过程，在辨证论治基础上选加具有一定抗癌作用的中草药。放射性粒子系热毒、易耗伤阴津，故滋阴润肺、清热解毒应贯穿整个放射性粒子植入的治疗疗程。

#### 二、辨证论治

##### （一）气血瘀滞
主证：咳嗽不畅，肺闷气憋，胸痛有定处，如锥如刺，或痰血暗红，口唇紫暗，舌质暗或有瘀斑，苔薄，脉细弦或细涩。

治法：活血散瘀，行气化滞。

方药：血府逐瘀汤。

本方用桃红四物汤活血化瘀；柴胡、枳壳疏肝理气；牛膝活血化瘀，引血下行；桔梗载药上行，直达病所；甘草调和诸药。胸痛明显可配伍香附、延胡索、郁金等理气通络，活血定痛。若反复咳血血色暗红者，可减少桃仁、红花的用量，加蒲黄、三七、藕节、仙鹤草、茜草根祛痰止血；瘀滞化热，暗伤气津见口干、舌燥者，加沙参、天花粉、生地、玄参、知母等清热养阴生津；食少、乏力、气短者，加黄芪、党参、白术益气健脾。

##### （二）痰湿蕴肺
主证：咳嗽，咯痰，气憋，痰质稠黏，痰白或黄白相间，胸闷胸痛，纳呆便溏，神疲乏力，舌质淡，苔白腻，脉滑。

治法：行气祛痰，健脾燥湿。

方药：二陈汤合瓜蒌薤白半夏汤。

二陈汤理气燥湿化痰，合瓜蒌薤白半夏汤以助行气祛痰、宽胸散结之功。若见胸脘胀闷、喘咳较甚者，可加用葶苈大枣泻肺汤以泻肺行水；痰瘀化热，痰黄稠黏难出者，加海蛤壳、鱼腥草、金荞麦根、黄芩、栀子清化痰热；胸痛甚，且瘀象明显者，加川芎、郁金、延胡索行瘀止痛；神疲、纳呆者，加党参、白术、鸡内金健运脾气。

### （三）阴虚毒热

主证：咳嗽无痰或少痰，或痰中带血，甚则咯血不止，胸痛，心烦寐差，低热盗汗，或热势壮盛，久稽不退，口渴，大便干结，舌质红，舌苔黄，脉细数或数大。

治法：养阴清热，解毒散结。

方药：沙参麦冬汤合五味消毒饮。

方中用沙参、玉竹、麦冬、甘草、桑叶、天花粉、生扁豆养阴清热；金银花、野菊花、蒲公英、紫花地丁、紫背天葵清热解毒散结。若见咯血不止可选加白芨、白茅根、仙鹤草、茜草根、三七凉血止血；低热盗汗加地骨皮、白薇、五味子养阴清热敛汗；大便干结加全瓜蒌、火麻仁润燥通便。

### （四）气阴两虚

主证：咳嗽痰少，或痰稀而黏，咳声低弱，气短喘促，神疲乏力，面色白，形瘦恶风，自汗或盗汗，口干少饮，舌质红或淡，脉细弱。

治法：益气养阴。

方药：生脉饮合百合固金汤。

生脉饮中人参大补元气，麦冬养阴生津，五味子敛补肺津，三药合用，共奏益气养阴生津之功。百合固金汤用生地、熟地、玄参滋阴补肾；当归、芍药养血平肝；百合、麦冬、甘草润肺止咳；桔梗止咳祛痰。气虚征象明显者加生黄芪、太子参、白术等益气补肺健脾；咯痰不利，痰少而黏者加贝母、瓜蒌、杏仁等利肺化痰。

在肺癌治疗的临床研究过程中，已筛选出一些较常用的抗肺癌的中草药，如清热解毒类的石上柏、猫爪草、白花蛇舌草、半边莲、半支莲、拳参、龙葵、干蟾皮、蛇莓、马鞭草、蒲公英、野菊花、金荞麦、蝉蜕、黄芪、苦参、马勃、射干等；化痰散结类的瓜蒌、贝母、南星、半夏、杏仁、百部、马兜铃、海蛤壳、牡蛎、海藻等；活血化瘀类的桃仁、大黄、穿山甲、三棱、莪术、鬼箭羽、威灵仙、紫草、延胡索、郁金、三七、虎杖、丹参等；攻逐水饮类的猪苓、泽泻、防己、大戟等，可在辨证论治的基础上，结合肺癌的具体情况，酌情选用。

现代医学研究分析中药的抗癌作用主要有：①可抑制 DNA 微管和相关的酶从而影响细胞分裂和 DNA 复制；②有生物反应调节剂作用，改变机体对肿瘤的反应，限制了肿瘤细胞的生长；③有诱导细胞凋亡和诱导细胞分化作用；④抗信息传递和抗肿瘤转移作用。

目前中医药在肺癌的综合治疗中发挥了一定的作用，从多种中药筛选出具有抗癌作用的中药制成成药有杀灭肿瘤细胞的作用。$^{125}$I 粒子植入在联合手术、放疗、化疗的同时也常与中药联合应用。中药在治疗中有：①抗癌、杀灭癌细胞作用，如成药紫龙金目前已作为肺癌的治疗用药；②减轻放化疗副作用及治疗放疗并发症；③放化疗增敏作用；④预防肿瘤复发和转移等作用。通过扶正固本、化痰散结、清热解毒等功效对肺癌病人起到调节机体各方面功能并使之趋于平衡，从而在一定程度上起到控制、稳定和缩小肿瘤的作用。目前常用的中成药制剂除紫龙金外有艾迪注射液、斑蝥注射液、苦参注射液、参芪扶正注射液、消癌平等。

# 第二节　放射性粒子植入局部副反应的中医药治疗

## 一、治疗皮肤副反应

由于皮肤位于体表，对放射线较敏感，在放射线治疗时可较早地出现放射反应。根据皮肤放射损伤的程度不同，临床上可以表现为干性反应、湿性反应及皮肤坏死或纤维化等。皮肤放射反应损伤因早晚期不同，一般来说，治疗时一过性的皮肤放射反应表现为皮肤出现红斑或皮肤潮红，或轻度的脱皮，或出现皮肤表面轻度糜烂，继而出现皮炎，轻者几天内可自愈。早期皮肤损害反应多在治疗开始后6～8周，皮肤表现为明显脱皮、色素开始沉着。晚期的皮肤损伤反应多在发生在治疗后的第2年至第3年，易出现皮肤萎缩、弹性差、深部出现纤维化等。

中医认为，放射线属于"热毒"范畴，皮肤经照射后，热毒内侵或蕴积于此，损伤肌肤，由此可产生局部的一系列不同的损害。治疗上以清热解毒为主，兼以养阴活血化瘀。常见证型及治疗如下：

### （一）热毒蕴结型

主证：放射部位疼痛，皮肤发红。

治法：清热解毒。

方药：二黄煎外敷。黄连、黄柏、虎杖等湿敷。

### （二）阴津亏虚型

主证：口干咽燥、皮肤干燥、尿少、大便燥结、舌质红、苔少、脉细。

治法：养阴生津。

方药：生脉散加减。太子参、麦冬、五味子等。

### （三）瘀血阻络型

主证：局部皮肤坏死，形成溃疡。

治法：生肌长肉，去腐生新。

方药：生肌玉红膏外敷。当归、白芷、甘草、紫草、血竭、轻粉等。

## 二、肺部的局部反应

放射性肺炎是胸部肿瘤病人进行放射治疗中常见的并发症，而放射性粒子植入治疗肺癌早期无放射性肺炎反应，仅在植入后2～3年后出现局部纤维化，不影响呼吸功能。

（朱旭东　石树远）

## 参 考 文 献

郑广钧, 柴树德, 梁吉祥, 等. $^{125}$I粒子植入治疗直肠癌术后肺转移瘤的短期疗效. 中华临床医师杂志, 2010, 4 (8): 181-182.

# 第三十八章
## 放射性粒子植入治疗与放射增敏剂的联合应用

### 第一节　概况和分类

#### 一、概述

放射治疗是肿瘤治疗的重要手段之一。随着放疗设备的不断更新和照射方法的不断改进，肺癌患者治疗后的生存率不断提高，但仍有 40%～60% 的肺癌病人死于肿瘤局部未控，60%～80% 的病人死后被发现有肿瘤残存，其原因主要是由于肿瘤组织内存有对放射线照射抗拒的乏氧细胞所致。乏氧细胞的放射敏感性只有含氧细胞的 1/3，虽不能分裂，但仍能保持其增殖能力，一旦乏氧状态得到改善，就能继续分裂增殖，成为肿瘤治疗后复发和转移潜在根源。因此，如何有效地增加肺癌乏氧细胞的放射敏感性，就成为提高其放射治疗效果的重要途径。在恶性肿瘤放疗时使用放射增敏剂（radio-sensitization agent，RSA）以提高肿瘤细胞的放射敏感性，进而改善恶性肿瘤放疗效果，是当前临床放射生物学的重要课题之一，增敏剂的应用必将进一步提高恶性肿瘤患者的放疗效果。

放射性粒子植入目前是一种重要的微创的内放疗方法，通过种植在肿瘤组织间放射性核素 $^{125}$I 粒子释放低能量光子产生的 γ 射线，近距离持续照射肿瘤细胞，使肿瘤的氧增比减少、乏氧细胞比例减少，不断的消耗肿瘤干细胞而使肿瘤细胞死亡。这一治疗手段在临床应用中取得良好的效果，当与放疗增敏剂联合应用后将可有效的提高疗效。

放射增敏剂是一种化学或药物制剂，当与放疗同时应用时可以提高射线对生物体的杀伤效应。一个理想的放射增敏剂必须具备以下特点：不易和其他物质起反应，性质稳定；有效剂量没有毒性或毒性较低；易溶于水；便于给药；专对肿瘤细胞，特别是肿瘤乏氧细胞有较强的放射增敏作用；有较长的生物半衰期，并在体内能保持其药物特性，足以渗入整个肿瘤；在常规分次放疗中，较低的药物剂量即可有放射增敏作用。使用放射增敏剂的基本意图是使肿瘤控制曲线向低剂量方面左移，而对正常组织并发症曲线没有影响或至少没有太大的改变。最终目的是达到把正常组织并发症保持在能被接受的特定水平上，而又能提高肿瘤的控制率或治愈率。由于在临床肿瘤放疗过程中，乏氧肿瘤细胞是影响肿瘤放疗疗效的最主要因素，因此肿瘤放射增敏剂的研制其实就是针对乏氧肿瘤细胞而进行的，即基于氧效应的客观现象开发出的类似氧效应的药物，故一说起 RSA 实际上就是乏氧细胞 RSA。以英国 Adams 为首的研究群体在 20 世纪 70 年代提出了乏氧细胞 RSA 的概念，并展开了寻找能模拟氧提高 X 线照射后生物效应的化合物，试图通过化学物质代替氧进入血供不好的肿瘤组织，而以化学方式达到期望的效果。但 RSA 与氧最重要的不同之处是，RSA 在肿瘤内弥散的过程不会被细胞很快地代谢，因而能比氧扩散得更远，从而达到肿瘤内，包括那些离血管最远的乏氧细胞。从 RSA 几十年研究的结果上看，大多属于硝基咪唑类化合物，这是因为最初在妇科肿瘤放疗过程中发现有增加疗效的作用。并由此成为寻找 RSA 突破口的甲硝唑（metronidazole）是一种 5 位取代的硝基咪唑（5- 硝基咪唑）。后经实验证明，2 位取代的硝基咪唑（2- 硝基咪唑），其增敏活性大于 4- 硝基咪唑和 5- 硝基咪唑，即后来我们常常提起的 MISO（misonida zole）。自 1974 年 MISO 问世以来，各国肿瘤放射生物学家以各种研究方法，从不同层面证明了它是一个接近氧效应水平的有效的乏氧细胞 RSA。但由于制约其临床应用的主要问题是神经毒性,继而在世界范围内进行了基于硝基咪唑结构研究减轻神经毒性的硝基咪唑衍生物的开发研制。1984 年第二军医大学郑秀龙等开发出一种新型的甲硝唑衍生物——甲硝唑氨酸(钠),经过近 20 年的基础实验和临床应用研究,其针剂药品上市,药品名为甘氨双唑钠,商品名为 CMNa 或希美钠。在评价一个 RSA 的实际效果时,需要一个客观的指标,由此引入了 RSA 增敏比(sensitization enhancement ratio,SER)的概念,SER 是衡量 RSA 增敏作用大小的量化指标,通常表示为在达到相同生物效应(如某一治疗效果)时,单独治疗所需的照射剂量与加用 RSA 所需照射剂量的比值。它是借鉴氧增强比(OER)的计算方法而得出的,SER>1 时定为有意义,SER 越大增敏效果越好。其实用价值基础研究的结果表明 CMNa 的 SER 值在 2.3 以上,其氧效应约为 81.5%,并随其浓度的增加而升高,但对正常组织细胞却未表现出明显的放射增敏效应。通过放疗合并放射增敏剂甘氨双唑钠有望提高肿瘤的放射剂量,同时降低正常组织的放射剂量,以达到提高局部控制率改善生存质量和提高 5 年生存率的目的,放疗增敏效果已得到临床证实。

## 二、放射增敏剂的分类

### (一)化学类放射增敏剂

1. 亲电子性放射增敏剂

(1)甲硝唑(metronidazol)

(2)2- 硝基咪唑(MISO)

(3)SR-2508(etanidazole)

(4)SR-4233(tirapazamine,TPZ)

(5)沙纳唑(AK-2123)

(6)KU-2285

(7)注射用甘氨双唑钠(商品名:希美纳)

2. 化疗药物放射增敏剂

(1)卤代嘧啶类增敏剂

(2)醌类抗生素

(3)铂类制剂

(4)紫杉醇类药物

(5)其他新型抗癌药

### (二)靶向药物类放射增敏剂

1. 表皮生长因子受体(epidermal growth factor receptor,EGFR)靶向抑制剂

2. 血管内皮生长因子(vascular endothelial growth factor,VEGF)抑制剂

3. 环氧化酶 2(cyclooxygenase-2,COX-2)抑制剂

4. HIF-1 抑制剂

5. 蛋白酶体抑制剂

6. 胰岛素样生长因子受体 1(insulin-1ike growth factor receptor-1,IGFR-1)激酶抑制剂

### (三)中草药类放射增敏剂

马蔺子,银杏叶多糖,枸杞多糖,鸭胆子油乳液等。

# 第二节　常用放疗增敏剂

## 一、甘氨双唑钠

注射用甘氨双唑钠(希美纳,CMNa)是我国自行设计、合成、筛选研制的国家一类创新药物。甘氨双唑钠(sodium glycididazole)具有创新结构,其双咪唑结构具有更强的亲电子作用,氨三乙酸连接形成

一个桥式结构,解决了硝基咪唑类化合物的神经毒性问题,并提高了增敏活性。甘氨双唑钠的药代动力学研究显示其药物分布速度快,静脉滴注后 20 分钟迅速到达肿瘤组织;药物分布具有特异性 - 亲肿瘤组织,注射半小时后,药物主要浓集于肿瘤组织,而在脑和肌肉中的含量很低,分别仅为肿瘤组织的 1/10 和 1/3,表明其具有亲肿瘤组织的特性;在肿瘤组织中的浓度 8 小时最高,且代谢缓慢,在 48 小时内仍维持较高的水平;以原形药起放射增敏作用,而不是通过其代谢产物甲硝唑起作用。

甘氨双唑钠有明显的放疗增敏作用,临床使用安全可靠,应用前景可观。张霞等应用 γ 刀治疗的临床各期肺癌患者,治疗前静脉滴注甘氨双唑钠,同时随机选择单纯 γ 刀治疗未使用甘氨双唑钠者作为对照,1 个疗程结束后 6 周评价疗效。结果,甘氨双唑钠可以显著增加肺癌细胞株对 γ 射线的敏感性,提高 γ 射线对肺癌细胞系的杀伤作用,甘氨双唑钠配合 γ 刀治疗肺癌可显著增加疗效,总有效率(CR+PR)为 47.22%,抑瘤率为 55.42%,与对照组相比差异有统计意义,且与临床分期及病理类型无关。结论:甘氨双唑钠对肺癌胞株及肺癌患者的放射治疗有增敏作用,能显著提高放疗疗效,是一种良好的放射增敏剂。

## 二、紫杉醇类药物

紫杉醇类药物包括紫杉醇和多西紫杉醇,是一类新型抗癌药,近年来发现其除具有抗癌活性外,还可增强某些肿瘤的放射效应。在细胞增殖周期中,紫杉醇促使微管聚合,抑制解聚,使细胞阻滞在 $G_2$-M 期,这可能是其增强放射效应的重要机制之一。国内学者在试验中发现紫杉醇与放疗合用可获得协同作用,对人胶质母细胞瘤细胞系 BT325 的抑制和杀死作用明显优于单纯放疗或单用紫杉醇。细胞存活率在 10% 水平时,紫杉醇的放射增敏比(SER)很高,表明紫杉醇的放射增敏效应显著。在一项非小细胞肺癌的随机研究中,通过单纯放疗(1.8～2Gy/d,5 次/周,总量 63Gy)与放疗(每次 1.8Gy,5 次/周,总量 594Gy)结合紫杉醇(30～60mg/m²,每周 1 次,共 6 周)的对比研究结果显示,化放组总生存率和无疾病进展生存率明显优于单放组。多西紫杉醇的放射修饰作用在体外已得到确认,Dunne 等在 4 种人结肠癌细胞系中发现多西紫杉醇的放射增敏性差异很大,且与其浓度有关。多西紫杉醇能使细胞停滞在对放射最敏感的时相 $G_2$-M 期,还可直接杀死对放射抵抗的 S 期细胞。最近,Mason 等进一步证实,多西紫杉醇可提高放疗疗效 3 倍以上。联合放射性粒子植入能起到很好的协同作用。

## 三、铂类制剂

放射治疗可引起单或双链断裂及碱基、糖或多链等多种类型的损伤,在适当条件下,细胞又可将受损 DNA 进行断链重接、切除或重组等多种类型的修复,使之恢复生理功能,而铂类制剂,如顺铂可抑制受损 DNA 的修复,从而增强放疗对 DNA 的辐射损伤作用。另外,在肿瘤放射治疗过程中应用顺铂有利于杀灭正在快速增殖的肿瘤细胞,抑制亚致死损伤的修复和潜在致死性损伤的修复,增加乏氧细胞敏感性,使乏氧细胞有较多机会充氧而增加放射治疗的敏感性。美国 RTOG(9001)组前瞻性随机对照临床研究结果显示,中晚期宫颈肿瘤以顺铂为基础的同步放化疗改善了患者的生存期,使各期相对死亡危险率降低 30%～50%。国内学者在放疗联合卡铂增敏治疗鼻咽癌的疗效分析中发现,在放疗的 1 周、3 周、5 周放疗前应用卡铂,每次 100mg 静滴,每周 5 次,结果治疗组鼻咽癌及颈淋巴结转移灶完全消退率明显高于对照组;3 年内复发及远处转移治疗组明显低于对照组,3 年生存率治疗组较对照组亦有显著差异。第三代铂类制剂奥沙利铂即使在较低的剂量浓度下(50mg/m²)亦显示出较强的放射增敏作用。

## 四、表皮生长因子受体靶向抑制剂

EGFR 抑制剂包括小分子酪氨酸激酶抑制剂(TKI)和单克隆抗体(MAb)两类,EGFR-TKI 可以阻断 ATP 结合到细胞内的受体酪氨酸激酶结构域,抑制受体的磷酸化及下游信号转导分子的活化,单克隆抗体可结合到受体的配体结合区,竞争性抑制受体与特异性配体的结合,阻断受体二聚化,抑制受体酪氨酸激酶的活化。近年来,多项研究证实,EGFR 抑制剂具有增强放疗敏感性的作用,两者联合对多种肿瘤的预防和治疗具有巨大的潜力。EGFR 信号转导途径对细胞的生长、增殖和分化等生理过程发挥重要的作用。EGFR 通路的异常激活能强化肿瘤细胞的增殖、侵袭、转移和血管生成，最终促进肿瘤细胞的发生和发展，并且伴有肿瘤细胞的放射抗拒。

EGRF 抑制剂主要有以下几类：①阻断 EGFR 细胞外受体功能区的单克隆抗体：西妥昔单抗是特异性针对 EGRF 的单克隆抗体，能与 EGFR 的配体结合域结合，从而阻断下游信号转导通路。西妥昔单抗在联合肿瘤放疗方面显示出良好的放射增敏的潜力。②一些能够抑制 EGFR 胞内酪氨酸激酶功能的小分子药物，能够抑制 EGFR 磷酸化，加速肿瘤细胞凋亡，如吉非替尼及埃罗替尼均显示出一定的放射增敏作用。③一些毒素与 EGFR 及其配体或单克隆抗体形成复合物，通过其毒性而起到杀死肿瘤细胞的作用，如假单胞菌（pseudomonas）外毒素。

### 五、卤代嘧啶类增敏剂

目前最常用的是 5- 氟尿嘧啶（5-FU）及前体药物，如 5′- 脱氧氟尿苷（氟铁龙 5′-DFUR）、喃氟啶、氟尿苷等。5-FU 可以杀灭对放射线相对抗拒的 S 期细胞，抑制 DNA 的放射损伤修复，以及通过影响细胞周期重分布使周期敏感的细胞成分增加，这是其放射增敏的主要机制。多组随机临床试验结果显示，放疗与经典的细胞毒性药物（如 5-FU）结合应用能够改善生存率，提示细胞毒性药物可起到放射增敏的作用，并在多种恶性肿瘤如乳腺癌、前列腺癌、结肠癌及肉瘤中试验。在一组鼻咽癌 III 期临床试验中，给予一种 5-FU 口服制剂优福啶作为放射增敏剂，同时结合放疗，虽然患者局部控制率没有得到明显改善，但远处转移明显减少。卡莫氟（HC-FU）是第三代氟尿嘧啶类抗代谢类抗肿瘤药物，属于细胞周期特异性药物，主要作用丁细胞 S 期，并可使增殖期的肿瘤细胞集中在 G1 期，而 G1 期肿瘤细胞对放射线高度敏感，故与放疗合用可显著增加放疗效果。HCFU 与 5-FU 无交叉耐药性，且具有更长药物半衰期，血药浓度持续时间长，不依赖肝脏代谢，不良反应少。口服剂型，使用方便，作为放射增敏剂理论上具有更明显的优势。一组 40 例食管癌患者与正常对照组的对比观察研究发现，HCFU 的放疗增敏作用是明显的，治疗组的半量有效率及全量的肿瘤全消率均远高于对照组。

20 世纪 70 年代末罗氏公司合成 5′-DFUR，其本身对机体及肿瘤均无明显的毒性作用，只有在胸苷磷酸化酶的作用下才能转换成 5-FU。胸苷磷酸化酶与血小板衍生内皮细胞生长因子（PD-ECGF）为同一物质，在肿瘤组织中的活性均远高于正常组织，肿瘤的生长有赖于 PD-ECGF 诱导的肿瘤新生血管的生成，因此 5′-DFUR 具有相对的肿瘤导向性。实验证实 5′-DFUR 在裸鼠人肝癌转移模型（LCI-D20 模型）中有明显抑制肿瘤生长和转移的作用，而且治疗后癌细胞 PD-ECFG 的表达明显减弱，从而抑制血管生成。Bajetta 等报道了 32 例手术不能切除的局部晚期胰腺癌患者口服 5′-DFUR 结合放疗的疗效，结果 7 例部分缓解，其中 5 例行根治性切除，切缘均阴性，中位生存 9 个月，1 年生存率 31%，2 年生存率 9%，初步显示出放疗增敏的效果。卡培他滨是一种新型口服 5-FU 前体药，其作用机制为口服卡培他滨后在胃肠道内以原型吸收，首先在肝脏内经羧酸酯酶转化为 5′- 脱氧 -5- 氟尿苷，继而在肝脏和肿瘤组织内经胞嘧啶脱氨酶作用转变为 5 氟尿嘧啶，最后在肿瘤组织内经胸腺嘧啶磷酸化酶（TP 酶）转化为 5-FU。由于 TP 酶在肿瘤组织中高表达，且放射治疗能增加类肿瘤坏死因子 A（TNF-A）的水平，从而上调肿瘤组织 TP 酶活性，对正常组织无影响，因此可以认为卡培他滨是肿瘤靶向治疗药物，与放疗联合应用可增加其这种作用。一项上消化道恶性肿瘤疾患（食管癌、胃癌、胰腺癌等）临床研究已显示卡培他滨具有放射增敏作用。

综上所述，放射性粒子所特有的生物物理学特性，作用时间长，靶向性强，能和放射增敏剂起到很好的协同作用，增加治疗的有效率，减少肿瘤复发。

## 第三节　放射性粒子与放射增敏剂的联合运用

肿瘤细胞中乏氧细胞比例增加，是放射治疗失败的原因之一。利用放射性核素 $^{125}I$ 粒子的释放低能量光子产生的 γ 射线生物学特性，将其永久植入肿瘤组织内部，持续照射肿瘤细胞，使肿瘤的氧增比减少、乏氧细胞比例减少，不断的消耗肿瘤干细胞而使肿瘤细胞死亡。部分放射增敏剂可以选择性地作用于乏氧细胞，提高乏氧细胞对射线的敏感性，从而增加放射治疗的疗效。2005 年张霞等采用体外肺癌细胞株和肺癌患者接受 γ 射线照射的同时给予甘氨双唑钠，结果表明甘氨双唑钠能提高放射治疗疗效。同期天津医科大学第二医院将甘氨双唑钠应用于放射性粒子植入治疗的肺癌患者，结果发现放射性粒子植入使用甘氨双唑钠患者较选择单纯放射性粒子植入治疗的患者，2 个月后总有效率相比差异有统计学意义。

氟尿嘧啶、顺铂作为化疗药物和放射增敏剂已应用了很多年，作为放射增敏剂它们增强放射局部效应的机制是改变放射剂量效应曲线的强度，使细胞存活曲线更陡峭；抑制辐射亚致死损伤或潜在致死损伤的修复；干扰细胞动力学，阻止肿瘤细胞再增殖；缩小肿瘤体积，改善肿瘤血供，使乏氧细胞再氧和。Schaake-Koning 同时用顺铂和放疗治疗 331 例无远处转移、不能手术的非小细胞肺癌，放疗时每天一次 $6mg/m^2$ 顺铂组的疗效明显优于单放疗组。随着先进控释药物传递技术的开发，近几年缓释氟尿嘧啶和缓释顺铂应用于临床，取得了良好的放射增敏效果。Yapp DT 等报道，顺铂瘤体内植入可提高肿瘤内药物浓度和延长药物作用时间，联合分次放疗时效果更明显。作为固体缓释制剂，被植入到体内后，局部体液中的水分渗透至骨架含药微囊内，溶解药粒并在渗透压的作用下释放出小分子活性物质。活性物质与肿瘤组织有一定亲和力，通过被动扩散按浓度梯度进入肿瘤细胞，直接产生作用。

作为放射增敏剂，天津医科大学第二医院于 2003～2004 年将缓释氟尿嘧啶和缓释顺铂，应用于放射性 $^{125}I$ 粒子植入治疗非小细胞肺癌患者，收治的 92 例患者按治疗方法分为 3 组。A 组：我科 2003 年 11 月以来收治的 32 例植入用缓释氟尿嘧啶联合 $^{125}I$ 放疗粒子治疗，男性 25 例，女性 7 例，年龄 46～77 岁，中位年龄 67.5 岁。B 组：同期收治的 18 例缓释顺铂联合 $^{125}I$ 放疗粒子治疗的非小细胞肺癌患者，男性 15 例，女性 3 例，年龄 45～81 岁，中位年龄 69 岁。C 组：同期收治的 42 例单纯接受 $^{125}I$ 放疗粒子治疗的非小细胞肺癌患者，男性 31 例，女性 11 例，年龄 43～78 岁，中位年龄 68.4 岁。三组病例的基础情况比较差异均无显著意义（$P > 0.05$）（表 3-38-1）。

表 3-38-1　三组基础情况均衡性检查

| 指标 | | A 组（例数） | B 组（例数） | C 组（例数） |
|---|---|---|---|---|
| 性别 | 男 | 25 | 15 | 31 |
| | 女 | 7 | 3 | 11 |
| 年龄（岁） | | 67.5 ± 12.2 | 69 ± 12.5 | 68.4 ± 12.0 |
| 体重（Kg） | | 61.2 ± 9.9 | 60.1 ± 10.1 | 61.3 ± 10.3 |
| 身高（cm） | | 165.6 ± 6.8 | 165.4 ± 7.6 | 165.8 ± 8.1 |
| KPS 评分 | | 94.1 ± 7.3 | 86.3 ± 6.7 | 88.4 ± 7.2 |
| TNM 分期 | Ⅲb | 13 | 5 | 19 |
| | Ⅳ | 19 | 11 | 23 |
| 病理类型 | 鳞癌 | 20 | 10 | 28 |
| | 腺癌 | 12 | 6 | 14 |
| 肿瘤直径（cm） | | 5.3 ± 1.4 | 4.9 ± 1.3 | 5.4 ± 1.5 |

使用的方法是 A 组 $^{125}I$ 粒子 +500mg 缓释氟尿嘧啶粒子植入；B 组 $^{125}I$ 粒子 +40mg 缓释顺铂粒子植入，药物呈平行线性分布；C 组患者单纯接受 $^{125}I$ 粒子植入，2 个月后观察疗效发现 A、B 与 C 组有效率（CR＋PR）分别为 87.50%、83.33% 和 73.81%。三组统计学比较，$\chi^2 = 2.2908$，$P > 0.05$；A、B 两组与 C 组统计学比较，$\chi^2 = 3.3304$，$P > 0.05$；A 组与 B 组统计学比较，$\chi^2 = 0.0003$，$P > 0.05$（表 3-38-2）。

表 3-38-2　粒子植入术后 2 个月疗效

| | 例数 | CR | PR | NC | PD | CR＋PR（%） |
|---|---|---|---|---|---|---|
| A 组 | 32 | 5 | 23 | 3 | 1 | 87.50 |
| B 组 | 18 | 3 | 12 | 2 | 1 | 83.33 |
| C 组 | 42 | 7 | 24 | 8 | 3 | 73.81 |

结果显示 $^{125}$I 粒子联合缓释氟尿嘧啶组与 $^{125}$I 粒子联合缓释顺铂组有效率(CR+PR)分别为 87.50%、83.33%,高于单纯应用 $^{125}$I 粒子治疗组的 73.81%。

应用放射增敏剂的意义在于提高治疗效果的同时能够降低放射剂量,减少放射损伤。由于 $^{125}$I 粒子放射剂量和缓释氟尿嘧啶或缓释顺铂之间的叠加作用程度尚不清楚,因此本实验在使用缓释氟尿嘧啶或缓释顺铂的同时未减少 $^{125}$I 粒子的数量。其二,本实验样本小,其放疗增敏作用需扩大样本进一步研究。

(梁吉祥　郑广钧)

## 参 考 文 献

1. 于亮,王道珍. 化疗药物的放射增敏作用研究进展. 国外医学肿瘤学分册,2005,9:32-34.

2. 李莉. 放射增敏剂研究概况. 国外医学:放射医学核医学分册,2001,25(2):26-29.

3. 张霞,季洪兵,陈忠华,等. 甘氨双唑钠对肺癌体内外放射增敏作用研究. 中华放射医学与防护杂志,2005,25(4):67-70.

4. 苗劲柏,申文江,张仁尧,等. 局部晚期非小细胞肺癌联合放化疗及放射增敏研究. 国外医学:临床放射学分册,2005,28(1):63-66.

5. 沈瑜,董秀. 肿瘤放射增敏剂临床应用现状. 中华放射肿瘤学杂志,2005,14(4):74-77.

6. 郑秀龙,金一尊. 肿瘤放射治疗增敏药物的研究与应用. 上海:上海医科大学出版社,1990.

7. 章鹤,宋建元,曹建平. 肿瘤放射增敏药物的研究进展. 国际放射医学核医学杂志,2014,38(6):408-411.

8. 殷蔚伯,谷铣之. 肿瘤放射治疗学. 北京:中国协和医科大学出版社,2002:264-436.

9. Zheng Xiulong, Meng Xiangshun, Zhao Fang, et al. The insitu tumor response to radiosenstization of a novei sensitizer sodium glycididazole. J. Radiat. Res. Radiat. Proces,2000,18(2):294-296.

10. Schaake-Koning C,van den Bogaert,Dalesio O,et al. Effects of concomitant cisplatin and radiotherapy on inoperable non-small-cell lung cancer. New Eng J Med,1992,326:524-526.

11. Yapp DT,Lloyd DK,Zhu J,Lehnert SM. Tumor treatment by sustained intratumoral release of cisplatin: effects of drug alone and combined with radiation. Int J Radiat Oncol Biol Phys. 2004,58(2):519-527.

12. 李夏南,朱广迎. EGFR-TKI 联合放疗治疗晚期非小细胞肺癌的研究进展. 中国肺癌杂志,2014,17(4):357-363.

13. Stagno F,Vignefi P,Del Fabro V,et al. Concomitant and feasible treatment with dasatinib and the anti-EGFR antibody cetuximab plus radiotherapy in a CML patient with multiple squamous neo-plasias. Acta Oncol,2010,49(1):109-110.

# 第三十九章

# 放射性粒子植入的临床护理

## 第一节　共面模板辅助 CT 引导下粒子植入的术前准备与术中配合

### 一、术前准备

#### （一）患者准备

1. 常规检查　血尿便、肝功能、肾功能、血糖、心电图、B 超、胸片、CT、PET-CT、SPET-CT 等各项检查。

2. 皮肤准备　经皮穿刺植入者术前 1 天备皮，备皮范围大于穿刺区域 10～15cm。

3. 静脉准备　术日行下肢留置针静脉穿刺，妥善固定，穿刺注意保护患者的好血管。

4. 进入 CT 室前排空尿液。

#### （二）物品准备

1. $^{125}$I 粒子　粒子弹夹仓和植入器一起高压灭菌备用。

2. 植入用品　浸泡消毒后的机制共面模板、3D 打印共面模板、模板无菌套、模板校准系列装置、患者体位固定装置，如真空成形袋、负压真空泵、一次性无菌植入针等。

3. 手术用品及药品　手术器械包、胸穿闭式引流全套物品，如胸穿针、胸瓶、胸管、生理盐水等；连续负压吸引装置；心电、血压、氧饱和度监护仪、氧气瓶；局麻药、抢救药品及血管强化造影剂等。

4. 防护物品　铅防护服、铅围脖、铅帽、铅防护镜及手术野防辐射单、患者防辐射背心等。

5. 其他　依据不同治疗需要进行个性化准备。如活检备物、血管造影备物、合并前列腺增生患者留置尿管等。

#### （三）医务人员准备

1. 防护知识培训　必须进行与辐射相关知识的培训，以减轻医务人员的职业损伤。

2. 操作流程培训　将各项操作流程进行演示，熟练掌握。

3. 护士准备　参加术前讨论，对可能出现的情况和并发症要充分了解。备好相应的器械药物。备齐抢救车药品种类并检查有效期。

#### （四）环境准备

环境（CT 室）清洁安静，温湿度适宜，光线适宜，便于操作，术前 1 小时常规进行紫外线照射消毒。

### 二、术中配合

一名专业护士担任术中巡回护士，负责下列工作并与台上术者紧密配合满足手术需要。

1. 体位摆放　协助医生摆好患者体位，根据肿瘤穿刺部位分别采取平卧位、侧卧位及俯卧位，将真空成形袋紧密贴附患者，开动负压真空泵持续抽气至 10KPA，或患者与真空成形袋之间有可容一指的空隙。

2. 连接通道　检查并连接心电、血压、血氧饱和度线路。面罩吸氧，流量为 5L/h，接通静脉输液通道并将常用抢救药品备好。须血管强化者，将造影剂注入高压注射器中，连接静脉通道。避免注射压过高,使接头脱落造影剂外溢。

3. 做好巡视　由于植入过程中需多针穿刺,对肺组织造成不同程度的损伤而出现气胸或肺出血,有气胸时准备负压吸引装置供医生抽气使肺复张。咳血痰时及时帮患者咳出、清理,并做相应的心理安慰和解释,消除其紧张情绪。

4. 协助监护　术中协助医生严格监测生命体征及血氧饱和度的变化:①血氧降低时加大氧流量;②出现心率或心律异常改变、ST-T 变化、血压波动等情况,及时通知监护医师,配合完成相应处理,确保手术顺利进行。

5. 植入针拔除时,注意出针孔有无出血,若有出血即按压5～10分钟。

6. 粒子植入后因气胸需进行胸腔闭式引流者,迅速备齐器械物品。

7. 局部遮盖 0.25mm 铅当量的铅背心后使用平车全程护送患者返回 ICU。行胸腔闭式引流者注意开闭引流管,途中注意观察患者生命体征及引流管情况,至病房严格床旁交接治疗护理内容。

（付　丽　徐瑞彩）

# 第二节　3D 打印非共面模板辅助 CT 引导粒子植入术前准备与术中配合

3D 打印非共面模板引导粒子植入手术能够有效地避开血管、骨骼等重要脏器。定位、定向相对准确。术后即刻剂量验证达到术前计划要求。提高了粒子植入治疗的精确性,已成为一种安全有效的治疗方法。在护理配合方面,应用 3D 打印非共面模板引导粒子植入时更应注意细节(如模板复位的处理),防止发生偏差。手术过程中采用医护密切协作、分工明确、优化手术配合流程,提高工作效率、缩短治疗时间。

## 一、术前准备

3D 打印非共面模板引导粒子植入术前准备除按常规准备外,还需要:

1. 皮肤准备　检查局部皮肤完整性,保持皮肤清洁。特别注意沐浴时勿将定位标识线洗掉。

2. 体位训练　在 3D 打印非共面模板引导粒子植入术中尤为重要,按照预计划体位进行训练,每日 2 次,每次 15～30 分钟。

3. 呼吸训练　根据手术要求指导患者熟练掌握吸气、屏气动作,每次吸气后屏气 10 秒钟以上。

4. 3D 打印非共面模板接收　由双人核对住院号、术区体表定位点、计划针道信息、检查针道通畅性等。

## 二、术中配合

3D 打印非共面模板引导粒子植入时,器械护士重点是准备器械台、术中协助医生为患者进行体位复位、固定,模板准确对位;巡回护士需要观察病情、监护、用药、并发症紧急处理、配合抢救等。

1. 护士接患者至 CT 手术室内,执行查对制度,给予面罩吸氧,心电监测,连接静脉输液通道,为患者佩戴眼罩、帽子。告知患者在手术过程中,应避免剧烈咳嗽及随意变动体位,认真听取语音提示,如有不适及时告知医护人员。

2. 患者复位　将患者按原定体位体位移入真空成形袋,借助激光线定位线,根据真空袋及体表定位标记,对患者进行复位。参照预保留图像,要求与定位体位保持一致。用激光线行体表和模板定位点的准确对位,并保持患者舒适,预防压疮,做好保暖。

3. 准备器械台　穿戴手术衣及防护服,配合术者消毒、铺巾。将器械包、粒子植入包、粒子配套包等物品置于器械台上,传递 3D 打印模板,摆放妥当。

4. 模板复位　协助术者完成模板复位。

5. 术中护理配合　密切观察患者的生命体征、血氧饱和度、面色、神志变化及有无咯血的发生。每

5～10分钟询问患者有无不适,发现异常及时报告医生并协助处理。严格执行术中医嘱,做好记录,填好"手术护理观察记录单"。

6. 并发症观察与处理　术中及术后如出现气胸、出血等并发症,协助医生及时处理。

7. 粒子管理及模板处理　术后与医师共同清点、核对粒子,做到数目相符。使用射线沾污仪探测术区有无粒子遗落。如发现粒子遗落,立即回收、装入铅罐屏蔽,必要时启用三级应急预案。将模板用流动水清洗干净,酒精擦拭后浸泡消毒,待干后置密封袋中,登记患者信息与手术部位及时间,专人统一保存。行器械、敷料等物品清点、核对。处理医疗废物。

（徐瑞彩　杨　琦）

## 第三节　纤维支气管镜直视下粒子植入的术前准备和术中配合

### 一、术前准备

1. 术前向患者讲解FFB直视下粒子植入的注意事项。

2. 术前4～6小时禁食水,术前半小时肌肉注射阿托品0.5mg及安定10mg。

3. 静脉内置留置针以保证术中静脉通道通畅。

4. 物品准备包括粒子植入器、植入导管和导丝、推送导杆、无菌石蜡油等;心电、血压、血氧饱和度监护仪;氧气以及抢救用品和药品。

### 二、术中配合

1. 将心电、血压、血氧饱和度监测线路与患者连接,同时给予鼻导管吸氧,流量为2～5L/h。术中应严格监测生命体征及血氧饱和度变化,如有异常及时通知监护医生进行处理。

2. 术中出现低氧血症、高血压、心律失常、急性心功能衰竭时,配合医生进行相应抢救及处理。

### 三、术后护理

1. 术后平卧2小时,避免剧烈咳嗽,酌情给予镇咳药。

2. 术后2小时,禁食水,如无异常可逐渐恢复正常饮食。

3. 预防感染,每日漱口两次。

4. 有声音嘶哑、咽部肿痛可给予雾化吸入。

5. 咳血痰常见,嘱患者患侧卧位,可给予巴曲亭及安定镇静药物治疗,并向患者和家属做好解释工作。

6. 检查痰液,特别注意痰中有无脱落粒子,如有应及时回收放入铅罐内。

（田美荣　俞国媛）

## 第四节　粒子植入器械清洗消毒步骤

1. 快速多酶清洗液清洗　将快速多酶清洗液稀释成1:200或1:100(适宜水温10～65℃),根据植入术后的器械(包括植入器、弹夹仓、推送导杆等)污染程度的不同,浸泡2～10分钟。如污染物已变干,则将快速多酶清洗液按1:50配制,浸泡20分钟以上。取出后用流动清水冲净器械表面及各仓、腔间隙的清洗液。

2. 洗刷　将冲净后的器械再用专用毛刷将各弹夹仓、枪腔及细小缝隙间充分刷洗干净、反复冲洗后擦干、涂石蜡油。同时检查弹夹仓顶销弹簧压伸是否完好,弹夹仓内是否有残留的粒子,如有应及时回收。

3. 消毒　将清洗后的器械,植入器、弹夹仓等金属器物包好后送高压蒸汽灭菌,机制模板用2%戊二醛浸泡消毒(图3-39-1)。

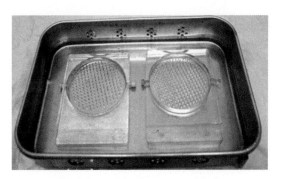

图 3-39-1 模板用 2% 戊二醛浸泡

（田美荣 俞国媛）

## 第五节 粒子植入治疗肺癌的护理

### 一、术前护理

1. 心理护理 粒子植入是全新的治疗技术，部分患者存在疑虑恐惧，护士应做好相应的心理疏导。

2. 体位训练 CT 引导下粒子植入因手术需要患者在清醒状态下保持 2 小时左右的固定体位，术前 2～3 天，护士根据植入需要的体位对患者进行训练，每日两次，每次 2 小时，使其适应该体位，以保证手术完成。

3. 呼吸训练 CT 引导下粒子植入，术前 3 天护士指导患者进行呼吸训练。每次吸气、呼气后屏气 5～10 秒。每日多次，每次 5 分钟左右。

4. 健康教育 注意保暖，避免感冒咳嗽，避免刺激性食物，戒烟酒，咳嗽与呼吸配合好，每次先深吸气后再咳嗽。向家属和患者讲明为避免辐射危害，患者术后佩戴防辐射背心（图 3-39-2）、围肩（图 3-39-3）或围脖。

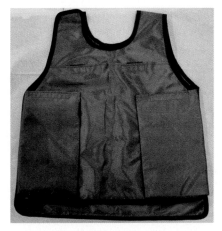

图 3-39-2 防辐射背心

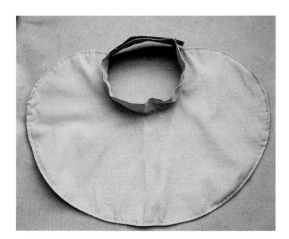

图 3-39-3 防辐射围肩

5. 合理饮食 恶性肿瘤是消耗性疾病，患者多为老年人，体质较弱，术前嘱患者多进食富含蛋白及热量的食物，增强患者的体质。食欲差者，遵医嘱给予肠道外营养补充。

6. 按手术护理常规做好手术前准备。

### 二、术中防护与粒子核查

1. 在粒子植入人体时由护士与第二助手两人核对计数，避免粒子遗失。

2．遵守个人防护规则，控制人员出入。

3．术者佩戴铅衣、围脖、帽子、手套、眼镜，与放射源距离尽量保持在 30cm 以上。

4．术毕即刻配合核医学人员核对粒子数目，确保绝对无误并登记。如有粒子遗落，立即用射线沾污仪寻找，直至找到为止。手术材料及垃圾用射线沾污仪检测有无粒子夹带。

### 三、术后护理

#### （一）常规护理

1．术中顺利无并发症者，常规在 ICU 内观察生命体征，如心电、血压、血氧饱和度等，观察 4～6 小时，平稳后返回病房继续进行观察；术中出现并发症者，延长在 ICU 监测时间，待各项指标平稳后转入普通病房。

2．粒子植入术后，嘱患者避免剧烈咳嗽或用力活动，咳痰时使用滤网过滤痰液，避免咳出的粒子遗失。如有粒子咳出，立刻装入铅罐，交核医学科处理。连续观察并记录痰液性状 72 小时。

3．评估患者疼痛和心理状况等，并采取相应护理措施。

4．辐射防护，术后患者住单人间且床旁设有放射性标志牌，嘱其缩小活动范围，减少人员入内。$^{125}$I 具有辐射距离短的特点，患者佩戴含铅的防护物（如铅胶皮背心等）可屏蔽射线，减少对家属和医护人员辐射影响。

5．观察植入穿刺部位有无出血。

6．FFB 下植入粒子患者关注黏膜刺激引起的呛咳、咳血等。特别注意痰中有无粒子混入。嘱少讲话、适当休息，使声带尽快恢复。

7．超声引导下粒子植入患者要注意观察穿刺部位有无出血、渗血、有无皮下血肿等。

8．手术中植入粒子　应落实麻醉后护理常规和手术后护理常规，观察引流情况并记录，备好抢救物品。

9．食管癌性狭窄粒子覆膜支架置入患者，术后因支架扩张导致的胸部疼痛最常见。此时应评估疼痛程度，通知医生处理。术后有少数患者出现呕吐或黑便，可能因扩张肿瘤组织时同时损伤了瘤体内小血管，出血往往量少，1～2 天内多能自止。注意呕吐物和大便颜色。嘱患者术后禁食水 12 小时，12 小时后进流质，48 小时后进软食。不能进冷、黏、长纤维食物。

#### （二）并发症护理

1．气胸　常见，与术中反复穿刺或患者术后剧烈咳嗽有关。

2．咳血痰　中心型肺癌患者术后出现咳血痰较周围型肺癌发生率高，给予患侧卧位，并向患者和家属做好解释，嘱患者保持平静，同时密切观察咯血量。

3．胸疼　穿刺部位疼痛，评估疼痛程度并给予常规止疼处理。

4．发热　患者术后发热在排除感染的情况下有两个原因：一是穿刺损伤了肺组织，渗出液中的炎性因子刺激机体出现发热现象；二是放射性粒子刺激肿瘤组织也会出现发热，体温均低于 38℃。鼓励患者多饮温开水，不给予降温处理。若体温超过 38.5℃，应通知医生给予物理降温或退热药。

5．肺栓塞　血液处于高凝状态是肺栓塞形成的重要因素，在北京协和医院统计的 100 例肺栓塞患者中 35% 有各种恶性肿瘤史，其中肺癌占 75%。术后罕见有脱落的粒子随血流进入血管引起肺栓塞，一旦发生后果严重。应严密观察患者心率、呼吸频率、血氧饱和度，若患者出现胸痛、发绀、呼吸困难、血氧饱和度持续下降等情况应立即报告医生及时处理。

## 第六节　粒子植入治疗的心理护理

在强调整体护理中，心理护理逐渐成为临床护理工作的一个重要环节，特别是对于身患恶性肿瘤的患者更为重要。

## 一、癌症患者的主要心理状态

癌症患者的心理反应主要有六个阶段：拒绝、恐惧、愤怒、轻生、稳定、配合。每个阶段反应的轻重和长短与自身个性、心理素质、病情严重程度以及对癌症认识程度有关。

## 二、患者的心理状态和护理

临床病例多为晚期恶性肿瘤患者，确诊后对患者心理刺激较大，癌症患者应激失调的发生率高，常出现恶劣心境，缺乏自我调节，能够主动接受粒子植入治疗的大多数患者在经历了各种治疗手段以后，对自己的病情比较了解，主要心理状态就是积极配合医生做好治疗来战胜疾病。因此除了做好癌症患者的常规护理外，对于即将进行 $^{125}$I 粒子植入术患者的心理护理主要是通过不断地鼓励，增强他们战胜疾病的信心。

由于 $^{125}$I 粒子植入术是国内新开展的项目，患者及家属对其了解较少，常顾虑手术的安全性和有效性，而产生焦虑、恐惧心理。经常会询问粒子植入术与外科手术治疗的区别？粒子植入术是否安全或会发生什么意外？粒子植入治疗是否有效？会不会产生类似外放疗那样的全身反应？会不会对家人造成放射损伤等等问题。因此，只有给他们实用性和针对性强的信息支持，才能降低其对治疗的不确定感和紧张焦虑水平。护士要针对患者的顾虑及其个体接受能力，充分利用查房和护理的机会与患者交流，让其将自己的感受讲出来，有的放矢地向患者讲解放射性粒子治疗的常识，以及成功治疗的病例，打消患者的疑虑。向患者及家属介绍粒子植入治疗的优点、安全性、术中的感受和注意事项，使用图谱使其易于理解并请已接受本项治疗的患者现身说法，力求消除其恐惧心理，鼓励他们增强信心密切配合医生治疗，共同战胜疾病。同时及时与家属和主管医生沟通，共同做好患者的心理护理。

（付　丽　田美荣）

# 第七节　粒子植入治疗病房管理

放射防护管理工作是一项执行国家各项放射卫生防护法规的重要工作，其核心是使射线对从事放射工作的人员、公众、被检查人员及环境均不能产生明显影响。$^{125}$I 粒子植入项目涉及诸多环节，属于存在放射诊疗危害风险的放射诊疗项目。$^{125}$I 粒子植入病房的管理除具备普通病房的制度外，根据专科特点及工作性质还应完善组织管理构架。尤其是科室自主管理放射性核素的情况下，制定行之有效的管理：如放射性核素订购、领取、保管、使用制度；查对制度；资料管理制度及放射性废物的管理制度等；做好病房内粒子源管理、植入设备系统管理、专用病房使用、防护安全系统、人员培训、流程建设、工作人员剂量监测管理等更为重要。

## 一、建立健全相关规章制度

建立放射防护三级责任制、各岗位职责、放射粒子安全保卫制度、辐射防护安全制度、辐射应急措施、放射粒子使用登记制度、放射粒子治疗的操作规程、随访制度、放射性粒子植入治疗技术管理规范、质量控制保证措施、放射粒子治疗设备检修维护制度等。做好相关人员的培训，明确责任人的岗位职责、执行放射防护三级责任制、执行放射粒子治疗操作规程等。

## 二、专用病房管理

1. 科室内有设专门的粒子植入病房，专门病房应设单间或双人病房，床距大于 1.5 米。有独立卫生间、门口张贴电离辐射警示标志，并设置放射防护告知牌。

2. 植入粒子术后的患者，在植入部位应穿戴 0.25mm 铅当量的铅背心、围脖或腹带。

3. 植入粒子源的患者床边 1.5 米处或单人病房应划为临时控制区。控制区入口处应有电离辐射警示标志，除医护人员外，其他无关人员不得入内。

4. 治疗期间不清扫房间，除食物盘外，房内任何物品不得带出房间。如搬离病房前应进行检测，患者出院后床单元需用表面沾污仪进行检测有无遗落粒子。

5．前列腺植入粒子源的患者应戴避孕套，以保证放射性粒子源植入体内后不被丢失到周围环境中。为防止随尿液排出，在植入后的两周内，宜对尿液用 4cm×4cm 见方的纱布过滤。如果发现植入的粒子流失到患者的膀胱或尿道内，应用膀胱内镜收回粒子并放入铅罐中保存。

6．当患者或家庭人员发现患者体外有粒子源时，不能用手拿，应当用长镊子夹取粒子，放在预先准备好的铅容器内交还给责任治疗医师。

### 三、防护用品管理

1．个人防护用品　病房需要备有铅防护衣、防护帽、铅围裙、铅围脖、铅毯、铅手套等。其中工作人员应配备足够数量的铅衣，铅当量 0.25mmPb。为患者配备足够数量的铅毯或铅衣、铅围裙，铅当量 0.25mmPb。还应配备铅屏风、铅废物桶。

2．防护检测设备　病房应配备表面沾污仪以探测粒子。

3．个人计量仪　配备个人计量计，对于项目放射工作人员医师、护士，均 3 个月进行一次剂量监测。

### 四、植入设备系统

专人负责管理，定期检查维修粒子植入设备，包括统 TPS、植入器械，如粒子植入器、植入针、弹夹、骨钻、体位固定系统，导航支架、模板等，有条件者配备粒子活度计。

### 五、$^{125}$I 粒子源的管理

临床科室内不储存粒子，由核医学科储存、或厂家现配送、剩余收走。对于废弃或污染的粒子应放进专门铅盒内，标明日期、个数，放在固定的位置，以备收回。

病房须粒子临时储存场所的要设专用房间、专人管理、专用保险箱，外贴警示标识。保险箱钥匙有专职人员保管，粒子临时储存场所设安全门，门口处设电离辐射警示标识，粒子植入结束后剩余粒子暂时放置于保险箱内保存。

### 六、应急管理

科室应具备完善的放射粒子治疗安全措施和放射粒子辐射应急措施，完善警示标识设置、放射防护设备，定期进行粒子遗失的应急演练，以提高处置辐射突发安全事件的能力。

配备应急包，包内基本内容包括：防辐射容器 1 个、长柄镊子 1 个、标记笔 2 支、纱布若干、吸水纸巾若干、棉球若干、一次性胶手套 3 副、废料用坚实耐酸碱塑料袋 1～2 个（防漏），清洗剂为 0.1mol/L 的 HCL 溶液（或 1.5 克当量浓度的硝酸、柠檬酸）等，另外还配有射线防护服、铅眼镜、铅手套等。还可以备有 1～2 种救护药。

（徐瑞彩　俞国媛）

# 第八节　放射性粒子植入治疗肺癌的辐射防护

## 一、放射性 $^{125}$I 粒子治疗前的防护

$^{125}$I 粒子虽为低能量核素，但为了保障医务人员、家属、公众的健康和安全，避免个体发生电离辐射伤害，有必要制订有效的防护措施。

1．粒子的消毒　将放射性粒子在防护屏下先装入专用的粒子仓内，用高压消毒法进行消毒。一般使用正常循环 121℃、15 磅压力下消毒 15～30 分钟；或用热蒸汽循环法 133℃、30 磅压力消毒 3 分钟。也可以用环氧乙烷气体消毒或将粒子放入有适当屏蔽作用的容器内，用酒精浸泡 30 分钟消毒，术前再将其装入已消毒的专用植入器内。

2. 粒子的储存 ①待用的粒子应装入屏蔽容器内，并存放在专用的房间。该房间应防火、防盗、防潮湿。②应建立粒子出入库登记制度，植入前详细记录从容器中取出粒子的编号、日期时间、源名称、入库活度/数量、送货人、接收人、出库活度/数量、去往场所、出库经手人、接收人等。③应定期检查粒子的实际库存数量及储存场所，对库存中粒子应标明其用途。④应建立显示每个储存器的标签，在标签上标明取出粒子数量。

3. 粒子的运输 把消毒好的粒子装进屏蔽箱里进行运输，包装表面的辐射剂量必须小于国家允许辐射剂量水平（5μSv/h），由厂家专职人员配送。无条件储存的医院采取使用当天送货，当天使用，剩余粒子由专职人员当天带走，不得保留粒子在医院，并做好交接记录。

## 二、放射性粒子治疗中的防护

放射治疗师治疗前至少抽取 2% 的粒子，采用适当方法进行泄漏试验，确保它的完整性和安全性，发现泄漏，应将同批次的籽源退回厂家。如果粒籽源破损引起泄漏而发生污染，应封闭工作场所，将粒子源封闭在一个容器中，控制人员走动，以免放射性污染扩散，并将场所人员去污。放射性粒子治疗中的防护遵循三原则：

1. 屏蔽防护 医护人员的防护主要以屏蔽为主，操作中需要穿着铅衣、铅围脖、铅眼镜、铅手套等防护用品。防护衣的厚度不应小于 0.25mmPb。对性腺敏感器官，可考虑再穿 0.5mmPb 防护的三角裤或三角巾。

2. 距离防护 粒子源拿取应使用长柄器具，在取粒子时仓口朝向地，以增加医护人员与粒子源的距离。

3. 时间防护 在实施治疗前，应制订详细可行的实施计划，并准备好所需治疗设备，如植入模板、分装器具和植入器等，医护人员在治疗中要求操作熟练，动作要快、要准，尽可能缩短操作时间。

进行手术的医师及护理人员应佩戴个人剂量仪。手术结束后常规应对手术区域进行检测，以排除粒子在手术植入过程中有无遗漏，避免造成环境的污染。

## 三、放射性 $^{125}$I 粒子治疗后的防护

粒子植入术后的患者，在植入部位应穿戴厚度为 0.25mmPb 的铅背心。

1. 环境管理 植入粒子源的患者床边 1.5m 处或单人病房应划为临时控制区。控制区入口应有电离辐射警示标志，除医护人员外，其他无关人员不得入内。病室内病床间应相隔 1m 以上，保持病室通风，病室温度 22~24℃，空气新鲜。

2. 患者管理 将治疗后的患者集中病室统一管理，全程做好患者的心理护理，鼓励患者，相互合作，避免患者外出，造成对环境的污染。不让患者抱婴幼儿。

3. 家属管理 患者在植入粒子后的前 4 个月，尤其是前两周，陪护的患者家属与患者保持 1m 以上距离，家属尽量不要站在粒子植入一边，并减少与患者的接触时间，防止长期接受照射，影响身体健康。如病情需要长时间近距离接触时，则为患者盖上铅布或穿上铅衣即可。

4. 医护人员的防护 在保证完成工作的前提下，医护人员除应遵循防护三原则外，要提高操作的技术水平和熟练程度，缩短操作时间。操作尽量站在患者的四肢附近进行，输液时输液架靠近床尾放置。各项操作宜集中进行，减少接触次数。在没有屏蔽防护下医护人员观察病情，与患者保持大于 50cm 的距离。尽可能减少与患者的接触时间。

## 四、放射性 $^{125}$I 粒子治疗患者出院后的防护

1. 植入粒子出院患者应建立登记制度，信息卡内容包括：患者姓名、住址、电话、年龄、身份证、植入部位、医院及电话、植入粒子个数、陪护者及探视者姓名、植入时间、出院粒子源数量、检查日期等。

2. 患者出院时，应给予患者佩戴信息卡，其内容包括患者姓名、出生年月、照片、植入粒子的位置、时间、活度、数量及治疗医院电话等。

3. 植入粒子源的患者，在没有采取任何屏蔽防护措施时，240 天内避免到公众场所活动。不允许

孕妇近距离接触患者，儿童和孕妇不得与患者同住一个房间。患者不能长时间接触或拥抱儿童。如患者已穿防护衣进行屏蔽防护，则家属近距离、长时间接触也无妨，周围的人群都是安全的，患者到公众场所活动也无需限制。

4. 观察患者有无咳出粒子，穿刺口有无粒子露出。当患者或家庭成员发现了掉出的粒子，不要用手拿，应当用长镊子捡拾，放在预先准备好的容器中返还给负责治疗的放射治疗医师。

### 五、放射性 $^{125}$I 粒子治疗患者死亡后的防护

1. 根据中华人民共和国国家职业卫生标准 GBZ 178-2014《低能伽马射线粒子源植入治疗放射防护要求与治疗控制检测规范》规定，粒子植入后 12 个月以上死亡的患者可以直接火化。植入后 12 个月内死亡的患者，总活度大于 4000MBq 时，应从尸体中切除粒子植入的器官，或者从尸体中取出粒子，并将它保存至从植入后算起至少一年；若粒子总活度小于 4000MBq 时可以直接火化。

2. 如果住院患者死亡，体内存留粒子总活度大于 4000MBq 时，治疗医师应从患者治疗部位取出粒子，并监测患者遗体和房间，在清点粒子前，不准移走任何纱布和绷带。

3. 火葬工人处理遗体时，应采取相应防护措施，戴手套和防护面具等。

4. 尸体火化时，应用高温或是炉腔高大的焚尸炉，减少空气中的放射性污染。若使用低温或炉腔低小的焚尸炉，对患者骨灰中残留的放射性物质需要屏蔽或特殊处理，火化后遗物不能散落在环境中。

5. $^{125}$I 粒子植入后经 10 个半衰期或火化后的骨灰活度小于 $10^6$Bq 时，方可将骨灰运输。

（严朝娴）

## 参 考 文 献

1. 龚海英，梁建博，刘雨丝. 静脉留置针在肿瘤放疗患者输液中的应用与护理. 全科护理，2009，7（7）：21-25.

2. 柴树德，郑广钧，毛玉权，等. CT 引导下经皮穿刺种植放射性 $^{125}$I 粒子治疗晚期肺癌. 中华放射肿瘤学杂志，2004，13（4）：291-293.

3. 张颖，林琦，韩明勇，等. 3D 打印个体化模板联合 CT 引导 $^{125}$I 粒子植入治疗胸壁转移瘤 1 例. 山东大学学报：医学版，2016，54（4）：94-96.

4. 王俊杰. 3D 打印技术与精准粒子植入治疗学 [M]. 北京：北京大学医学出版社，2016，48-52.

5. 姜玉良. 北京大学第三医院完成首例 CT 引导联合 3D 打印模板指导放射性粒子植入治疗腹膜后复发肿瘤. 北京大学学报，2016，48（1）：182.

6. 张颖，林琦，韩明勇，等. 3D 打印个体化模板联合 CT 引导 $^{125}$I 粒子植入治疗恶性肿瘤质量评价. 山东大学学报，2016，54（11）：44-50.

7. 徐瑞彩，刘亚坤，商琼琼，等. 3D 打印个体化模板辅助 $^{125}$I 粒子植入治疗恶性肿瘤的护理. 中华护理杂志，2017，52（3）：294-297.

8. 张慧，周郁秋，谢潇冰，等. 癌症患者康复期心理行为干预模式及研究效果. 中华护理杂志，2009，44（8）：662-663.

9. 柴树德，郑广钧，毛玉权，等. 纤维支气管镜下 $^{125}$I 粒子植入治疗大气管肺癌. 中国肿瘤影像与微创治疗杂志，2003，1（2）：23-26.

10. 梁吉祥，柴树德，郑广钧，等. 覆膜支架捆绑碘 -125 放射性粒子治疗食管癌性狭窄并发症的预防和处理. 中华医药杂志，2005，9（5）：930-932.

11. 柯明耀，吴雪梅，陈玲玲，等. CT 引导下经皮植入 $^{125}$I 放射性粒子治疗肺癌探讨. 临床肺科杂志，2007，12（12）：1310-1311.

12. 俞洁. 放射性粒子 $^{125}$I 植入治疗肺癌并发症的护理. 护理学杂志，2010，25（11）：26-27.

13. 原红，冯月亮，王丽娟. 胸部肿瘤患者开胸术后肺栓塞的预防与护理. 中华护理杂志，2004，39（6）：417-418.

14. 姜节卫，夏海英，杜苗. 癌症放疗患者抑郁状态与社会支持的相关分析. 中华护理杂志，2007，42（11）：980-982.

15. 谢锡治，彭正. 医院 $^{125}$I 粒子植入治疗项目放射诊疗管理案例调查. 浙江预防医学，2014，26（7）：747-749.

16. 中华人民共和国卫生部医政司. 核医学诊断与治疗规范. 北京：科学出版社，1997.

# 第四十章

# 放射性粒子植入治疗的质量控制与放射防护

放射性粒子植入治疗的手术操作、供源和技术支持应该由取得国家相应资质的科室和专业医务人员来完成，从事该技术的科室应该配备必要的剂量报警和监测设备，人员还应具备一定的辐射防护知识，并具有能够现场指导防护和初步处理辐射突发事件的能力。同时，应在下列内容方面加以重视。

## 第一节　医疗机构、人员和场地的规范要求

### 一、医疗机构

具体如下：①医疗机构开展放射性粒子植入治疗技术应当与其功能、任务相适应。②二级甲等以上综合医院或肿瘤医院，具有卫生行政部门核准登记的与开展该技术相关的专业诊疗科目，应配备影像引导技术设备（如 CT、MRI、超声、内镜等）和放射粒子治疗计划系统（TPS）。③医疗机构必须有卫生行政部门核发的《放射诊疗许可证》和食品药品监督管理部门核发的《放射药品使用许可证》（第二类及以上）。④开展肿瘤临床诊疗工作 5 年以上，其技术水平达到二级甲等及以上医院相关专业重点科室要求，在本省（自治区、直辖市）同等医院中处于领先地位。⑤应配备测量粒子源活度的剂量仪和必要的辐射防护监测仪表，剂量仪应该定期检测或校准，井型电离室校准周期为 2 年。

### 二、人员要求

有至少 2 名具有放射性粒子植入治疗技术临床应用能力的本院在职医师，有经过放射性粒子植入治疗相关知识和技能培训并考核合格的与开展本技术相适应的其他专业技术人员。具体如下：

**（一）开展放射性粒子植入治疗技术的医师**

1. 取得《医师执业证书》，执业范围为开展本技术相关专业的本医疗机构注册医师。

2. 有 5 年以上开展本技术相关专业临床诊疗工作经验，具有副主任医师以上专业技术职务任职资格（开展口腔颌面部恶性肿瘤放射性粒子植入治疗，应当有 5 年以上口腔颌面外科或头颈肿瘤外科临床诊疗工作经验）。

3. 经过省级卫生计生行政部门指定的培训基地关于放射性粒子植入治疗相关专业系统培训，具备开展放射性粒子植入治疗技术能力。

**（二）治疗计划制订人员**

取得《医师执业证书》，执业范围为开展本技术相关专业的本医疗机构注册医师。熟练掌握放射性粒子植入技术治疗计划系统。

**（三）其他相关卫生专业技术人员**

经过放射性粒子植入治疗相关专业系统培训，满足开展放射性粒子植入治疗技术临床应用所需相关条件的放射物理师等相关人员。

### 三、场地设备的要求

有符合国家环保和职业卫生标准要求的场所、设施和设备,有专门的安全和防护管理机构或者专职、兼职安全和防护管理人员,并配备必要的防护用品和监测仪器;有健全的安全和防护管理规章制度、辐射事故应急措施;当放射性粒子出现脱落等事件时,具备进行达标的医学处理的条件。按照国家有关放射防护标准制订防护措施并予实施,具体如下:①符合放射粒子技术操作场地及无菌操作条件。②具备影像导引技术设备和医学影像图像管理系统。③具备进行抢救手术意外必要的急救设备和药品。④具备符合国家规定的放射性粒子保管和运输设施,并由专人负责。

## 第二节　放射性粒子的检测与质量控制

### 一、运输、存储、检测、消毒与装填等过程的质量控制

首先要求使用经国家食品药品监督管理局审批的放射性粒子。放射性粒子等物质的运输应当遵照有关的规定如安全运输法规(如 GB 11806),依据相关要求对放射性粒子进行包装,容器表面的辐射剂量必须达标即小于国家允许的辐射水平($5\mu Sv/h$)。放射性粒子应该置于适当屏蔽厚度的铅罐内,铅罐应放置于保险柜中,由专人负责保管,不仅要保证粒子源的安全,还要防盗、防水、防火和防高温,不能与易燃易爆物品放在一处,仓库内要有良好的通风和射线屏蔽装置。放射源应分隔存贮,并有明显的标志,便于取源。应建立严格的入库、库存和出库等保管制度。建立严格的登记制度,具体包括如下:生产单位、到货日期、核素种类、活度与储存容器情况。另外,还要求定期清点、记录和定期剂量检测,并与记载相符。保证放射性粒子的来源去向可追溯,而且在患者病历中应该留存放射性粒子相关的合格证明文件。

另外,还要注意粒子包壳材料、尺度、加工精度和焊缝的质量,是否符合要求,防止泄漏污染。是否符合检测要求,最好能够测定单个粒子的实际活度,并与产品出厂标定的活度对比,如果与 TPS 计划的活度差别明显,则不能植入人体。否则会导致剂量分布的欠缺,影响治疗效果或产生不必要的副作用,甚至危害的发生。

从生产厂商订购的放射性粒子,要经过抽样检测,必须符合患者的处方剂量。粒子植入术前应对其中的 10% 进行随机测定,每颗粒子的处方允许剂量活度的偏差应控制在 ±5% 之内。然后放入高活性区锁好备用,确定手术时间后,再进行穿刺枪和粒子的消毒,消毒后的装弹应在屏蔽板后操作。使用镊子时不要用力过猛,避免使粒子破损或崩飞,确保无菌操作。

粒子在运输时不作消毒,但在植入前必须使用一般消毒液浸泡消毒,不应使用干热蒸气或化学消毒。消毒前将铅罐中的粒子在屏蔽板后转移到专用消毒器皿中。高压消毒(正常循环)121℃、15 磅、15～30 分钟,或(热蒸气循环)133℃、30 磅、3 分钟。必须注意:植入粒子不能在温度和压力超过 138℃、35 磅下消毒。简便快捷的方法是使用苯扎溴铵溶液浸泡消毒后用无菌生理盐水冲洗。

### 二、技术管理的质量控制

1. 实施肿瘤放射性粒子植入治疗前,应当向患者和其家属告知手术目的、手术风险、术后注意事项、可能发生的并发症及预防措施等,并签署知情同意书。

2. 放射性粒子植入治疗是否成功的首要关键因素是靶区的准确定位。如果肿瘤与血管关系密切时,可进行血管造影或做增强 CT 扫描,确定靶区及周围脏器的位置关系。物理师和临床医师共同勾画肿瘤靶区。

3. 植入治疗是否成功的其他关键因素是:照射剂量场(体积承受剂量)分布的合理、靶区要获得足够的放射剂量、重要结构和组织要有效保护、照射靶点、靶组织的放射敏感性以及正常组织对射线的耐受能力、穿刺通道的合理以及植入治疗过程的易于实施。因此,要根据患者病情严格掌握治疗适应证和禁忌证。

4. 依据我国的相关肿瘤诊疗技术操作规范和诊疗指南及美国近距离治疗学会(ABS)的建议规定：放射性粒子植入前必须制订治疗计划，由责任医师会同物理师等人员制订治疗计划，确定肿瘤体积和所需粒子总活度，并计算靶区所需粒子的数量。要确保肿瘤得到精确的致死剂量。另外，要充分考虑到放射性剂量、安全性、剂量均整性和放射源运输的可行性。

5. 由于在放射性粒子植入过程中存在技术误差、体位变化和粒子移位，从而导致肿瘤实际吸收剂量偏离术前或术中计划值，而该变化与疗效和并发症之间密切相关。因此，植入术后需要明确肿瘤靶区和周围危及器官的实际受量，否则就无法发现治疗计划实施过程中所发生的偏移。所以，术后进行质量验证是必要的，要求粒子位置的准确度达90%以上，剂量不足要进行补充治疗。在完成每例次放射性粒子植入治疗后，都要保留相关信息，建立数据库。

6. 对患者在放射性粒子植入治疗后按规定进行随访和记录，依据《放射性核素与射线装置安全和防护条例》、《放射性药品管理办法》等放射性物质管理规定，建立放射性粒子的采购、储存、使用、回收相关制度，并建立放射性粒子使用登记档案和粒子遗落、丢失、泄漏等情况的应急预案。

7. 医疗机构按照规定定期接受环境评估，相关人员按照规定定期接受放射性防护培训及体格检查；医疗机构和医师按照规定定期接受放射性粒子植入治疗技术临床应用能力审核，包括病例选择、治疗有效率、严重并发症、药物并发症、医疗事故发生情况、术后患者管理、患者生存质量、随访情况和病历质量等。

### 三、电离辐射的剂量监测

其主要目的是：验证放射卫生防护标准及有关规定、细则的执行情况，以利于评价放射防护效益和及早发现异常情况，保证工作人员和公众的安全。所有放射工作单位或场所都应根据实际情况，制订相应的监测计划。放射性粒子的工作单位或场所根据实际需要，建议开展下列监测项目：个人剂量监测包括γ和X射线；场所监测包括γ和X射线。辐射监测结果应按有关规定进行记录、整理和保存，便于接受监督和指导。要求监测方法和程序力求做到标准化。放射源应专人保管，建立使用登记制度。

## 第三节　放射性粒子植入的放射防护

### 一、放射工作场所的分类管理

新颁布的《电离辐射防护与辐射源安全基本标准》(GB 18871-2002)对职业照射定义和剂量限值规定如下：

1. 职业性放射工作人员（第Ⅰ类）　是指直接从事放射性物质操作或因修理、处理事故及其他原因经常不定期地进入放射性工作场所的人员。其剂量限值是指在一年工作期间所受外照射剂量当量与这一年内摄入放射性核素所产生的待积剂量当量两者的总和，不包括天然本底照射和医疗照射。

2. 放射工作条件的分类　为了便于管理，将放射工作条件分成3种：

(1) 甲种工作条件：一年照射的有效剂量当量有可能超过15mSv(1.5rem)。对于这种工作条件下的工作人员，要有个人剂量监测，对场所要有经常性的监测，建立工作人员个人受照剂量和场所监测档案。

(2) 乙种工作条件：一年照射的有效剂量当量很少可能超过15mSv(1.5rem)，但有可能超过5mSv(0.5rem)。对于这种工作条件的场所，要定期进行监测，要进行个人剂量监测并建立个人受照射剂量档案。

(3) 丙种工作条件：一年照射的有效剂量当量很少可能超过5mSv(0.5rem)。对于这种工作条件的场所，可根据需要进行监测并作记录。

### 二、医疗照射及放射防护

放射防护是指研究电离辐射对人体健康的影响，确定卫生防护原则和措施，以防止电离辐射对人体危害的一门科学。放射防护目的是：防止发生对健康有害的非随机效应（接受放射治疗的患者除外）。将随机效应的发生率降低到被认为是可以接受的水平。防护的基本原则：实践的正当化、辐射防护最优化和个人剂量限制（是指一年工作期间所受外照射的当量剂量与这种放射性核素所产生的待积当量剂量两者的总和，但不包括天然本底照射和医疗照射）。个人剂量的限制：个人所受照射的剂量当量不应超过规定的限值。

医疗照射是指在医学检查和治疗过程中被检者或患者受到电离辐射的内外照射。施行诊断或治疗的医生应加强对被检者或患者的放射防护。医疗照射从其所获得的利益来衡量必须具有正当理由，既达到诊断或治疗的目的，又要把照射限制到可以合理达到的最低水平，避免一切不必要的照射。在正常情况下，对使用现场没有防污染的要求。密封源的活度不大于1.35mCi（50MBq）时，对工作场所的影响很小。多采用时间防护和距离防护。活度较大时，应该考虑设屏蔽防护。具体措施如下：

1. 屏蔽防护　在人体与物体之间设置屏蔽，借助物体对射线的吸收以减少人体受照剂量，称作屏蔽防护。X射线和γ光子的防护屏蔽材料可以是铅、铁、水泥等重元素，防护的用品有铅砖、铅玻璃、衬铅围裙和铅目镜等。术中术野加盖铅防护屏，术后患者佩戴铅防护背心、围肩、围脖。

2. 时间防护　时间防护是在保证顺利完成工作任务的前提下，尽可能缩短操作放射源的时间，以达到减少受照剂量的目的。时间防护的具体措施有：加强专业训练，严格采取岗前培训和岗位业务学习等方法熟练掌握操作技术和规程，严格限制无关人员在放射源附近作不必要的停留。对难以在短时间内完成的放射性作业或工作，可采取按工作顺序数人分次分组操作的接力方法进行。要求：人员操作熟练、动作迅速准确。科室配备用具和物质准备齐全。

3. 距离防护　是在保证工作任务的前提下，采取加大工作人员和放射源之间的距离，以减少人员接受照射剂量的方法。具体措施有：根据工作特点可以选用远距离操作器械（如长柄卵圆钳、长柄弯头钳等）工作，加大工作人员与放射源的距离达到防护。

### 三、使用放射性粒子过程中的放射防护

应用放射性粒子的单位应当按照国家有关规定设置明显的放射性标志，其入口处应当按照国家有关安全和防护标准的要求，设置安全防护设施和射线报警检测装置。放射性粒子的包装容器和消毒器皿等应当设置明显的放射性标志和中文警示说明。对放射性粒子源应当根据其潜在危害的大小，建立相应的多层防护和安全措施，并对可移动的放射源定期进行盘存，确保其处于指定位置，具有可靠的安全保障。应用放射性粒子治疗的医疗卫生机构，应当依据国家相关法规和标准，制订与本单位从事的诊疗项目相适应的质量保证方案，遵守质量保证监测规范，按照医疗照射正当化和辐射防护最优化的原则，避免一切不必要的照射，并事先告知患者和受检者辐射对健康的潜在影响。一些具体的防护措施如下：

1. 进行植入手术的医护技人员应该佩戴个人剂量计。在开瓶、分装粒子及准备粒子治疗时要无菌操作。操作时聚精会神、正确迅速，并依据放射性核素的性质使用相应的防护用品。

2. 植入放射性粒子的患者的床旁1.5m处或单人病房应该划为临时的控制区，入口处应有电离辐射警示标志，除医护人员外，其他无关人员不得入内。植入放射性粒子的患者应使用专用的便器或设有专用的浴室和厕所。治疗期间的病房不作清扫，除食品盘外，房内任何物品不得带出房间。

3. 为了保证植入放射性粒子植入体内后不丢失，对前列腺癌的患者要求戴两周避孕套，防止粒子随精液排出而丢失。为了防止随尿液排出，在植入的两周内，推荐对尿液应用4cm×4cm药用纱布进行过滤。

4. 对接受组织间粒子植入治疗的患者，应该向患者说明注意事项，术后给患者一个带盖的玻璃小瓶或带盖的铝制小瓶。如有放射性粒子掉出来，将粒子用镊子拾起，盖紧瓶盖，立即送回医院相关科室，不可随意丢放。

5. 对废弃的粒子或不能用的粒子应该放到玻璃小瓶内，盖紧瓶盖，标出核素名称、粒子活度和日期。再放入专用的污物桶内，污物桶应有外防护层和放射性标志，放置地点应避开工作人员作业和经

常走动的地方，放射性废物应该按相关规定进行处理，不得乱扔乱放。

6. 每次工作后认真检查桌面和地面是否有遗漏的放射性粒子、有无粒子泄漏和污染环境。必要时使用γ剂量仪和表面污染测定仪。

7. 如果住院患者死亡，放疗医师应从患者的治疗部位取出粒子源，并监测患者躯体和房间，在清点粒子源前，不准移走任何纱布和绷带。尸体的处理按 GBZ 120 的规定，尸体火化的放射剂量上限值为 100mCi（400MBq），如果超过应该采取相应的防护技术处理。

## 四、放射工作人员的健康管理

应当严格按照国家关于个人剂量监测和健康管理的规定，对直接从事生产、销售、使用活动的工作人员进行个人剂量监测和职业健康检查，建立个人剂量档案和职业健康监护档案。

对健康管理的几项要求：放射工作单位须由指定的有关业务部门和医疗业务部门负责组织放射工作人员就业前的体检和就业后的定期体检。定期体检：在甲种工作条件下工作的人员每 1 年体检一次，其他放射工作人员每 2～3 年体检一次。接受特殊照射的人员，其受照剂量接近 100mSv（10rem），应及时进行医学检查、血细胞染色体畸变分析和必要的处理，并上报卫生部防疫司。专业方面有困难的单位可请专门的医疗卫生单位协助处理。对放射病的诊断，应由指定的专业机构进行，将确诊的放射病病历摘要上报卫生部防疫司。应建立放射工作人员的健康档案。

放射工作人员就业前必须进行体格检查，体检合格者方可从事放射工作。放射工作人员就业后必须进行定期体格检查。对在甲种和乙种工作条件下工作的放射工作人员每年体检 1 次；对在丙种工作条件下工作的放射工作人员每 2～3 年体检 1 次；必要时可增加体检次数。就业前、后体检结果由体检单位详细如实地记录在个人健康档案中。放射工作单位对每位放射工作人员必须建立个人健康档案和个人剂量档案。

体格检查项目，应包括一般体检的详细项目（主要是临床内科、外周血象、肝功及尿常规检查），并注意以下项目：接触外照射的放射工作人员，要进行眼晶体的检查。对受事故照射的男性人员，可增加精液常规检查。根据需要可进行皮肤、毛发、指甲及微循环的检查。

放射工作人员的剂量限值：放射工作人员的年剂量当量是指一年工作期间所受外照射的剂量当量与这一年内摄入放射性核素所产生的待积剂量当量两者的总和，但不包括天然本底照射和医疗照射。对放射工作人员进行剂量限制要考虑随机性效应和非随机性效应，同时满足以下两种限值：①为了防止有害的非随机效应，任一器官或组织所受的年剂量当量不得超过下列限值：眼晶体 150mSv（15rem）；其他单个器官或组织 500mSv（50rem）。②为了限制随机性效应，放射工作人员受到全身均匀照射时的年剂量当量不应超过 50mSv（5rem）。凡从事放射工作的单位均应设立专职防护机构或专职人员负责放射防护工作，按有关规定上报防护监测数据或资料，并接受该地区放射卫生防护部门的监督和指导。对从事放射工作的人员，应加强安全和放射防护知识的教育，并定期进行考核，使他们自觉遵守有关放射防护的各种标准和规定，有效地进行防护并防止事故的发生。新参加工作的人员要经过放射防护部门的考核，领取合格证后才可以从事放射工作。

（李小东　郭永涛　郑广钧）

## 参 考 文 献

1. 中华医学会.《临床技术操作规范（放射肿瘤学分册）》. 北京：人民军医出版社，2006.

2. 中华医学会. 临床诊疗指南肿瘤分册. 北京：人民卫生出版社，2005.

3. 李小东，郭永涛，张遵城，等. $^{125}$I 粒子植入治疗晚期肺癌的毒性反应与临床处置. 中华放射与防护杂志，2007, 27（6）：565-568.

4. 李小东，郭永涛，王钦，等. CT 引导 $^{125}$I 粒子植入治疗非小细胞肺癌的剂量学验证. 中华核医学杂志，2006, 26（2）：21-23.

# 第四十一章

## 肺癌粒子植入随访及在线数据库填报系统作者使用手册

### 第一节　放射性粒子植入治疗胸部肿瘤随访

#### 一、随访时间

放射性粒子植入术后第一天检查胸片正侧位。根据国家卫计委 2017 年颁布的放射性粒子植入治疗随访的国际标准,治疗后半年内每 2 个月 1 次,治疗后半年至 2 年内每 3 个月 1 次,治疗后 2 年到 5 年每半年 1 次,5 年后每年 1 次。

#### 二、随访内容

1. 问诊和查体　询问粒子植入术前、术后症状有无变化,是否出现新的症状,特别是呼吸、咳嗽、咯血、胸痛、发声、疼痛、肢体活动等方面。体格检查,特别是颈部、锁骨上和腋下等浅表淋巴结的触摸,胸部的望、触、叩、听等。

2. 肿瘤指标　CEA(癌胚抗原)、SCC(鳞癌相关抗原)、Fer(铁蛋白)、CA 125、CA 153 等。

3. 胸部 CT　观察粒子植入后肿瘤大小变化、有无肺内转移、纵隔淋巴结转移或者是胸膜、肋骨的转移与侵犯。

4. PET-CT 或 SPET-CT　观察功能性转移灶。

5. 腹部 B 超　重点检查肝、脾、肾、肾上腺和腹腔淋巴结,若有疑问,则行上腹部增强 CT。

6. 若有局限性骨痛,特别是呈进行性加剧或伴有压痛的,则有骨转移可能,应先作 ECT 骨扫描,以了解全身骨髓情况,阳性部位行磁共振或 CT 检查。

7. 若有持续性头痛、呕吐或双侧肢体肌力不等、步态不稳等情况,应考虑颅内转移的可能,需请神经科会诊。

#### 三、随访意义

1. 疗效评价　粒子植入后 1~3 个月是疗效最佳时段,如果此时肿瘤继续增大,应考虑肿瘤对粒子植入不敏感或 PD 小,建议再次粒子植入或选择其他治疗手段如辅助外放疗。粒子植入后 6 个月,植入粒子的辐射剂量 80% 消失,此时判断治疗效果最有意义。

2. 早期诊断及治疗转移癌,使其得到最大化的控制。

3. 观察近期和远期并发症。

4. 建立标准化的在线数据随访模式,对于实施多中心、大样本的临床观察意义重大。

## 第二节　肺癌粒子植入在线数据库填报系统作者使用手册

### 一、肺癌在线数据库的介绍和意义

信息化技术的飞速发展,带动了信息的高速传播,信息量也呈现出了几何递增的趋势,大数据时代随之到来。在大数据背景下,资料管理呈现出数字化管理的特点,传统的资料管理模式暴露出许多缺陷和问题。伴随着计算机技术、互联网技术以及数据库技术等的飞速发展,信息存储方式也在不断变革,相比较传统的纸质载体和胶片载体,在存储同等数量信息的前提下,电子存储设备的价格更加低廉,而且在安全性、可靠性、便捷性等方面有着更好的优势,也因此推动了数字化资料管理的发展。

肺癌在线数据库是一款帮助肿瘤科医生将患者病历进行数据结构化,可以在线查看病历,灵活检索,并支持多字段检索,查看报表分析结果,走出繁冗的病历管理的困境。并提供方便快捷的随访工具,是我们科研和随访的好帮手。

### 二、登录系统的说明

1.输入肺癌在线数据库地址　https：//lc-a.medbanks.cn,如果您没有登录名和密码,请先点击"注册"按钮,按照注册步骤操作,获得登录名和密码(图 3-41-1、图 3-41-2)。

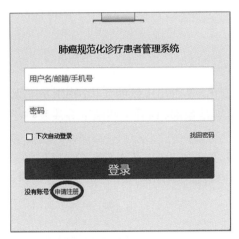

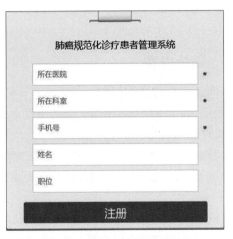

**图** 3-41-1　肺癌规范化诊疗患者管理系统
申请注册

**图** 3-41-2　肺癌规范化诊疗患者管理系统注册

2.输入"用户名"、"密码",点击"登录",成功登录,进入"基本信息"界面(图 3-41-3)。

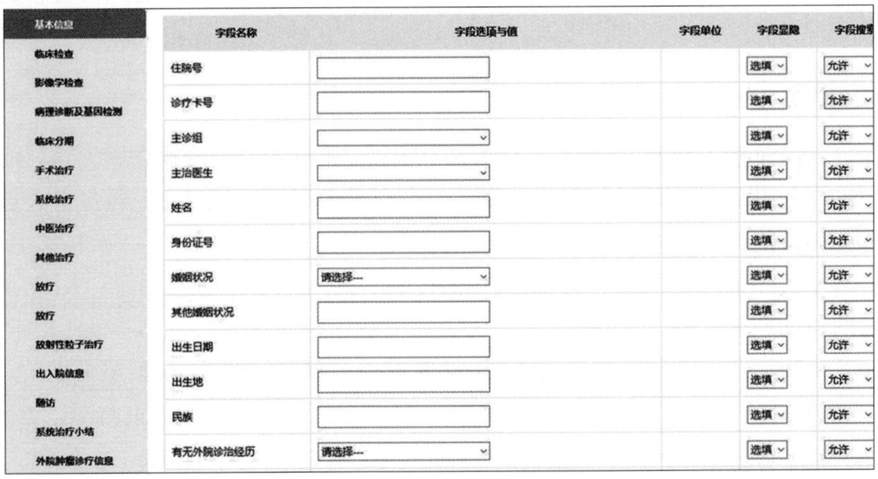

**图** 3-41-3　"基本信息"界面

3. 点击"分析库"，会自动进行统计学分析（图3-41-4）。

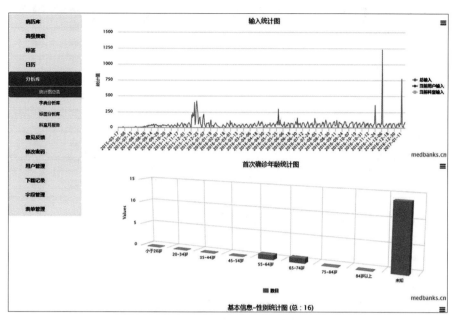

图3-41-4　自动进行统计学分析

4. 点击"字段管理"，可以设置字段（图3-41-5）。

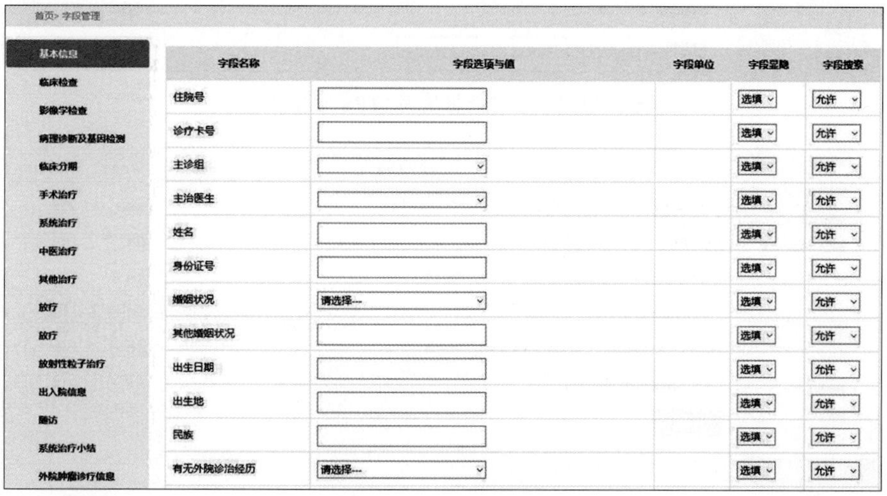

图3-41-5　设置字段

## 三、粒子植入患者数据填写

1. 粒子植入患者数据填写（基线特征）（图3-41-6）。

2. 粒子植入患者数据填写（TPS治疗计划）（图3-41-7）。

3. 粒子植入患者数据填写（不良反应）（图3-41-8）。

天津医科大学第二医院肿瘤科从2015年12月开始参与建设及填报本数据库，在病历管理、疗效评价、病人随访、科研数据提取和统计等方面获得极大的便利。总而言之，信息化技术的发展和普及，带动了大数据时代的到来，对于资料管理工作也产生了巨大的冲击。在这样的背景下，传统实物、声像资料管理模式暴露出许多的问题，限制了资料管理水平的提高。资料管理人员应该及时更新观念，利用信息化技术，实现实物、声像资料的数字化管理，确保资料管理的效果，为人们提供更好的服务。

本系统移动版（APP）可在各数据库中搜索下载或扫描如下二维码（图3-41-9）。

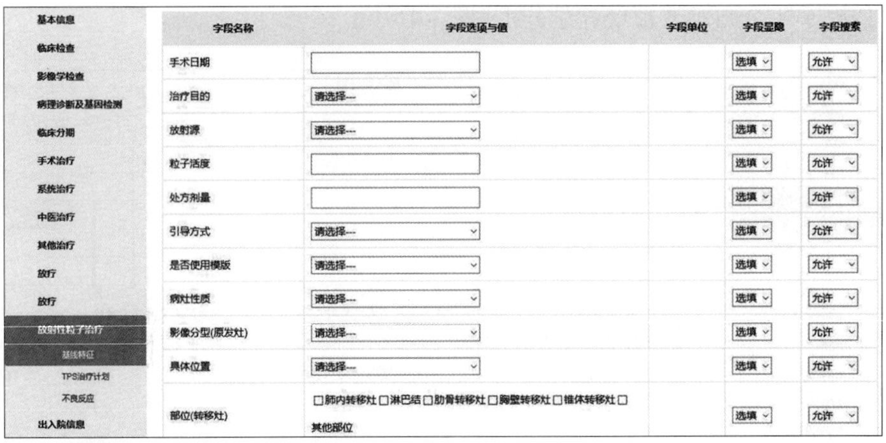

| 字段名称 | 字段选项与值 | 字段单位 | 字段显隐 | 字段搜索 |
| --- | --- | --- | --- | --- |
| 手术日期 | | | 选填 | 允许 |
| 治疗目的 | 请选择--- | | 选填 | 允许 |
| 放射源 | 请选择--- | | 选填 | 允许 |
| 粒子活度 | | | 选填 | 允许 |
| 处方剂量 | | | 选填 | 允许 |
| 引导方式 | 请选择--- | | 选填 | 允许 |
| 是否使用模版 | 请选择--- | | 选填 | 允许 |
| 病灶性质 | 请选择--- | | 选填 | 允许 |
| 影像分型(原发灶) | 请选择--- | | 选填 | 允许 |
| 具体位置 | 请选择--- | | 选填 | 允许 |
| 部位(转移灶) | □肺内转移灶 □淋巴结 □肋骨转移灶 □胸壁转移灶 □椎体转移灶 □ 其他部位 | | 选填 | 允许 |

(左侧导航:基本信息、临床检查、影像学检查、病理诊断及基因检测、临床分期、手术治疗、系统治疗、中医治疗、其他治疗、放疗、放疗、放射性粒子治疗、基线特征、TPS治疗计划、不良反应、出入院信息)

**图 3-41-6　患者数据填写(基线特征)**

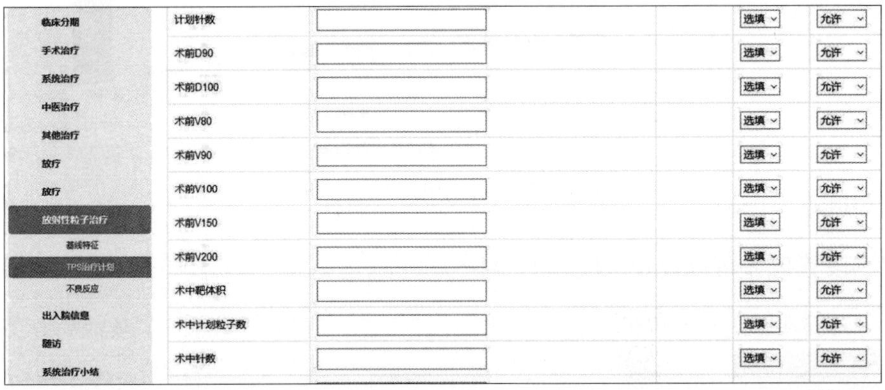

| 字段名称 | 字段选项与值 | 字段显隐 | 字段搜索 |
| --- | --- | --- | --- |
| 计划针数 | | 选填 | 允许 |
| 术前D90 | | 选填 | 允许 |
| 术前D100 | | 选填 | 允许 |
| 术前V80 | | 选填 | 允许 |
| 术前V90 | | 选填 | 允许 |
| 术前V100 | | 选填 | 允许 |
| 术前V150 | | 选填 | 允许 |
| 术前V200 | | 选填 | 允许 |
| 术中靶体积 | | 选填 | 允许 |
| 术中计划粒子数 | | 选填 | 允许 |
| 术中针数 | | 选填 | 允许 |

(左侧导航:临床分期、手术治疗、系统治疗、中医治疗、其他治疗、放疗、放疗、放射性粒子治疗、基线特征、TPS治疗计划、不良反应、出入院信息、随访、系统治疗小结)

**图 3-41-7　患者数据填写(TPS治疗计划)**

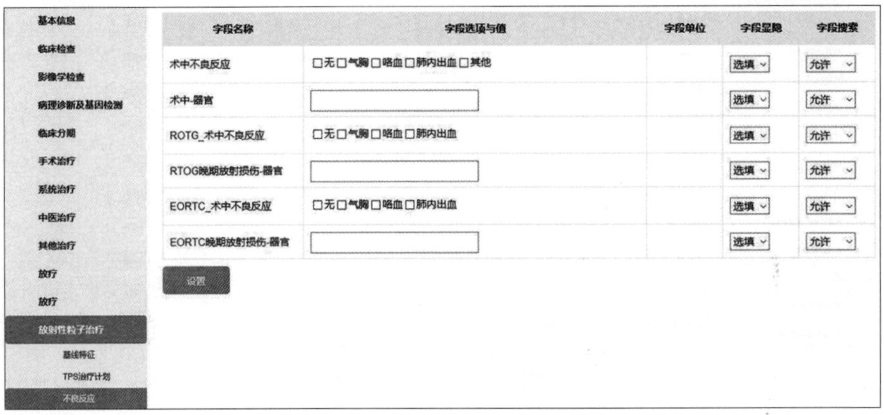

| 字段名称 | 字段选项与值 | 字段单位 | 字段显隐 | 字段搜索 |
| --- | --- | --- | --- | --- |
| 术中不良反应 | □无 □气胸 □咯血 □肺内出血 □其他 | | 选填 | 允许 |
| 术中-器官 | | | 选填 | 允许 |
| ROTG_术中不良反应 | □无 □气胸 □咯血 □肺内出血 | | 选填 | 允许 |
| RTOG晚期放射损伤-器官 | | | 选填 | 允许 |
| EORTC_术中不良反应 | □无 □气胸 □咯血 □肺内出血 | | 选填 | 允许 |
| EORTC晚期放射损伤-器官 | | | 选填 | 允许 |

设置

(左侧导航:基本信息、临床检查、影像学检查、病理诊断及基因检测、临床分期、手术治疗、系统治疗、中医治疗、其他治疗、放疗、放疗、放射性粒子治疗、基线特征、TPS治疗计划、不良反应)

**图 3-41-8　患者数据填写(不良反应)**

**图 3-41-9　二维码**

(霍　彬　霍小东　郑广钧)

# 第四篇

## 相关法律法规及附件

# 第四十二章

# 放射性粒子植入治疗技术管理规范

## 第一节　放射性粒子植入治疗技术管理规范
### （国家卫计委 2017 年版）

为规范放射性粒子植入治疗技术临床应用，保证医疗质量和医疗安全，制定本规范。本规范是医疗机构及其医务人员开展放射性粒子植入治疗技术的最低要求。

本规范称放射性粒子植入治疗技术是指恶性肿瘤放射性粒子植入治疗技术，所涵盖的应用范围包括：实体肿瘤经皮影像（超声、CT、MRI 等）引导下放射性粒子植入、经内镜（包括腹腔镜、胸腔镜、自然管道内镜等）放射性粒子植入、空腔脏器粒子支架置入、手术直视下放射性粒子植入。

### 一、医疗机构基本要求

1. 医疗机构开展放射性粒子植入治疗技术应当与其功能、任务和技术能力相适应。

2. 具有卫生计生行政部门核准登记的与开展该技术相关专业的诊疗科目，具有影像引导技术设备（如超声、CT、MRI、内镜等）和放射粒子治疗计划系统。

3. 医疗机构应当具有《放射诊疗许可证》《放射性药品使用许可证》（第一类及以上）、《辐射安全许可证》等相关资质证明文件。

4. 治疗场地要求。

（1）符合放射性粒子植入技术操作场地及无菌操作条件。

（2）全部影像引导技术设备（超声、CT、MRI、DSA）具备医学影像图像管理系统。

（3）具备进行抢救手术意外必要的急救设备和药品。

（4）具备符合国家规定的放射性粒子保管、运输设施，并由专人负责。

5. 按照国家有关放射防护标准制订防护措施并认真落实。

6. 有至少 2 名具有放射性粒子植入治疗技术临床应用能力的本医疗机构注册医师，有经过放射性粒子植入治疗相关知识和技能培训并考核合格的、与开展本技术相适应的其他专业技术人员。

### 二、人员基本要求

#### （一）开展放射性粒子植入治疗技术的医师

1. 取得《医师执业证书》，执业范围为开展本技术相关专业的本医疗机构注册医师。

2. 有 5 年以上开展本技术相关专业临床诊疗工作经验，具有副主任医师以上专业技术职任职资格（开展口腔颌面部恶性肿瘤放射性粒子植入治疗，应当有 5 年以上口腔颌面外科或头颈肿瘤外科临床诊疗工作经验）。

3. 经过省级卫生计生行政部门指定的培训基地关于放射性粒子植入治疗相关专业系统培训，具备开展放射性粒子植入治疗技术能力。

#### （二）治疗计划制订人员

取得《医师执业证书》，执业范围为开展本技术相关专业的本医疗机构注册医师。熟练掌握放射性粒子植入技术治疗计划系统。

### （三）其他相关卫生专业技术人员

经过放射性粒子植入治疗相关专业系统培训,满足开展放射性粒子植入治疗技术临床应用所需相关条件的放射物理师等相关人员。

## 三、技术管理基本要求

1. 严格遵守肿瘤诊疗技术操作规范和诊疗指南,严格掌握放射性粒子治疗技术的适应证和禁忌证。

2. 术前根据患者病情,由患者主管医师、实施放射性粒子治疗的医师、放射物理师等相关治疗计划制订人员制订放射性粒子植入治疗计划。全部技术操作均在心电、呼吸、血压、脉搏、血氧饱和度监测下进行。术后按照操作规范要求实施治疗技术质量验证和疗效评估。术后放射剂量验证率应当大于80%。

3. 实施肿瘤放射性粒子植入治疗前,应当向患者及其家属告知手术目的、手术风险、术后注意事项、可能发生的并发症及预防措施等,并签署知情同意书。

4. 建立肿瘤放射性粒子植入治疗后随访制度,并按规定进行随访、记录。

5. 根据《放射性同位素与射线装置安全和防护条例》《放射性药品管理办法》等放射性物质管理规定,建立放射性粒子采购、储存、使用、回收等相关制度,并建立放射性粒子使用登记档案,保证粒子的可溯源性。

6. 建立放射性粒子遗落、丢失、泄漏等情况的应急预案。

7. 医疗机构按照规定定期接受环境评估,相关医务人员按照规定定期接受放射性防护培训及体格检查。

8. 建立病例信息数据库,在完成每例次放射性粒子植入治疗后,应当按要求保留并及时上报相关病例数据信息。

9. 医疗机构和医师定期接受放射性粒子植入治疗技术临床应用能力评估,包括病例选择、治疗有效率、严重并发症、药物不良反应、医疗事故发生情况、术后患者管理、患者生存质量、随访情况和病历质量等。

10. 其他管理要求

(1) 使用经国家食品药品监督管理总局批准的放射性粒子及相关器材,不得违规重复使用与放射性粒子相关的一次性医用器材。

(2) 建立放射性粒子入库、库存、出库登记制度,保证放射性粒子来源去向可追溯。在实施本技术的患者住院病历中留存放射性粒子相关合格证明文件。

## 四、培训管理要求

### （一）拟开展放射性粒子植入治疗技术的医师培训要求

1. 应当具有《医师执业证书》,具有主治医师及以上专业技术职务任职资格。

2. 应当接受至少3个月的系统培训。在指导医师指导下,参与30例以上放射性粒子植入术,并参与30例以上放射性粒子植入患者的全过程管理,包括术前诊断、术前计划、植入技术、术后验证、围术期管理、随访等,并考核合格。

3. 在境外接受放射性粒子植入技术培训3个月以上,有境外培训机构的培训证明,并经省级卫生计生行政部门指定的培训基地考核合格后,可以视为达到规定的培训要求。

4. 本规范印发之日前,从事临床工作满10年,具有副主任医师专业技术职务任职资格,近5年独立开展放射性粒子植入治疗技术临床应用不少于100例,未发生严重不良事件的,可免于培训。

### （二）培训基地要求

1. 培训基地条件 省级卫生计生行政部门指定放射性粒子植入治疗技术培训基地。培训基地应当具备以下条件:

（1）三级甲等医院,符合放射性粒子植入治疗技术管理规范要求。

（2）开展放射性粒子植入技术不少于8年,具有符合放射性粒子植入治疗技术要求的病房床位数不少于30张。

（3）近3年每年开展放射性粒子植入病例不少于200例。

（4）有不少于4名具有放射性粒子植入治疗技术临床应用能力的指导医师,其中至少2名具有主任医师以上专业技术职务任职资格。

（5）有与开展放射性粒子植入技术培训工作相适应的人员、技术、设备和设施等条件。

2．培训工作基本要求

（1）培训教材和培训大纲满足培训要求,课程设置包括理论学习、临床实践。

（2）保证接受培训的医师在规定时间内完成规定的培训。

（3）培训结束后,对接受培训的医师进行考试、考核,并出具是否合格的结论。

（4）为每位接受培训的医师建立培训及考试、考核档案。

# 第二节 放射性粒子植入治疗技术临床应用质量控制指标
## （国家卫计委2017年版）

## 一、植入指征正确率

定义:放射性粒子植入治疗技术应用适应证选择正确的例数占同期放射性粒子植入治疗总例数的比例。

$$植入指征正确率 = \frac{放射性粒子植入技术应用适应证选择正确的例数}{同期放射性粒子植入治疗总例数} \times 100\%$$

意义:反映医疗机构开展放射性粒子植入技术时严格掌握适应证的程度,是反映医疗机构放射性粒子植入技术医疗质量的重要过程性指标之一。

## 二、术前制订治疗计划率

定义:术前制订治疗计划,是指放射性粒子植入治疗前,根据患者影像学表现和病理学类型,使用放射性粒子植入治疗计划系统完成植入治疗计划(包括靶区设计、处方剂量、粒子活度等)的制订工作。术前制订治疗计划率,是指放射性粒子植入治疗前,完成植入治疗计划的患者例数占同期放射性粒子植入治疗总例数的比例。

$$术前制订治疗计划率 = \frac{术前完成植入治疗计划的患者例数}{同期放射性粒子植入治疗总例数} \times 100\%$$

意义:体现术前对患者病情整体评估,并根据患者病情确定适宜治疗方案的情况,是反映医疗机构放射性粒子植入治疗技术医疗质量的重要过程性指标之一。

## 三、术后放射剂量验证率

定义:术后放射剂量验证,是指放射性粒子植入术后进行影像学检查,并通过放射性粒子植入治疗计划系统完成放射剂量验证。术后放射剂量验证率,是指放射性粒子植入治疗后,完成术后放射剂量验证的患者例数占同期放射性粒子植入治疗总例数的比例。

$$术后放射剂量验证率 = \frac{术后完成放射剂量验证的患者例数}{同期放射性粒子植入治疗总例数} \times 100\%$$

意义:体现术后对患者病情整体评估情况,是反映医疗机构放射性粒子植入治疗技术医疗质量的重要过程性指标之一。

### 四、术中及术后30天内主要并发症发生率

定义：放射性粒子植入术中及术后30天内发生主要并发症的例数占同期放射性粒子植入治疗总例数的比例。计算公式：

#### （一）穿刺相关主要并发症发生率

$$穿刺相关主要并发症总发生率 = \frac{发生穿刺操作相关主要并发症的例数}{同期放射性粒子植入治疗总例数} \times 100\%$$

$$感染发生率 = \frac{发生穿刺相关感染患者例数}{同期放射性粒子植入治疗总例数} \times 100\%$$

$$出血发生率 = \frac{发生穿刺相关出血患者例数}{同期放射性粒子植入治疗总例数} \times 100\%$$

$$气胸发生率 = \frac{发生穿刺相关气胸患者例数}{同期放射性粒子植入治疗总例数} \times 100\%$$

$$神经损伤发生率 = \frac{发生穿刺相关神经损伤患者例数}{同期放射性粒子植入治疗总例数} \times 100\%$$

#### （二）放射性损伤相关主要并发症发生率

$$放射性损伤相关主要并发症总发生率 = \frac{发生放射性损伤相关主要并发症患者例数}{同期放射性粒子植入治疗总例数} \times 100\%$$

$$皮肤溃疡发生率 = \frac{发生放射相关皮肤溃疡患者例数}{同期浅表肿瘤放射性粒子植入治疗例数} \times 100\%$$

$$放射性肺炎发生率 = \frac{发生放射性肺炎患者例数}{同期肺部实体肿瘤放射性粒子植入治疗例数} \times 100\%$$

$$放射性脊髓炎发生率 = \frac{发生放射性脊髓炎患者例数}{同期骨组织或其邻近组织实体肿瘤放射性粒子植入治疗例数} \times 100\%$$

$$放射性膀胱炎发生率 = \frac{发生放射性膀胱炎患者例数}{同期盆腔实体肿瘤放射性粒子植入治疗例数} \times 100\%$$

$$放射性肠炎发生率 = \frac{发生放射性肠炎患者例数}{同期腹腔脏器肿瘤放射性粒子植入治疗例数} \times 100\%$$

$$放射性脑坏死发生率 = \frac{发生放射相关脑坏死患者例数}{同期颅内肿瘤放射性粒子植入治疗例数} \times 100\%$$

意义：体现放射性粒子植入治疗技术安全性，是反映医疗机构放射性粒子植入治疗技术医疗质量的重要结果指标。

### 五、放射性粒子植入治疗有效率

定义：放射性粒子植入治疗有效，是指对放射性粒子植入术后进行疗效评价，按照实体瘤疗效评价新标准（response evaluation criteria in solid tumors，RECIST）达到完全缓解、部分缓解、肿瘤稳定状态。放射性粒子植入治疗有效率，是指放射性粒子植入治疗有效的患者例数占同期放射性粒子植入治疗总例数的比例。

$$放射性粒子植入治疗有效率 = \frac{放射性粒子植入治疗有效的患者例数}{同期放射性粒子植入治疗总例数} \times 100\%$$

意义：反映医疗机构开展放射性粒子植入技术的效果，是反映医疗机构放射性粒子植入技术医疗质量的重要结果指标之一。

## 六、术后30天内全因死亡率

定义：放射性粒子植入术后30天内死亡患者（不论何种原因）例数占同期放射性粒子植入治疗总例数的比例。

$$术后30天内全因死亡率 = \frac{放射性粒子植入后30天内全因死亡患者例数}{同期放射性粒子植入治疗总例数} \times 100\%$$

意义：体现放射性粒子植入治疗技术的安全性，是反映医疗机构放射性粒子植入治疗技术医疗质量的重要结果指标之一。

## 七、患者随访率

定义：放射性粒子植入治疗后各随访时间点完成随访的例次数占同期放射性粒子植入治疗总例次数的比例。

$$患者随访率 = \frac{放射性粒子植入治疗后一定时间内完成随访的例次数}{同期放射性粒子植入治疗总例次数} \times 100\%$$

意义：反映医疗机构对放射性粒子植入治疗出院患者的长期管理水平。

## 八、患者术后生存率（2个月、4个月、半年、1年、2年）

定义：放射性粒子植入治疗后某一时间（2个月、4个月、半年、1年、2年）随访（失访者按未存活患者统计）尚存活的患者数占同期放射性粒子植入治疗患者总数的比例。

$$患者术后生存率 = \frac{放射性粒子植入治疗后某一时间随访尚存活的患者例数}{同期放射性粒子植入患者总例数} \times 100\%$$

意义：反映医疗机构开展放射性粒子植入治疗的长期治疗效果。

注释：

1. 应用放射性粒子植入治疗技术应当符合肿瘤临床分期的诊断指标，包括：

（1）局部晚期肿瘤已失去手术机会（前列腺癌除外）。

（2）肿瘤最大径≤7cm。

（3）手术后、放疗后肿瘤复发或转移，肿瘤转移灶数目≤5个，单个转移灶直径≤5cm。

（4）患者一般身体状况卡氏评分70分以上。

（5）拟经皮穿刺者有进针路径。

（6）肿瘤空腔脏器（食道、胆道、门静脉等）出现恶性梗阻。

（7）无严重穿刺禁忌证。

（8）患者预计生存期≥3个月。

（9）患者拒绝其他治疗。

1～3项指标中至少符合2项，且4～9项指标中至少符合3项即为适应证选择正确。

2. 主要并发症包括穿刺相关和放射性损伤相关并发症。

（1）穿刺相关主要并发症包括：与穿刺相关的感染、出血、气胸、神经损伤。气胸发生率仅用于肺部实体肿瘤放射性粒子植入病例。神经损伤发生率仅用于坐骨神经等周围神经干区域肿瘤放射性粒子植入病例。

（2）放射性粒子植入治疗可能造成粒子植入区域及周围小范围组织放射性损伤，主要包括皮肤溃疡、放射性肺炎、放射性脊髓炎、放射性膀胱炎、放射性肠炎、脑坏死。皮肤溃疡发生率仅用于浅表肿瘤放射性粒子植入病例。放射性肺炎发生率仅用于肺部实体肿瘤放射性粒子植入病例。放射性脊髓炎发生率仅用于骨组织或其邻近组织实体肿瘤放射性粒子植入病例。放射性膀胱炎发生率仅用于盆腔实体肿瘤放射性粒子植入病例。放射性肠炎发生率仅用于腹腔脏器肿瘤放射性粒子植入病例。放射性脑坏死发生率仅用于颅内肿瘤放射性粒子植入病例。

3. 实体瘤疗效评价新标准主要包括以下几项:

（1）完全缓解:所有靶病灶消失,无新病灶出现,且肿瘤标志物正常,至少维持 4 周。

（2）部分缓解:靶病灶最大径之和减少≥30%,至少维持 4 周。

（3）肿瘤稳定:靶病灶最大径之和缩小未达到部分缓解,或增大未达到肿瘤进展。

（4）肿瘤进展:靶病灶最大径之和至少增加 20%,或者出现新病灶。

4. 放射性粒子植入治疗随访的国际标准:治疗后半年内每 2 个月 1 次,治疗后半年至 2 年内每 3 个月 1 次,治疗后 2 年到 5 年每半年 1 次,5 年后每年 1 次。

## 第三节　中国放射性粒子治疗肿瘤临床指南之放射性粒子植入治疗肺癌（2011 年）

### 一、概论

肺癌是我国最常见的恶性肿瘤之一,其发病隐匿,进展迅速。肺癌的早期发现和早期诊断工作还很不理想,临床就诊患者中 80% 确诊时已属中晚期,手术切除的可能性很小。加之肺癌的病理类型复杂,绝大部分恶性程度高,单一外科治疗的疗效远不能令人满意。目前,肺癌的治疗原则是以外科手术为主的综合治疗。

放射性粒子植入是一种局部治疗方式,由于其具有适形程度高、靶区剂量高、周围正常组织受量低、治疗效果好、毒副作用少、并发症发生率低、局部微创等优势,近年来越来越多地被用于肺癌的治疗。CT 引导下经皮穿刺 $^{125}$I 粒子植入肺癌借鉴了放射性粒子植入前列腺癌的成功经验和治疗原理,自 2002 年以来在我国逐步开展,其短期疗效显著,但也有很多问题需要解决,如治疗程序规范化,植入器械标准化,适应证的选择等。在我国需要进行符合循证医学原则的多中心、大样本的研究和评估,探讨粒子植入治疗肺癌的分期和疗效、不同病理类型与疗效、粒子类型、最佳治疗剂量范围的确认以及生存期和远期生存率的观察等。因此制定和逐步完善我国放射性粒子植入治疗肺癌的标准,加强专家共识,对于粒子植入治疗合理化、规范化、科学化发展具有重大意义。

### 二、分期（根据 NCCN 指南）

**T:原发肿瘤**

Tx 原发肿瘤不能评估,或痰、支气管冲洗液找到癌细胞但影像学或支气管镜没有可见的肿瘤

T0 没有原发肿瘤的证据

Tis 原位癌

T1 肿瘤最大径≤3cm,周围被肺或脏层胸膜所包绕,支气管镜下肿瘤侵犯没有超出叶支气管（即没有累及主支气管）（任何大小的、非常见的表浅肿瘤,只要局限于支气管壁,即使累及主支气管,也定义为 T1）

T2 肿瘤大小或范围符合以下任何一项:

- 肿瘤最大径＞3cm;
- 累及主支气管,但距隆突≥2cm;
- 累及脏层胸膜;
- 扩展到肺门的肺不张或阻塞性肺炎,但不累及全肺。

T3 任何大小的肿瘤已直接侵犯了下述结构之一者:胸壁（包括肺上沟瘤）、膈肌、纵隔胸膜、心包;或肿瘤位于距隆突≤2cm 以内的主支气管,但尚未累及隆突;或全肺肺不张或阻塞性肺炎。

T4 任何大小的肿瘤已直接侵犯下述结构之一者:纵隔、心脏、大血管、食管、椎体、隆突;或同一叶内出现多个病灶;或恶性胸水。

**N:区域淋巴结**

Nx 区域淋巴结不能评估。

N0 无区域淋巴结转移。

N1 转移至同侧支气管旁淋巴结和(或)同侧肺门淋巴结,和肺内淋巴结,包括原发肿瘤直接侵犯。

N2 转移至同侧纵隔和(或)隆突下淋巴结。

N3 转移至对侧纵隔对侧肺门淋巴结、同侧或对侧斜角肌或锁骨上淋巴结。

**M:远处转移**

Mx 远处转移不能评估。

M0 无远处转移。

M1 有远处转移

肿瘤分期见表 4-42-1。

表 4-42-1 肿瘤分期

| 分期 | TNM |
|---|---|
| 0 | Tis, N0, M0 |
| ⅠA | T1, N0, M0 |
| ⅠB | T2, N0, M0 |
| ⅡA | T1, N1, M0 |
| ⅡB | T2, N1, M0 |
| | T3, N1, M0 |
| ⅢA | T1, N2, M0 |
| | T2, N2, M0 |
| | T3, N1, M0 |
| | T3, N2, M0 |
| ⅢB | T4, N0, M0 |
| | T4, N1, M0 |
| | T4, N2, M0 |
| | T1, N3, M0 |
| | T2, N3, M0 |
| | T3, N3, M0 |
| | T4, N3, M0 |
| Ⅳ | 任何 T,任何 N,任何 M |

### 三、粒子植入治疗原则

1. 应在胸外科、呼吸科、肿瘤科、放射肿瘤科、核医学科和肿瘤微创治疗科共同研究讨论后决定治疗方案。

2. 外科手术楔形切除肿瘤肉眼断端未净、肿瘤姑息切除术、肿瘤开胸探查术(肿瘤与周围组织及重要器官如心包及大血管浸润成团块无法切除者)可采用术中瘤床粒子植入或术中彩色超声引导下粒子植入治疗。

3. Ⅰ期和Ⅱ期患者,如由于医学原因不能接受或不愿进行外科治疗,但 KPS 评分 >60、预计生存时间 >6 个月者可以接受 CT 引导下经皮穿刺粒子植入治疗。Ⅰ期术后根据肿瘤退缩情况决定是否联合外放疗,Ⅱ期术后联合外放疗和化疗。

4. Ⅲ、Ⅳ肿瘤因局部压迫出现症状的患者可以接受 CT 引导下经皮穿刺粒子植入治疗,术后联合外放疗和化疗。中心型肺癌慎用。建议开展多中心随机研究。

5. 无法接受手术切除的肺原发、转移癌患者可以接受 CT 引导下经皮穿刺粒子植入治疗,术后联合化疗。

6. CT 引导下经皮穿刺粒子植入治疗计划基于 CT 或 MRI 图像。计划靶区为影像学边界外放 0.5～1cm。肿瘤与血管关系密切时，应使用静脉造影剂做增强 CT 扫描。肿瘤伴有明显肺不张的情况下，推荐使用 MRI 或 PET-CT，便于标出靶区。

7. 肿瘤位于重要器官附近时应用剂量体积直方图（DVH），进行剂量评估。

8. CT 引导下，根据 TPS 计划插植粒子针，间距一般为 1～1.5cm，粒子针一次插植完成或分层插植，进针至肿瘤远端边缘后，用粒子植入器以等距退针方式将粒子植入肿瘤，要使粒子分布均匀，符合术前计划。

9. 植入的粒子应距离大血管 1cm，距离脊髓 1cm 以上。

10. 植入完成后采用 TPS 实施术后质量验证，层厚 5mm。

11. 术后定期随访，术后每 1 个月复查胸部 CT，强化扫描。之后每 3 个月复查 1 次，2 年后每 6 个月复查 1 次，5 年后每年复查 1 次。

## 四、CT 引导下放射性粒子治疗适应证

1. 非小细胞肺癌：①非手术适应证患者；②肿瘤直径 <7cm；③不能耐受放、化疗的患者；④拒绝放、化疗的患者；⑤放、化疗后复发的患者；⑥无全身广泛转移的患者。

2. 对放、化疗不敏感或放、化疗后复发的小细胞肺癌可试用。

3. 肺转移癌：①单侧肺病灶数目 <3 个；②如为双侧病灶，每侧肺病灶数目 <3 个，应分侧、分次治疗。

4. 外科手术可以切除肿瘤大部分时、肿瘤与周围组织及重要器官浸润成团块、或肿瘤侵犯胸壁等组织无法切除时。

## 五、粒子治疗剂量

1. 放射性 $^{125}$I 粒子活度：每颗 0.5～0.7mCi。

2. $^{125}$I 粒子处方剂量：①单纯粒子治疗靶区剂量 $D_{90}$ 为 110～160Gy；②联合外放疗酌情减量，靶区剂量 $D_{90}$ 为 90～110Gy。

## 六、操作方法及程序

### （一）仪器和设备

1. 螺旋 CT 或非螺旋 CT。

2. 植入模板系统包括模板支撑支架、植入模板。

3. 植入期、植入针、试穿针。

4. TPS。

### （二）术前准备

1. 改善患者心肺功能，条件允许可测试肺功能。

2. 术前化验出凝血时间。

3. 术前患者或家属签署粒子植入治疗知情同意书。

### （三）术前计划

1. 根据术前胸 CT 图像制定治疗计划，如肿瘤为中心型、纵隔型或有纵隔淋巴结转移，应先行静脉血管造影强化 CT 检查，认清肿瘤和血管位置。如肿瘤合并肺不张，可行胸 MRI 或 PET-CT 检查，显示肿瘤和肺不张边界，由胸外科医师和放疗物理师共同勾画靶区，制定治疗计划。确定粒子植入个数和活度，订购粒子。

2. 放射性粒子选择：$^{125}$I 粒子。

3. 放射性粒子活度：每颗 0.6～0.7mCi。

4. 粒子 PD：①单纯粒子治疗靶区剂量 $D_{90}$ 为 110～160Gy；②联合外放疗时酌情减量。

### （四）操作方法及程序

1. 体位与支架：根据肿瘤生长部位，选择不同而定体位，并安放模板支撑支架。

2. 面罩吸氧，流量 5L/min，接心电血压监测。

3. CT 定位：常规层厚 0.5cm 扫描确定肿瘤部位并在体表标记范围，选择相应肋间隙作为穿刺植入平面，并确定进针位置、角度和深度。

4. 安放模板：常规消毒、局麻后，将支撑支架调整至肿瘤体表标记区，旋转模板使其与肋骨走向平行且与 CT 扫描平面垂直，锁紧支撑支架和植入模板旋钮。当安放模板有困难时（如肺尖癌），可以采用单针多角度穿刺。

5. 植入粒子：根据 CT 定位，以肿瘤中心为试穿进针点，试穿，经 CT 扫描满意后，以此点为基准，在此平面间隔 1cm 进植入针，深度肿瘤远端边缘。CT 再次扫描确定准确位置后，用植入枪按计划植入粒子，治疗胸椎转移癌时粒子应距脊髓 1cm。

6. 植入完成后，完整重复 CT 扫描，确定各层面植入的粒子分布及粒子数，如有粒子稀疏遗漏立即补种，以期与术前治疗计划相符。

7. 将植入粒子后图像输入 TPS 进行质量验证。

8. γ 射线监测仪检测患者、CT 床、器械台、地面、植入器械及术者身体有无粒子残留。

9. 术中如出现剧烈咳嗽，可能伤及支气管，应及时移动植入针。

10. 术中如出现针内出血，可移动植入针，观察。一般不需要特殊处理，也可在旁 0.5cm 处作为植入通道进针。

### （五）术后处理

1. 术后根据剂量验证情况决定是否联合放疗和化疗。

2. 患者转运回病房的过程中，使用氧气袋鼻导管吸氧，由专门医护人员护送。

3. 患者先送至监护病房监护 4 小时，待平稳后转至普通病房。

4. 术后 24 小时或 48 小时拍胸片，观察有无继发气胸、血胸或粒子移位。

5. 安放气胸闭式引流者常规进行胸腔引流瓶护理。

6. 术后给予短期抗生素。

7. 术后病人可做适当防护。

### （六）并发症

1. 麻醉意外。

2. 气胸或血气胸。

3. 咯血。

4. 窒息。

5. 肺或胸膜腔感染。

6. 发热。

7. 粒子移位或迁移引起相应器官并发症。

## 七、临床疗效

1999 年日本 Imamura 率先报道了经皮穿刺高剂量率插值治疗肺癌的技术可行性，结果证明该技术安全有效，没有出现严重并发症。Kelly 等报道了利用高剂量率后装插值治疗肺癌，结果发现并发症发生率非常低。Lee 等报道 33 例无法根治切除患者进行局部切除周边加粒子植入治疗，结果 T1N0 和 T2N0 期 5 年生存率分别为 67% 和 39%，全组生存期为 47%。疾病特异生存率分别为 77% 和 53%，达到与根治切除同样的疗效。近年国内有一些 CT 引导下经皮穿刺种植放射性 125I 粒子治疗晚期肺癌的临床近期有效率的报道，柴树德报道为 99%，王俊杰报道为 93.8%，付改发报道为 85.7%，柳立军报道为 83.9%，郑广钧报道为 96.6%，胡效坤报道为 80%。放射性 125I 粒子治疗肺转移癌的近期有效率，张福君报道为 77.9%，郑广钧报道为 89.7%。

## 八、并发症处理

1. 咯血：穿刺时注意避开血管和气管，出现咯血时及时给予止血药物治疗。

2. 气胸和血气胸：术中出现气胸应及时处理，少量气胸时刻观察，中等量可胸腔穿刺抽气，大量则置入闭式引流。

3. 肺或胸膜腔感染及发热：及时采用抗感染和对症治疗。

4. 粒子移位或迁移：无需特殊治疗。

## 九、注意事项

1. 术前全面检查，选择正确的治疗适应证，制定治疗计划。

2. 粒子植入需要影像学引导。

3. 及时处理术中、术后并发症。

4. 根据肿瘤病理学类型、分期和患者情况决定是否适当联合外放疗或化疗。

（郑广钧　柴树德）

# 附录1

## 放射性粒子植入胸部肿瘤随访表

若进行临床科学研究,所有接受粒子植入治疗的患者均应由医生认真填写本表。

| 患者姓名 | 病案号 | 病例入选登记表 |
|---|---|---|
| □ □ □ □ | □ □ □ □ □ | |

## 一、选择标准

| 1. 入选标准 | 是 | 否 |
|---|---|---|
| KPS 评分 60 分以上(标准见附录 2)。 | □ | □ |
| 年龄 18~70 岁(一般情况尚好者,可适当放宽)。 | □ | □ |
| 男性或未孕女性。 | □ | □ |
| 无麻醉过敏史。 | □ | □ |
| 经病理组织学或细胞学检查确诊为非小细胞肺癌。 | □ | □ |
| 有客观可测量的肿瘤病灶,治疗病灶最长径≤7cm。 | □ | □ |
| 有良好的穿刺路径。 | □ | □ |
| 血常规、肝、肾等主要器官功能:WBC 正常,PLT≥100×10$^9$/L,HGB≥100g/L;尿素氮、肌酐≤1.25×正常值上限(UNL),ALT(SGPT)和 AST(SGOT)≤2.5×UNL;心电图基本正常。 | □ | □ |
| 受试者因各种原因不能接受或拒绝接受常规治疗,不能手术或患者拒绝手术,或术中残留的、手术和放疗后复发的病例。 | □ | □ |

如以上任何一个答案为"否"时,此受试者不能参加试验

| 2. 排除标准 | 是 | 否 |
|---|---|---|
| 主要器官功能衰竭,失代偿的心、肺功能衰竭(如充血性心力衰竭、有临床症状的冠心病和药物不能控制的心律失常者)。 | □ | □ |
| 有其他严重不可控制的内科疾患者。 | □ | □ |
| 严重的凝血功能障碍。 | □ | □ |
| 穿刺部位有感染、溃疡者。 | □ | □ |
| 孕妇、哺乳期妇女、儿童及精神病患者。 | □ | □ |
| 严重糖尿病患者。 | □ | □ |
| 侵及大血管和重要器官,可能造成大出血和器官严重功能障碍的病例。 | □ | □ |
| 入选前参加过其他药物或医疗器械临床试验而未达到主要研究终点时限者或已完成其他药物或医疗器械临床试验不足 4 周者。 | □ | □ |
| 依从性差,不能完成疗程者。 | □ | □ |
| 研究者认为不宜参加本临床试验者。 | □ | □ |

如以上任何一个答案为"是"时,此受试者不能参加试验

## 二、一般资料

| | |
|---|---|
| 出生日期 _____年___月___日 | 性 别 1-男□ 2-女□ |
| 身 高 □□□ cm | 体 重 □□□.□ kg |
| 血 压 □□□/□□□ mmHg | 心 率 □□□次/分 |
| 体 温 □□.□℃ | 呼 吸 □□□次/分 |

## 三、知情同意书

| | |
|---|---|
| 是否签署 是□ 否□ | 签署日期 _____年___月___日 |

## 四、诊断和诊断方式

| | |
|---|---|
| 原发病灶部位:_____<br>原发病灶病理:_____<br>转 移 病 灶:_____<br>其 它:_____ | GTNM 分期:<br>G□ T□ N□ M□<br>临床分期:<br>Ⅰ期□ Ⅱ期□ Ⅲ期a□ Ⅲ期b□ Ⅳ期□ |
| 诊断医院:_____ | 诊断时间 _____年___月___日 |

诊断方式:

1. 影像学:CT□ CT 号:_____     MRI □   MRI 号:_____
　　　　 B超□ B超号:_____     PET-CT □   PET-CT 号:_____
　　　　 同位素□ 检查号:_____

2. 细胞学:□ 检查号:_____

3. 病理学:淋巴活检□ 病理号:_____     病灶活检□ 病理号:_____
　　　　 手术病理□ 病理号:_____

## 五、测量目标病灶大小

| 目标病灶部位 | 目标病灶性质 | 检查方式 | 检查号 | 肿瘤大小(最长径)(cm) |
|---|---|---|---|---|
| | | | | |
| | | | | |

*检查方式:1:CT;2:卡尺;3:分规;4:超声
目标病灶性质:1:原发;2:复发;3:转移

## 六、目标病灶手术史

有□ 无□ (若有,请填写下表)

| 手术时间 | 手术部位 | 手术名称 | 术后病理(类型、断端) |
|---|---|---|---|
| | | | |
| | | | |

断端:R0:切除的断端未见肿瘤细胞;R1:镜下残存;R2:肉眼残存

## 七、目标病灶放疗史

有□　无□　（若有，请填写下表）

| 起止时间 | 射线种类 | 照射范围、分割方式、总剂量 | 疗效评价 |
|---|---|---|---|
|  |  |  |  |
|  |  |  |  |

## 八、既往化疗史

有□　无□　（若有，请填写下表）

| 起止时间 | 化疗方案 | 具体药物 | 剂量 | 周期数 | 疗效评价 |
|---|---|---|---|---|---|
|  |  |  |  |  |  |
|  |  |  |  |  |  |

## 九、既往其他抗肿瘤治疗史

有□　无□　（若有，请填写下表）

| 起止时间 | 治疗方案 | 疗效评价 |
|---|---|---|
|  |  |  |
|  |  |  |

## 十、实验室检查

| 指标 | 测定值 | 单位 | 临床意义判定* 1 2 3 4 |
|---|---|---|---|
| **血常规** | 检查日期：_____年____月___日 |  |  |
| 血红蛋白 |  | g/L | □ |
| 红细胞计数 |  | $\times 10^{12}/L$ | □ |
| 白细胞计数 |  | $\times 10^{9}/L$ | □ |
| 中性粒细胞 |  | % | □ |
| 单核细胞 |  | % | □ |
| 淋巴细胞 |  | % | □ |
| 血小板 |  | $\times 10^{9}/L$ | □ |
| **尿常规** | 检查日期：_____年____月___日 |  |  |
| 尿蛋白 |  | mg/dL | □ |
| 葡萄糖 |  | mg/dL | □ |
| 红细胞 |  | /HP | □ |
| 白细胞 |  | /HP | □ |
| **大便常规** | 检查日期：_____年____月___日 |  |  |
| 潜血 |  | （－） | □ |
| 白细胞 |  | /HP | □ |

| 指标 | 测定值 | 单位 | 临床意义判定 * |
|---|---|---|---|
| | | | 1　2　3　4 |
| 血生化 | 检查日期：_____年___月___日 | | |
| ALT | | IU/L | ☐ |
| AST | | IU/L | ☐ |
| BUN | | mmol/L | ☐ |
| Cr | | μmol/L | ☐ |
| Glu | | μmol/L | ☐ |
| ALP | | IU/L | ☐ |
| TBIL | | μmol/L | ☐ |
| DBIL | | μmol/L | ☐ |
| Na | | mmol/L | ☐ |
| K | | mmol/L | ☐ |
| Cl | | mmol/L | ☐ |
| 凝血时间 | 检查日期：_____年___月___日 | | |
| PT | | S | ☐ |
| APTT | | S | ☐ |
| 肿瘤标记物 | 检查日期：_____年___月___日 | | |
| CEA | | ng/ml | ☐ |
| SCC | | ng/ml | ☐ |
| Fer | | ng/ml | ☐ |
| Ca125 | | ng/ml | ☐ |
| Ca153 | | ng/ml | ☐ |

*1：正常；2：异常无临床意义；3：异常有临床意义；4：未查

## 十一、心电图检查

正常☐　异常☐

若异常，请描述：_____

_____

## 十二、胸部 CT 检查

正常☐　异常☐

若异常，请描述

| 肿瘤部位（原发） | 周围型 | 中心型 | |
|---|---|---|---|
| | 左肺　叶 | 右肺　叶 | |
| | 段 | 段 | |
| | | | |
| 肿瘤最大径 | cm | 肿瘤体积 | cm³ |
| 肿瘤形态 | 形状 | 边缘 | 卫星灶 |
| 病灶数 | 单发 | 多发 | |
| 肿瘤性质 | 原发 | 转移 | |

| 累及部位 | 主支气管 | 胸壁 | 膈肌 |
|---|---|---|---|
| | 纵隔胸膜 | 心包 | 心脏 |
| | 大血管 | 气管 | 食管 |
| | 椎体 | 隆突 | 胸水 |
| 纵隔淋巴结转移部位 | 同侧支气管旁 | 同侧肺门 | 肺内 |
| | 纵隔 | 隆突下 | 对侧纵隔 |
| | 对侧肺门 | 同侧或对侧斜角肌 | 同侧或对侧锁骨上淋巴结 |
| 并发情况 | 阻塞性肺炎 | 肺不张 | 肺脓肿 |
| | 气胸 | 胸腔积液 | |
| 肺内转移 | | | |
| 远处转移 | | | |

## 十三、支气管镜检查

正常□　异常□

若异常，请描述：

| 肿瘤部位： | 大气管 | 左主 | 右主 |
|---|---|---|---|
| | | 上叶　下叶 | 上叶　中叶　下叶 |
| 肿瘤形态： | 菜花 | 浸润 | 伪膜 |
| 肿瘤大小： | | | |
| 阻塞： | 无 | 有　% | |
| | 完全 | 部分　% | |
| 阻塞原因： | 肿瘤阻塞 | 分泌物阻塞 | 外压 |

## 十四、ECT、SPET、PET-CT 检查

正常□　异常□

若异常，请描述：_____

## 十五、MRI 检查

正常□　异常□

若异常，请描述：_____

## 十六、B 超检查

正常□　异常□

若异常，请描述：

| 颈部淋巴结 | 3 径 | | |
|---|---|---|---|
| | 数目 | | |
| 腹部 | 肝 | 胆 | 胰腺 |
| | 脾脏 | 左肾 | 右肾 |

## 十七、粒子植入情况

术前计划：□有　□否　　　　术前计划：　　　　处方剂量：

术前靶体积：_____；D90：_____；D100_____；V90_____；V100_____；

平均剂量_____；最大剂量_____；最小剂量_____；

放射性粒子植入开始时间：_____时_____分　　结束时间：_____时____分

麻醉方法：_____　　　　　麻醉药（用法及用量）：_____

植入方法：□经皮；CT引导　　　　　□其他_____

穿刺针数：_____　　　　植入粒子数量和活度：_____

患者体位：_____　　穿刺部位皮肤消毒：□是　□否　组装模板：□是　□否

CT平扫定位：□是　□否　增强CT扫描定位：□是　□否

CT扫描确认植入精度：□是　□否

粒子是否符合治疗要求：□是　□否

其他描述：_____

_____

_____

术后计划：□有　□否

术后靶体积_____；D90_____；D100_____；V90_____；V100_____；

平均剂量_____；最大剂量_____；最小剂量_____

## 十八、局部或全身反应及处理

| 局部或全身反应 | 分级 | 处理措施 | 结果 |
|---|---|---|---|
|  |  |  |  |
|  |  |  |  |
|  |  |  |  |
|  |  |  |  |

## 十九、术后

### （一）第一天

1. 胸片正侧位　正常□　异常□

若异常，请描述：_____

2. 血常规检查

| 指标 | 测定值 | 单位 | 临床意义判定* | | | |
|---|---|---|---|---|---|---|
|  |  |  | 1 | 2 | 3 | 4 |
| **血常规** | 检查日期：_____年___月___日 | | | | | |
| 血红蛋白 |  | g/L | | | □ | |
| 红细胞计数 |  | $\times 10^{12}/L$ | | | □ | |
| 白细胞计数 |  | $\times 10^9/L$ | | | □ | |
| 中性粒细胞 |  | % | | | □ | |
| 单核细胞 |  | % | | | □ | |
| 淋巴细胞 |  | % | | | □ | |
| 血小板 |  | $\times 10^9/L$ | | | □ | |

## （二）术后1个月

| 患者姓名 | 病案号 | 随访观察表<br>（距粒子治疗后1个月） |
|---|---|---|
| □ □ □ □ | □ □ □ □ □ □ | |

1．体重　术前□□□.□ kg　　　　本次随访　□□□.□ kg

2．体能状况计分（Karnofsky 计分制）_____分

3．症状变化

4．测量胸部目标病灶大小并填写下表

| 病灶部位 | 病灶性质 | 检查方式 | 检查号 | 肿瘤大小（三径）(cm) | 疗效判定<br>（标准见附录3） |
|---|---|---|---|---|---|
| | | | | | |
| | | | | | |

\*检查方式　1：CT；2：卡尺；3：分规；4：超声；5：径数据

目标病灶性质　1：原发；2：复发；3：转移

5．不良反应　□有　□无　（若有，请填写附录4）

6．合并用药

| 药物 | 剂量 | 用法 | 使用原因 | 开始时间 | 结束时间或再次就诊时<br>仍在使用 |
|---|---|---|---|---|---|
| | | | | ____年___月___日 | ____年___月___日 |
| | | | | ____年___月___日 | ____年___月___日 |
| | | | | ____年___月___日 | ____年___月___日 |
| | | | | ____年___月___日 | ____年___月___日 |
| | | | | ____年___月___日 | ____年___月___日 |
| | | | | ____年___月___日 | ____年___月___日 |

## （三）术后3个月

| 患者姓名 | 病案号 | 随访观察表<br>（距粒子治疗后3个月） |
|---|---|---|
| □ □ □ □ | □ □ □ □ □ | |

1．体重　术前□□□.□ kg　　　　本次随访　□□□.□ kg

2．体能状况计分（Karnofsky 计分制）_____分

3．症状变化

4．测量胸部CT目标病灶大小并填写下表

| 病灶部位 | 病灶性质 | 检查方式 | 检查号 | 肿瘤大小（三径）(cm) | 疗效判定 |
|---|---|---|---|---|---|
| | | | | | |
| | | | | | |

\*检查方式　1：CT；2：卡尺；3：分规；4：超声；5：径数据

目标病灶性质　1：原发；2：复发；3：转移

5. 不良反应　□有　□无　（若有, 请填写附表 3）

6. 合并用药

| 药物 | 剂量 | 用法 | 使用原因 | 开始时间 | 结束时间或再次就诊时仍在使用 |
|---|---|---|---|---|---|
| | | | | _____年___月___日 | _____年___月___日 |
| | | | | _____年___月___日 | _____年___月___日 |
| | | | | _____年___月___日 | _____年___月___日 |
| | | | | _____年___月___日 | _____年___月___日 |
| | | | | _____年___月___日 | _____年___月___日 |

## (四) 术后 6 个月

| 患者姓名 | 病案号 | 随访观察表（距粒子治疗后 6 个月） |
|---|---|---|
| □ □ □ □ | □ □ □ □ □ □ | |

1. 体重　术前□□□.□kg　　　本次随访　□□□.□kg

2. 体能状况计分 (Karnofsky 计分制) _____分

3. 症状变化

4. 血液学检查

| 指标 | 测定值 | 单位 | 临床意义判定 * 1 2 3 4 |
|---|---|---|---|
| **血常规** | 检查日期: _____年___月___日 | | |
| 血红蛋白 | | g/L | □ |
| 红细胞计数 | | ×$10^{12}$/L | □ |
| 白细胞计数 | | ×$10^9$/L | □ |
| 中性粒细胞 | | % | □ |
| 单核细胞 | | % | □ |
| 淋巴细胞 | | % | □ |
| 血小板 | | ×$10^9$/L | □ |
| **肿瘤标记物** | 检查日期: _____年___月___日 | | |
| CEA | | ng/ml | □ |
| SCC | | ng/ml | □ |
| Fer | | ng/ml | □ |
| Ca125 | | μg/ml | □ |
| Ca153 | | μg/ml | □ |

*1: 正常; 2: 异常无临床意义; 3: 异常有临床意义; 4: 未查

5. 测量胸部 CT 目标病灶大小并填写下表

| 病灶部位 | 病灶性质 | 检查方式 | 检查号 | 肿瘤大小 (三径)(cm) | 疗效判定 |
|---|---|---|---|---|---|
| | | | | | |
| | | | | | |

* 检查方式　1: CT; 2: 卡尺; 3: 分规; 4: 超声; 5: 径数据

目标病灶性质　1: 原发; 2: 复发; 3: 转移

6. 心电图检查  正常□  异常□

若异常,请描述:_____

_____

7. B 超检查  正常□  异常□

若异常,请描述:_____

| 颈部淋巴结 | 3 径 | | |
|---|---|---|---|
| | 数目 | | |
| 腹部 | 肝 | 胆 | 胰腺 |
| | 脾脏 | 左肾 | 右肾 |

8. ECT、SPET、PET-CT 检查  正常□  异常□

若异常,请描述:_____

9. 不良反应  □有  □无  (若有,请填写附表 3)

10. 合并用药

| 药物 | 剂量 | 用法 | 使用原因 | 开始时间 | 结束时间或再次就诊时仍在使用 |
|---|---|---|---|---|---|
| | | | | ____年___月___日 | ____年___月___日 |
| | | | | ____年___月___日 | ____年___月___日 |
| | | | | ____年___月___日 | ____年___月___日 |

(五)术后 9 个月同术后 3 个月

(六)术后 12 个月同术后 6 个月

(七)第 2 年以后每半年检查

(八)随访期间患者是否死亡

是□  否□  (若是,请直接填写附录 5)

# 附录 2
## 体能状况评分标准

**肺癌患者体能状态评分法**

Karnofsky（KPS，百分法）的标准如下：

| | |
|---|---|
| 100 | 正常,无症状及体征,无疾病证据 |
| 90 | 能正常活动,但有轻微症状及体征 |
| 80 | 勉强可进行正常活动,有某些症状或体征 |
| 70 | 生活可自理,但不能维持正常生活或工作 |
| 60 | 有时需人扶助,但大多数时间可自理,不能从事正常工作 |
| 50 | 需要一定的帮助和护理,以及给予药物治疗 |
| 40 | 生活不能自理,需特别照顾及治疗 |
| 30 | 生活严重不能自理,有住院指征,尚不到病重 |
| 20 | 病重,完全失去自理能力,需住院给予积极支持治疗 |
| 10 | 病危,临近死亡 |
| 0 | 死亡 |

# 附录 3

# 实体瘤评价标准（RECIST 1.1 版）

| | |
|---|---|
| 完全缓解（CR） | 所有目标病灶消失 |
| 部分缓解（PR） | 与基线期相比，目标病灶最长径之和至少减少 30% |
| 稳定（SD） | 以治疗开始以来最长径之和的最小值为参考，未达到 PR 标准也未达到 PD 标准 |
| 进展（PD） | 以治疗开始以来最长径之和的最小值为参考，目标病灶最长径之和至少增加 20%，或出现新病灶 |

1. 客观疗效确认的目的是避免 RR 的偏高，CR、PR 肿瘤测量的变化必须反复判断证实，必须在首次评价至少 4 周后复核确认，由试验方案决定的更长时间的确认同样也是合适的。SD 病人在治疗后最少间隔 6～8 周，病灶测量至少有一次 SD。

2. 对于 CR、PR 是主要的研究 end points，强调所有缓解都必须由研究外的独立专家委员会检查。

# 附录 4

## 不良反应分级标准（摘自 NCI-CTC 3.0）

| 分级标准 | I级 | II级 | III级 | IV级 | V级 |
|---|---|---|---|---|---|
| 疼痛 | 轻度疼痛不影响功能； | 中度疼痛；疼痛或须止痛药物影响功能，但不影响日常生活活动（ADL） | 重度疼痛；疼痛或须止痛药物影响 ADL | 致残 | |
| 出汗 | 轻度，偶尔 | 经常，大汗淋漓 | | | |
| 出血 | 轻度不需输血 | 需输血治疗 | 大出血，需全力抢救 | 死亡 | |
| 皮肤反应 | 红斑色素沉着 | 水泡瘙痒，干性脱皮 | 湿性脱皮，溃疡 | 剥脱性皮炎坏死 | |
| 灼烧 | 最低程度症状，不需治疗 | 需要治疗，最小的清创术 | 中到重度清创术或需重建治疗 | 危及生命 | 死亡 |

# 附录5
## 死亡原因表

明确的死亡原因：_____

局部进展：_____

全身进展：_____

其　　他：_____

死亡日期：_____年___月___日

填写导致死亡严重不良事件：_____

_____

是否已进行尸体解剖？

□　1：否

□　2：是，请填写主要的结果（包括报告）

病理科医生签名：_____　　　　　日期：_____年___月___日

# 附录6

## 索　引

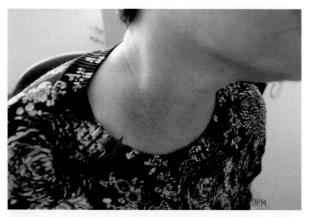

图 1-5-22　粒子植入后 16 个月（2009 年 9 月），皮肤色素沉着减轻

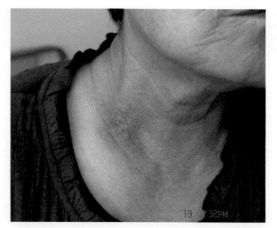

图 1-5-23　粒子植入后 3 年（2011 年 5 月），皮肤色素沉着减轻

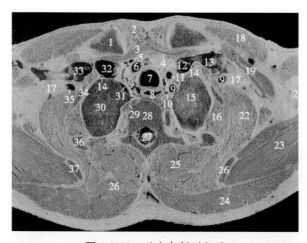

图 1-6-23　肺尖部解剖断层

1：锁骨胸骨端；6：头臂干；7：气管；8：食管；9：左锁骨下动脉；11：左颈总动脉；12：左头臂静脉；32：右头臂静脉；33：右左锁骨下动脉

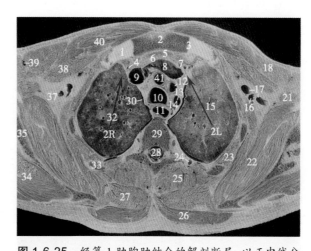

图 1-6-25　经第 1 肋胸肋结合的解剖断层，以正中线分左右，称为 2R 和 2L 区淋巴结

8：左头臂干；9：上腔静脉；10：气管；11：食管；12：左颈总动脉；13：左锁骨下动脉；41：头臂干

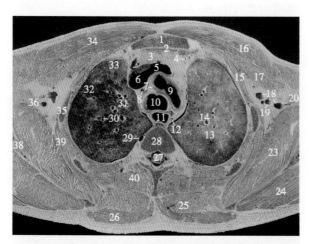

图 1-6-27　经主动脉弓上份的横断层

6：上腔静脉；7：心包上隐窝；8：右下气管旁淋巴结；9：主动脉弓

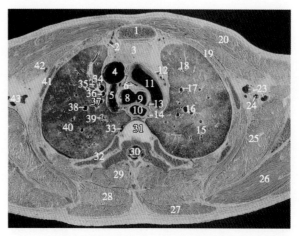

图 1-6-29　经主动脉弓下份的横断层

4：上腔静脉；5：奇静脉弓；8：右主气管；9：左主气管；11：主动脉弓

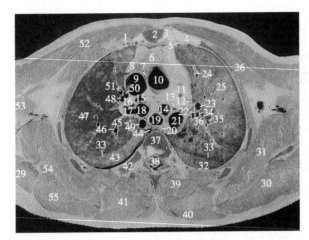

**图 1-6-31　经左肺动脉的横断层**

8：前纵隔淋巴结；9：上腔静脉；10：升主动脉；11：左肺动脉；12：主肺动脉淋巴结；14：左主支气管；16：右肺门淋巴结；18：右主支气管；19：食管；21：胸主动脉

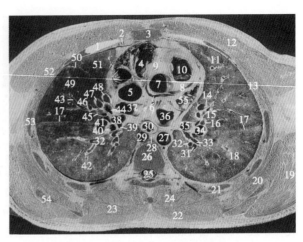

**图 1-6-33　经右上肺静脉的横断层**

27：胸主动脉；29：奇静脉；30：食管；36：左心房；37：右上肺静脉

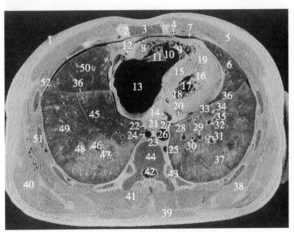

**图 1-6-35　经第八胸椎体的横断层**

13：右心房；21：食管；22：右肺韧带；24：奇静脉；26：胸主动脉；27：左肺韧带；44：第八胸椎体

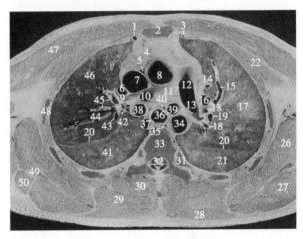

**图 1-6-39　经肺动脉叉的横断面**

6：右上肺静脉；7：上腔静脉；8：升主动脉；10：右肺动脉；13：左肺动脉；34：降主动脉；36：食管；37：奇静脉；38：中叶支气管；39：左主支气管

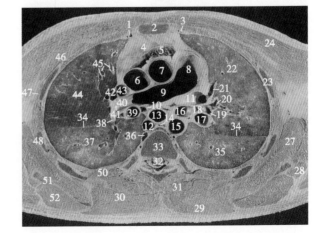

**图 1-6-41　经右肺动脉的横断面**

6：上腔静脉；9：右肺动脉；11：左上肺静脉；12：奇静脉；13：食管；15：胸主动脉；16：左主支气管；17：左肺下叶动脉；38：背段动脉（A6）；39：中间支气管；40：叶间动脉；42：上叶后段静脉（V2）；43：右上肺静脉；44：右肺上叶

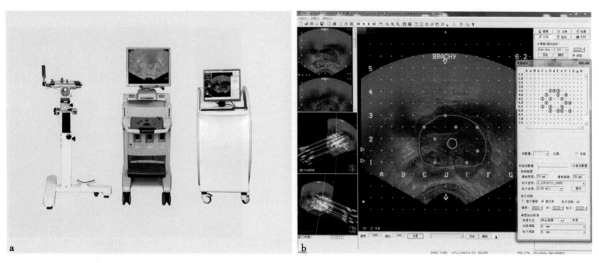

图 2-7-1　a：国内机构也研发出了具有自主知识产权的粒子植入系统；b：利用 TPS 进行靶区勾画和植入计划设计

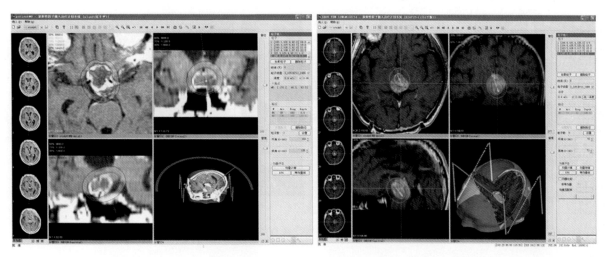

图 2-7-2　立体定向粒子植入 TPS 界面

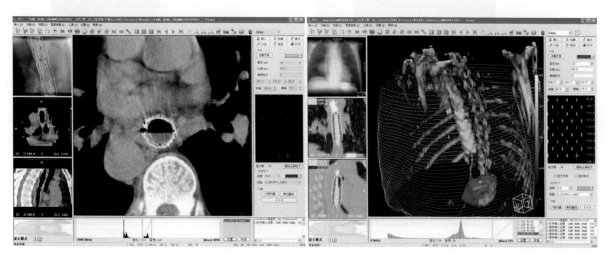

图 2-7-3　食管支架专用 TPS

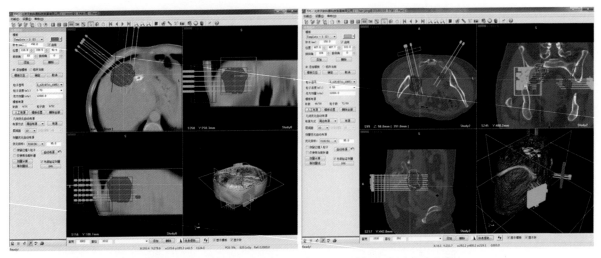

图 2-7-4　TPS 系统提供了基于多个平面模板的计划设计方式

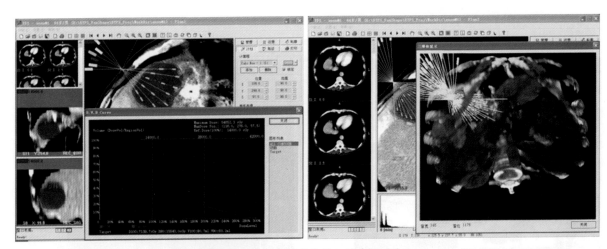

图 2-7-5　扇形布源粒子植入治疗计划系统

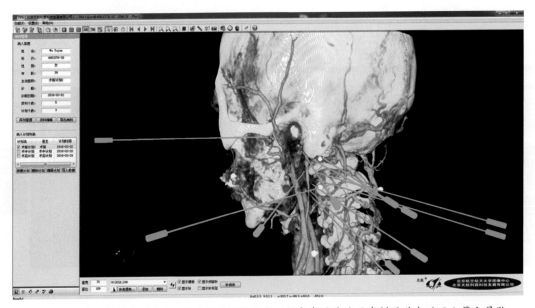

图 2-7-6　基于单针布源方式，可以灵活的设计出比较复杂的非共面穿刺通道来避开血管和骨骼

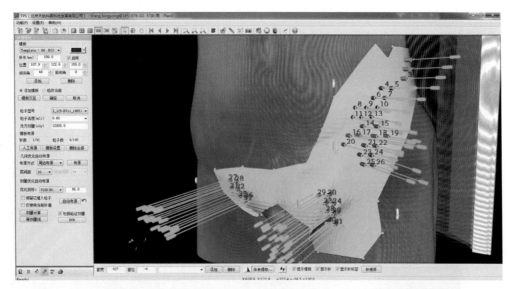

图 2-7-7　利用个体化适形模板可以一次手术治疗三个不同部位的靶区

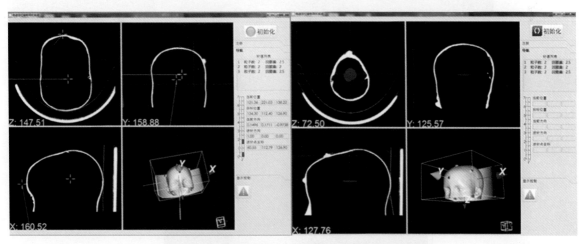

图 2-7-8　北京航空航天大学研制的粒子植入导航系统

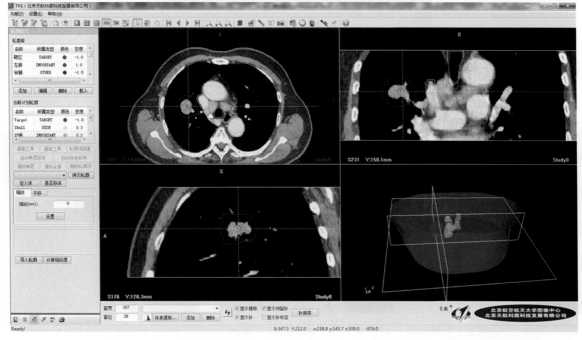

图 2-7-9　在断层图像上勾画的肿瘤靶区、动脉、气管和体表轮廓线以及重建得到的三维轮廓面

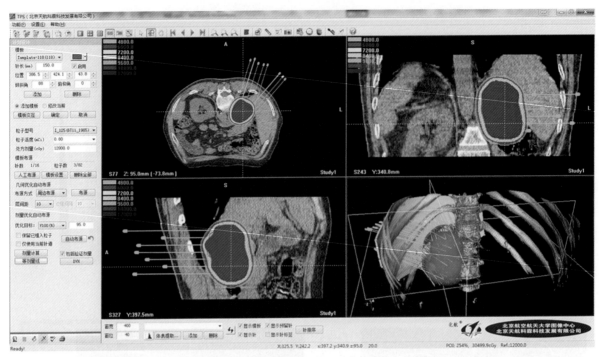

图 2-7-10　等剂量线可以直观地看到平面上给定剂量与靶区间的包容关系

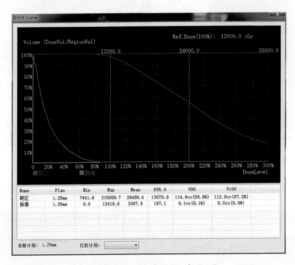

图 2-7-11　剂量体积直方图

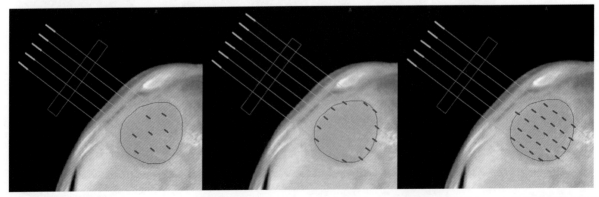

图 2-7-12　同一个层面上分别利用中心布源（粒子间隔 1cm，边缘距离 5mm）、周边布源（层间隔 1cm）和针道布源（粒子间隔 1cm）方式得到的粒子布设结果

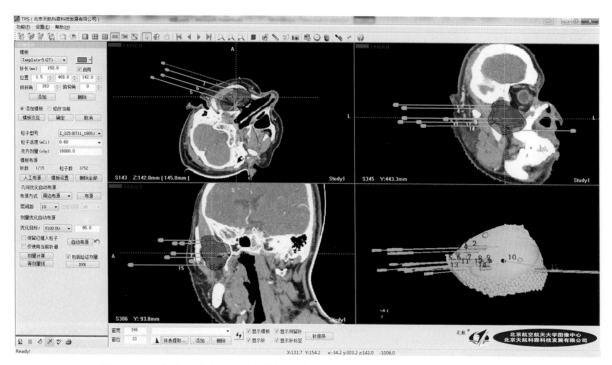

图 2-7-14　术前治疗计划设计，制定穿刺针道、粒子的植入位置并设计 3D 适形模板

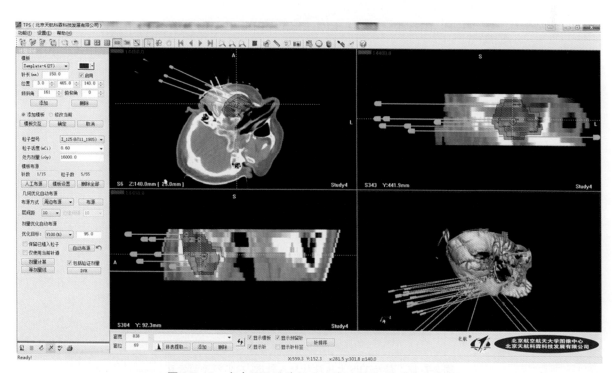

图 2-7-15　术中优化设计粒子的植入位置，得到术中计划

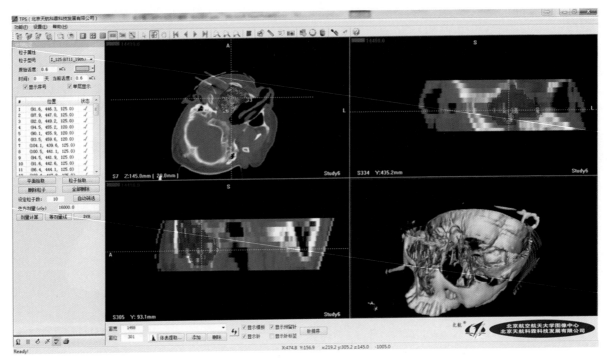

图 2-7-16　术后的剂量验证

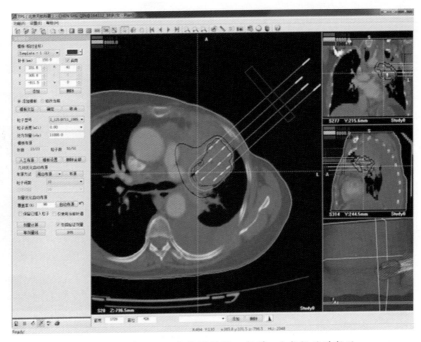

图 2-7-17　借助 TPS 大体设计植入针道，确定粒子的数目

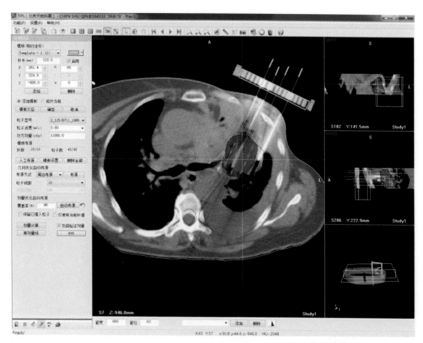

图 2-7-18　根据术前计划布设粒子的位置进行剂量评估

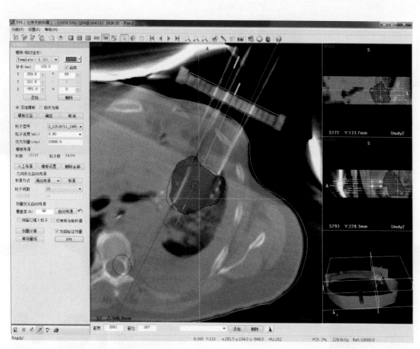

图 2-7-19　根据已经植入粒子的实际剂量分布优化设计其他粒子的植入位置，得到最佳的剂量分布

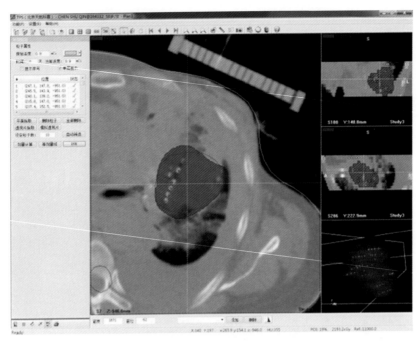

图 2-7-20　术后的剂量验证

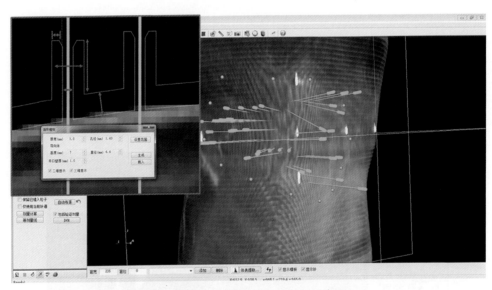

图 2-7-21　设置个体化适形模板的参数

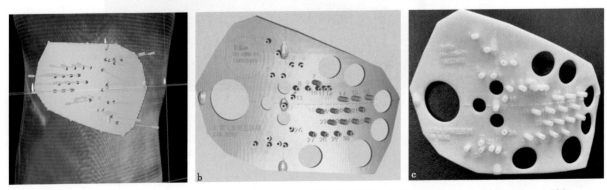

图 2-7-22　a：生成三维适形模板；b：适形模板后处理，添加针孔编号、模板标识等；c：打印出三维适形模板

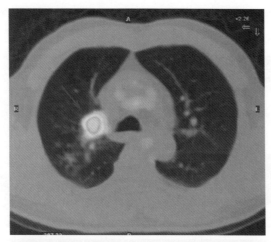

图 2-7-25　PET-CT 检查帮助确定靶区界限

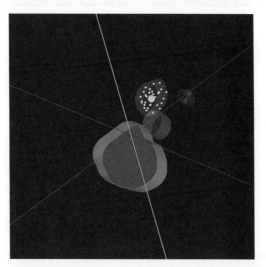

图 2-7-29　根据最后扫描图像捡拾粒子的平面和
立体图

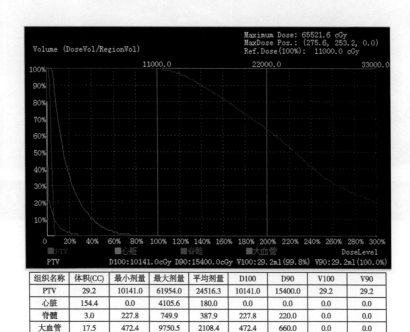

| 组织名称 | 体积(CC) | 最小剂量 | 最大剂量 | 平均剂量 | D100 | D90 | V100 | V90 |
|---|---|---|---|---|---|---|---|---|
| PTV | 29.2 | 10141.0 | 61954.0 | 24516.3 | 10141.0 | 15400.0 | 29.2 | 29.2 |
| 心脏 | 154.4 | 0.0 | 4105.6 | 180.0 | 0.0 | 0.0 | 0.0 | 0.0 |
| 脊髓 | 3.0 | 227.8 | 749.9 | 387.9 | 227.8 | 220.0 | 0.0 | 0.0 |
| 大血管 | 17.5 | 472.4 | 9750.5 | 2108.4 | 472.4 | 660.0 | 0.0 | 0.0 |

图 2-7-30　计划 DVH 图,显示靶区和周围组织器官实际接受剂量

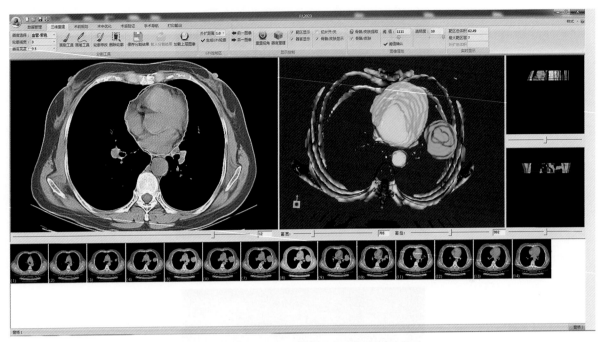

**图 2-8-34** 靶区及危及器官进行勾画与三维重建

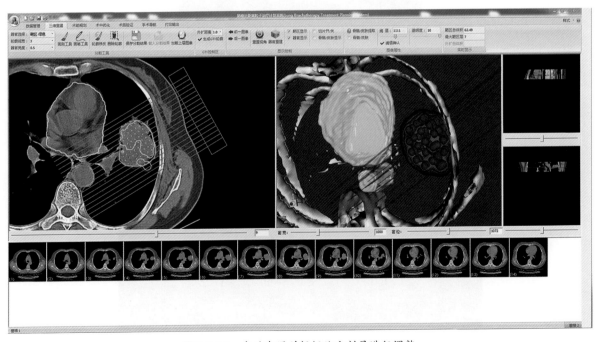

**图 2-8-35** 自动布源并根据处方剂量进行调整

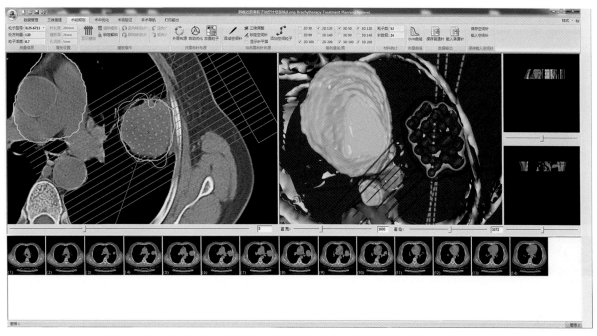

**图 2-8-36**　对其进行三维调整,确定单针位置后,在单针针道上添加空间粒子

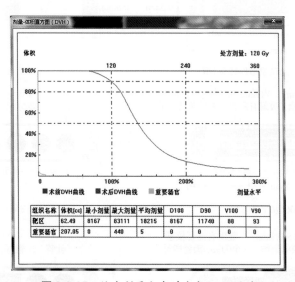

**图 2-8-37**　检查剂量分布并生成 DVH 曲线

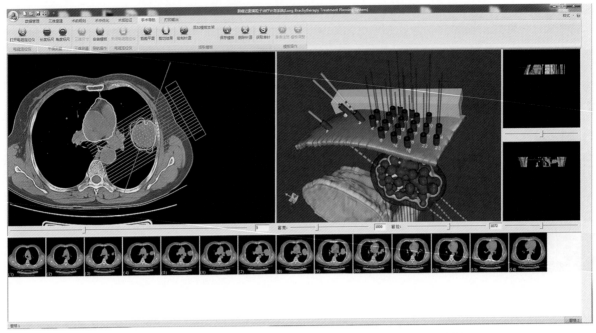

图 2-8-38　提取患者皮肤模型，在皮肤上选取一定范围生成 3D 模板

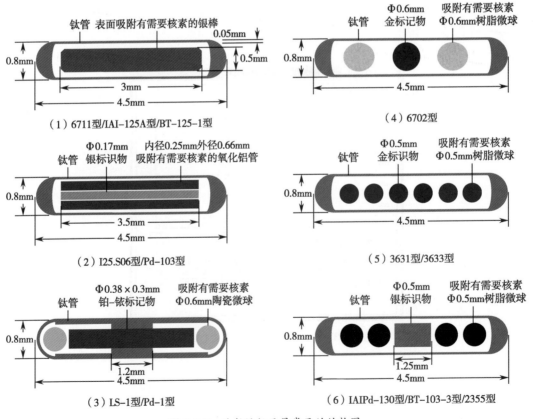

图 2-9-2　放射性粒子最常见的结构图

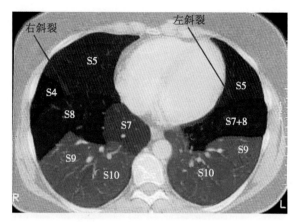

图 2-11-2　各肺段分区示意图

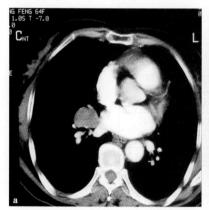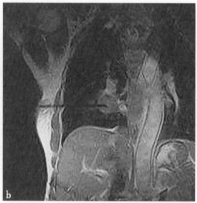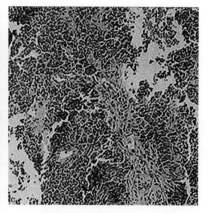

图 2-11-8　a：CT 轴位增强扫描示右肺门结节影；b：介入性 MR 术中冠状位扫描示穿刺针准确穿刺入病灶内部；c：切取病变组织病理学诊断为低分化癌（HE×100）

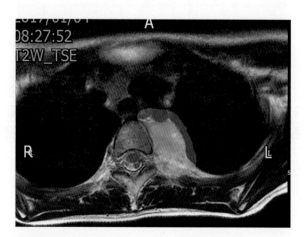

图 2-11-11　椎旁后纵隔神经母细胞瘤，根据 $T_1WI$ 强化压脂像勾画靶区

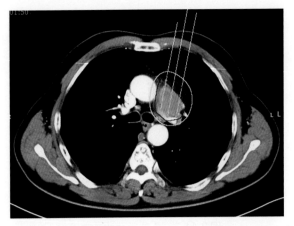

图 2-11-12  TPS 设计进针方向、路径、植入针的数目、粒子个数

医院名称：山东省医学影像学研究所

| 患者姓名 | | 患者性别 | | 患者年龄 | |
|---|---|---|---|---|---|
| 治疗计划编号 | 151102 | 粒子计划编号 | 151102 | 图像类型 | CT1679847 |
| 诊断医生 | | 诊断时间 | 2015-11-3 | 治疗时间 | 2015-11-3 |
| 粒子总数 | 43 | 处方剂量 | 12000    cGy | 粒子类型 | InterSource125 |
| 诊断信息 | | | | | |

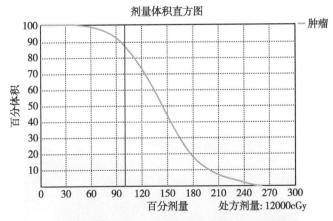

| ROI名称 | 总体积 | V200 | V150 | V100 | V80 | V50 | D100 | D90 | D80 | 最小剂量 | 最大剂量 | 平均计量 |
|---|---|---|---|---|---|---|---|---|---|---|---|---|
| 肿瘤1 | 76.7cm3 | 8.7% | 42.8% | 86.2% | 94.7% | 99.3% | 28% | 92.7% | 109.6% | 3456cGy | 32071cGy | 17239cGy |

图 2-11-13  TPS 导出 DVH 图

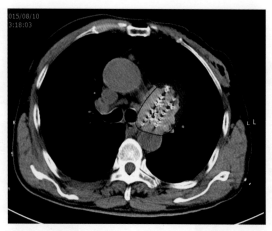

图2-11-15 MRI引导下植入粒子后做剂量验证

医院名称：山东省医学影像学研究所

| 患者姓名 | | 患者性别 | | 患者年龄 | |
|---|---|---|---|---|---|
| 治疗计划编号 | 151102 | 粒子计划编号 | 151102 | 图像类型 | CT1679847 |
| 诊断医生 | | 诊断时间 | 2015-11-3 | 治疗时间 | 2015-11-3 |
| 粒子总数 | 43 | 处方剂量 | 12000　cGy | 粒子类型 | InterSource125 |
| 诊断信息 | | | | | |

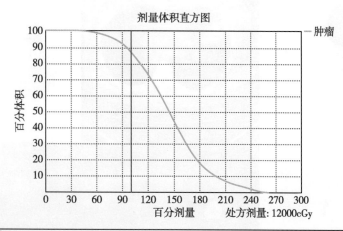

| ROI名称 | 总体积 | V200 | V150 | V100 | V80 | V50 | D100 | D90 | D80 | 最小剂量 | 最大剂量 | 平均计量 |
|---|---|---|---|---|---|---|---|---|---|---|---|---|
| 肿瘤1 | 76.7cm3 | 8.7% | 42.8% | 86.2% | 94.7% | 99.3% | 28% | 92.7% | 109.6% | 3456cGy | 32071cGy | 17239cGy |

图2-11-16 术后DVH图

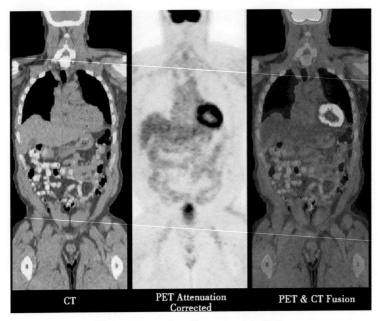

图 2-12-2　正常人 $^{18}$FDG PETCT 影像

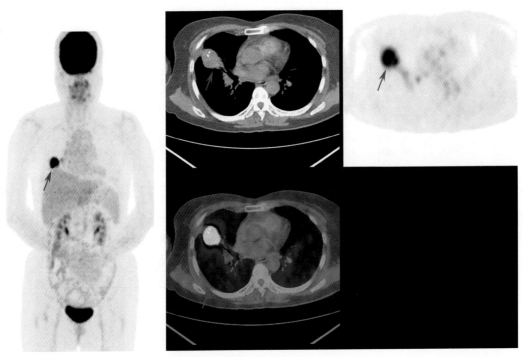

图 2-12-3　右肺癌 $^{18}$FDG PETCT 影像

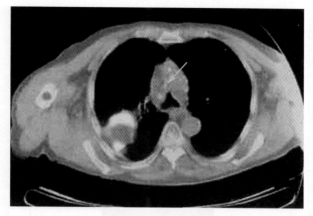

图 2-12-4 右肺癌 PETCT 显示病灶呈边缘高代谢及中心坏死

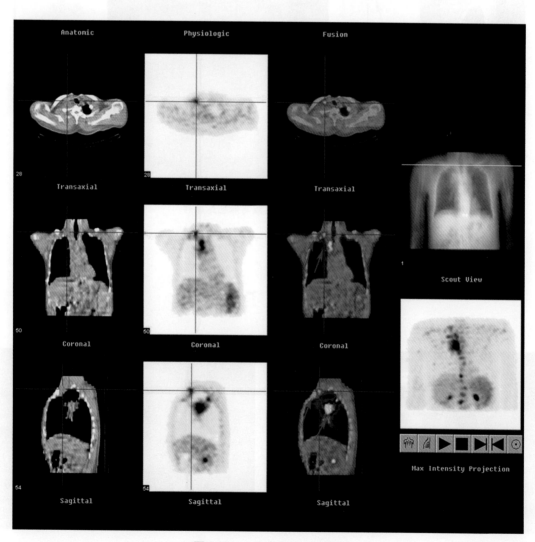

图 2-12-5 肺癌伴淋巴结转移

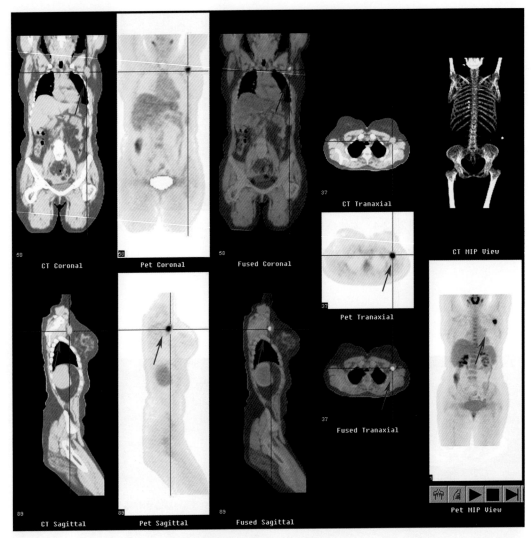

图 2-12-6 肺癌左腋窝淋巴结转移

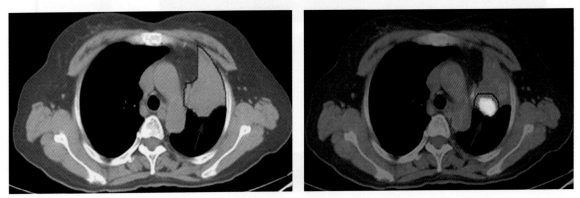

图 2-12-7 PET-CT 确定肺癌、肺不张内的肿块

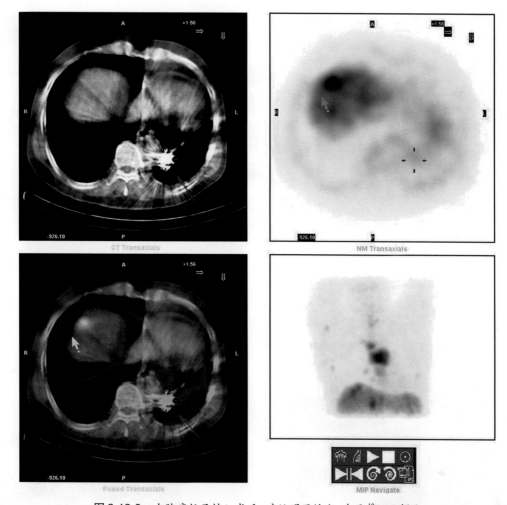

图 2-12-8　左肺癌粒子植入术后,病灶明显缩小,未见 $^{18}$FDG 摄取

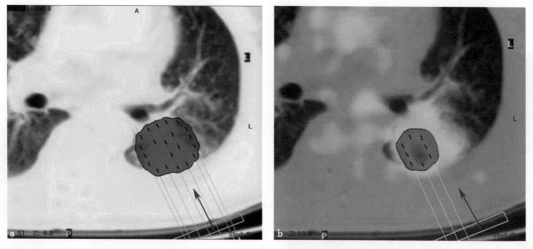

图 2-12-9　CT 图像 a 与 PETCT 图像 b 分别勾画的靶体积及模拟植入的粒子数,两者差别较大

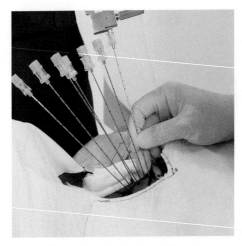

图 3-17-1　直视下粒子植入术

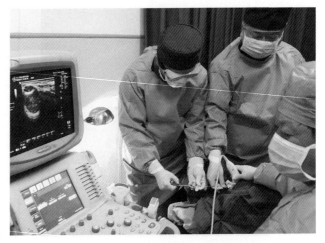

图 3-17-2　B 超下粒子植入术

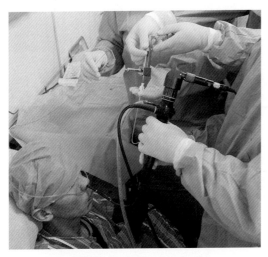

图 3-17-3　FFB 直视下粒子植入

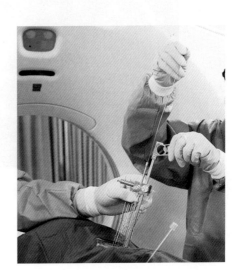

图 3-17-4　CT 下粒子植入

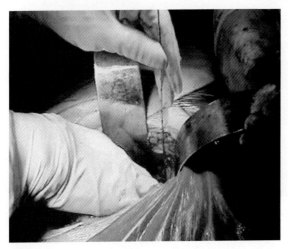

图 3-17-6　开胸探查术中直视下粒子植入

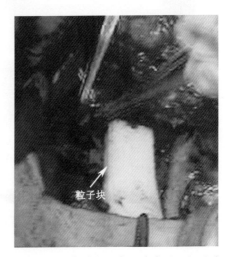

粒子块

图 3-17-7　在手术结束时瘤床置入粒子块

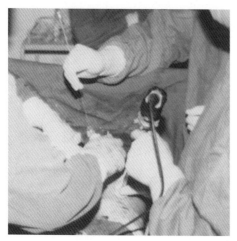

图 3-17-8 胸腔镜下作肺癌楔形切除,在其切缘即"瘤床"上植入粒子

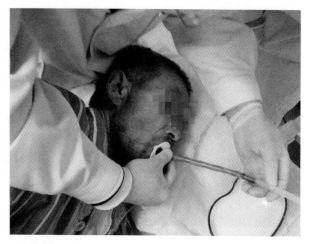

图 3-17-9 放射性食管支架粒子植入

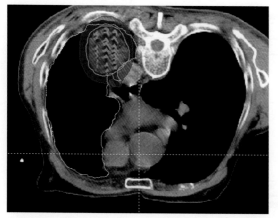

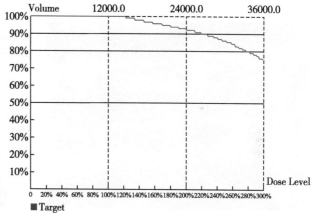

图 3-18-1 魔方型

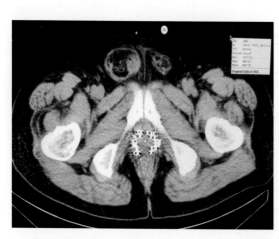

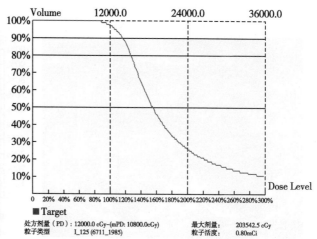

处方剂量(PD):12000.0 cGy~(mPD:10800.0cGy)    最大剂量: 203542.5 cGy
粒子类型    I_125 (6711_1985)    粒子活度: 0.80mCi

图 3-18-2 马鞍型

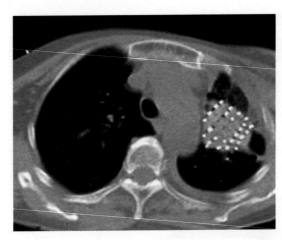
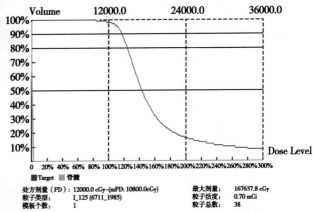

处方剂量（PD）：12000.0 cGy~(mPD: 10800.0cGy)   最大剂量：   167637.8 cGy
粒子类型：   I_125 (6711_1985)                粒子活度：   0.70 mCi
模板个数：   1                                 粒子总数：   38

**图 3-18-3** 包壳型

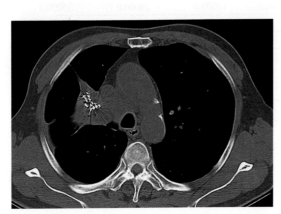
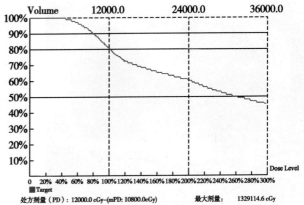

处方剂量（PD）：12000.0 cGy~(mPD: 10800.0cGy)       最大剂量：   1329114.6 cGy

**图 3-18-4** 霰弹型

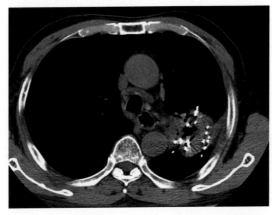
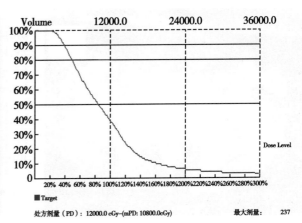

处方剂量（PD）：12000.0 cGy~(mPD: 10800.0cGy)       最大剂量：   237

**图 3-18-5** 随心所欲型

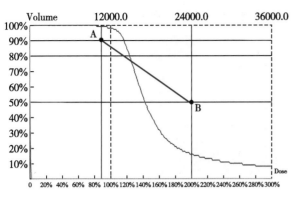

图 3-18-6 AB 为粒子植入质量控制的"1 把尺子"

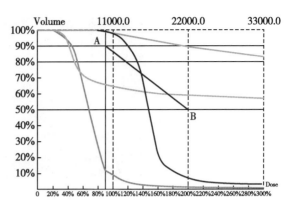

图 3-18-7 DVH 线条轨迹与线段 AB 之间的位置关系

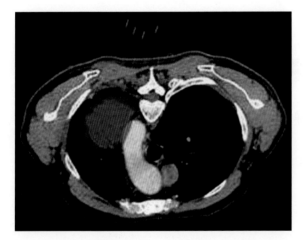

图 3-20-32 勾画靶区

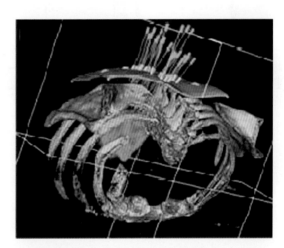

图 3-20-33 TPS 设计植入通道,计算粒子数

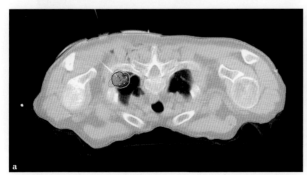

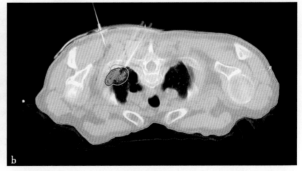

图 3-20-45 a、b 第 4 次 CT 扫描,观察粒子分布,必要时进行术中优化,根据具体情况补植粒子

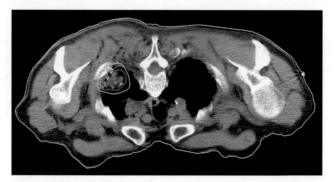

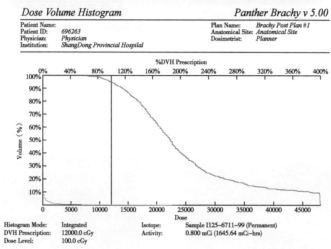

Dose Volume Histogram — Panther Brachy v 5.00

**图 3-20-47** 粒子植入完毕，拔出植入针，移除模板，CT 扫描，观察有无并发症并处理

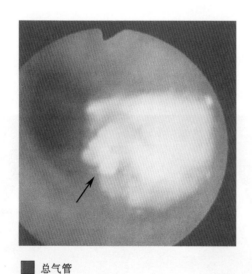

■ 总气管

**图 3-21-1** 肿瘤占据主气管腔 1/2 以下

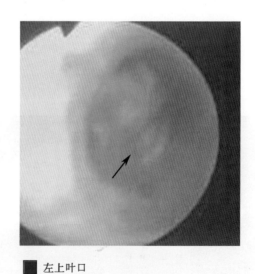

■ 左上叶口

**图 3-21-2** 肿瘤部分或完全堵塞叶支气管口

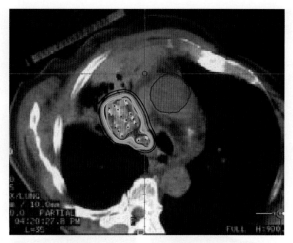

图 3-21-6　术后验证的剂量曲线

天 津 医 科 大 学 第 二 医 院

纤维内窥镜检查报告

编号：

| 姓名： | 性别： | 年龄： | 通讯地址： |

检查号：　　　　嗜好：吸烟30年　　　　　　病区：心胸外科

住院号：　　　　内镜型号：0-1T40　　　　检查日期：2003-1-13

内镜所见：
　　喉（－）。隆凸稍增宽。右肺各叶（－）。左主支口光滑，左主支气管粘膜充血，外侧壁可见隆起。左上叶口新生物阻塞，亦出血，其内分支不能窥视。下叶各段（－）。

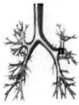

活检：

诊断：左上支气管肺癌。

其他：

复查：　　　　　　　　　　　　　　　　检查医师：

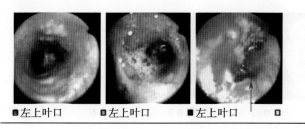

■左上叶口　　　■左上叶口　　　■左上叶口　　　■

图 3-21-11　术前 FFB 可见肿瘤堵塞左上叶口

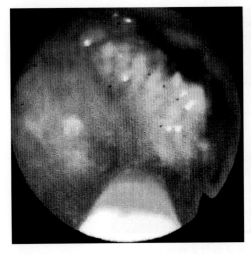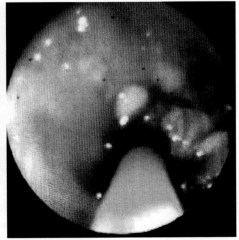

■ 粒子植入管　　　　　　　　　　　□ 粒子植入管

图 3-21-12　FFB 下粒子植入

天 津 医 科 大 学 第 二 医 院

纤维内窥镜检查报告

编号：

| 姓名： | 性别： | 年龄： | 通讯地址： | |
| 检查号： | | 嗜好：吸烟30年 | | 病区：心胸外科 |
| 住院号： | | 内镜型号：0-1T40 | | 检查日期：2003-2-21 |

内镜所见：
　　喉（-）。隆凸稍增宽。右肺各叶（-）。左主
　支口光滑，左主支气管粘膜充血，外侧壁可见隆起。
　左上叶口新生物阻塞，亦出血，其内分支不能窥视。
　下叶各段（-）。
　03-2-21复查：左下叶（-）。左上叶及上叶口粘膜
　充血，有少许脓性分泌物。原肿物消失，左上支及
　舌支口可见。

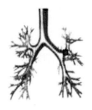

活检：

诊断：1.左上支气管肺癌。2.（03-2-21）左上支气管肿瘤粒子植入术后复查。

其他：

复查：　　　　　　　　　　　　　　　　检查医师：

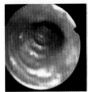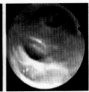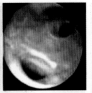

■03-2-21左上叶　■03-2-21左上叶　■03-2-21左上叶　□

图 3-21-16　术后 37 天，FFB 显示肿瘤 CR

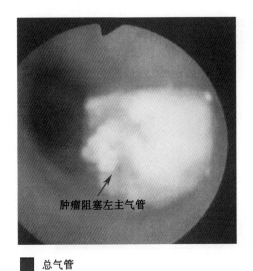

肿瘤阻塞左主气管

■ 总气管

图 3-21-18　FFB 检查肿瘤阻塞左主气管

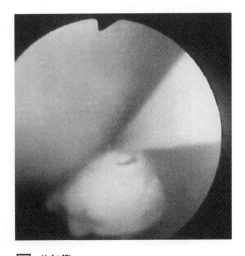

□ 总气管

图 3-21-19　FFB 下粒子植入

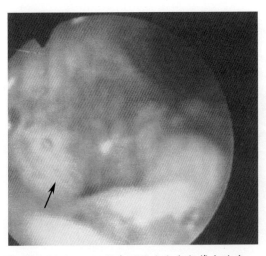

图 3-22-1　FFB 检查可见右主支气管内肿瘤

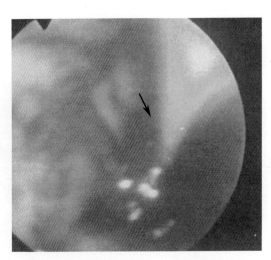

图 3-22-4　先行 FFB 下气管内肿瘤粒子植入

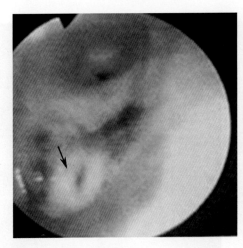

□ 右上叶口

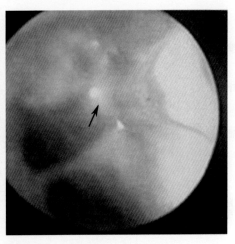

□ 右上叶口粒子植入

图 3-22-7　FFB 检查可见右主支气管内肿瘤行 FFB 下气管内肿瘤粒子植入

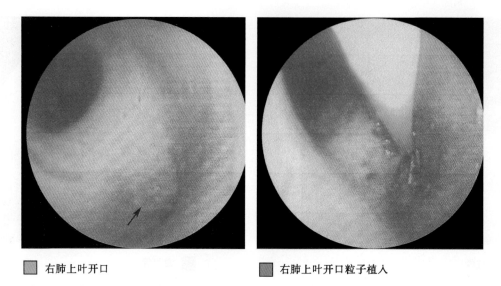

■ 右肺上叶开口　　　　　　　　　■ 右肺上叶开口粒子植入

图 3-22-14　术后 10 年，FFB 显示右肺上叶口复发，行 FFB 下粒子植入

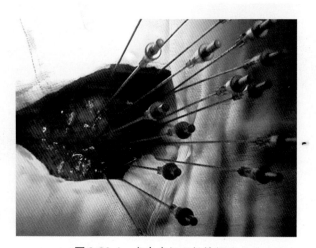

图 3-23-1　术中直视下插植粒子

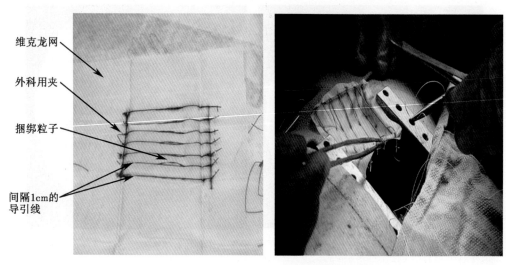

维克龙网

外科用夹

捆绑粒子

间隔 1cm 的
导引线

图 3-23-2　将粒子固定于 Vicryl 网后缝于切缘

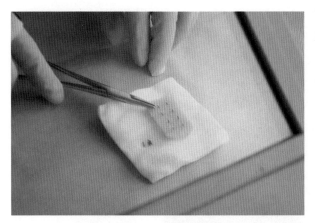

图 3-23-3 "三明治"粒子块
在无菌和防辐射屏蔽条件下将明胶海绵修剪成与瘤床适形大小,用植入枪将 $^{125}I$ 粒子相距 1cm 种植在明胶海绵中,用可吸收织布 Dexon 片或止血纱包被明胶海绵,缝合制成"三明治"粒子块

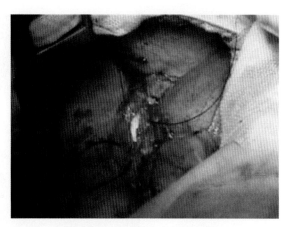

图 3-23-4 放射性粒子块贴附术

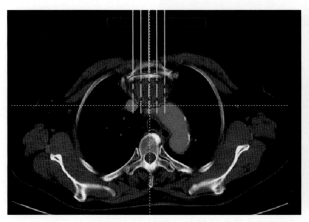

图 3-28-2 TPS 术前计划

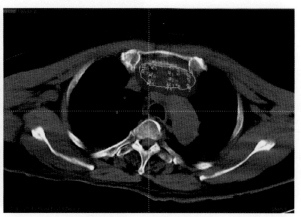

图 3-28-4 术后剂量验证

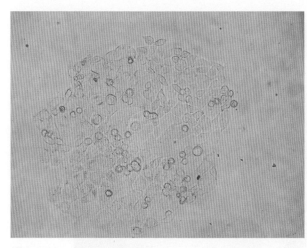

图 3-29-2 未经粒子照射的 Eca-109 细胞克隆形成(×200)

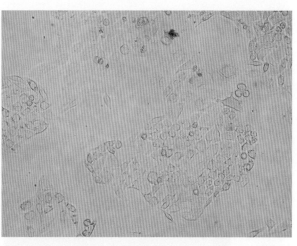

图 3-29-3 经 0.2mCi 粒子照射后 Eca-109 细胞克隆形成(×200)

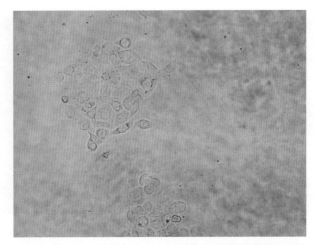

图 3-29-4 经 0.4mCi 粒子照射后 Eca-109 细胞克隆形成（×200）

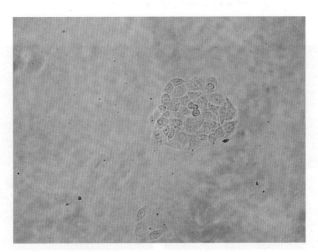

图 3-29-5 经 0.8mCi 粒子照射后 Eca-109 细胞克隆形成（×200）

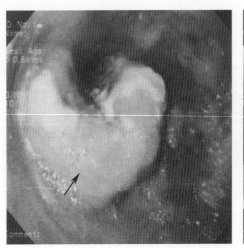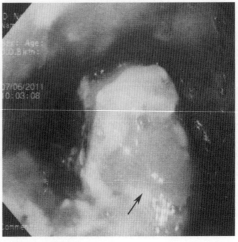

图 3-29-8 食管癌电子纤维胃镜检查

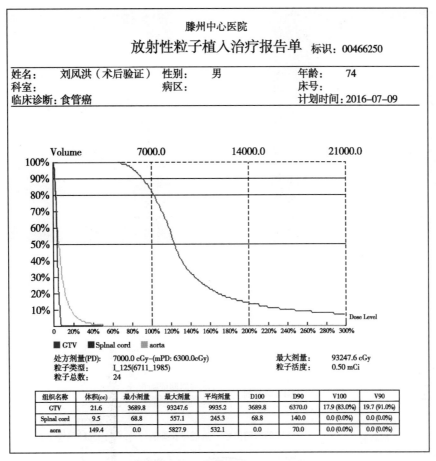

**滕州中心医院**

## 放射性粒子植入治疗报告单 标识：00466250

| 姓名： | 刘凤洪（术后验证） | 性别： | 男 | 年龄： | 74 |

科室：　　　　　　　　　　　病区：　　　　　　　　　　床号：

临床诊断：食管癌　　　　　　　　　　　　　　　　计划时间：2016-07-09

处方剂量(PD)：　7000.0 cGy~(mPD: 6300.0cGy)　　　最大剂量：　93247.6 cGy
粒子类型：　　　I_125(6711_1985)　　　　　　　　　粒子活度：　0.50 mCi
粒子总数：　　　24

| 组织名称 | 体积(cc) | 最小剂量 | 最大剂量 | 平均剂量 | D100 | D90 | V100 | V90 |
|---|---|---|---|---|---|---|---|---|
| GTV | 21.6 | 3689.8 | 93247.6 | 9935.2 | 3689.8 | 6370.0 | 17.9 (83.0%) | 19.7 (91.0%) |
| Splnal cord | 9.5 | 68.8 | 557.1 | 245.3 | 68.8 | 140.0 | 0.0 (0.0%) | 0.0 (0.0%) |
| aora | 149.4 | 0.0 | 5827.9 | 532.1 | 0.0 | 70.0 | 0.0 (0.0%) | 0.0 (0.0%) |

图 3-29-18　术后 TPS 行剂量验证

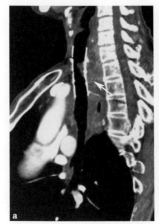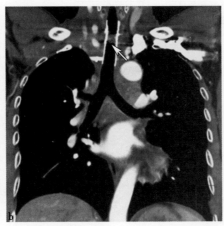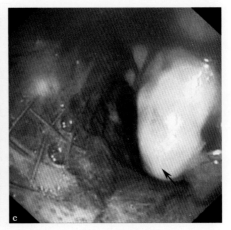

图 3-30-7　术后 10 个月，发现再狭窄

a、b：CT 矢状位及冠状位，示支架中段气管腔内软组织密度影，局部管腔狭窄；c：内镜可见气管壁局部不规则隆起

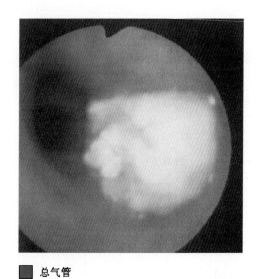

■ 总气管

图 3-31-10　FFB 检查见肿物阻塞左主气管腔

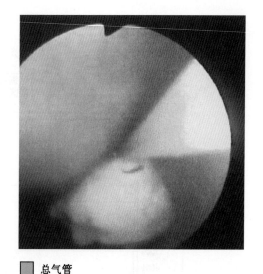

■ 总气管

图 3-31-11　FFB 下粒子植入

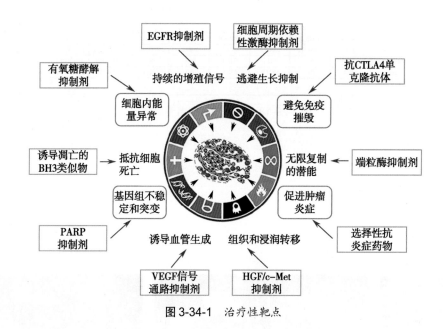

图 3-34-1　治疗性靶点

28检